Practice

看護技術プラクティス

第4版

監修

竹尾惠子
元国立看護大学校校長

Gakken

●監修
竹尾惠子（元国立看護大学校校長）

●編集
小澤三枝子（国立看護大学校教授）

池田真理（東京女子医科大学看護学部教授）

●執筆（執筆順）
小澤三枝子（国立看護大学校教授）

西尾和子（元国立看護大学校教授）

山田巧（独立行政法人国立病院機構鹿児島医療センター附属鹿児島看護学校教育主事）

西岡みどり（国立看護大学校教授）

中辻香邦子（公益財団法人筑波メディカルセンター看護部がん看護専門看護師）

大原まゆみ（名古屋学芸大学看護学部准教授）

見城道子（東京女子医科大学看護学部准教授）

小山智史（佐久大学看護学部講師）

浅野均（茨城県きぬ看護専門学校副学校長）

小宮山陽子（東京女子医科大学看護学部講師）

松山友子（東京医療保健大学東が丘・立川看護学部教授）

渡邊輝子（神奈川県済生会横浜市東部病院看護部長，小児看護専門看護師）

柏﨑郁子（東京女子医科大学看護学部助教）

高山充（東邦大学看護学部助教）

●撮影協力施設
国立看護大学校

東京女子医科大学

名古屋学芸大学

佐久大学

東京医療保健大学

済生会横浜市東部病院

KKR札幌医療センター

編集担当：秋元一喜，増田和也
デザイン・DTP：明昌堂，工藤美奈子
イラスト：日本グラフィックス

はじめに

　本書改訂第4版に向けて，本格的な検討会議が行われてから約2年近くが経ちます．本書は，今まで長く皆様に受け入れていただき，愛用していただきました．改訂のたびに，内容を時代に沿って刷新し，充実させてきましたが，そうした努力とともに，本自体が厚く，重く，日々ハンディに使うには，改変が必要に思えてきたのです．

　時代とともに，文章での解説に加えて，動画や図版が多用されるようになり，本書もこのような時代の流れを取り込んで，よりビジュアルでハンディな参考書にしていく努力を重ねてきました．

　このたびの改訂第4版では，新たに若い先生方のお力を取り入れ，多くの内容を動画とし，QRコードを取り入れ，日々の学習により使いやすいようにと改変しました．時代はITの時代になり，こうした参考書も時代に合わせて変化していく必要があると思われます．

　内容自体は今まで通り，充実したものとなっています．よりハンディとなった本書改訂第4版をぜひ皆様に愛用していただけますよう願っています．

2019年8月

竹尾 惠子

本書の特長と使い方

- ●「看護技術」とひと口にいっても，さまざまな場面があり，多種多様な手技を実施する必要があります．本書では，それぞれの看護技術の解説を，基本的に同じ構成で解説しています（一部例外もあります）．すなわち下記のとおりです．
  - ①Point……その看護技術の要点をまず簡潔に記載しています．
  - ②目的・適応・禁忌・注意……その看護技術を，「何のために，どんな人に対して，実施するのか」，「実施してはいけないこと，実施に際して気をつけるべきことは何か」を，一覧にまとめています．
  - ③知っておくべき情報……その看護技術の全体像を視覚化しています．
  - ④○○の準備……その看護技術を実施する前に，どんなことを済ませておくべきか，物品と看護師の行動に分けて説明しています．
  - ⑤○○の実際……その看護技術の，具体的な手順を時系列順に解説しています．手順の根拠が詳細なので，納得と自信をもって実地に臨めます．
- ●初めから順番に読まなくてもOK．あなたが知りたい手順，あなたが知りたい根拠，あなたが知りたい看護技術を，目次から探して読みましょう．
- ●実習前の確認，国試対策の勉強，あるいは臨床現場に出てからの学びにも，ぜひ役立ててください．

❶Point
その看護技術において大切な要点を，一番最初に簡潔に示しています．
まずはこれを読んで，その看護技術を大づかみに把握しましょう．

❷目的・適応・禁忌・注意
その看護技術を，「何のために実施するのか」，「どんな人に実施するのか」，「実施してはいけないケース」，「実施するうえで気をつけるべき点」について，ひと目でわかるように一覧化しています．

❸知っておくべき情報
その看護技術の全体像（一連の流れ）をチャート化しています．
これによってアセスメントで重要な点がわかるので，看護計画の立案に役立ちます．

・過去に厚生労働省が示した3つのガイドラインに沿った,「看護技術の水準①②③④」「卒業時の到達度ⅠⅡⅢⅣ」「新人看護職員研修到達目標ⅠⅡⅢⅣ」を,適宜表記しています.
・ガイドラインの詳細については,巻末資料（p.611）をご参照ください. なお,ガイドラインにない項目につきましては筆者等の考えに基づいて示してあります.

2章 ▶ 生活行動に共通する看護技術 ／ **4** ▶ 活動・休息の看護技術

4 体位変換

水準 **1** 到達度 **Ⅱ** 到達目標 **Ⅰ**

Point

▶ 体位変換とは,自分で体位を変えることができない患者の身体を,人為的に回転・移動させて,向きや位置を変えることである.
▶ 体位変換は,ベッド上での排泄介助や清拭など日常生活援助を行ううえで不可欠な技術であり,また,治療上特別な体位を余儀なくされた場合にも行われる.
▶ 体位変換のコツは,患者の身体を小さくまとめ,摩擦を少なくすることである. そして,「押す・持ち上げる」のではなく,「引く・転がす」ことが大切である.

目的

● 同一体位の苦痛を緩和し,安楽な体位をとる.
● 同一部位の圧迫による障害（循環障害,神経麻痺,褥瘡）や関節の拘縮・変形を予防する.
● 呼吸器合併症（無気肺や肺炎など）を予防する.
● 食事や排泄などのADL,または,治療・処置といった場面に必要な体位保持を援助する.

適応

● 自分で体位を変えることができないすべての患者
  ・衰弱し,体力がない患者
  ・意識がない患者
  ・麻痺により体動困難な患者
  ・自分で動いてはいけない患者

📖 知っておくべき情報

実施するために必要な情報	方法	援助の評価
・患者の全身状態 ・安楽な体位についての患者の好みや要望 ・身体可動性の障害の程度や場所 ・同一体位による障害・合併症の有無 ・留置カテーテルなど患者の体内挿入物 ・装着されているME機器	・実施時間・間隔,患者に応じたタイミング ・どのような体位にするか ・どのような物品を用いるか	・苦痛は軽減されたか ・褥瘡の有無,悪化防止・改善の程度 ・呼吸器合併症の有無と状態変化

290

v

❹○○の準備
- その看護技術を実施する前に，「どんな物品を準備すればいいか」，「看護師はどんなことを済ませておくべきか」など，準備内容がしっかりわかります．
- 「物品準備」では，とくに重要な物品や見慣れない物品を写真つきで掲載し，イメージをつかんで実習に臨むことができます．
- 「実施前の準備」では，医療安全や感染管理，インフォームドコンセントの観点から踏まえておくべき準備内容を解説しています．

体位変換の準備

物品準備
- ☑ ①大小のクッションまたは枕
- ☑ ②タオル

❹実施前の準備
① 看護師は手指衛生を行う．
② 体位交換について患者に説明し，同意を得る．必ず声をかけて，患者自身で行う力を引き出すことが大切である．
③ 体位変換しやすいように，ベッドおよびその周囲（ベッドの高さやベッド柵など）を整える．体位変換後の身体の位置の見当をつけ，ベッドの左右上下に適切なスペースをとって患者を移動させる．

仰臥位から側臥位への体位変換の実際 ▶068 ▶069

① 看護師は，患者を向ける側のベッドサイドに立ち，枕を斜め手前にずらして顔を向く側に向ける．
② 患者の両腕を前胸部で組ませる（**1**）．

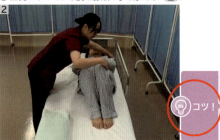

❺○○の実際
文章による解説だけでなく，写真＋イラスト＋動画が豊富に掲載されているので，疑問点もすっきり解決できます．

🔍根拠　腕を組ませると，身体がコンパクトにまとまり，身体の回転がしやすくなるため．

③ 看護師は，一方の手を前胸部で組ませた腕に添えながら，もう一方の手で患者の両膝をできるだけ高く垂直に立てる．
④ 上側になっている腕と膝頭に手を添える（**2**）．

💡コツ！　こうした手技を実施する際，看護師が腰痛を起こさない工夫として下記がある．①支持面を広く取る（自分の両足を肩幅サイズに開く），②膝を曲げて腰を落とし，重心移動がしやすいように，看護師の足先を移動する方向に向けておく．③できるだけ患者に近づいて行う．

⑤立てた膝を手前に倒して側臥位にする（**3**）．

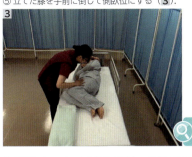

根拠 膝を倒すと，腰→背中→頭部の順についてきて自然に側臥位となるため（トルクの原理：下記参照）．

⑥看護師はベッドの反対側に移動し，患者の殿部を自分の側にやや引き，最後にクッションなどを用いて体位（30°の側臥位）を整える（**4**）．

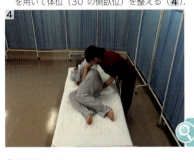

根拠 30°の側臥位は，殿部全体で重みを支えるため，大転子や仙骨部への圧迫を少なくすることができる．

⑦手指衛生を行う．
⑧記録を行う．

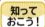

トルクの原理

膝を倒すと，腰も自然に回り，背中→頭部とも自然に回って側臥位となる．

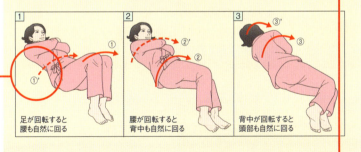

| 1 足が回転すると腰も自然に回る | 2 腰が回転すると背中も自然に回る | 3 背中が回転すると頭部も自然に回る |

❺○○の実際
その看護技術の，実際の手順を解説しています．
「なぜそうするのか？」に応える「根拠」
「手技がうまくいかない……」に応える「コツ！」
「これ危なくない？」に応える「注意！」など
単に手順を追うだけでなく，詳細な解説を読むことで，自分の手技に納得と自信を持つことができます．

本文中の記載内容から，さらに理解を深めるために，「知っておこう！」や「column」で関連知識を学ぶことができます．

動画の特長と使い方については，次のページをご参照ください．

動画の特長と使い方

- 本書では，テキストや写真やイラストで看護技術の解説をしておりますが，それだけでなく，主要な看護技術や重要な看護技術については，動画での解説を行っています．実際の手技の様子を動画で確認することで，より深い理解と，自信をもった状態で，実践に臨むことができます．
- 動画アングルは，学習者の本当に知りたい部分がわかるようにこだわりました．「看護師目線（手技実施者の視点）からはどのように見えているのか」を可能な限り再現した"術者目線"の動画や，1方向からのアングルでは見えづらい手技に関しては2方向から捉えて"俯瞰の全体像"がわかるような動画などを収録しています．
- とくに，臨地実習などで初めてその看護技術を実施する際には，あらかじめ動画で確認しておくと，不安がやわらぐとともに，より主体的に実習に参加することが可能です．
- また，実習を終えた後に，自分の手技がうまくいったかどうか，改善すべき点がなかったかなどを振り返って，今後の手技の熟練に役立ててください．

特長 1　見えにくい手技は2方向からのカメラアングルでばっちりサポート！

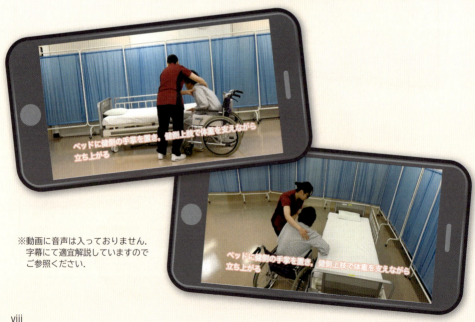

※動画に音声は入っておりません．
字幕にて適宜解説していますので
ご参照ください．

特長 ②

看護師目線の動画アングルだから
まるで「自分が実施している」ように
イメージできる！

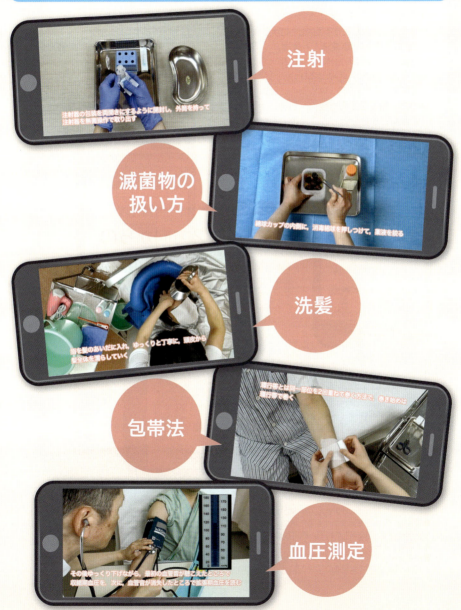

注射

滅菌物の扱い方

洗髪

包帯法

血圧測定

▶ 動画の再生について

● 2通りの方法で動画にアクセスすることができます．

①動画サイトのトップ画面から，各動画にアクセスする方法

お使いのブラウザに下記URLをご入力ください．
下図のような画面が表示されます．

https://gakken-mesh.jp/kp4/index.html
（※このURLへのリンクを禁じます）

← 左のQRコードからもアクセスできます

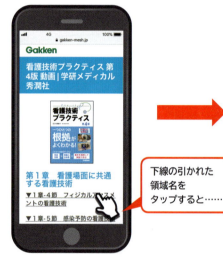

下線の引かれた領域名をタップすると……

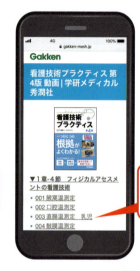

その領域内の動画リストが表示されます

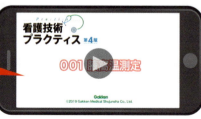

動画再生画面が表示されたら，再生して手技を確認しましょう

スマートフォンだけでなく，パソコンからもご覧いただけます

注意事項
- この動画に音声はありません．字幕にて適宜解説しています．
- 看護師の手技を見えやすくするために，あえてベッド柵を設置せずに撮影した場面があります．実際の臨床現場では転落事故防止のためにも，原則としてベッド柵を設置してください．
- 看護師が手袋を未着用の場面もありますが，感染防止対策のためにも，必要時は必ず手袋を着用してください．
- 手技を見やすくするためにバスタオルを掛けたりカーテンをすることをせずに撮影している動画も一部あります．実際の臨床現場では患者のプライバシーに十分な配慮を忘れずに行ってください．

②書籍内のQRコードから直接，各動画にアクセスする方法

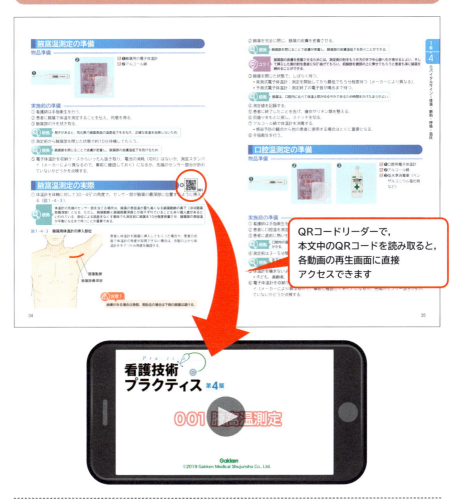

閲覧環境
- パソコン（WindowsまたはMacintoshのいずれか）
- Android OS搭載のスマートフォン/タブレット端末
- iOS搭載のiPhone/iPadなど

・OSのバージョン，再生環境，通信回線の状況によっては，動画が再生されないことがありますが，ご了承ください。
・各種のパソコン・端末のOSやアプリの操作に関しては，弊社では一切サポートいたしません。
・通信費などは，ご自身でご負担ください。
・パソコンや端末の仕様に関して何らかの損害が生じたとしても，自己責任でご対処ください。
・動画の配信期間は奥付に示すとおりですが，予期しない事情により，その期間内でも配信を停止する可能性があります。
・QRコードリーダーの設定で，OSの標準ブラウザを選択することをお勧めします。
・動画に関する著作権は，すべて株式会社学研メディカル秀潤社にあります。

contents

- はじめに………………………………………………………………………………… iii
- 本書の特長と使い方…………………………………………………………………… iv
- 動画の特長と使い方…………………………………………………………………… viii

第1章　看護場面に共通する看護技術　①

1　コミュニケーションの看護技術…………………………………………………… 2

❶コミュニケーションの概要………………………………………………………… 2
- コミュニケーションの構成要素…………………………………………………… 2

❷コミュニケーションの実際………………………………………………………… 4
- 看護におけるコミュニケーション………………………………………………… 4
- 効果的なコミュニケーションの方法……………………………………………… 4

❸視覚・聴覚に障害のある場合……………………………………………………… 8
- 視覚障害のある患者とのコミュニケーション…………………………………… 8
- 聴覚障害のある患者とのコミュニケーション…………………………………… 8

2　環境調整の看護技術………………………………………………………………… 10

❶療養生活における快適な環境条件………………………………………………… 10
- 病室の環境条件……………………………………………………………………… 10
- 病室の空間…………………………………………………………………………… 13

❷病室の環境整備……………………………………………………………………… 14
- 病室の環境整備の準備……………………………………………………………… 14
- 病室の環境整備の実際……………………………………………………………… 15
- ベッドメーキングの注意点………………………………………………………… 15

❸臥床でのリネン交換………………………………………………………………… 16

❹体位保持……………………………………………………………………………… 17
- 基本体位と特殊体位………………………………………………………………… 17

3　安全管理の看護技術………………………………………………………………… 20

❶療養生活の安全確保………………………………………………………………… 20
- 安全を阻害する要因………………………………………………………………… 20
- 安全対策の基本的な考え方………………………………………………………… 21

❷医療事故防止………………………………………………………………………… 23
- 医療事故と看護事故………………………………………………………………… 23
- 看護事故の状況……………………………………………………………………… 24
- 看護事故に伴う法的責任…………………………………………………………… 25

❸転倒・転落事故防止………………………………………………………………… 26

xii

- 転倒・転落とは ································ 26
- 転倒・転落を防止するための対策 ··········· 27
- 転倒による障害 ···························· 29

4 フィジカルアセスメントの看護技術 ············· 32

❶ バイタルサイン〜体温・脈拍・呼吸・血圧 ············· 32

体温測定（腋窩温，口腔温，鼓膜温，直腸温） ············· 32
- 腋窩温測定の準備 ·························· 34
- 腋窩温測定の実際 ·························· 34
- 口腔温測定の準備 ·························· 35
- 口腔温測定の実際 ·························· 36
- 直腸温測定の準備 ·························· 36
- 直腸温測定の実際 ·························· 37
- 鼓膜温測定の準備 ·························· 38
- 鼓膜温測定の実際 ·························· 38

脈拍測定 ································ 39
- 動脈触診の準備 ···························· 40
- 動脈触診の実際 ···························· 41

呼吸測定 ································ 43
- 呼吸数，呼吸のリズム，呼吸パターンの測定・観察 ····· 43
- 呼吸の測定・観察の実際 ···················· 45
- 呼吸音の聴診の準備 ························ 45
- 呼吸音の聴診の実際 ························ 46

血圧測定 ································ 49
- 水銀レス血圧計による血圧測定の準備 ········· 51
- 水銀レス血圧計による血圧測定の実際（上腕動脈の場合）····· 52
- アネロイド型血圧計による血圧測定 ··········· 55

❷ 身体計測〜身長・体重・胸囲・腹囲 ············· 56

身長計測 ································ 57
- 身長計測の準備 ···························· 57
- 身長計測の実際 ···························· 57

体重計測 ································ 59
- 体重計測の準備 ···························· 59
- 体重計測の実際 ···························· 59

胸囲計測 ································ 61
- 胸囲計測の準備（腹囲計測も同じ）··········· 61
- 胸囲計測の実際 ···························· 61

腹囲計測 ································ 62
- 腹囲計測の実際 ···························· 62

xiii

5 感染予防の看護技術 ································· 64

感染予防とは ··· 64
　感染予防の基礎知識 ·· 64
❶ 手指衛生と手指の清潔保持 ··· 65
　手指衛生 ·· 65
　手指の汚染除去（手指衛生）と手術時手指消毒 ······················· 68
　● 擦式手指消毒の準備 ·· 68
　● 擦式手指消毒の実際 ·· 68
　● 手洗い消毒の準備 ·· 70
　● 手洗い消毒の実際 ·· 70
　● 手術時手指消毒の準備 ·· 73
　● 手術時手指消毒の実際（例） ·· 73
❷ 隔離予防策 ··· 74
　標準予防策（スタンダードプリコーション） ························· 75
　● 標準予防策（一般事項） ·· 75
　● 個人防護具（PPE）の着脱の準備 ·································· 76
　● 個人防護具（PPE）の装着の実際 ·································· 77
　● 個人防護具（PPE）の脱ぎ方・外し方の実際 ······················ 77
　● 個人防護具（PPE）フル装備の脱ぎ方・外し方の実際 ·············· 79
　● 血液・体液汚染事故発生時の応急処置 ······························ 81
　感染経路別予防策 ·· 82
　● 空気予防策の実際 ·· 82
　● 飛沫予防策の実際 ·· 83
　● 接触予防策の実際 ·· 84
❸ 医療器材の取り扱い ··· 85
　洗浄 ·· 86
　消毒 ·· 86
　滅菌物取り扱い（無菌操作） ·· 87
　● クローズド法による滅菌ガウンと滅菌手袋の着用手順 ·············· 89
　● オープン法による滅菌ガウンと滅菌手袋の着用手順 ················ 92
　消毒薬の一覧表 ·· 95
❹ 感染防止のための環境整備 ·· 105
　リネン管理 ··· 105
　● リネン管理の実際 ··· 105
　清掃管理 ·· 106
　● 清掃管理の実際 ··· 107
　医療廃棄物管理 ·· 107
　● 医療廃棄物管理の実際 ··· 110

xiv

第2章 生活行動に共通する看護技術　113

1　食事・栄養の看護技術　114

❶栄養状態，体液・電解質バランスのアセスメント　114

栄養状態のアセスメント　114
- 栄養状態のアセスメントの準備　115
- 主観的包括的評価（SGA：subjective global assessment）　115
- 客観的評価（ODA：objective data assessment）　116
- 生化学的検査　117
- 臨床的観察　118
- 食事分析　118

体液・電解質バランスのアセスメント　119
- 年齢・性別　120
- 病歴　120
- 臨床的評価　120
- バイタルサイン（生命徴候）　121
- 身体所見　121
- 体液異常をアセスメントする検査　122

❷食生活の支援　125

食欲への援助　125
- 食欲増進に関する援助の手順と具体的内容　127

摂食動作の援助　129
- 摂食動作に関する援助の手順と具体的内容　130

❸食事の援助　131
- 食事の全介助（仰臥位）の準備　132
- 食事の全介助（仰臥位）の実際　132
- 食事の部分介助（側臥位）の準備　135
- 食事の部分介助（側臥位）の実際　136
- 食事の部分介助（ファウラー位・端坐位）の準備　137
- 食事の部分介助（ファウラー位・端坐位）の実際　137

❹安全な経口摂取への援助　139

嚥下機能を高めるための基礎訓練（間接訓練）　142
- 基礎訓練（間接訓練）の準備　142
- 基礎訓練（間接訓練）の実際　142

嚥下機能を高めるための摂食訓練（直接訓練）　148
- 摂食訓練（直接訓練）の準備　148
- 摂食訓練（直接訓練）の実際　148

xv

誤嚥時の対処	153
● 誤嚥の徴候	153
● 誤嚥の予防法	153
● 窒息の予防法	153
● 窒息時の対処方法	153

❺ 経鼻経管栄養法 ······· 155

経鼻栄養チューブの挿入	156
● 準備	156
● 経鼻栄養チューブ挿入の実際	156
経鼻栄養チューブからの栄養剤注入	159
● 準備	159
● 経鼻栄養チューブからの栄養剤注入の実際	160
経鼻栄養チューブ挿入後の管理	163
● 経鼻栄養チューブの固定	163
● 経鼻栄養チューブからの薬物の注入	164
● 経鼻栄養チューブの閉塞防止	164

❻ 経瘻管法（胃瘻） ······· 165

胃瘻からの栄養剤注入	166
● 準備	166
● 胃瘻からの栄養剤注入の実際	167
胃瘻からの栄養剤注入後の管理	169
● 薬物注入	169
● チューブ型PEGカテーテルの管理	169
● 栄養剤の選択	170
● 胃瘻の管理	170

2 排泄の看護技術 ······· 172

❶ 排泄の援助 ······· 172

排尿の援助	172
● 尿器による床上排尿の準備	173
● 尿器による床上排尿の実際	173
排便の援助	175
● 便器による床上排便の準備	176
● 便器による床上排便の実際	176
● ポータブルトイレによる排便の準備	178
● ポータブルトイレによる排便の実際	179

❷ おむつ交換（尿失禁・便失禁） ······· 181

排尿・排便のメカニズム	181
おむつ交換	184
● 臥床でのおむつ交換の準備	185

- 臥床でのおむつ交換の実際 186

③排尿困難時の援助（間欠的導尿，持続的導尿） 189
- 間欠的導尿 190
  - 間欠的導尿の準備 190
  - 間欠的導尿の実際 191
- 持続的導尿（膀胱留置カテーテルの挿入） 193
  - 持続的導尿の準備 193
  - 持続的導尿の実際 194

④摘便 196
- 摘便の準備 196
- 摘便の実際 196

⑤浣腸（グリセリン浣腸） 198
- グリセリン浣腸の準備 199
- グリセリン浣腸の実際 200

⑥ストーマケア（ストーマ装具と交換方法） 202
- ストーマ装具交換の準備（二品系） 205
- ストーマ装具交換の実際（二品系） 206

3 清潔・衣生活の看護技術 208

①入浴・シャワー浴 208
- 入浴の援助の準備 209
- 入浴の援助の実際 212
- シャワー浴の援助の準備 214
- シャワー浴の援助の実際 214

②洗髪 216
- 湯を使う洗髪（ケリーパッドを使用） 217
  - 湯を使う洗髪（ケリーパッドを使用）の準備 217
  - 湯を使う洗髪（ケリーパッドを使用）の実際 218
  - 洗髪車を使用する場合 221
- 頭皮・頭髪の清拭 221
  - 頭皮・頭髪の清拭の準備 221
  - 頭皮・頭髪の清拭の実際 222

③全身清拭 223
- 全身清拭の準備 224
- 全身清拭の実際（全身のすべての部分に共通する清拭方法） 225
- 全身清拭の実際（清拭順序に従って清拭方法を記す） 227

④足浴 231
- 足浴の準備（ベッド上で行う場合） 232
- 足浴の実際（ベッド上で行う場合） 233
- 足浴の準備（坐位で行う場合） 234

xvii

- 足浴の実際（坐位で行う場合）……234
⑤ 陰部洗浄……236
- 陰部洗浄の準備……237
- 陰部洗浄の実際……237
⑥ 口腔ケア……240
歯ブラシ，スポンジブラシによる口腔ケア……241
- 歯ブラシ，スポンジブラシによる口腔ケアの準備……241
- 歯ブラシ，スポンジブラシによる口腔ケアの実際（自分で含嗽できる患者の場合）·242
- 歯ブラシ，スポンジブラシによる口腔ケアの実際（自分で含嗽できない患者の場合）·243
義歯がある患者の口腔ケア……244
- 義歯がある患者の口腔ケアの準備……244
- 義歯がある患者の口腔ケアの実際……245
- 総義歯のはずし方とはめ方……246
- 部分義歯のはずし方……246
⑦ 爪切り……247
- 爪切りの準備……247
- 爪切りの実際……248
⑦ 身だしなみ（整容）……250
- 身だしなみ（整容）の介助の準備……251
- 身だしなみ（整容）の介助の実際……251
⑨ 寝衣交換……253
- 寝衣の交換の準備……253
- 和式寝衣交換の実際……254
- 丸首パジャマの交換の実際……257

4 活動・休息の看護技術……262

❶ 移動と移送の援助……262
歩行介助……263
- 歩行介助の準備（歩行補助具なしの場合）……263
- 歩行介助の実際（歩行補助具なしの場合）……263
- 歩行補助具使用時の歩行介助の準備（杖の場合）……265
- 歩行補助具使用時の歩行介助の実際（杖の場合）……265
- 歩行補助具使用時の歩行介助の準備（歩行器の場合）……268
- 歩行補助具使用時の歩行介助の実際（歩行器の場合）……268
車椅子（移乗・移送）……269
- 車椅子を利用した移乗・移送の準備……269
- ベッドから車椅子への移乗の実際：全介助の場合……270
- ベッドから車椅子への移乗の実際：片麻痺患者の場合……271
- 車椅子からベッドへの移乗の実際：片麻痺患者の場合……272
- ドレーンなどが装着されている場合の車椅子の移送の実際（自立）……273

- 車椅子による移送の実際（移送時の車椅子操作）……………………………274
- 車椅子による移送の実際（患者自身が車椅子を動かす［自走］場合の注意点）………275

ストレッチャー（移乗・移送） 276
- ストレッチャーを利用した移乗・移送の準備……………………………276
- ベッドからストレッチャーへの移乗の実際：平行移乗する場合
  （移動用マットを利用する方法）……………………………………………277
- ベッドからストレッチャーへの移乗の実際：患者をかかえ上げて移乗する場合
  （3人で行う方法）……………………………………………………………277
- 移乗補助具を用いた移乗の実際………………………………………………278
- ストレッチャーでの移送の実際………………………………………………279

❷関節可動域訓練……………………………………………………………281
- 関節可動域訓練の準備…………………………………………………………282
- 関節可動域訓練の実際：訓練・介助のポイント……………………………282

❸廃用症候群の予防……………………………………………………………287
- 廃用症候群の予防………………………………………………………………288

❹体位変換………………………………………………………………………290
- 体位変換の準備…………………………………………………………………291
- 仰臥位から側臥位への体位変換の実際………………………………………291
- 側臥位から仰臥位への体位変換の実際………………………………………293
- 仰臥位から坐位，坐位から端坐位，端坐位から立位への体位変換の実際……………294

❺入眠・睡眠の援助……………………………………………………………296
- 快適な睡眠をもたらす援助の準備……………………………………………297
- 入眠・睡眠への援助の実際……………………………………………………298

第3章 診療・処置時の看護技術 301

1 救命救急処置 302

❶一次救命処置（BLS）………………………………………………………302

一次救命処置（BLS）の実施とポイント 303
- ❶：意識の確認……………………………………………………………………304
- 意識の確認の実際………………………………………………………………305
- ❷：呼吸の確認（気道確保）……………………………………………………306
- 呼吸の確認（気道確保）の実際………………………………………………307
- 脈の確認の実際…………………………………………………………………308
- ❸，❹：CPR（心肺蘇生）開始………………………………………………308
- 胸骨圧迫（閉鎖式マッサージ）の実際………………………………………310
- 人工呼吸の実際…………………………………………………………………312
- ❺：AED到着後の対応…………………………………………………………313

xix

- AED使用の実際……314
- 一次救命処置の継続と終了……314

❷二次救命処置（ALS）……315

ALSの流れ（心停止の場合）……315

人工呼吸と気道確保……315

バッグバルブマスク人工呼吸法……316
- バッグバルブマスク人工呼吸法の準備……316
- 1人で行うバッグバルブマスク人工呼吸法の実際……317
- 2人で行うバッグバルブマスク人工呼吸法の実際……317

経口・経鼻エアウェイの挿入……318
- 経口・経鼻エアウェイの挿入の準備……318
- 経口エアウェイの挿入の実際……319
- 経鼻エアウェイの挿入の実際……319

気管挿管の介助……320
- 気管挿管の介助の準備……320
- 気管挿管の介助の実際……321

❸止血法……324

直接圧迫止血法……325
- 直接圧迫止血法の準備……325
- 直接圧迫止血法の実際……326

間接圧迫止血法……326
- 間接圧迫止血法の準備……326
- 間接圧迫止血法の実際……327

止血帯法（緊縛法）……327
- 止血帯法（緊縛法）の準備……328
- 止血帯法の実際（ターニケット［空気止血帯］による緊縛法）……328
- 止血帯法の実際……329

2 与薬の看護技術……331

与薬とは……331

与薬の看護の基礎知識……331

❶経口的与薬法……334
- 経口的与薬法の準備……336
- 経口的与薬法の実際……337

❷口腔内与薬法……339
- 口腔内与薬法の準備……339
- 口腔内与薬法の実際……340

❸直腸内与薬法……342
- 直腸内与薬法の準備……343
- 直腸内与薬法の実際……343

xx

❹ 吸入法 ·· 346
- 吸入剤による吸入の準備 ···································· 348
- 吸入剤による吸入の実際（経口薬の場合）······ 349

❺ 経皮的与薬法 ·· 351
塗布剤の塗布（単純塗擦法） ································· 351
- 単純塗擦法の準備 ·· 352
- 単純塗擦法の実際 ·· 353
経皮吸収型製剤の貼付 ··· 353
- 経皮吸収型製剤貼付の準備 ································ 354
- 経皮吸収型製剤貼付の実際 ································ 354

❻ 点眼法 ·· 357
- 点眼法の準備 ·· 357
- 点眼法の実際 ·· 358

❼ 注射法 ·· 361
皮下注射 ··· 363
- 皮下注射の準備 ·· 364
- 皮下注射の実際 ·· 368
筋肉内注射 ··· 372
- 筋肉内注射の準備 ·· 372
- 筋肉内注射の実際 ·· 373
皮内注射 ··· 376
- 皮内注射の準備 ·· 376
- 皮内注射の実際 ·· 377
静脈内注射 ··· 378
- 静脈内注射の準備 ·· 379
- 静脈内注射の実際 ·· 379

❽ 輸液法 ·· 382
点滴静脈内注射 ··· 383
- 点滴静脈内注射の準備 ·· 384
- 点滴静脈内注射の実際 ·· 387
ヘパリンロック／生食ロック ······························ 389
- ヘパリンロック／生食ロックの準備 ················ 390
- ヘパリンロック／生食ロックの実際 ················ 390
中心静脈カテーテル法 ··· 391
- 中心静脈カテーテル法の準備 ·························· 392
- 中心静脈カテーテル法の実際 ·························· 394

❾ 持続硬膜外麻酔 ······································ 396
- 持続硬膜外麻酔の準備 ·· 397
- 持続硬膜外麻酔の実際 ·· 398

❿ 持続皮下注入法 ······································ 401
- 持続皮下注入法の準備 ·· 402

xxi

- 持続皮下注入法の実際……………………………………………………403
⓫輸血法……………………………………………………………………404
- 輸血法の準備………………………………………………………………406
- 輸血法の実際………………………………………………………………407

3 呼吸・循環を整える看護技術……………………………………411

❶酸素吸入療法……………………………………………………………411
　酸素供給方式………………………………………………………………412
- 酸素ボンベの使用の準備…………………………………………………413
- 酸素ボンベの使用の実際…………………………………………………414
- 中央配管設備の使用の準備………………………………………………415
- 中央配管設備の使用の実際………………………………………………415
　酸素吸入方法………………………………………………………………416
- ベンチュリーマスクによる酸素吸入の準備……………………………417
- ベンチュリーマスクによる酸素吸入の実際……………………………417
- 鼻カニューレによる酸素吸入の準備……………………………………418
- 鼻カニューレによる酸素吸入の実際……………………………………419
- フェイスマスクによる酸素吸入の準備…………………………………419
- フェイスマスクによる酸素吸入の実際…………………………………420
- 酸素テントによる酸素吸入の準備………………………………………420
- 酸素テントによる酸素吸入の実際………………………………………421
- 酸素療法中の観察ポイント………………………………………………422
❷吸引………………………………………………………………………423
　一時的吸引（口腔内・鼻腔内・気管内吸引）…………………………423
- 口腔内・鼻腔内吸引の準備………………………………………………424
- 口腔内・鼻腔内吸引の実際………………………………………………425
- 気管内吸引の準備…………………………………………………………428
- 気管内吸引の実際（気管挿管している患者の場合）…………………429
　持続的吸引（胸腔ドレナージ）…………………………………………432
- 胸腔ドレナージ中の看護…………………………………………………434
❸気管内加湿法……………………………………………………………436
- ジェットネブライザ使用の準備…………………………………………439
- ジェットネブライザ使用の実際…………………………………………439
❹体位ドレナージ…………………………………………………………441
- 体位ドレナージの準備……………………………………………………442
- 体位ドレナージの実際……………………………………………………443
❺スクイージング（呼気胸郭圧迫法）…………………………………445
- スクイージングの実際……………………………………………………446
- スクイージングで痰が移動しない場合のその他の方法………………448

xxii

❻体温調整 449
- 発熱時の看護 452

4 創傷管理の看護技術 455

❶包帯法 455
- 巻軸帯による包帯法の準備 458
- 巻軸帯による包帯法の実際 458
- 三角巾による包帯法の準備 461
- 三角巾による包帯法の実際 461
- 伸縮糸チューブ包帯法の準備 464
- 伸縮糸チューブ包帯法の実際 464

❷創傷処置 466
- 手術創のドレッシング・創処置の準備 469
- 手術創のドレッシング・創処置の実際 470
- ドレッシング・創処置時の注意点 472

❸ドレーン管理 473
- **ドレーン管理のポイント** 474
- ドレーンの固定方法 474
- ドレーンの閉塞防止 476
- 排液管理 477
- 感染防止 478
- 患者の安楽への支援 479

❹褥瘡予防ケア 480
- 褥瘡とは 480
- 褥瘡発生のリスクアセスメント 481
- 褥瘡の評価 484
- 褥瘡予防ケア 487
- 体圧分散ケア 488
- 栄養ケア（栄養状態の管理） 491
- スキンケア（湿潤，摩擦，ずれの予防） 492
- **スキンケアの実際** 492
- スキンケアの準備 492
- スキンケアの実際（殿部の例） 493

xxiii

第4章 検査時の看護技術　497

1 検体の採取法 ……………………………………………………………… 498

❶尿の採取 …………………………………………………………………… 498
- 一般検査用新鮮尿の採取の準備 …………………………………………… 499
- 一般検査用新鮮尿の採取の実際 …………………………………………… 500
- 細菌検査用新鮮尿の採取の準備（患者自身が採取する場合）…………… 500
- 細菌検査用新鮮尿の採取の実際（患者自身が採取する場合）…………… 500
- 細菌検査用新鮮尿の採取の準備（看護師が採取する場合［導尿］）……… 501
- 細菌検査用新鮮尿の採取の実際（看護師が採取する場合［導尿］）……… 501
- 24時間蓄尿の準備 ………………………………………………………… 502
- 24時間蓄尿の実際 ………………………………………………………… 502

❷血液（静脈血）の採取 …………………………………………………… 503
- 血液（静脈血）の採取の準備（肘正中皮静脈を用いる場合）…………… 504
- 血液（静脈血）の採取の実際（肘正中皮静脈を用いる場合）…………… 504

❸糞便の採取 ………………………………………………………………… 507
- 糞便の採取の準備 …………………………………………………………… 507
- 糞便の採取の実際 …………………………………………………………… 508

❹喀痰の採取 ………………………………………………………………… 509
- 喀痰の採取の準備 …………………………………………………………… 509
- 喀痰の採取の実際 …………………………………………………………… 509

❺胸水の採取（胸腔穿刺）………………………………………………… 510
- 胸腔穿刺の準備 ……………………………………………………………… 511
- 胸腔穿刺の実際 ……………………………………………………………… 514

❻腹水の採取（腹腔穿刺）………………………………………………… 517
- 腹腔穿刺の準備 ……………………………………………………………… 518
- 腹腔穿刺の実際 ……………………………………………………………… 520

❼髄液の採取（腰椎穿刺）………………………………………………… 523
- 腰椎穿刺の準備 ……………………………………………………………… 524
- 腰椎穿刺の実際 ……………………………………………………………… 526

❽骨髄液の採取（骨髄穿刺）……………………………………………… 529
- 骨髄穿刺の準備 ……………………………………………………………… 530
- 骨髄穿刺の実際 ……………………………………………………………… 531

2 検査法 ……………………………………………………………………… 535

❶尿検査 ……………………………………………………………………… 535
試験紙による尿検査 ……………………………………………………… 539
- 試験紙による尿簡易検査法の準備 ………………………………………… 539

xxiv

- 試験紙による尿簡易検査法の実際 ………………………………………………… 539
  - 尿比重測定 …………………………………………………………………………… 541
- 屈折計による尿比重測定の準備 …………………………………………………… 541
- 屈折計による尿比重測定の実際 …………………………………………………… 541

❷ 血糖検査 ……………………………………………………………………………… 543
  - 簡易血糖検査 ………………………………………………………………………… 544
- 簡易血糖自己測定器による血糖検査の指導の準備 ……………………………… 546
- 簡易血糖自己測定器による血糖検査の指導の実際 ……………………………… 546
- 持続血糖測定器（CGM）による血糖検査 ……………………………………… 548
  - グルコース負荷試験 ………………………………………………………………… 549
- 75gグルコース負荷試験（75gOGTT）の準備 ………………………………… 549
- 75gグルコース負荷試験（75gOGTT）の実際 ………………………………… 550

❸ 皮内テスト …………………………………………………………………………… 551
- 皮内テストの準備 …………………………………………………………………… 551
- 皮内テストの実際（前腕内側を注射部位とする場合）………………………… 553

❹ 動脈血ガス分析 ……………………………………………………………………… 554
- 動脈血ガス分析の準備 ……………………………………………………………… 556
- 動脈血ガス分析の実際 ……………………………………………………………… 557

❺ 中心静脈圧（CVP）測定 ………………………………………………………… 558
- 圧トランスデューサーによる中心静脈圧測定の準備 …………………………… 558
- 圧トランスデューサーによる中心静脈圧測定の実際 …………………………… 559

第5章 ME機器使用時の看護技術 561

1 ME機器の基礎知識 ……………………………………………………………… 562

❶ 1ME機器に関する基礎知識 ……………………………………………………… 562
- ME機器の電気的安全 ……………………………………………………………… 562
- 非常電源 ……………………………………………………………………………… 564
- 電磁波の問題 ………………………………………………………………………… 564

2 ME機器使用上の安全管理 ……………………………………………………… 566

❶ 人工呼吸器 …………………………………………………………………………… 566
- 人工呼吸器使用の準備 ……………………………………………………………… 568
- 人工呼吸器使用の実際 ……………………………………………………………… 569
- 人工呼吸器の設定 …………………………………………………………………… 573
- 人工呼吸療法中に発生する可能性のある合併症 ………………………………… 574
- 人工呼吸器装着中のトラブルと対処法 …………………………………………… 574
- 人工呼吸器の安全管理 ……………………………………………………………… 575

xxv

❷ 心電計 577
- 心電計による波形の計測の準備 579
- 心電計による波形の計測の実際 580
- 計測時の注意点 581

❸ 除細動器 583
- 除細動器使用の準備 584
- 除細動器使用の実際（手順） 585
- カルディオバージョン使用の実際 586
- 除細動器の点検 587

❹ 超音波ネブライザ 588
- 超音波ネブライザの使用の準備 589
- 超音波ネブライザの使用の実際 590
- 超音波ネブライザ使用後の管理 591

❺ 輸液ポンプ・シリンジポンプ 592

輸液ポンプ 593
- 輸液ポンプ使用の準備 594
- 輸液ポンプ使用の実際 595
- 輸液ポンプ使用時の安全管理 595

シリンジポンプ 597
- シリンジポンプ使用の準備 598
- シリンジポンプ使用の実際 598
- シリンジポンプ使用時の安全管理 599
- 輸液ポンプとシリンジポンプの使い分け 600

❻ パルスオキシメータ 601
- パルスオキシメータ使用の準備 603
- パルスオキシメータ使用の実際 603
- パルスオキシメータ使用時の安全管理 604
- パルスオキシメータ使用後の管理 604

❼ 自動血圧計 605
- 自動血圧計の使用の準備 606
- 自動血圧計の使用の実際 606
- 自動血圧計使用時の注意点 607

巻末資料··611
- 資料1 臨地実習において看護学生が行う基本的な看護技術の水準································612
- 資料2 臨地実習における患者の同意等··614
- 資料3 看護師教育の技術項目と卒業時の到達度································616
- 資料4 新人看護職員研修ガイドライン［改訂版］ 看護職員として必要な基本姿勢と態度についての到達目標································620
- 資料5 新人看護職員研修ガイドライン［改訂版］ 技術的側面：看護技術についての到達目標································621

- 索引··623

contents（動画）

動画サイトトップページ
https://gakken-mesh.jp/kp4/index.html

 ← 左のQRコードからもアクセスできます

第1章　看護場面に共通する看護技術

4　フィジカルアセスメントの看護技術

 001 腋窩温測定 …………… 34

 005 呼吸音の聴取　前胸部と側胸部 ………………… 47

002 口腔温測定 …………… 36

 006 呼吸音の聴取　背部 …… 48

003 直腸温測定　乳児 …… 37

 007 血圧測定　水銀レス血圧計による測定 ………… 53

004 鼓膜温測定 …………… 38

 008 血圧測定　アネロイド型血圧計による測定 …… 55

5　感染予防の看護技術

 009 擦式手指消毒 ………… 68

 016 滅菌器材の取り出し方 … 87

 010 手洗い消毒 …………… 70

 017 滅菌パックの開け方　鑷子の場合 ……………… 88

 011 個人防護具（PPE）の脱ぎ方　手袋 ……………… 77

 018 滅菌物の渡し方　ガーゼの場合 ………………… 88

 012 個人防護具（PPE）の脱ぎ方　プラスチックエプロンとマスク（正面） …………… 78

 019 滅菌物の渡し方　消毒綿球の場合 ……………… 88

 013 個人防護具（PPE）の脱ぎ方　プラスチックエプロンとマスク（横） ……………… 78

 020 クローズド法による滅菌ガウンの着用　滅菌手袋の着用まで ………………………… 89

 014 個人防護具（PPE）の脱ぎ方　フル装備（正面） …… 79

 021 クローズド法による滅菌手袋の着用 ……………… 90

 015 個人防護具（PPE）の脱ぎ方　フル装備（横） ……… 79

 022 クローズド法による滅菌ガウンの着用　滅菌手袋着用後から完成まで ……………… 91

023 オープン法による滅菌ガウンの着用　滅菌手袋の着用まで …………………… 92

 024 オープン法による滅菌手袋の着用 …………………… 93

第2章 生活行動に共通する看護技術

1 食事・栄養の看護技術

 025 皮下脂肪（カリパス）の計測 …………………… 116

 026 甲状軟骨の動きの触知… 134

 027 誤嚥の徴候　咽頭喘鳴の確認 …………………… 152

 028 経鼻栄養チューブの挿入　経鼻栄養チューブの長さの測定 …………………… 157

 029 経鼻栄養チューブの挿入　経鼻栄養チューブ挿入の準備と挿入直前まで …………… 157

 030 経鼻栄養チューブの挿入　経鼻栄養チューブ挿入後… 158

 031 栄養剤の準備 ……………… 160

 032 経鼻栄養チューブからの栄養剤注入 …………………… 160

 033 経鼻栄養チューブの固定　鼻の下の固定 ……………… 163

 034 経鼻栄養チューブの固定　浮かない固定 ……………… 163

2 排泄の看護技術

 035 尿器による床上排泄　男性の場合（横）……………… 173

 036 尿器による床上排泄　男性の場合（上）……………… 173

 037 ポータブルトイレによる排便の介助（正面）…………… 179

 038 ポータブルトイレによる排便の介助（横）……………… 179

 039 臥床でのおむつ交換（右）…………………………… 186

 040 臥床でのおむつ交換（左）…………………………… 186

 041 間欠的導尿　男性の場合（横）……………………… 191

 042 間欠的導尿　男性の場合（上）……………………… 191

 043 間欠的導尿　女性の場合（横）……………………… 191

 044 間欠的導尿　女性の場合（上）……………………… 191

3 清潔・衣生活の看護技術

 045 湯を使う洗髪　ケリーパッド使用……219

 046 顔の清拭…………227

 047 上肢の清拭…………228

 048 胸部・腹部の清拭………228

 049 下肢の清拭…………228

 050 背部の清拭…………229

 051 足浴　ベッド上で行う場合……233

 052 陰部洗浄　女性の場合…237

 053 陰部洗浄　男性の場合…237

 054 和式寝衣の交換…………254

 055 丸首パジャマの交換……257

4 活動・休息の看護技術

 056 一本杖の3動作歩行………266

 057 一本杖の2動作歩行………266

 058 一本杖で階段を昇る場合…267

 059 一本杖で階段を降りる場合……267

 060 ベッドから車椅子への移乗　全介助…………270

 061 ベッドから車椅子への移乗　片麻痺（正面）………271

 062 ベッドから車椅子への移乗　片麻痺（横）…………271

 063 車椅子からベッドへの移乗　片麻痺（正面）………272

 064 車椅子からベッドへの移乗　片麻痺（横）…………272

 065 ベッドからストレッチャーへの移乗　移乗用マット使用…277

 066 ベッドからストレッチャーへの移乗　3人で行う場合……277

 067 ベッドからストレッチャーへの移乗　イージースライドを用いた場合…………278

 068 体位変換　仰臥位から側臥位（正面）…………291

 069 体位変換　仰臥位から側臥位（横）…………291

070 体位変換 仰臥位→坐位→端坐位（正面）………… 294

071 体位変換 仰臥位→坐位→端坐位（横）…………… 294

第3章 診療・処置時の看護技術

1 救命救急処置

072 一次救命処置（BLS） 意識・呼吸・脈の確認…… 305

073 一次救命処置（BLS） 気道確保 頭部後屈・顎先挙上法 ……………………………… 307

074 一次救命処置（BLS） 気道確保 下顎挙上法……… 308

075 一次救命処置（BLS） CPR 1人法とAED使用……… 309

076 二次救命処置（ALS） CPR 2人法とバッグバルブマスク人工呼吸法………………… 309

077 1人で行うバッグバルブマスク人工呼吸法…………… 317

078 2人で行うバッグバルブマスク人工呼吸法…………… 317

079 気管挿管の介助………… 321

080 直接圧迫止血法………… 326

2 与薬の看護技術

081 注射の準備 アンプルから薬液を吸い上げる方法…… 365

082 注射の準備 バイアルから薬液を吸い上げる方法…… 365

083 皮下注射………………… 368

084 筋肉内注射……………… 373

3 呼吸・循環を整える看護技術

085 中央配管設備供給口の確認 ……………………………… 413

086 酸素ボンベの使用法 スパナを用いない場合………… 414

087 酸素ボンベの使用法 スパナを用いる場合…………… 414

088 酸素ボンベの使用法 ダイヤル式の場合……………… 414

089 酸素流量計の目盛りの確認 ……………………………… 416

090 吸引用アウトレットへの接続とはずし方……………… 425

xxxi

091 口腔内吸引·············· 425

 092 口腔内吸引　口もと［クローズアップ］············ 425

 093 鼻腔内吸引［クローズアップ］············ 425

 094 気管内吸引　準備········ 429

 095 気管内吸引　吸引········ 429

 096 気管内吸引　後片づけ··· 429

4 創傷管理の看護技術

 097 巻軸帯による包帯法：環行帯とらせん帯で前腕を巻く············ 459

 098 巻軸帯による包帯法：環行帯と麦穂帯で足関節を巻く············ 460

 099 三角巾による吊り包帯法············ 461

 100 三角巾による巻き包帯法：たたみ三角巾のつくり方··· 462

 101 体圧分散　ギャッチアップから背抜きまで············ 491

 102 スキンケア　殿部········ 493

第4章 検査時の看護技術

1 検体の採取法

 103 血液（静脈血）の採取　準備〜刺入直前まで············ 504

 104 血液（静脈血）の採取··· 504

2 検査法

 105 簡易血糖自己測定器による血糖検査の例············ 546

第1章 看護場面に共通する看護技術

1 コミュニケーションの看護技術
1. コミュニケーションの概要
2. コミュニケーションの実際
3. 視覚・聴覚に障害のある場合

2 環境調整の看護技術
1. 療養生活における快適な環境条件
2. 病室の環境整備
3. 臥床でのリネン交換
4. 体位保持

3 安全管理の看護技術
1. 療養生活の安全確保
2. 医療事故防止
3. 転倒・転落事故防止

4 フィジカルアセスメントの看護技術
1. バイタルサイン〜体温・脈拍・呼吸・血圧
2. 身体計測〜身長・体重・胸囲・腹囲

5 感染予防の看護技術
1. 手指衛生と手指の清潔保持
2. 隔離予防策
3. 医療器材の取り扱い
4. 感染防止のための環境整備

コミュニケーションの概要

1章 ▶ 看護場面に共通する看護技術 ／ 1 ▶ コミュニケーション の看護技術

Point

▶ コミュニケーションとは「個人と個人，個人と集団の間での感情や思考などを，言葉，身ぶり，文字などを介して伝達すること，または伝達し合うことやその行為を意味する．手段としては言語的，非言語的なものがあり，言語的コミュニケーションは言語を媒介とするもの，非言語的コミュニケーションは言語以外の表情，態度，動作などを媒介とするもの．看護においては，他者との関係づくりに重要な部分を占めている」[1] と説明されている．

▶ つまり，コミュニケーションはある人（送り手）から他の人（受け手）へ特定の情報を伝達し，お互いの意思交換が行われる過程である．送り手のメッセージが受け手に伝わると同時に，受け手が反応してメッセージを送り手に伝え，相互交流（フィードバック）が行われる．

▶ 個人対個人のコミュニケーションは，フィードバック過程が適切に働くことによって相互の理解が容易になる．個人対集団（マスコミュニケーション）の場合は必ずしも受け手の反応が送り手に伝達されるとはかぎらない．

コミュニケーションの構成要素

● コミュニケーションが成立するためにはメッセージの授受が必要である．そのための構成要素には，以下の3つがある．

① **送り手と受け手**：送り手は伝えたいこと（メッセージ）を受け手に伝える．受け手はメッセージを受けとって解釈し，反応としてメッセージを送り手に返す（受け手は送り手になる）．

② **メッセージ（意図内容）**：送り手が伝達しようとする情報，思考，意思，感情などである．

③ **手段**：送り手が受け手に伝えるための具体的な方法である．手段として最も多く用いられるのは言葉（言語的コミュニケーション）である．言葉以外（非言語的コミュニケーション）の手段もある．また，メッセージを伝達する手段には，直接会って伝達する方法のほかに，電話，メール，ファクシミリ，手紙など多様な手段がある．

［言語的コミュニケーション（verbal communication）］

- 言語でメッセージを伝える方法である.
- 英語の verbal は「言葉による」という意味である. 言葉を用いて話すことと, 言葉を媒介にするという意味から書くことも含まれる.
  例：話し言葉, 書き言葉（文字・手紙）

［非言語的コミュニケーション（nonverbal communication）］

- 言語以外でメッセージを伝える方法. 言葉以外のコミュニケーションである.
  例：声の調子, 声の使い方（声の高低, 声の強弱）, スピード
  　　ボディランゲージ（顔の表情, ジェスチャー, タッチング, 目の動き）
  　　対人距離, 位置関係, 姿勢
  　　外観（服装, 髪型, 化粧, 装飾品など）

知って おこう！ 実習におけるコミュニケーションの基本

▶ **まず, 挨拶をして自己紹介をする.**
- 患者への第一印象が重要.
- 実習中の学生であることをきちんと伝える.
- 服装や身だしなみを整える.
- 敬語を正しく使う.

▶ **プライバシーに配慮した環境を設定する.**
- 多床室の場合, 他の患者に気を遣って話せないこともあるので, 面談室などを用意することも考慮する.

▶ **傾聴の姿勢で接する.**
- 批判的または同情的な態度ではなく, 共感的態度で接する.
- 相づちや, うなずきなどの反応のサインを送る.
- 患者との位置関係や目の高さに注意する.

コミュニケーションの実際

看護におけるコミュニケーション

- 看護実践は患者と看護師の対人関係の過程で進められ，コミュニケーションは患者との良好な関係を築くための基盤となる．
- コミュニケーションは，看護の出発点となる患者との出会いから，看護実践の過程において，さらには患者との信頼関係のなかで，ケアそのものとして機能する．

看護にとってのコミュニケーションの意義
- 患者（対象）を認識し理解する．
- 患者（対象）との相互関係や信頼関係を築く．
- 看護ケアの目標を達成するための手段となる．
  - 患者のニーズを把握し援助の必要性を見出す．
  - 実施している援助が適切であるか判断する．
  - コミュニケーションそのものを援助として活用する．

効果的なコミュニケーションの方法

聴く
- 聴くとは注意深く耳を傾けて聞くことである．相手に注意を集中して聴くと同時に言外の意味を推しはかり，意見や気持ちをありのまま受けとめる．相手を1人の人格・存在として尊重する．

聴くポイント
- 患者のプライバシーを保てる静かで落ち着ける空間を準備する．
- 患者との距離や位置関係を考え，目線の高さは相手と同じになるようにする（図1-1-1）．
- 患者の話は集中して聴き，内容を正確に受けとめるように努力する．話がわかりにくいときはその都度確認する．
- 患者が沈黙したり，うまく表現できなくても，ゆっくり時間をとって患者が伝えたいメッセージ

図1-1-1　相手との距離のとり方

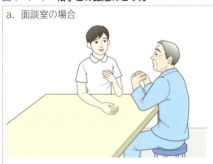

a. 面談室の場合

患者と向かい合って座ると，威圧感を与えることがあるので，座る位置を工夫する

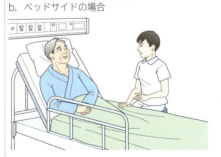

b. ベッドサイドの場合

患者と視線の高さをそろえてベッドサイドに座ると，緊張が和らいだ雰囲気になる

を推しはかる．伝わってきたメッセージを言葉に言い換えるなどして確認する．
- 患者の非言語的表現を観察し，感情や心理状態を読み取る．
- 聴き手は受容的・共感的対応を基本とする．
  - 共感の印として，相づち，うなずきなどの反応のサインを送る．
  - 相手の言葉を繰り返す．
  - 相手の話した内容を変えずに整理して言い換える．
  - 相手の気持ちに寄り添いながら励ます．
  - 安易に慰めず，まずは気持ちを受けとめる．
  - 相手の話を勝手に解釈して意見を押しつけない．
  - 相手の話に反論したり，一方的に否定したりしない．
- 乳がん手術後の回復期の患者と看護師の会話場面の例をp.6の図1-1-2に示す．

質問する

- 看護場面での質問は，看護師が患者の病状を把握したり，患者の意見や気持ちを理解し，療養生活上のニーズを見出すために行われる．患者の気持ちを無視して，聞きたいことだけを聞くなど，一方的に答えを求めるようなことをしないように注意する．

質問のポイント
- **あらかじめ質問の内容を整理しておく．**
- **質問の内容は簡潔に表現し，質問の意図を明確に伝える．**
- 外的条件への配慮をする（他の人に聴かれたくない場合）．
- 先入観や固定観念にとらわれず，患者をありのままに受け入れる姿勢をもつ．

説明する

- 看護師が意図的に患者に説明する機会は入退院時のオリエンテーション，検査や処置の説明，教育指導の場面などである．看護場面での説明の食い違いは大事をまねくことがある．一度の説明ですべての内容を伝えることは難しいので，相手の理解の度合いを確認し，繰り返し説明する．

説明のポイント
- **説明する前に，患者に伝えたいことを明確にし，順序よく整理しておく．**
- あいさつ，自己紹介，相手を名前で呼ぶ，敬語を正しく使うなどの基本を守る．
- 患者が落ち着いて説明を聞けるように環境調整をする．
- 患者の関心の高いことから話し始める．
- 専門用語を避け，相手がわかりやすい言葉で具体的に説明する．
- 話を聞きやすくするために音声，音量を調節し，相手のペースに合わせる．
- 話の途中でも患者に質問の機会をつくり，相互に食い違いが起こらないように配慮する．

問診する

- 病院の規定の問診票に従って聴く．
- 患者の体調や疲労度に配慮しながら聴く．
- 患者の言葉だけではなく，態度や様子も観察しながら進める．
- 1回で無理な場合は，優先度の高い順に分けて聴く．

患者の質問に答える

- 答えに迷ったときはあいまいなまま即答せずに，「指導者に相談してからお答えします」と患者に伝え，追って，必ず返事をする．
- 患者の質問やその回答などは記録に残す．

図1-1-2 乳がん手術後の回復期の患者と看護師の会話の例

患者の背景
72歳，女性，3年前に乳がんで左乳房の部分切除を受け，今回，乳がん再発のため，右乳房の全摘手術を受けた．術後5日目で，創部にはドレーンが挿入され，80mL/日程度の排液がある．歩行は可能で退院の準備をしている．家族の受け入れはよく，息子の家族と同居している．

共感的な対応例

 患者：昨夜はよく眠れなくて朝から気分が悪くて……

 看護師：そうですか，眠れなかったんですね．創部に入っている管は気になりませんでしたか．
（繰り返し理解を示し，眠れない理由を探る）

患者：ええ，管も気になりますが，ほかにも気になることが……
（沈黙）

 看護師：そうなんですか，何か心配事でもあるんですか．（沈黙に注目して質問）

患者：退院しても，これからどうなるか心配なんです．

 看護師：これからのことが心配なんですね．どんなことが心配ですか．（繰り返しと確認）

 患者：二度もこんな病気になって，もうお終いかなと思ってね．いつまで生きられるかわからないし……

 看護師：病気のことを考えるともうお終いかと思うんですね．ご家族の方もよく面会にきていらっしゃるようですが……
（悲観的な思いを受けとめて，家族の話題へ）

 患者：ええ，家族も心配して励ましてくれるのに，1人になるとくよくよ考えてしまいます．

  看護師：そうですよね，1人でいるといろいろ考えますよね．でもご家族も協力的で心強いですね．
（気持ちを受けとめ，言い換える）

 患者：はい，家族にも心配かけないように元気を出さないといけませんね．
（前向きな表現になってきた）

  看護師：そうですね．回復も順調ですから元気が出るといいですね．（患者の思いに添い励ます）

患者：そうね，元気を出してもう少しがんばってみます．（前向きな気持ちを語る）

 看護師：その気持ちが大切ですね．経過もよくて近く退院ですから，一緒にがんばりましょうね．
（共感し好転する回復情報で励ます）

共感できない対応例

 患者：昨夜はよく眠れなかったので朝から気分が悪くて……

 看護師：お薬を飲んだのに眠れませんでしたか.（薬の効き目の詮索）

 患者：はい，先生はよく効く薬だと言ったのに……（沈黙）

 看護師：あまり薬に頼るとよくないですよ．昨日面会があったので，興奮して眠れなかったんじゃないですか．（勝手な解釈）

 患者：いいえ，面会はうれしかったですよ．それよりこれからどうなるのか不安なんです．いつまで生きられるかしら……

 看護師：そうですか．これからのことはあまり心配しないで治療を受けましょう．いつまで生きられるかは誰にもわかりませんからね.（意見の押しつけ）

 患者：そうですね．でも，二度もこんな病気になって，もうお終いかしら.

 看護師：またそんなこと言って，人の運命なんてわかりませんよ．きっとよくなりますから大丈夫ですよ．がんばりましょう．（否定や一方的な意見の押しつけ，安易な励まし）

 患者：そうですか．でも気力がなくてね．家族も励ましてくれるのに1人になるとつい考えてしまいます.

 看護師：気持ちが沈んでいると，回復も遅れるから前向きに元気を出しましょう．（意見の押しつけ）

 患者：そうですね……（患者自身の前向きな気持ちは引き出せない）

1章 ▶ 看護場面に共通する看護技術 ／ **1** ▶ コミュニケーション の看護技術

3 視覚・聴覚に障害のある場合

Point

▶ コミュニケーションのための機能がなんらかの原因で障害された場合は，障害によって対応が異なる．

▶ 本項では聴力障害，視力障害のある患者とのコミュニケーションを例に，その対応のポイントを解説する．

視覚障害のある患者とのコミュニケーション

● 視覚障害の程度，視野の欠損や狭窄の程度を知って，コミュニケーションへの影響を把握する．
  • 患者が聞く態勢が整ってから，向かい合って座り，会話を始める．
  • 文書にした情報を説明するときは読みあげ，聞いてもらう．そのあと質問するための時間を十分とる．
  • 適当な照明を使用し，眼鏡など補助器具を用いる．
  • 患者の近くでのひそひそ話や突然の大きな騒音を避ける．
  • 患者のそばから離れる場合はそのことを患者に伝える．

聴覚障害のある患者とのコミュニケーション

● 聴覚障害によって生じる難聴は，①伝音難聴と②感音難聴に分類される．
● 伝音難聴の場合は，補聴器や大きな声で話すことによってコミュニケーションを成立させることができる．感音難聴の場合は，補聴器の効果にも限界がある[2]．
● 老人性難聴の場合，感音難聴によるものが多く，コミュニケーション障害を生じやすいので，難聴の状態に応じて，円滑なコミュニケーションをとる工夫をする．
  • 話しかける場合は，患者が最も聞きやすい位置（聞こえる側）から話す．
  • やさしい文型を用いて看護師の口もとの動きが見えるように，一語一語はっきり発音する．高齢者には声を低くして話す．
  • コミュニケーションを補助する手段として，補聴器の使用，手話，表情，身振り，筆談などの手段を用いる．
  • 検査などの説明の場合は内容を解説した文書などを使用し，患者に確認しながら説明する．
  • 騒音を避け，コミュニケーションに集中できる環境を整える．

③視覚・聴覚に障害のある場合

1章
1

引用・参考文献（1章-1　コミュニケーションの看護技術）

1）和田　攻ほか総編：看護大事典. 第2版, p.1128, 医学書院, 2010.
2）大森武子ほか：仲間とみがく看護のコミュニケーション・センス. p.117, 医歯薬出版, 2003.
3）金川克子ほか監：高齢者のための高度専門看護. 最新高齢者看護プラクティス, 中央法規出版, 2005.
4）深井喜代子編：基礎看護学1. 新体系看護学全書, メヂカルフレンド社, 2014.

9

1章 ▶ 看護場面に共通する看護技術 ／ 2 ▶ 環境調整の看護技術

1

療養生活における
快適な環境条件

Point

▶ 療養生活の場は，病院ばかりでなく在宅の場合でも，安全で清潔な心地よい環境でなければならない．

▶ 患者にとって生活の場はベッドとその周辺の狭い範囲に限られることが多く，1日の大半を病床で過ごしているため，療養環境を快適に保つことは，看護師にとって大切な役割である．

▶ 十分に整備された環境は感染や褥瘡を予防し，さらには転倒・転落などの事故から患者を守り，精神的な安らぎを与え，健康回復を促進する効果をもたらす．

▶ 気温，湿度，音，空間，設備などの物理的環境要因と，その人の着衣や習慣，健康状態などの要因が複合的に働いて快・不快の反応が生じる．したがって，人間にとって快適な環境を1つだけの要因で表すことは困難であるが，ここでは物理的環境を取り上げ，療養生活の場における快適な条件を考えてみたい．

[快適な療養環境の条件]

• 患者の生理的な欲求が満たされる．
（室内気候，採光，音や振動，臭気，清潔，病棟の構造などが適切）

• 患者の心理的・社会的な欲求が満たされる．
（内装の材料や色彩が適切，1人当たりの空間が十分で，プライバシーが確保される）

病室の環境条件

温度・湿度

環境からの影響

● 人間の身体に感じる暑い寒い，といった感覚は，気温，湿度，気流，輻射熱などが組み合わさって形成されるもので，気温のみなど単一の指標で暑さ寒さの感覚を表現することはできない．同一気温であっても湿度が高いと暑く感じ，風があると涼しく感じる．

● 室内には温度計，湿度計を備えて，客観的な数値を確認する．

● 温度・湿度計はベッドの高さに設置する．

🔍 **根拠** 病室の温度は天井と床では差があり，患者が過ごすベッドの位置の温度を測定する．

● 温度計の数値だけで患者の快適さを断定するのは避け，温度感覚の個人差に配慮する．

● 快適と感じるかどうかは，その人の育った環境や生活習慣，着衣，年齢，健康状態などの条件によって個人差があることを理解しておく．

● 夏期の冷房使用に際し，外界温度に対する身体調節機能が低い高齢者や乳児が使用する部屋の室温が22℃以下にならないように調節する[1]．

● 冬期でも室温は20±2℃以上に保つことが望ましい．なお，清拭や処置時には，着衣を脱いだり掛け寝具が少なくなるので，24±2℃は必要である[1]．

● 温度や湿度の感じ方には個人差があるので，相手の状態や反応に応じて調整する．

温度・湿度への援助

● 衣服の調節（暖房のないトイレや洗面所への移動時にはガウンを羽織る）

● 室内の温度，湿度，気流の調節（窓の開閉などによる）

- 暖房・冷房による調節
- 冷やしすぎや暖めすぎに注意し，湿度を適正に保つ．

換気

環境からの影響
- 換気とは，気温，湿度の条件が整っていない場合や，人いきれ，汗などによって快適ではなくなった室内の空気を外気と入れ換えることである．
- 日常継続して使用する居室は，衛生上，常に換気が必要である．
- 建築基準法（第28条2項）では，居室には換気のための窓その他の開口部を設け，その換気に有効な部分の面積は，その居室の床面積に対して20分の1以上と定められている．

換気への援助
- 窓を開ける場合には，患者に直接外気の刺激が及ばないようにする．患者が花粉症の場合には窓を開けないほうがよい．
- 患者の状態，その日の気温や風の状態などを考慮する．
- 食後や室内での排泄後などの換気には，患者が気兼ねしないように配慮する．
- 換気による室温の変化に注意する．

採光

環境からの影響
- 採光とは，室内に自然光をとり入れることによって，ものが見やすい，明るい環境を形成することである．
- 人間の生活には昼夜を反映したリズム（サーカディアン・リズム：概日リズム）がある．自然の光が病室に届くことは，単に明るさを与えるだけでなく，身体のリズムを整えて生活にけじめをもたらす．また自然の光は外部の自然そのものであり，天候に関する情報を与え，外界に対する関心を喚起するなど，さまざまな影響をもたらす．
- 採光に影響するものとして，窓の大きさが重要である．建築基準法では，人が常時居住する部屋の採光に必要な窓の大きさの最低基準を規定している．病室に必要な窓面積（有効採光面積）は，その床面積の1/7以上である．

採光への援助
- 安静状態や読書など患者の動作に合わせて採光を調節する．
- 採光を調節するカーテンやブラインドは清潔に保つ．
- 意識障害のある患者の場合でも昼夜のリズムが感じられるように配慮する．

照明

環境からの影響
- 人工照明には，直接照明と間接照明がある．
- 病室の明るさに必要な照度は，患者の症状や安静度，読書など患者のニーズと治療処置・看護行為などを考慮して決定される．
  - 病室の照明は，JIS規格によると，ベッド上で読書する場合などは300ルクス，安静時は100ルクス程度である．救急処置や注射などの作業には1,000ルクス程度必要である．

照明への援助
- 患者の状態（年齢，視力，病状など）に応じて，適切に照明を調整する．
- 夜間は安全のために，睡眠妨害にならない程度に足もとの照明をつけるとよい．

臭気

環境からの影響

- においの善し悪しはきわめて主観的な感覚で，一般に悪いにおいを「臭気」という（よいにおい →匂い，悪いにおい→臭い）．
- 病室内には排泄物や患者の疾患や症状から発生する特有なにおい（出血，吐物，ドレーンからの 排液など）や，食物の腐敗臭などさまざまな臭気がある．また，香水や芳香剤，花の香りもにお いの強さによっては不快に感じることがある．
- においに関する特徴として，嗅覚は鈍麻しやすい．
  - どんなにおいでも，しばらく嗅いでいると，通常は何も感じなくなる．
  - 悪臭に満ちた環境のなかでも，嗅覚はすぐ鈍麻して悪臭であることを感じなくなる．

臭気への援助

- 室内の換気をする．室内空気を常に清浄に保つ．
- 環境整備と身体清潔保持に努める．
- 臭気が患者の排泄物や疾患から発生している場合は，患者が気兼ねしないように配慮する．
  - とくに患部から発生する臭気に対しては治療処置が行われるが，加えて朝夕の環境整備，寝衣 交換，清潔保持などに努める．
- 換気や清潔に配慮しても消失しない臭気に対しては，消臭剤や脱臭装置が用いられる．

騒音

環境からの影響

- 騒音とは，好ましくない音を総称して使用する用語である．騒音と感じる音にも個人差がある． ある人にとって好ましい音楽であっても，別の人にとっては耐えがたい騒音となることがある．
  - 騒音の生理的影響として，睡眠障害，頭痛，耳鳴り，血圧上昇，気分障害などがある．
- 騒音は主観的な感覚に基づくものであるから客観的に評価することは難しい．騒音のレベルを客 観的に判断するには，騒音測定器を用いる（騒音のレベルは，dB［デシベル］という単位で表 す）．
- 騒音の環境基準は環境基本法第16条の規定に基づいて定められている．療養施設，社会福祉施 設などが集合して設置される地域など，とくに静穏を要する地域では，昼間は50dB以下，夜間 は40dB以下とされている．

騒音への援助

- ワゴンやストレッチャーなどキャスター付きのものは，振動に伴って騒音を発生しやすいので， 静音を心がけて使用する．
- 医療器具など金属性のものが床に落ちたときの音は不快であるため，扱いをていねいにして，騒 音発生を予防する．
- 職員の靴音，不用意な話し声，ドアの開閉なども不快な音として感じる場合があるので注意する．
- 吸引器や人工呼吸器などのモーター音も使用していない人にとっては騒音となるので，他の部屋 に響かないように配慮する．
- 外来やホールなどで，心地よいBGMを流す．

病室の空間

- 病室は患者が自分の場所として落ち着く生活空間である．感染防止などを含め，安全で，面会者との会話が他者に聞こえないようにプライバシー保護への配慮がされていることが大切である．

床面積	●「病院の病室および診療所の療養病床にかかわる病室の床面積は，内法（柱と柱との内側の距離）による測定で，患者1人につき，$6.4m^2$以上とすること」とされている（医療法施行規則第16条）．
ベッドの間隔	●最低1.2〜1.5m必要である． ●感染予防と成人の水平作業域（1.5m）を考慮すると，X線撮影以外は1.2〜1.5mあればほとんどの看護行為を行うことができる[2]． ●咳嗽，くしゃみによる飛沫感染のリスクを考慮すると，1.5m以上，できれば2mの間隔が望ましい． ●ベッドまわりが患者の生活場所であるという視点から，模擬患者を対象にした心理実験でも，ベッド間隔として1.5m程度が心理的には快適であるという[3]．

〈参考〉病院におけるベッドの間隔

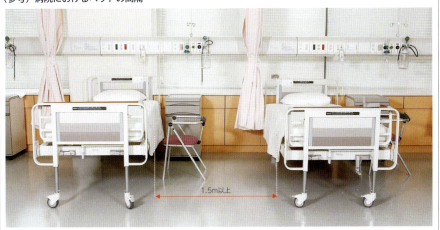

病室の環境整備

1章 ▶ 看護場面に共通する看護技術 / 2 ▶ 環境調整の看護技術

Point

▶ 病室環境の整備は，患者が1日の生活を快適に送ることができるように行う．
▶ 朝は1日の生活の始まりとして，夜は穏やかな睡眠が得られるように，適宜環境を整える．

環境整備上の注意

- 患者の状態（病状，睡眠状況，食事・排泄状況，いままでの生活習慣など）を把握しておく．
- 換気の状況（換気方法）を確認する．
- 病室内の温度・湿度・採光・照明は適切かどうか確認する．
- シーツの汚染状態や，排泄物・汚物など臭気の原因になるものの有無を確認する．
- プライバシーが保たれているかどうか確認する．
- 感染防止のための環境整備（p.105〜107「リネン管理の実際および清掃管理の実際」を参照）

病室の環境整備の準備

物品準備

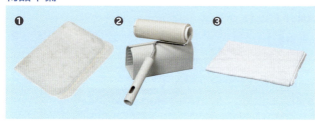

- ❶ 拭き掃除用クロス
- ❷ 粘着テープ付きローラー
- ❸ 交換用シーツ

実施前の準備

① 看護師は手指衛生を行い，状況によってはマスク，ディスポーザブル手袋，エプロンを着用する．
② 患者の状態を確認し，目的・方法を説明し，同意を得る．
　・床頭台の上などの整理整頓で患者の私物に触れるときは了解を得る．
③ 病室の掃除をするときは他室に移動してもらう．
　・他室への移動が不可能な場合は，寒くないように掛けものを掛け，ほこりを舞い上がらせないように静かに行う．必要時，マスクを勧める．

病室の環境整備の実際

① 換気をする.
② ベッドを清潔にする.
- ほこり, 髪の毛やパンくずなどを粘着テープ付きローラーを使って除去する.
- シーツのしわを伸ばし, 美しく整える.
- シーツの汚染や湿潤があれば交換する.
③ 床頭台の上やベッドまわりを整理整頓する.
- 床頭台やオーバーテーブルの上のほこりをクロスで拭き取る.
- ナースコール, ガーグルベースン, 吸い飲み, ティッシュペーパーなどを患者が使いやすい位置に置く.
- 転倒・転落や外傷の予防に心がけ（ベッド柵をつけたり, ベッドやオーバーテーブルのストッパーをかけるなど）, 足もとの整理をする（スリッパやごみ箱の位置, コード類, 水濡れなど）.
④ 室温・湿度の調整をし, 適切かどうか確認する.
⑤ 照明器具やブラインド, カーテンを調整し, 採光は適切かどうか確認する.
⑥ ポータブルトイレや尿器に排泄物が入ったまま置かれている場合は, 配慮しながら片づける.
⑦ プライバシーに配慮して, 間仕切りカーテンやベッド間隔を調整する.
⑧ 使用した物品は所定の場所に片づける.

ベッドメーキングの注意点

● ベッドを作業のしやすい高さに調節する.

根拠 ボディメカニクスを活用し作業の効率を上げるため.

● 無用な動作を避け, 安定した姿勢で行う.
● ベッドのストッパーをかけ, 固定して行う.

根拠 キャスターで足を挟んだり, ベッドが動くなどの作業中の危険を予防するため.

● シーツが患者の体動によってずれないように, 角の始末をきちんとする.
● シーツをマットレスの下に入れる動作は, 手掌を下向きにし, 手背をシーツ側にして行う.

根拠 ベッド本体で手背を傷つけないですむ. 手背の皮膚は手掌より薄いため, 手掌を下向きにしてベッド本体で手の損傷を予防する.

● 患者が臥床したままでリネンを交換する際には, 患者がつらい姿勢を保たなくてよいよう, 安楽に配慮しつつ, 転落やライントラブル（引っぱり, 巻き込み等）に注意して行う.

1章 ▶ 看護場面に共通する看護技術 ／ **2** ▶ 環境調整の看護技術

3 臥床でのリネン交換

Point

▶ リネン交換は定期的に行う場合と，シーツが汚れたときなど必要に応じて行う場合がある．
▶ リネン類を清潔なものに交換することは，ベッド環境を清潔に保つと同時に患者の気分を爽快にする．

リネン交換上の注意点
- 患者が安定した体位がとれることを確認してから行う．
  - 安定した体位がとれないときは，安全を考えて2人で行う．
  - 1人で行う場合には，自分が立っていない側に必ずベッド柵を立てる．
  - 患者がつらい姿勢を我慢していないか，常に気を配る．
- ほこりが患者にかからないように工夫して行う．状況によっては，患者にもマスクを勧める．
- はずしたシーツ類はまとめてランドリーバッグかカートに入れる．
  - ベッド上の汚れやほこりなどを拡散させないようにリネン類の中にまとめる．
  - 患者の私物をシーツのなかに巻き込んで紛失しないよう留意する．
- 粘着テープ付きローラーを使用して，ベッドのほこりを除去する．
- 患者に不必要な振動を与えないように静かに行う．

リネン交換の実際
① 看護師は手指衛生を行い，状況によってはマスク，ディスポーザブル手袋，エプロンを着用する．
② 患者にリネン交換の目的・方法を説明し，同意を得る．
③ ベッドのストッパーがかかっているか確認する．ベッドの高さを作業しやすい高さに調節する．必要時，ベッド柵を使用する．
④ 行為のたびに声をかける．患者がつらい姿勢を我慢していないか常に気を配り，安楽に努める．
⑤ 輸液ラインや留置カテーテルなどの有無を確認し，ライントラブル（引っぱり，巻き込みによる閉塞）が起こらないよう留意する．
⑥ 終了後は，ナースコールや患者の物品はもとどおりにする．患者の体位を整える．

4 体位保持

1章 ▶ 看護場面に共通する看護技術 / 2 ▶ 環境調整の看護技術

Point

- 体位には，立位，坐位，ファウラー位（半坐位），セミファウラー位，仰臥位，腹臥位，側臥位などの基本体位と，診察・手術時などにとるシムス位，膝胸位，骨盤高位（トレンデレンブルグ体位），截（砕）石位などの特殊体位がある．
- 安定した体位とは，基底面積が広く，重心が低く，内臓の諸器官が圧迫されない姿勢のことである．しかし，安定した体位であっても，安楽な体位であるとはかぎらない．
- 姿勢保持用クッションや体位変換枕などを活用して，身体各部位の位置関係を整え，安全で安楽な体位を保持する．

基本体位と特殊体位

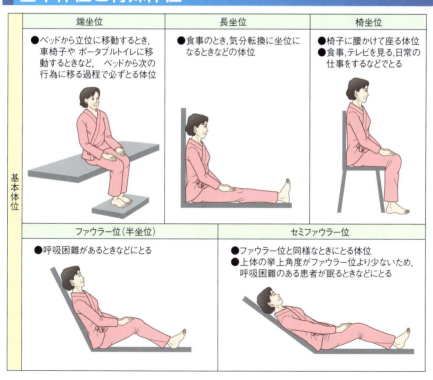

（つづき）

基本体位	仰臥位	●通常に眠るときにとる体位
	腹臥位	●背部痛,殿部痛などがあり仰臥位になると圧迫され疼痛が増強するときなどにとる
	側臥位	●通常に寝返りをうつとき,仰臥位からの体位変換時にとる体位 ●腹部膨満感による苦痛があるときなどにとる
特殊体位	シムス位	●陰部,直腸の診察時にとる体位 ●嘔吐が持続しているようなとき,口腔内の出血が持続している場合などにとる
	膝胸位	●直腸,肛門の診療時にとる体位 ●生理痛の緩和のためにとる
	骨盤高位（トレンデレンブルグ体位）	●骨盤腔内の手術,低血圧,ショック時に頭部の血流を増やすためにとる体位 ●手術時は手術台に臥床し,頭側を下げて下肢を挙上することでこの体位がとれる ●下肢の血液により脳血流を改善させる目的で普及した体位であるが,肺胞換気量を低下させるおそれがあるため,現在では,下肢のみを挙上した水平仰臥位が望ましいとされている
	截(砕)石位	●直腸や肛門,子宮,腟の診察,分娩時にとる体位であるが,診察台や手術台に乗り,体位をとることになる

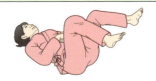

引用・参考文献（1章-2　環境調整の看護技術）

1）阿曽洋子ほか：基礎看護技術．第8版，医学書院，2019．
2）長澤泰ほか：看護動作シミュレーション実験による病床周辺の必要作業領域に関する検討．病院管理，24（4）：55〜63，1987．
3）上野　淳ほか：シミュレーション心理実験による病室の適正ベッド間隔に関する検討．日本建築学会論文報告集，410：65〜74，日本建築学会，1990．
4）竹尾惠子監：看護技術プラクティス．第3版，学研メディカル秀潤社，2015．

1章 ▶ 看護場面に共通する看護技術 ／ 3 ▶ 安全管理の看護技術

1

療養生活の安全確保

水準 **1** 到達度 **I** 到達目標 **I**

Point

▶ 治療や看護が行われる医療の現場は，患者の安全を保障し健康の回復を目的とする場であり，患者に安全な医療を提供することは，最も基本的な要件の1つである．

▶ 看護場面における安全を守る技術として，主なものは「感染予防技術」と「医療事故防止」である．本項では，主として病院内における安全の考え方と医療事故防止に焦点をあて，感染予防については別の項（p.64「感染予防の看護技術」）で述べることとする．

▶ 安全とは，安らかで危険のない状態である．看護では，苦痛や異常がなく，不安のない日常生活が送れるように援助することが大切である．

▶ 患者の安全を阻害する状態は，患者自身や看護師によって生じることもあるが，治療自体や環境要因によって生じることもある[1]．療養生活の安全を保つには，これらの阻害因子を理解し，それに対応することができなければならない．

安全を阻害する要因

❶患者側の阻害因子	• 身体機能・思考力の障害：身体機能の低下や思考力の障害は，転倒や危険の回避，緊急避難の遅れなど，安全性を阻害する． • 知識の不足や不適切な生活習慣：疾患や治療に対する知識の不足や適切な生活行動がとれないことは，病状の悪化や健康障害をもたらす．
❷看護師がかかわる阻害因子	• 専門知識の不足：患者の状態や治療・看護についての知識の不足は，患者に対する適切な援助を阻害する．さらに，使用される医療機器に関する正確な知識も必要で，取り扱い方の間違いや整備不良も事故につながる． • 看護技術の未熟：未熟な技術や不適切な技術は，患者に苦痛を与えるばかりでなく，危害を与えることになる． • 観察力・判断力の不足：異常の早期発見とその後の早期対応が生命の安全には欠かせないことであり，スピーディで的確な観察・判断・対応が求められる．患者のちょっとした変化の見落としや見過ごしが大きな事故につながる場合がある．
❸その他の阻害因子	• 設備環境の不備：建物の構造や設備，物品の不適切な配置は歩行に支障をきたし，災害時の避難にも大きな障害となる．とくに，入院患者にとって生活の中心であるベッド周囲の環境不備は，転倒・転落などの事故に結びつきやすい． • 環境衛生上の問題：気候（室内環境を含む）や大気汚染，水質汚濁，騒音，振動，悪臭などは，健康を害し，病状の悪化をまねく． • 滅菌・消毒の不備と院内感染：物品の滅菌・消毒が不十分であることや，消毒物品を不適切に取り扱うことは，感染や病状の悪化をまねく． • その他：盗難や地震・火災などの災害

20

安全対策の基本的な考え方

- 療養生活の安全を阻害する要因は多岐にわたり，その対策もさまざまである．個人を対象にした安全対策と医療機関が組織的に取り組む安全対策が必要である．
- 厚生労働省の医療安全対策検討会議ヒューマンエラー部会が「安全な医療を提供するための10の要点」[2]を発表している．その内容に基づいて医療全般の安全について述べる．
- 「安全な医療を提供するための10の要点」では，医療における安全管理体制の重要なポイントとして，「A 理念」「B 患者との関係」「C 組織的取り組み」「D 職員間の関係」「E 職員個人」「F 人と環境・モノとの関係」の6分野があり，これらの6分野においてとくに重要なものとして❶〜❿の項目があげられている（図1-3-1）．
- ❶〜❿の要点と概要を以下に示す．医療にかかわる職員一人ひとりが，具体的な場面で，これらのことを意識的に実践し，患者の安全確保に努めなければならない．

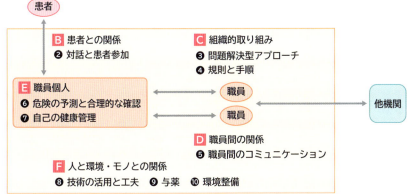

図1-3-1 医療安全の全体構成

（厚生労働省医政局医療安全対策検討会議ヒューマンエラー部会：安全な医療を提供するための10の要点．p.2，2003）

患者に安全な医療サービスを提供するための基本的な考え方10項目		
A 理念	❶安全文化	・医療に従事するすべての職員が，患者の安全を最優先に考え，その実現をめざす態度や考え方およびそれを可能にする組織のあり方を考える．
B 患者との関係	❷対話と患者参加	・医療の主役である患者が医療に参加することが重要である． ・患者と職員の対話によって，医療内容に対する患者の理解が進むとともに，相互の理解が深まる． ・十分な説明と患者が質問しやすい雰囲気をつくる．

（つづき）

C 組織的取り組み	❸問題解決型アプローチ	・職員の経験を収集し，原因分析に基づいて改善策を導き出し，それを共有し，実践する． ・個人の責任を追求するのではなく，システムの問題としてとらえ改善していく．
	❹規則と手順	・規則や手順は，現実的かつ合理的なものを，職員自ら考え話し合いながら文書としてつくり上げ，それを守る． ・問題点や不都合な点がみつかったときは，積極的に改善策を提案し，見直す．
D 職員間の関係	❺職員間のコミュニケーション	・安全な医療提供のためには，部門，職種の違いや職務上の関係を問わず，相互に意見を交換し，協力する． ・チーム内では，互いが指摘し協力し合える関係にあることが不可欠である．気づいたらお互いに率直に意見を伝え，周りの意見には謙虚に耳を傾ける．
E 職員個人	❻危険の予測と合理的な確認	・確認は医療の安全を確保するために最も重要な行為である．漫然と確認するのではなく，業務分析を行い，確認すべきことを明らかにしたうえで，要点をおさえて確認する． ・正しい知識を学び，的確な患者観察や医療内容の理解により早期に危険を予測することで事故を未然に防ぐ． ・「何か変」と感じる感性を大切にする．
	❼自己の健康管理	・安全な医療を提供するために自らの健康や生活を管理することは医療従事者としての基本である．自分の体調を常に把握し，健康管理や生活管理を心がける．
F 人と環境・モノとの関係	❽技術の活用と工夫	・安全確保のための取組を人間の力だけで行うには限界がある．情報技術の活用によって人的ミスを減らすことができる．医療機器や器具は，一つのミスが全体の安全を損なわないよう十分配慮され，操作性にも優れたものを使用する．
	❾与薬	・薬物に関するミスは，医療事故のなかで最も多い． ・誤薬を防ぐためには，医薬品に関する「6R（right＝正しい）」（「正しい患者」「正しい薬」「正しい目的」「正しい用量」「正しい用法」「正しい時間」）に注意する． ・患者と薬物を確認し，用法・用量に留意する． 6R（right：正しい） 正しい患者　正しい薬　正しい目的　正しい用量　正しい用法　正しい時間
	❿環境整備	・療養環境の整備は患者の快適性の観点からだけでなく，転倒・転落などの事故防止の観点からも重要である．施設内の整理，整頓，清潔，清掃に取り組む． ・作業環境を整備し，手順のミスを防止する． ・記録は，他の人にもわかりやすく正確に書く． ・医療機器は，その特性を理解し安全に使用するため，操作方法の理解と保守点検を行う．

2

1章 ▶ 看護場面に共通する看護技術 ／ 3 ▶ 安全管理の看護技術

医療事故防止

水準 **1**　到達度 **I** **II**　到達目標 **I** **II**

Point

▶事故防止は，患者を危険から守ることであり，感染予防と並んで重要な看護の役割である.
▶医療現場における事故を防止するためには，看護部門だけでなく病院全体で組織的に取り組む必要がある. 患者に安全な医療・看護を提供することをめざして，事故防止の組織づくりや具体的な防止活動を行う.
▶本項では，看護事故に対する防止対策について考える.

医療事故と看護事故

医療事故とは

●医療事故には，患者ばかりでなく医療従事者が被害者である場合も含まれる. また，患者が廊下で転倒した場合のように医療行為とは直接関係ないものも含まれる.
●医療事故のすべてに医療従事者の過失があるわけではなく，「過失のない医療事故」と「過失のある医療事故（医療過誤）」に分けて次のように定義されている[3) 4) 5)].

[医療事故]
• 医療従事者が行なう業務上およびそれに起因する事故の総称. 過失が存在するものと，不可抗力（偶然）によるものの両方が含まれる.

[医療過誤]
• 医療従事者が行う業務上およびそれに起因する事故のうち，過失の存在を前提としたもの.

●過失とは行為の違法性，すなわち客観的注意義務違反をいう[3)].
●注意義務とは，ある行為をするにあたって一定の注意をはらわなければならない義務をいい，結果予見義務（自分で行う行為によって危険な結果を招くであろうことを認識，予見しなければならない義務）と，結果回避義務（結果の認識，予見に基づいて，その結果の発生を回避する義務）の2つがある[3)].

看護事故とは

●保健師助産師看護師法では，「看護師とは，厚生労働大臣の免許を受けて，傷病者若しくはじょく婦に対する療養上の世話又は診療の補助を行うことを業とする者をいう」と規定している（第5条）. したがって，看護師の業務は「療養上の世話」と「診療の補助」とに大別できる. 看護業務である「療養上の世話」および「診療の補助」にかかわって発生し，看護師が当事者，あるいは強い関係者となる事故を看護事故という[6)].

看護事故の状況

- 看護事故の主な内容は，与薬・処置など医学的処置にかかわるものと，転倒・転落など日常生活援助にかかわるものである．
- 事故の裏には，事故を未然に防げたものや，エラーは生じたが患者に損害を与えなかった事例など，多くのインシデント（incident）事例があるといわれている．

[インシデント][4]
- 思いがけない出来事（偶発事象）で，これに対して適切な処理が行われないと事故となる可能性のある事象をいう．現場ではこれを「ヒヤリ・ハット」と表現することもある．インシデントについての情報を把握・分析するための報告書を「インシデントレポート」という．「ヒヤリ・ハット報告書」とも表現される．

- 病院などの現場では，インシデント事例を分析することで，事故の発生要因を探り，看護部門内にとどまらず，組織として事故を防止する取り組みが行われている[6]．看護師がかかわるインシデント事例も，看護事故同様，その多くが与薬に関すること，転倒・転落に関することである[7) 8]．
- 与薬のような医学的処置に関する看護事故は，主に「❷看護師がかかわる阻害因子（p.20）」によって生じる．患者の状態や治療・看護についての専門知識，的確な看護技術を習得しておくことが重要である．異常を早期に発見し，早期に対応できる観察力・判断力を備えておくことも必要である．
  - 医学的処置に関する事故は，刻々と変化する患者の病状に合わせて，複数の職種によって時間と空間を隔てて業務を行う中で発生する．自分が間違えないことはもちろん重要であるが，「人は必ず間違える」．
  - 組織は，プロセス内の誰かが間違えても，患者に間違いが届く前に発見し，間違いが届いても重大事故にさせないよう速やかに対応できるようなシステムを構築している．確認手順・作業手順を守るとともに，自分の作業を受けて次の作業を行う医療従事者のミスを誘発しないよう，組織内のルールを守ることが大切である．
- 一方，転倒・転落のような日常生活援助に関する看護事故には「❶患者側の阻害因子（p.20）」も大きく影響してくる．どのようなインシデントが発生する可能性があるのか，患者の背景・医療行為自体が持つ危険性・環境などから予測（評価）し，発生防止策を講じる必要がある．
  - しかし，患者側の因子を完全にコントロールすることは難しい．万一，予測したインシデントが発生した場合，患者にどのような傷害が生じうるのかを予測し，事前に傷害を軽減する対策を講じておく必要がある．
- 日本医療機能評価機構の医療事故情報収集等事業[8]では，医療事故情報やヒヤリ・ハット事例を収集し，分析結果を公表している．医療事故情報やヒヤリ・ハット事例を検索することも可能であり，最新の医療安全情報も公開されている．他施設で発生した医療事故やヒヤリ・ハット事例から学び，対応策を共有することは，療養生活の安全を確保するうえで極めて有用である．

看護事故の発生要因と具体的な防止対策

- 注射業務，輸血業務，内服与薬業務，経管栄養業務，チューブ管理，人工呼吸器使用時，摂食時，入浴時，移動時など，それぞれに発生しうる事故の種類や要因はさまざまあり[6]，病院全体で組織的に取り組む安全対策が必要である．
- また，個人を対象にした安全対策も重要である．看護師一人ひとりが，ひとつひとつの看護技術に対して確実な知識と技術をもつことは事故防止につながるので，本書の各技術の方法を参照して事故防止に努めていただきたい．

看護事故に伴う法的責任

●看護職による業務上の事故のうち，過失が立証された「医療過誤」の場合，以下の法的責任を問われる[3) 5) 9)].

① 刑事上の責任
- 業務上に必要な注意義務を怠った結果，他人を傷害または死に至らしめた場合には，刑法第211条「業務上過失致死傷罪」に問われる可能性がある.
- 過失は，注意義務違反の有無で判断され，注意義務は事故発生当時，一般的に良識を備えた看護職の知識・技術による注意能力を基準に考えられている.

② 民事上の責任
- 診療契約に基づく安全な医療・看護を提供する責任を果たせなかったとして，民法第415条「債務不履行」または民法第709条「不法行為」に基づき問われるものである.
- これは被害者の救済に重きをおき，個人の受けた損害を賠償することを目的とするものである.

③ 行政上の責任
- 医療事故によって罰金以上の処罰を受けた場合に，保健師助産師看護師法第14条に基づき，免許の取消，業務停止，戒告の処分が行われる.
- この処分は，保健師・助産師・看護師に対しては厚生労働大臣が，准看護師に対しては都道府県知事が命ずる.

こうした法的責任の判断にも，看護記録が重要な資料となるので，正しく，わかりやすく記録することを常に心がける.

1章 ▶ 看護場面に共通する看護技術 ／ 3 ▶ 安全管理の看護技術

3

転倒・転落事故防止

水準 **1**　到達度 **II**　到達目標 **I**

Point

▶転倒は，つまずく，滑る，ふらつくなどにより，転んだり，膝や手をついたり，尻もちをつくなど日常的に起こる出来事である．

▶近年，日本医療機能評価機構に報告されたヒヤリ・ハット事例のうち，転倒・転落に関する報告は年間約2,500件前後で推移しており，「療養上の世話」業務にかかわる事故の7割程度を占める[8]．

▶療養中の患者が転倒・転落事故を起こすと，骨折や外傷などを合併する危険があり，本来の疾病回復を遅らせることになる．

> **根拠**　とくに高齢者では，一度転倒すると，その後の転倒に対する恐怖心から歩行や移動を嫌がり，日々の生活範囲を狭めるため．また，大腿骨の骨折（転倒事故に合併しやすい）は，寝たきりの原因にもなる．

▶医療の高度化と患者の高齢化が進むなかで，療養生活の安全を保証し，患者のQOLを高めるためにも，転倒・転落事故を防止することは看護師に求められる重要な責務である．

▶本項では，転倒・転落の危険因子と転倒・転落防止対策について解説する．

転倒・転落とは

転倒の定義

● 「転倒とは自分の意志からではなく，地面またはより低い場所に，膝や手などが接触すること．階段，台，自転車からの転落も転倒に含まれる」[10]．「転倒」は，転びそうになって手をつく，尻もちをつく，ベッドなどから落ちること（転落）など，包括的な内容を含めて用いられている．ここでも，この定義を用いる．

転倒事故の特徴

● 転倒は，与薬・注射などの事故やインシデントとは異なり，その発生要因が患者の状態に大きく関連する．

> ⚠ **注意!**　年齢，疾患，機能障害，認知障害，服用薬物などにかかわる「危険要因」をもっている患者の生活行動と，環境中の「危険要因」とが合わさって事故が発生する．

● 患者の危険の程度を適正に評価・予測し，危険性のある患者の行動に対するケアや環境調整を行い，事故防止に努めることが大切である．

転倒の危険因子

● 転倒の危険因子は，個人の身体的機能に伴う内的要因と周囲の環境に伴う外的要因に分類される[10] [11]（**表1-3-1**）．

表1-3-1　転倒の危険因子

内的要因	外的要因
・年齢（高齢であること） ・転倒の既往 ・虚弱（健康状態の低下・悪化） ・身体の低活動性 ・慢性疾患（歩行障害をもたらす知的障害，パーキンソン病，片麻痺，変形性股関節症など） ・認知症 ・認知障害，抑うつ・不安 ・過去1年以内のめまい ・固有受容器機能不全，頸椎変性疾患，末梢神経障害 ・視力障害（白内障，近視） ・聴力障害 ・知覚障害（深部感覚障害，二点識別覚障害） ・歩行障害，歩行速度の低下，歩行距離の減少 ・平衡機能失調（ふらつき） ・前庭機能不全（めまい） ・下肢筋力低下 ・関節可動域制限 ・ADL障害 ・身体パフォーマンス障害（椅子からの立ち上がりの遅さ） ・薬物服用（長時間作用鎮静薬，抗不安薬，抗精神病薬，抗うつ薬，降圧薬，抗不整脈薬，抗痙攣薬，利尿薬，アルコールなど）	・1～2cmほどの室内段差（敷居） ・滑りやすい床 ・履き物（スリッパなど不適当な履き物） ・つまずきやすい敷物（カーペットの端，ほころびなど） ・電気コード類などの障害物 ・照明不良 ・戸口の踏み段 ・歩行補助具の使用

※色字は重要度の高い項目

転倒・転落を防止するための対策

転倒・転落防止のためのアセスメント

●入院当初から転倒の危険性の有無を判断し，転倒防止のために適切なケアをすることが大切である．

　・転倒防止のアセスメントの例を図1-3-2に示す．

●転倒要因のうち，転倒の既往，筋力低下（麻痺），認知障害，歩行やバランスの障害など，重要事項に問題がある場合には，「転倒転落アセスメントスコアシート」を用いて，さらに詳しくアセスメントする．その結果，転倒の危険が予測される場合には，「転倒転落防止チェックリスト」などを用いて検討し，事前に予測して防止に努める．

図1-3-2 転倒防止のアセスメントの例

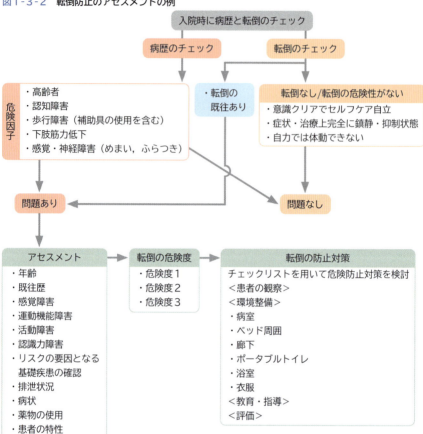

転倒の発生状況と具体的な防止対策

● 転倒は，排泄行動時，車椅子などへの移乗時，移送時，検査・手術時などに多く発生する[6].

● 転倒アセスメントにより，転倒の危険性が予測される患者には，具体的な行動を予測した防止対策の実施が必要である.

	発生条件	防止対策
排泄行動時	①夜間排尿のためにベッドから降りたときや，トイレへ向かう廊下での歩行中，トイレの中で座ったり立ったりするときに転倒する. ②患者が排泄中にやむをえず看護師がそばを離れたときや，自力で立ち上がってズボンを上げたり，自力で車椅子に移乗するときなどに転倒する.	・つまずいたり，滑ったりしないように，廊下の照明やベッド周囲，廊下の環境を整える. ・ベッドの高さを調節し，ストッパーがかかっていることを確認する. ・滑りにくく，脱げにくい安全な履き物にする. ・排泄介助を受ける患者の気持ちに配慮しながらも，できるだけ患者のそばから離れないようにし，必要な場合は更衣動作などを介助する.
移乗・移送時	①ベッドから車椅子への移乗時，ベッドからポータブルトイレへの移乗時，看護師の移乗介助で1人で支えきれないときなどに転倒する. ②ストレッチャーで移送時に，予想を超えた患者の動きがあり，ストレッチャーから転落する. ③車椅子操作が不適切な場合や，坐位バランスが悪く，車椅子からずり落ちるなどで転倒する.	・ベッドや車椅子のストッパーを必ず確認する. ・患者の状況によって危険性がある場合には，2人で支える. ・患者に転落・転倒の危険性について十分な説明をし，必要な固定を行う. ・段差を少なくする.
検査・手術時・終了時	①手術中の固定の不十分さや，透視台を使用する検査で，台が動くことを患者に十分説明しなかったときなどに転落の危険性がある. ②検査終了後，台から降りるとき，段を踏みはずしたり，車椅子への移乗時など検査終了の安心感から転倒しやすい.	・患者に透視台が動くことなど，転落の危険性について十分な説明をする. ・踏み台の安定性をはかり，段差を少なくする. ・必要な場合は，透視台への乗り降りを介助する.

転倒による障害

● 転倒によって生じる障害として，打撲，骨折（大腿骨頸部骨折，脊柱圧迫骨折，橈骨遠位骨折，肋骨骨折など）のほか，すり傷，切り傷，捻挫，脱臼などがあげられる.

● 転倒に伴ううけがや骨折の実態は明らかではないが，高齢者の調査では，転倒によって受傷する割合は約60%で，打撲が最も多く，骨折は10%前後で必ずしも多くはない[11]. しかし，転倒は高齢者の骨折の原因として最も多く，とくに大腿骨の骨折は生活の活動性をせばめ，寝たきりになる危険性がある.

［転倒後症候群］

・転倒を経験すると，転倒への恐怖心が強まる. また転倒に伴う骨折や疼痛は転倒への恐怖心をさらに強め，日常生活動作の低下をきたし，廃用症候群を起こしてしまう. これを転倒後症候群という[10]（図1-3-3）.

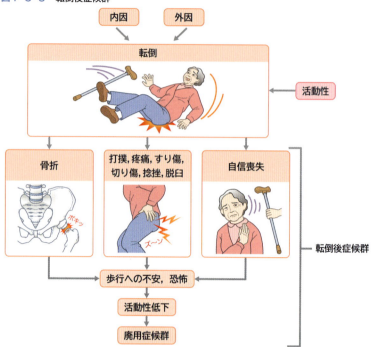

図1-3-3　転倒後症候群

引用・参考文献（1章-3　安全管理の看護技術）

1) 氏家幸子，阿曽洋子：基礎看護技術Ⅰ．第5版，医学書院，2000．
2) 厚生労働省医政局医療安全対策検討会議ヒューマンエラー部会：安全な医療を提供するための10の要点．2003．
3) 日本看護協会：看護職の社会経済福祉に関する指針－医療事故編．p.82〜84，2000．
4) 日本看護協会：組織で取り組む医療事故防止─看護管理者のためのリスクマネジメントガイドライン．看護，51 (12)：27〜5878，1999．
5) 日本看護協会：医療事故発生時の対応─看護管理者のためのリスクマネジメントガイドライン．看護，54 (13)：69〜91，2002．
6) 川村治子：系統看護学講座　統合分野　看護の統合と実践（2）　医療安全．第4版，医学書院，2019．
7) 川村治子：医療のリスクマネジメントシステム構築に関する研究．平成11年度医療技術評価総合研究事業総括報告書，p.6，2000．
8) 公益財団法人日本医療機能評価機構：「医療事故情報収集等事業」ホームページ（www.med-safe.jp）
9) 日本看護協会：医療安全推進のための標準テキスト．p.42〜46．2013．
10) 眞野行生編：高齢者の転倒とその対策．p.2〜7，43，76〜82，医歯薬出版，1999．
11) 長寿科学振興財団：骨粗鬆症の予防と治療．p.119〜128，159〜170，長寿科学振興財団，2002．
12) 泉　キヨ子：転倒防止に関する研究の動向と今後の課題．看護研究，33 (3)：11〜19，2000．
13) 鈴木みずえ：転倒・骨折の予防に関する研究について．老年看護学，4 (1)：16〜23，1999．

バイタルサイン
～体温・脈拍・呼吸・血圧

1章 ▶ 看護場面に共通する看護技術 / 4 ▶ フィジカルアセスメントの看護技術

水準 ① 到達度 I 到達目標 I

> **Point**
> ▶ バイタルサインとは生命徴候のことであり，体温，脈拍，呼吸，血圧，意識レベル（p.302 一次救命処置参照）で評価する．

体温測定（腋窩温，口腔温，鼓膜温，直腸温）

- 体温とは，環境温度に左右されない身体内部の血液温（深部体温または核心温度）をいう．
- 体温の測定は，動脈が比較的体表近くにある腋窩や，口腔，直腸，鼓膜で行うが，それぞれの温度には若干温度差がある．

  【測定部位による温度差】
  - 直腸温は腋窩温より0.8～0.9℃高い．
  - 口腔温は腋窩温より0.2～0.5℃高い．
  - 側臥位で下側になる腋窩温や麻痺側の腋窩温は，血流が悪くなるため，側臥位での上側腋窩温や健側の腋窩温より若干低くなる．

- 体温計には電子体温計，耳式体温計があり，腋窩温，口腔温，直腸温，鼓膜温は，それぞれ専用の体温計を用いて測定する（図1-4-1）．
- なお，従来主流として用いられていた水銀体温計は，2008年から国内では生産していない．体温計は電子式への転換が進んでおり，病院などで水銀体温計を使用することは少なくなりつつある．

図1-4-1 体温計の種類

電子体温計	・成人用，小児用がある．
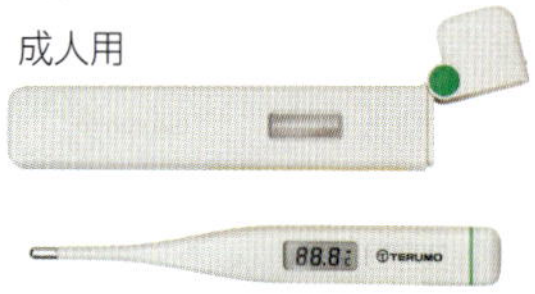 成人用 小児用 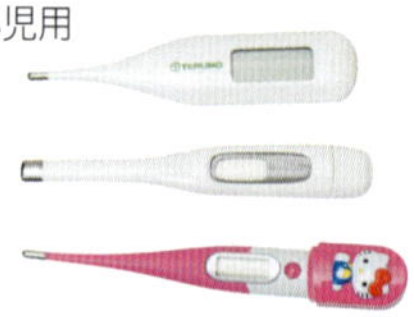	・先端の金属キャップの中にサーミスタとよばれる熱に応答する素子が埋め込まれており，熱と抵抗の関係から電子回路が温度を計算し，温度がデジタルで表示される． ・測定時間は数十秒（このとき体温は10分後の体温予測値）である． ・感染を予防するため，丸洗いできる [予測式と実測式] ・予測式電子体温計：体温上昇カーブから平衡温を予測して，予測温が安定すると電子音で知らせるしくみになっている（図1-4-2）． ・実測式電子体温計：その時点の体温を反映させたもので，測定には5～10分程度かかる．
耳式体温計 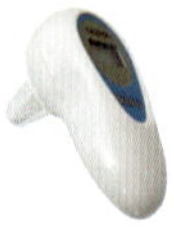	・耳の中から出ている赤外線量を耳式体温計のセンサーが検出することで，耳内温を数秒で測定できる．

図1-4-2 予測式電子体温計の測定経過

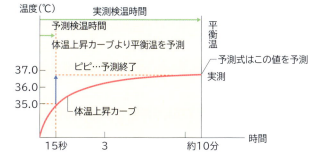

目的
- 体温の変化を経時的に測定することで身体の生理的変化を観察し，体温の調節状態を把握する．
  - 女性で基礎体温を測定している場合は，活動することによる代謝の亢進，熱産生につながるため，起床前のほぼ同時刻に測定することが重要である．
- 発熱時の解熱薬や冷罨法施行の治療効果，低体温からの復温の状態を観察する．

適応
- 基礎代謝に影響を与える要因が存在している患者
  - 内分泌液（甲状腺ホルモン，アドレナリン）分泌亢進
  - 低栄養・栄養失調
  - 精神状態
  - 睡眠
  - 妊娠・授乳
- 感染症（ウイルス，バクテリア，内毒素）患者
- 高体温を呈している患者
- うつ熱による熱虚脱，熱射病，日射病が疑われる患者
- 低体温を呈している患者（絶食，栄養不良，冷気などによる）
- 体温調節中枢（視床下部）に障害がある患者
- 重篤な状況にある患者（手術後など）
- 発熱の自覚がない患者でも，経時的なフィジカルアセスメントのために体温を測定する．

禁忌
- 咳嗽や呼吸困難がある場合は，口腔温測定は避ける．
- 直腸疾患や肛門疾患がある場合は，直腸温測定は避ける．

腋窩温測定の準備

物品準備

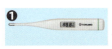
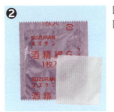

- ❶腋窩用の電子体温計
- ❷アルコール綿

実施前の準備

① 看護師は手指衛生を行う．
② 患者に腋窩で体温を測定することを伝え，同意を得る．
③ 腋窩部の汗を拭き取る．

> **根拠** 発汗があると，気化熱で腋窩表面の温度低下をまねき，正確な体温を反映しないため．

④ 測定前から腋窩部を閉じた状態で約10分待機してもらう．

> **根拠** 腋窩部を閉じることで皮膚が密着し，腋窩部の皮膚温低下を防げるため．

⑤ 電子体温計を収納ケースからいったん抜き取り，電池の消耗（切れ）はないか，測定スタンバイ（メーカーにより異なるので，事前に確認しておく）になるか，先端のセンサー部分が折れていないかどうかを点検する．

腋窩温測定の実際

① 体温計を体軸に対して30～45°の角度で，センサー部が腋窩の最深部に位置するように挿入する（図1-4-3）．

> **根拠** 体温計の先端のセンサー部を当てる場所は，腋窩の表面温が最も高くなる腋窩動脈の真下（ほぼ腋窩腔最深部）となる．ただし，腋窩動脈と腋窩腔最深部とが若干ずれていることもあり個人差があるといわれている．部位による誤差をなくす意味でも測定前に腋窩を10分程度密着させ，腋窩部の表面温が平衡になるまで待つことが重要である．

図1-4-3　腋窩用体温計の挿入部位

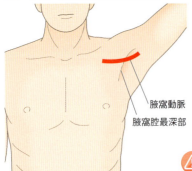

腋窩動脈
腋窩腔最深部

患者に体温計を腋窩に挿入してもらった場合や，患者の衣服で体温計の角度が目視できない場合は，衣服の上から体温計を手でつかみ角度を確認する．

> **注意！** 麻痺がある場合は患側，側臥位の場合は下側の腋窩は避ける．

② 腋窩を完全に閉じ，腋窩の皮膚を密着させる．

> **根拠** 腋窩部を閉じることで皮膚が密着し，腋窩部の皮膚温低下を防ぐことができる．

> **コツ** 腋窩部の皮膚を密着させるためには，測定側の肘をもう片方の手で中心部へ引き寄せるとよい．そして挿入した側の肘を患者に90°曲げてもらい，前腕部を腹部の上に乗せてもらうと患者も楽に腋窩を締めることができる．

③ 腋窩を閉じた状態で，しばらく待つ．
- 実測式電子体温計：測定を開始してから最低でも5分程度待つ（メーカーにより異なる）．
- 予測式電子体温計：測定終了の電子音が鳴るまで待つ．

> **根拠** 腋窩は，口腔内に比べて体温上昇がゆるやかであるため時間をかけたほうがよい．

④ 測定値を記録する．
⑤ 患者に終了したことを告げ，寝衣やリネン類を整える．
⑥ 目盛りをもとに戻し，スイッチを切る．
⑦ アルコール綿で体温計を消毒する．
- 感染予防の観点から他の患者に使用する場合はとくに重要となる．

⑧ 手指衛生を行う．

口腔温測定の準備

物品準備

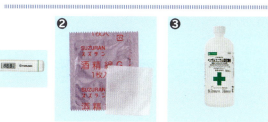

- ☑ ❶ 口腔用電子体温計
- ☑ ❷ アルコール綿
- ☑ ❸ 低水準消毒薬（ベンザルコニウム塩化物など）

実施前の準備

① 看護師は手指衛生を行う．
② 患者に口腔温を測定することを伝え，同意を得る．
③ 患者に直前に熱いものや冷たいものを飲食しなかったか確認する．

> **根拠** 口腔内の温度が飲食により体温以上・以下になるため．なお，食後に口腔温が回復するには25分程度かかる．

④ 測定前は3〜5分間，口を閉じた状態で待機してもらう．

> **根拠** 舌下は腋窩に比べて血流量が多く，熱平衡に達する時間が短い（3〜5分）からである．加えて，5分以上かけると唾液量が増し，誤差が生じやすくなる．

⑤ 体温計を噛まないように患者に説明する．
- 子ども，高齢者，意識障害のある患者などはとくに注意する．

⑥ 電子体温計を収納ケースからいったん抜き取り，電池の消耗（切れ）はないか，測定スタンバイ（メーカーにより異なるので，事前に確認しておく）になるか，先端のセンサー部分が折れていないかどうか点検する．

口腔温測定の実際

① 体温計のセンサー部を舌下に置く（図1-4-4）.

図1-4-4　口腔用体温計の挿入部位

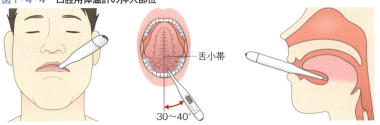

> **コツ！** 舌下への体温計の挿入は舌小帯を避けて正中線から30〜40°の角度で舌下に挿入する

② 温度の変化を最小限にするために測定中，口は閉じる.
③ 測定終了の電子音が鳴るまで待つ.

> **根拠** 実測式電子体温計の場合，腋窩腔では温度が上昇し安定するまで5〜10分程度かかるが，口腔内は腋窩より温度上昇・安定を得やすく，3〜5分程度で安定する.

④ 測定値を記録する.
⑤ 患者に終了したことを告げる.
  ・患者への配慮として重要である.
⑥ 目盛りをもとに戻し，スイッチを切る.
⑦ アルコール綿で体温計を消毒する.
  ・感染予防の観点から，他の患者に使用する場合は，いったん水洗いし，消毒液で浸漬消毒（消毒液に漬けること）する.
⑧ 手指衛生を行う.

直腸温測定の準備

物品準備

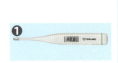
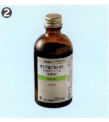
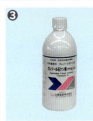

- ☑ ❶直腸用電子体温計
- ☑ ❷潤滑剤（オリーブオイル，ワセリンなど）
- ☑ ❸中水準消毒薬(1.5%クレゾールなど）
- ☑ ④ガーゼ
- ☑ ⑤ティッシュペーパー

実施前の準備

① 看護師は手指衛生を行い，マスク，ディスポーザブル手袋，プラスチックエプロンを着用する.
② 患者に直腸温を測定することを伝え，同意を得る.
③ 直腸内にガスや便が存在しないように，測定前に排便を促す.

> **根拠** ガスや便を介しての温度は正確な体温を反映しないため.

④ 直腸温測定の場合は，患者を側臥位（ややシムス位）にし，タオルケットやバスタオルなどで被覆しながら下着をずらす．
  - 肛門が確認しやすい体位とし，患者の羞恥心に最大限配慮する．
⑤ 電子体温計を収納ケースからいったん抜き取り，電池の消耗（切れ）はないか，測定スタンバイ（メーカーにより異なるので，事前に確認しておく）になるか，先端のセンサー部が折れていないかどうか点検する．

直腸温測定の実際

① ディスポーザブル手袋を装着する．
② 成人の場合は，体温計の先端から5cm（体温計の挿入の長さ）程度に潤滑剤（オリーブオイルやワセリンなど）をガーゼにつけて塗布する．
  - 乳児の場合は，幼児用体温計の先端2～3cmを目安に潤滑剤をつける．
③ 肛門部を緊張させないように患者に口呼吸してもらい，看護師は利き手の反対側の母指と示指で肛門部を広げ，体温計を5cmほどゆっくり挿入する（図1-4-5）．

> **根拠** 肛門は3～4cmあり，5cm以上挿入すると直腸に達するため．

図1-4-5 直腸用体温計の挿入法

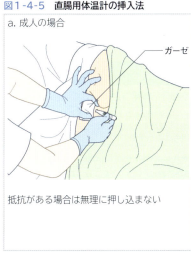

a. 成人の場合
ガーゼ
抵抗がある場合は無理に押し込まない

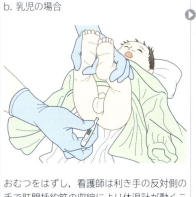

b. 乳児の場合
おむつをはずし，看護師は利き手の反対側の手で肛門括約筋の収縮により体温計が動くことを回避するために乳児の両足首を持ち，利き手で体温計を2～3cm挿入する

④ 体温計を挿入したら，そのまま手で把持し，測定終了の電子音が鳴るまで待つ．
⑤ 測定が終了後，体温計を肛門から抜き，肛門部をティッシュペーパーで軽く拭き，体温計も拭く．

> **根拠** 直腸内に挿入された体温計が肛門周囲の皮膚に触れる可能性があるため，患者の不快感を除去する意味でも重要な配慮である．

⑥ ディスポーザブル手袋をはずし，手指衛生を行う．
⑦ 測定値を記録する．
⑧ 直腸内に挿入した体温計は，その都度洗浄し，浸漬可能な電子体温計の場合は1.5％クレゾール（中水準消毒薬）液などで消毒する．

> **根拠** 大腸菌による感染を予防するため．

⑨ 手指衛生を行う．

鼓膜温測定の準備

物品準備

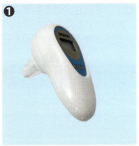

- ☑ ❶耳式体温計
- ☑ ②アルコール綿

実施前の準備

① 看護師は手指衛生を行う．
② 患者に鼓膜温を測定することを伝え，同意を得る．
③ 寒い場所からの帰室直後でないか確認する．

> **根拠** 鼓膜温は外気温に若干影響を受けるといわれているので，寒い時期など外から戻った直後は避け，数分後に測定する．

④ 耳式体温計の破損，汚染，センサー部の耳垢による詰まりなどを確認する．電源を入れ，電池の消耗，その他のエラーメッセージが出ていないか確認する．

鼓膜温測定の実際

① 耳式体温計によっては，清潔を保つために，耳に入れる部分に専用プローブカバーをつける．

> **根拠** 感染防止の観点から専用プローブカバーをつける．耳式体温計は原則1患者用とするが，やむを得ず患者間で共用する場合は，専用プローブカバーを交換して使用する．専用プローブカバーがない機種の場合は，共用を避けるか，確実にアルコール綿で消毒してから使用する．

② 耳介を上後方へ引っ張り，外耳道に沿ってまっすぐに挿入し，測定ボタンを押す（図1-4-6）．

> **根拠** 耳介を上後方へ引っ張ることで外耳道の直線上に鼓膜が位置し，センサーを正確に鼓膜に当てることができる．

図1-4-6　耳式体温計の測定

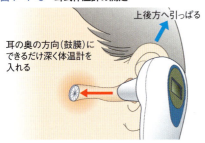

> **コツ！** 耳式体温計の正しい測定方法として，耳式体温計のセンサーが一直線上に鼓膜に届く必要があり，そのためにも被検者に動かずじっとしてもらう．正確に測定するには，外耳道に沿って，まっすぐに挿入することである．そのため，外耳道と鼓膜が一直線上になるように耳介を上後方へ引っ張るとよい．

③ 電子音が鳴ったら測定を終了し，測定値を記録する．
④ 患者に終了したことを告げる．
⑤ 手指衛生を行う．

脈拍測定

- 脈拍とは，左心室の収縮に伴って駆出された血液が血管内圧を変動させ，その圧力の変動が末梢動脈で触知されるものをいう．
- 脈拍を測定することにより，患者の脈拍数，リズム，動脈壁の硬軟，緊張，遅速，左右差などから循環動態を知り，疾患の診断および治療の一助とする（図1-4-7）．
- 体表から脈拍が触れる部位には，浅側頭動脈，外頸動脈，上腕動脈，橈骨動脈，尺骨動脈，大腿動脈，足背動脈，膝窩動脈，後脛骨動脈がある．

図1-4-7 正常な脈拍と異常な脈拍

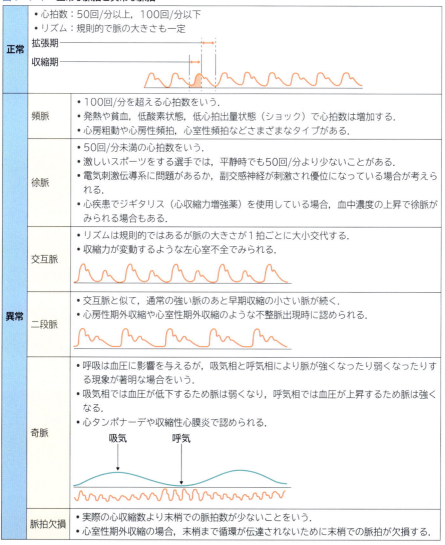

目的

- 脈拍数（頻脈，徐脈）の観察
- リズム（交互脈，二段脈，奇脈）の観察
- 脈拍欠損の有無の観察
- 脈の強さの観察
- 動脈の緊張度と弾力性の観察
- 脈拍の左右差と上下肢差の観察
- 動脈の走行の観察

適応

- 脈拍数（回/分）の異常（≦50，100≦）が疑われる患者
- 交互脈，二段脈，奇脈などリズムに異常が疑われる患者
- 不整脈と思われる脈拍欠損が疑われる患者
- 高血圧や動脈硬化による硬脈（硬い感じで緊張した脈）や低血圧による軟脈（軟らかい感じの脈）が疑われる患者
- 動脈内に異物を挿入する検査や治療法（動脈内カテーテル検査，大動脈内バルンパンピング[IABP：intra-aortic balloon pumping]）後にみられる末梢動脈の血栓塞栓症が疑われる患者

📖 知っておくべき情報

実施するために必要な情報	方法	援助の評価
・脈拍数 ・脈拍のリズム ・脈拍欠損の有無 ・脈の強さ ・動脈の緊張度と弾力性 ・脈の左右差 ・動脈の走行	・動脈の触診（浅側頭動脈，外頸動脈，上腕動脈，橈骨動脈，尺骨動脈，大腿動脈，膝窩動脈，後脛骨動脈，足背動脈など） ・上記の左右差 ・心音聴診と動脈触診の同時実施	・循環動態の把握

動脈触診の準備

実施前の準備

① 手指衛生を行う.

② 患者に脈拍を測定することを伝え，同意を得る.

③ 患者に，触診する前に循環器系に影響を与える行動（運動，食事，排泄，入浴，喫煙など）をとらなかったかどうか確認する.

> 🔍 **根拠** 運動，食事，排泄，入浴，喫煙などは脈拍を上昇させる因子であるため.

④ 患者がリラックスできる雰囲気をつくる.

> 🔍 **根拠** 精神的緊張や興奮状態は脈拍の上昇をまねくため.

動脈触診の実際

① 看護師の示指，中指，環指など 2～3 本を使い（母指の使用は避ける），動脈に当てる.

根拠 母指の使用を避けるのは，母指を用いると脈の触知がわかりにくく，看護師自身の脈を感じることがあるため．

② 脈拍の測定（回/分）を行う（図 1-4-8）．

図 1-4-8 動脈の触診

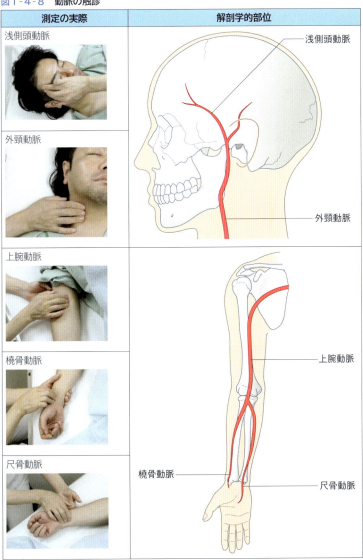

測定の実際	解剖学的部位
浅側頭動脈	浅側頭動脈
外頸動脈	外頸動脈
上腕動脈	上腕動脈
橈骨動脈	橈骨動脈
尺骨動脈	尺骨動脈

① バイタルサイン～体温・脈拍・呼吸・血圧

（つづき）

大腿動脈

膝窩動脈

後脛骨動脈

足背動脈

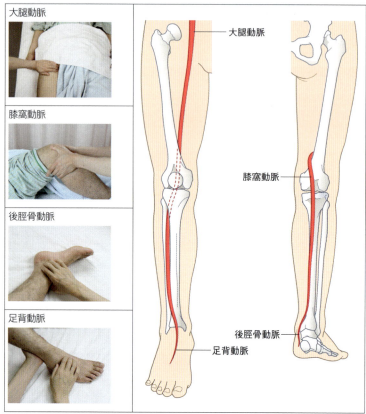

> **測定のポイント**
- 脈拍数：不整脈がなければ15秒の脈拍数をカウントし，4倍すればよい．これらはリズムが一定という前提での簡易測定法である．不整脈のある患者の場合は正確に1分間カウントする．
- 脈拍のリズム，欠損の有無，脈の強さ
- 動脈の緊張度と弾力性，動脈の走行
- 脈拍の左右差と上下肢差（上下肢の動脈に動脈閉塞などの疾患があると左右差と上下肢差が生じる）．

> **コツ！** 脈拍が微弱な場合，強く圧迫して拍動を探そうとすると，看護師自身の脈を患者の脈拍と勘違いしてしまうので強く圧迫しない．このような場合は，外頸動脈や浅側頭動脈をもう片方の手で触診し確認する．

③患者の衣服を整え，測定結果を伝え記録する（状況により患者に伝えないこともある）．

> **根拠** 異常値の場合，患者に伝えると動揺を与えることにつながるおそれがあるため．

④手指衛生を行う．

呼吸測定

- 呼吸とはO_2を体内に取り入れ，代謝の結果生じたCO_2を排出する働きをいう．呼吸には肺胞の空気と血液とのあいだでガス交換を行う外呼吸と，血液と組織細胞とのあいだでガス交換を行う内呼吸があり，これらの機序が正常になされているかどうかを把握するために呼吸状態の測定・観察が不可欠となる．
- 呼吸の測定・観察は，単に呼吸の数や深さだけでなく，呼吸のリズムやパターン，呼吸音や胸郭の動きなども併せて観察する必要がある．

目的
- 呼吸数，呼吸の型，呼吸のリズム，呼吸の深さ，呼吸音，胸郭の運動（補助呼吸筋の動き）の観察を行うことで，呼吸状態の変化を把握する．

適応
- 正常呼吸を逸脱（頻呼吸，徐呼吸，過呼吸，減呼吸，多呼吸，少呼吸）している患者
- 異常呼吸（チェーン-ストークス呼吸，ビオー呼吸，クスマウル大呼吸など）を呈している患者
- 副雑音（断続性副雑音，連続性副雑音，胸膜摩擦音など）が聴診される患者，呼吸音の消失または減弱がある患者
- 呼吸器疾患や呼吸機能障害がある患者
- 動脈血ガスデータが不良の患者

📖 知っておくべき情報

実施するために必要な情報	方法	援助の評価
• 呼吸数 • 呼吸のリズム • 呼吸パターン • 呼吸音 • 胸郭の動き	• 胸部の視診（外見的な異常，胸郭の動き，呼吸状態，胸郭の形態） • 呼吸音の聴診（肺音の強さ，分布の異常，副雑音），前胸部や肺部からの聴診	• 呼吸状態の把握

呼吸数，呼吸のリズム，呼吸パターンの測定・観察

呼吸測定・観察内容のポイント
- 呼吸数（図1-4-9）：1分間測定する（回/分）．呼吸は脈拍と違い1分間の数が少なく，2倍法（30秒の呼吸回数×2）は誤差が生じやすいため使用しない．
- 呼吸のリズム（図1-4-10）
- 呼吸パターン（図1-4-11）
- 患者の自覚症状（図1-4-12）：呼吸困難の有無や客観的評価．身体症状として，チアノーゼ・顔面蒼白，ばち状指，不安・興奮状態，咳や鼻汁などのかぜ症状
- 呼吸時の体位や姿勢（起坐呼吸などの有無）
- 経皮的動脈血酸素飽和度（SpO_2）
- 動脈血ガスデータ（図1-4-13）：PaO_2や$PaCO_2$
- 肺機能：（1秒率70％以上，％肺活量80％以上など）

図1-4-9　正常呼吸数の基準値（回/分）

新生児	乳児	幼児	学童	成人
35～40	30～35	25～30	20～25	15～20

図1-4-10　呼吸のリズム

名称	リズム	呼吸数	1回換気量	分時換気量
正常呼吸	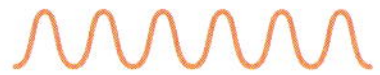	—	—	—
頻呼吸	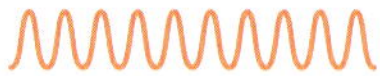	↑	—	↑
徐呼吸	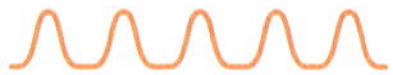	↓	—	↓
過呼吸	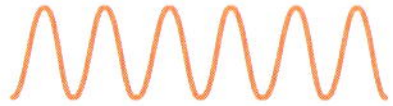	—	↑	↑
減呼吸	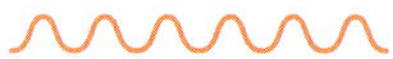	—	↓	↓
多呼吸	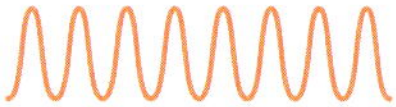	↑	↑	↑
少呼吸	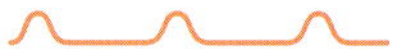	↓	↓	↓
浅（速）呼吸	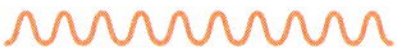	↑	↓	↑↓

※↑：増加，—：正常，↓：減少

図1-4-11　呼吸のパターン

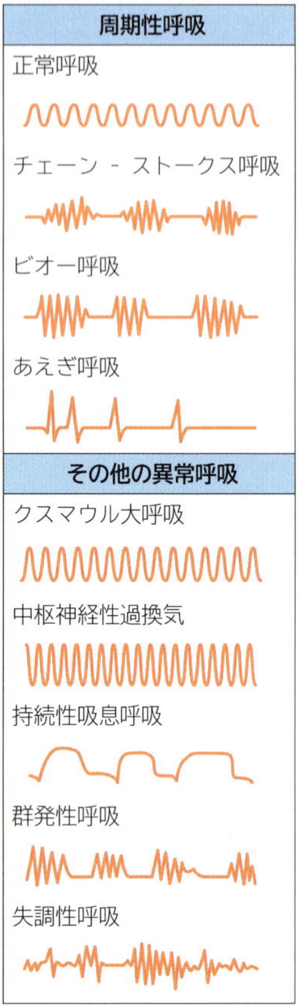

周期性呼吸

正常呼吸

チェーン‐ストークス呼吸

ビオー呼吸

あえぎ呼吸

その他の異常呼吸

クスマウル大呼吸

中枢神経性過換気

持続性吸息呼吸

群発性呼吸

失調性呼吸

図1-4-12　呼吸困難の客観的評価（Hugh-Jonesの分類）

Ⅰ度	同年齢の健常者と同様の労作ができ，歩行，階段の昇降も健常者並みにできる
Ⅱ度	同年齢の健常者と同様に歩行できるが，坂，階段の昇降は健常者並みにできない
Ⅲ度	平地で健常者並みには歩行できないが，自分のペースでなら1.6km以上歩ける
Ⅳ度	休みながらでなければ50m以上歩けない
Ⅴ度	会話，着物の着脱で息切れがする，息切れのため外出できない

図1-4-13　動脈血ガスの評価基準

動脈血酸素分圧（PaO_2）*	80Torr（mmHg）～
動脈血二酸化炭素分圧（$PaCO_2$）	35～45Torr（mmHg）
動脈血pH	7.35～7.45
重炭酸イオン（HCO_3^-）	21～27mmol/L
酸素飽和度（SaO_2）	97%～

（日本呼吸器学会：呼吸機能検査ガイドラインⅡ—血液ガス，パルスオキシメーター．p.24，メディカルレビュー社，2006.）

*動脈血酸素分圧の酸素吸入の適応／60mmHg前後：相対的適応，50mmHg前後：適応，40mmHg：絶対的適応，30mmHg：重症の低酸素血症

呼吸の測定・観察の実際

① 呼吸の様相により，観察しやすい部位（胸式呼吸の場合は肩や胸郭の動き，腹式呼吸の場合は腹部の動き）を事前にみつける．

> **根拠** 呼吸パターン，体格，服装などにより観察しにくいことがあるため．

② 患者を5分以上安静にした状態で，極力患者に気づかれないように測定・観察する．

> **根拠** 活動後では酸素消費が大きく，呼吸回数も安静時より多くなる．呼吸は意識的に調節できるため，測定されていると察知すると自然な呼吸になりにくいため．

③ 測定・観察所見を記録する．

> **コツ** 意識障害があり呼吸が浅く呼吸数がわかりにくい場合は，瞳孔計などの金属類を鼻下に置いて呼気時に曇る現象を用いたり，ティッシュペーパーの切れ端を鼻下に置いてそれが揺らぐ現象で測定するとよい．

呼吸音の聴診の準備

物品準備

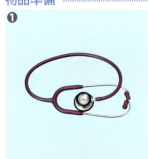

❶

☑ ❶聴診器

〈参考〉
ベル面

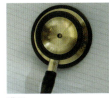

膜面

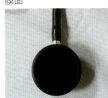

- ベル面は低音（心音など），膜面は高音（呼吸音など）を聴診するのに適している．
- ベル面は体表に軽く当てる．強く当てると低音を減衰させてしまうため．
- 膜面はやや強く当てて体表に密着させると，膜が低音をカットしてくれる．

実施前の準備

① 看護師は手指衛生を行う．患者の肌に直接触れるため手の温度に注意する．
② 患者に呼吸音を測定することを伝え，同意を得る．
③ 呼吸音は音調（高調性か低調性），いわゆる呼吸の音の質を評価するためには，聴診器を肌に密着させる必要がある．そのためにも，着衣は前胸部や背部を露出させやすいものが好ましい．
④ 聴診した音がしっかり聴こえるように，静かな環境で行う．また，肌を露出させるため，冬期は室温にも注意する．プライバシー保護のため，バスタオルを肩から掛ける，またはカーテンを閉めるなどの配慮をする．

1章 4 ①バイタルサイン〜体温・脈拍・呼吸・血圧

呼吸音と聴診のポイント

- 異常呼吸音のことを副雑音とよぶ．
- 肺内から発生する異常呼吸音と，肺外から発生する異常音（胸膜摩擦音など）に分類される（図1-4-14）．
- 呼吸音の聴診のポイントは図1-4-15のとおり．

図1-4-14　呼吸音の分類

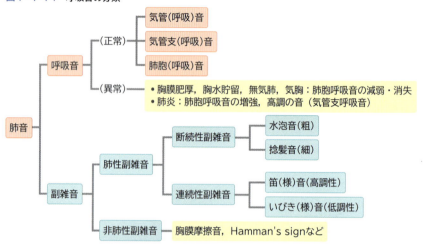

図1-4-15　呼吸音の聴診のポイント

正常呼吸音	異常呼吸音
・呼吸音の強弱はどうか ・左右差がないか ・呼吸音の性質（音調[ピッチ]）はどうか	・異常呼吸音が聴診される部位はどこか ・呼気相・吸気相のどちらで聴診されるか ・呼気相・吸気相のどの時期に生じるか ・連続性か断続性か

呼吸音の聴診の実際

① 聴診の前に患者に呼吸法について説明する．
- 鼻でなく口でゆっくりやや大きめの呼吸をするように説明する．

根拠 鼻腔内を空気が通過することによる雑音や鼻閉から生じる雑音を避けるため．

コツ！ 呼吸音の聴診は，患者に大きな呼吸，つまり，深呼吸を促す機会となる．弱い呼吸や，無気肺のリスクのある患者の場合は，呼吸音聴診の機会を活かして患者に深呼吸を促すとよい．

② 聴診時の姿勢を整える．
- 呼吸のパターンや胸郭の広がりが観察しやすいこと，また，患者が楽に呼吸ができるなどの理由から，坐位での呼吸音の聴診が好ましい．
- 前胸部の聴診は，胸部側方の聴診を加えるため，両手を腰に当て背筋を伸ばした姿勢をとる．
- 背部の聴診は，患者に少し前かがみになってもらい，手で肘を抱えてもらう．

根拠 肩甲骨のあいだは狭いため，この体位になってもらうことで聴診面積が広がる．

③ 呼吸音を聴診する．
- 患者の体位によって音の特徴が微妙に異なることがあるので，同じ体位，同じ部位で聴診する．
- 呼吸音は肺区域または肺葉レベル（p.443参照）で聴診すべきであり，前胸部，側胸部，背部からの聴診が重要な観察ポイントである．

コツ！ 肺尖部を聴診する場合は，聴診器を鎖骨の直上に置き，聴診する．正面からみると，第6肋骨と鎖骨中線の交点あたりであり，剣状突起の水平位を目安にするとよい．

[前胸部の聴診]
- 肺尖部を聴診するために鎖骨上方から始め，必ず左右を聴き比べる（図1-4-16）．
- その際，1部位最低1呼吸を原則とし，吸気相と呼気相の両方を聴診する．

図1-4-16　呼吸音の聴取（前胸部）

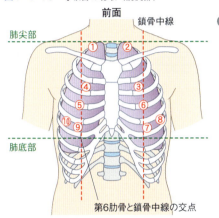

①②：肺尖部の鎖骨上を聴診する，③④：上肺野を聴診する，⑤⑥：中肺野を聴診する，⑦〜⑩：下肺野を目安にやや側方と側胸部を聴診する
＊聴診の順序はこのかぎりではない．肺葉を意識した聴診が重要である

[側胸部の聴診]
- 前胸部の聴診に続けて，側胸部からの聴診を加える（図1-4-17）．

図1-4-17　呼吸音の聴取（側胸部）

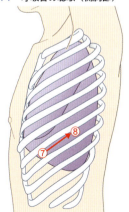

- 側胸部を観察するために，患者に腰に手を当ててもらい聴診する．

根拠 患者に腰に手を当ててもらうのは上肢が聴診の邪魔になるため．

[背部の聴診]
- 前胸部の聴診と同様，左右の肺音を比較するために，左右同じ部位の呼吸音を最低1呼吸ずつ観察する（図1-4-18）．

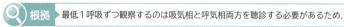
根拠　最低1呼吸ずつ観察するのは吸気相と呼気相両方を聴診する必要があるため．

- 肩甲骨のあいだが広がるように患者に自分の肩を抱くような姿勢になってもらう．
- 肩甲骨部を避けて聴診する．
- 肺底部は第10胸椎棘突起を目安とする．

図1-4-18　呼吸音の聴取（背部）

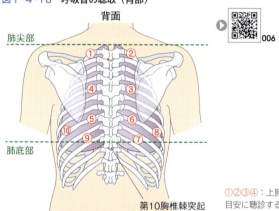

①②③④：上肺野を目安に聴診する，⑤⑥：下肺野上部を目安に聴診する，⑦⑧⑨⑩：下葉下部を目安に聴診する
＊肩甲骨を避けて聴診する

④ 記録は一定の内容で記録する（図1-4-19）．

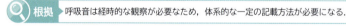
根拠　呼吸音は経時的な観察が必要なため，体系的な一定の記載方法が必要になる．

- 呼吸音の聴診だけにとどまらず，視診や打診を加えて観察する．

図1-4-19　呼吸音聴診所見の記載方法

聴診部位	胸郭前面・背面・側面，肺尖部・肺底部，上葉・中葉・下葉，両側性・一側性
呼吸音の強弱	強い・弱い，消失・減弱・増強など
出現パターン	呼気相・吸気相，早期・終末，全相性
音調（ピッチ）	高調・中調・低調，連続性副雑音・断続性副雑音・胸膜摩擦音など

[視診のポイント]
- 胸郭運動や胸郭の左右差，胸郭・胸骨の変形，胸郭の前後径と左右径，胸椎・肋骨・肋骨角の変形
- 呼吸パターン（胸式，腹式，胸腹式），鼻翼の動き，口すぼめ呼吸，陥没呼吸，呼吸補助筋（胸鎖乳突筋，斜角筋，僧帽筋など）の使用，口唇のチアノーゼ

[打診のポイント]
- 肺尖部から肺底部の範囲で行う．利き手（通常右）と反対の手の中指の指間関節部を患者の胸部に当て，利き手の中指で叩く．共鳴音（清音）が聴かれたら正常

⑤ 手指衛生を行う．

血圧測定

- 血圧とは，心臓のポンプ作用により血液が全身に送り出されるとき動脈の血管壁に加わる圧力のことをいう．血管には動脈，静脈，毛細血管などがあるが，血圧とは一般的には動脈で計測した血圧をいう．
- 血圧を構成する因子には，左心室から送り出される血液量（心拍出量），動脈壁の弾力性，末梢血管の口径の大小（末梢血管抵抗の変化），体内を流れる全血液量の増減（循環血液量），血液粘稠度の変化などがある．なかでも，循環血液量の増加とそれに伴う心拍出量の増加や末梢血管抵抗の増加が血圧を構成する最も重要な因子とされている．
  - 血圧＝血液量×末梢血管抵抗
- 動脈の血圧は心臓が収縮するとき最も大きくなり，このときの血圧を収縮期血圧（最高血圧），また心臓が弛緩するときの血圧を拡張期血圧（最低血圧）とよぶ．脈圧，平均血圧も血圧測定の評価のために重要である．
  - 血圧の基準値（収縮期血圧，拡張期血圧）の基準値は図1-4-20のとおり．
  - 脈圧＝収縮期血圧－拡張期血圧
  - 平均血圧＝拡張期血圧＋脈圧×1/3
- 血圧測定には，水銀レス血圧計やアネロイド型血圧計などによる非観血的血圧測定と，橈骨動脈などの動脈に直接留置針を穿刺して動脈圧を測定する観血的血圧測定がある（図1-4-21）．
- ここでは，従来の水銀血圧計にかわって使用されるようになった水銀レス血圧計による非観血的血圧測定について述べる．

図1-4-20　血圧の基準値（成人）

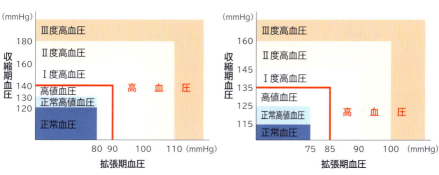

（日本高血圧学会：高血圧治療ガイドライン2019．p.18，ライフサイエンス出版，2019．を参考に作成）

図1-4-21　血圧測定方法の種類

非観血的血圧測定		・アネロイド型血圧計や水銀レス血圧計，自動血圧計により測定する方法をいう． ・橈骨動脈などに留置針を刺して血圧を測定する観血的血圧測定法に対して，非侵襲的なことから非観血的血圧測定という．
	アネロイド型血圧計	・圧力測定に水銀を使用せず（アネロイド：ギリシャ語で液体を使わない，という意味）圧力センサーを用いたものである． ・視認性が高く数値も見やすい大きさにデザインされており，携帯性に優れている．
	水銀レス血圧計	・構造が水銀血圧計と同じようにつくられており，液晶による水銀柱イメージの血圧計である．

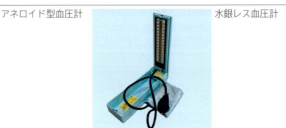

アネロイド型血圧計　　　　　　　　　　水銀レス血圧計

観血的血圧測定

循環動態が不安定で継続的な血圧のモニタリングが必要な場合，橈骨動脈，大腿動脈，足背動脈などに動脈留置針を穿刺し，圧トランスデューサーを介して動脈圧を測定する方法をいう

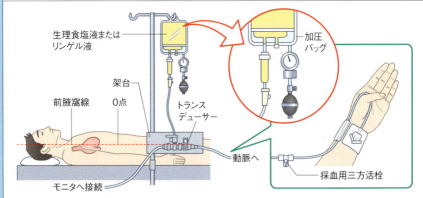

＊圧センサが回路に組み込まれており，血圧という圧力を電気信号に変えて，血圧を継続的に測定できる変換器
（相河ひろみ：観血的動脈圧測定；バイタルサインの測定と救急処置の技術．看護技術，48（5）：60，2002）

目的
- 高血圧症や低血圧症の診断指標
- その他の循環器疾患に罹患している場合の経過観察
- 血圧の変動要因や血圧に影響する生理的因子の分析
- 降圧薬や昇圧薬など薬物療法の効果の判断指標
- 血圧の左右差，上下肢差から弁膜症や動脈瘤，大動脈縮窄症などの診断指標

適応
- 高血圧症患者，低血圧症患者，循環器疾患患者
- 血圧の左右差がみられる大動脈炎症候群や大動脈縮窄症の患者
- 血圧の上下肢差がみられる大動脈弁閉鎖不全症，大動脈縮窄症，大動脈弓症候群，腹部大動脈瘤，大動脈の閉塞性疾患の患者

禁忌
- 末梢から輸液がなされている側での測定
- 動脈採血，静脈採血直後
- 透析患者でシャントを形成してある側での測定
- 麻痺側での測定
- リンパ郭清などをした患側での測定

水銀レス血圧計による血圧測定の準備

物品準備

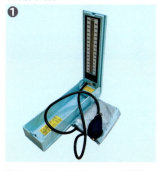

❶

☑ ❶水銀レス血圧計：患者に合ったマンシェットを選ぶ（図1-4-22）
☑ ❷聴診器

図1-4-22 マンシェットの種類

	幅（cm）	長さ（cm）		幅（cm）	長さ（cm）
未熟児	2.5	9	6～9歳未満	9	25
新生児～3か月	3	15	9歳以上	12	30
3か月～3歳未満	5	20	成人	13～17	24～32
3～6歳未満	7	20	大腿での測定時	20	42

＊マンシェットの幅・長さは，一般的にはゴム嚢の幅・長さをさす

実施前の準備
① 看護師は手指衛生を行う．患者の肌に直接触れるため，手の温度に注意する．
② 患者に血圧測定を行うことを伝え，同意を得る．

③ 血圧測定前に，運動・食事・排泄・入浴・喫煙など，循環器系に影響を与える行動をとらなかったかどうかを患者に確認する．

> **根拠** 運動や活動により酸素消費が増大し，交感神経系が活性化されると，結果，血圧の上昇をまねくため．

- 血圧は経時的に評価する場合が多いので，いつもと同じ体位，部位，マンシェットで測定する．

> **根拠** 体位，測定部位，マンシェットの違いは血圧の変動因子となるため．

④ 精神的緊張や興奮状態は血圧の上昇をまねくため，リラックスした雰囲気をつくる．
⑤ 体位は，仰臥位や坐位が選ばれる．

> **根拠** 測定直前に体位を変えることでも血圧が変動するので，測定前に一定時間，その体位で安静にしている必要がある．

⑥ 血圧計の点検を行う．
- 電源投入の際に「目盛バー」はすべて表示されているか（電池切れや液晶破損の確認）
- 電源スイッチはスムーズに動作するか
- 送気球，腕帯およびエアチューブに傷などはないか
- 本体の汚れ，傷がないか

⑦ マンシェットの幅は患者に適しているかどうか確認する．

> **根拠** 幅が広すぎると実際の血圧値よりも低く，狭いと高く測定されるため適切なサイズを選ぶ．マンシェットの幅には年齢別の規格があり，通常は上腕の長さの2/3の幅のマンシェットを利用する．

⑧ 聴診器は正常かどうか確認する．

> **コツ！** 血圧計を置く場所の確保が重要である．患者のベッドスペースに血圧計を置かざるを得ない場合，患者に協力してもらい測定側のベッドスペースをとる．また，マンシェットを巻く際に，ゴム管を引っ張り，患者側に血圧計が倒れることがある．これを回避するために，マンシェットに加圧する直前まで，血圧計を軽く閉じておくとよい．

水銀レス血圧計による血圧測定の実際（上腕動脈の場合）

触診法

- 触診法は，聴診法でマンシェットをどこまで加圧するか，おおよその値を推定するために行う．
- マンシェットを加圧して動脈をいったん遮断したあと，加圧をゆるめ（マンシェットの圧を抜くこと），動脈への血流が再開する音（コロトコフ音のⅠ音で，このときの圧が収縮期血圧）を確認するのが，聴診法である．

> **コツ！** 送気球のネジの締め方がポイントとなる．きつく締めていると，マンシェット加圧後，送気球のネジを緩める段階で微妙なコントロールがつかず，一気に空気が抜け，正確に血圧計を読み取れないことにつながる．

- 収縮期血圧を推定するために，触診法で動脈触知が消失する圧を確認する必要がある．

[触診法による収縮期血圧の推定]
- 橈骨動脈または上腕動脈を指腹で触知しながら送気球でマンシェットを加圧し，動脈触知が消失した点からさらに30〜40mmHg加圧し，目盛バーの目盛りを読みながら空気を静かに抜き，拍動を指で感じた点を読む（収縮期血圧）．
- 上腕動脈が二股に分かれて橈骨動脈と尺骨動脈になる．

聴診法 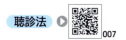007

① マンシェットは肘関節から2～3cm上でゴム嚢の中心が上腕動脈の真上にくるように当てる（図1-4-23）．

図1-4-23　マンシェットを当てる位置

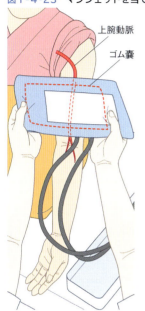

　マンシェット全体の中心＝ゴム嚢の中心，ではない．正しい中心線がずれると上腕動脈が均等に圧迫・駆血されず正確に血圧が測れない．マンシェットが肘窩にかかってしまうと，上腕動脈を均一に圧迫できないために肘関節から2～3cm上に離す．

② マンシェットは，指が2本入るぐらいに巻く（図1-4-24）．

図1-4-24　マンシェットの巻き方

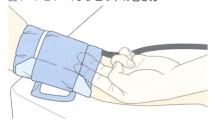

　マンシェットの巻き方がゆるいと血圧は高くなり，きついと血圧は低くなるため．

コツ！　マンシェットを巻く場合，上腕動脈にゴム嚢の中央を当てたら，マンシェットと皮膚の接地面がずれないように，マンシェットと上腕を一緒につかんで固定し，もう片方の手で巻いていくとよい．緩くなるのは，マンシェットと皮膚の接地面がずれてくることに起因する．

③患者の心臓と同じ高さにマンシェットを置き，血圧計の目盛バーは看護師の目線と水平になるようにする（図1-4-25）．

図1-4-25　マンシェットを巻く位置

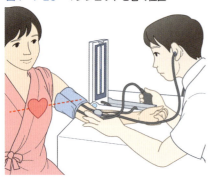

根拠　測定部位が心臓より低いと血圧は高く，心臓より高くすると血圧は低くなるため．

④まず橈骨動脈または上腕動脈上を触診しながら加圧し，脈の消える圧力（収縮期血圧）を測定する（触診法）．しばらく圧を解放したのち，次の測定へ進む．
⑤橈骨動脈または上腕動脈が触れる部位に聴診器を当て，次に送気球でマンシェットを加圧する．
⑥触診法で得られた収縮期血圧値（2回目以降の測定であれば前回の収縮期血圧値）より20〜30mmHg程度高い圧まで一気に加圧し，その後ゆっくり下げながら，最初に血管音（コロトコフ音，図1-4-26）が聴こえたところで血圧値を読む（収縮期血圧）．

根拠　不必要な加圧は患者に疼痛を生じさせるため，収縮期血圧より20〜30mmHg高い程度を目安とする．

図1-4-26　減圧によるコロトコフ音の変化

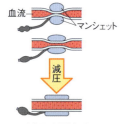

第1相	最初に音が出現する点	スワン第1点　収縮期血圧
第2相	収縮期雑音様（ザーザー）に変化	スワン第2点
第3相	高調なはっきりした音（トントン）	スワン第3点
第4相	音が急に小さくなる点 音が消失する点	スワン第4点 スワン第5点　拡張期血圧

・減圧は脈拍ごとに2〜3mmHg/秒下がる程度の速度で行う．

根拠　急激な減圧は正確な血圧を反映しなくなるため．とくに徐脈傾向の患者の場合は注意する．

・触診法では拡張期血圧はわからない．

根拠　拡張期血圧とは，マンシェットによる駆血が減圧により解放され，上腕動脈が自然に流れ，血管音が消失したときの血圧をいう．したがって，触診法ではわからない．

⑦さらに，空気をそのまま抜き，拍動音が聴取できなくなったところで血圧値を読む（拡張期血圧）．
・拍動音が最後まで聴診できる患者もいる．その場合は，音が急に小さくなる点，いわゆるコロトコフ音第4相（スワン第4点ともいう）を拡張期血圧にする場合もある．

⑧ 測定後，マンシェットをはずし，患者にリラックスするように伝える．
⑨ 患者の衣服を整え，測定結果を伝える（状況により患者に伝えないこともある）．

> **根拠** 患者自身の健康管理の意味からも本来は伝えたほうがよい．しかし，血圧を非常に気にして精神的緊張状態をまねく場合は，医師を含めたチームで対応を検討する．

⑩ 手指衛生を行う．

アネロイド型血圧計による血圧測定

● 水銀レス血圧計と同様の手順で測定する．

引用・参考文献（1章4-① バイタルサイン）

1) Bickley, LS（福井次矢，井部俊子監訳）：ベイツ診察法．11版の第2版，Bates' guide to physical examination and history taking 11th edition, p.105〜120, 241〜277, 473〜496, メディカル・サイエンス・インターナショナル，2015.
2) 古谷伸之編：診察と手技がみえるvol.1. 第2版，p.22〜41, 68〜91, メディックメディア，2007.
3) Smith, SF, et al：Clinical Nursing Skills：Basic to Advanced. 6th ed, p.233〜271, 272〜325, Prentice Hall, 2003.
4) 日野重明編：フィジカルアセスメント──ナースに必要な診断の知識と技術．第4版，p.38〜69, 医学書院，2006.
5) 深井喜代子：Q&Aでよくわかる!看護技術の根拠本──エビデンスブック．p.12〜17, 141〜145, 146〜147, メヂカルフレンド社，2004.
6) アメリカ合衆国国立疾病対策センター（大久保憲，小林寛伊訳）：医療現場における手指衛生のためのCDCガイドライン．メディカ出版，2003.
7) 鎌倉やよい監：実践するヘルスアセスメント──身体の構造と機能からアセスメントを導く．p.110〜117, 学研メディカル秀潤社，2012.
8) 日本呼吸器学会肺生理専門委員会「呼吸機能検査ガイドラインⅡ」作成委員会編：呼吸機能検査ガイドラインⅡ─血液ガス，パルスオキシメータ．p.24〜26, メディカルレビュー社，2006.
9) 三上理一郎：ラ音の分類と命名．日本医師会雑誌，94（12）：2052, 1985.
10) 島本和明：血圧をみる・考える．南江堂，2000.
11) 相河ひろみ：観血的動脈圧測定．看護技術，48（5）：507〜509, 2002.

1章 ▶ 看護場面に共通する看護技術 ／ 4 ▶ フィジカルアセスメントの看護技術

2

身体計測
～身長・体重・胸囲・腹囲

水準 **1** 到達度 **I** 到達目標 **I**

Point

▶ 身体計測とは，身体各部の長さ，幅，周囲長，深さ，厚さ，径，重さなどを，各種の計測器で測定し，数量化することをいう．

▶ 身体計測は，身体各部の形態面（身長，体重，頭囲，胸囲，腹囲など）や機能面（握力，背筋，腹筋，関節可動域など）から，身体の発達，栄養状態，水分の滞留・排出を把握することに役立ち，また，治療効果の判断指標として重要視されている．

▶ 身体計測を実施するにあたっては，患者の年齢や健康状態（立位保持や坐位保持が可能か，指示に従えるかなど）を把握し，また，測定評価の基準を明確にしておく．

測定評価の基準

- 計測器具は正確であるか（計量法に定められている検定に合格したものか）．
- 測定条件は一定であるか（部位，時刻，衣服の厚さや重み，排泄の前後，運動の前後，姿勢など）．
- 正確に目盛りを読みとれるか（視線と目盛りが垂直に交差していたか）．
- 測定単位は統一しているか（CGS単位またはMKS単位，あるいはSI単位）．

SI (international system of units)

1960年の国際度量衡総会で，あらゆる分野で世界的に使用できる単位系として制定・採択された国際的な標準単位である．日本の計量法（メートル法）もこれを基礎としている．長さ・質量・時間・電流・熱力学温度・光度・物質量の7つの単位を基本単位とし，これらを組み合わせた単位（組立単位）となっている．

ちなみにCGS単位は物理学分野で使われ（長さ：cm，質量：g，時間：秒），MKS単位は工学分野で使われる（長さ：m，質量：kg，時間：秒）．

目的

身長計測
● 骨格や筋の発育状態，栄養状態の評価指標となる．
● 治療や検査に必要な基礎データ（体表面積や肥満度など）の一部として収集する．

体重計測
● 骨格や筋の発育状態，栄養状態の評価指標となる．
● 治療や検査に必要な基礎データ（体表面積や肥満度など）の一部として収集する．
● 薬用量や哺乳量（新生児や乳児）などの算出の基礎データとなる．

胸囲計測
● 胸郭の発達状態の評価指標となる．

腹囲計測
● 身体の発育や栄養状態の評価指標となる．
● 胎児の大きさ（発育状態）や羊水の量，子宮復古の把握の評価指標となる．
● 肝疾患における腹水や浮腫（水分の体内貯留）などの評価指標となる．
● 腹腔内の臓器や腹膜の炎症やがんによる腹水貯留の指標となる．

適応
- 治療や検査に必要な基礎データの収集が必要な場合
- 骨発達異常や筋発達異常がみられる場合
- 発育不全がみられる場合
- 体腔内（頭蓋内，胸腔内，腹腔内など）への水分貯留がみられる場合
- 治療効果（減圧，除水など）を判定する場合
- 妊婦・褥婦

身長計測

- 身長とは，直立姿勢（乳児の場合は仰臥位）における足底から頭頂までの垂直距離をいい，同一人物でも日内変動（1.0〜1.5cm）がみられる．

身長計測の準備

物品準備

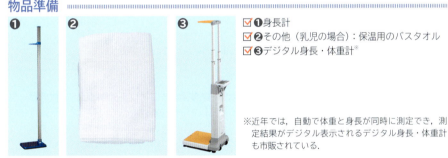

☑ ❶身長計
☑ ❷その他（乳児の場合）：保温用のバスタオル
☑ ❸デジタル身長・体重計[※]

※近年では，自動で体重と身長が同時に測定でき，測定結果がデジタル表示されるデジタル身長・体重計も市販されている．

実施前の準備
① 看護師は手指衛生を行う．
② 身長計測することを説明し，同意を得る．
③ なるべく薄着で，すぐ素足になれるようにしてもらう．

身長計測の実際

成人の場合
① 素足で，頭部は髪型を調整し毛髪による厚みを極力小さくして身長計に立つ．
② 身体が直線になるように，後頭部，背部，殿部，踵部を尺柱に密着してもらう．

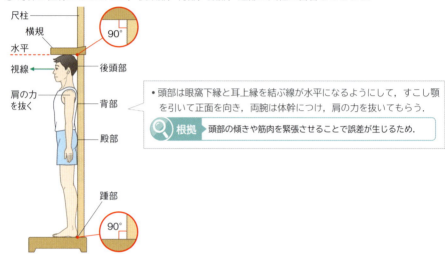

- 頭部は眼窩下縁と耳上縁を結ぶ線が水平になるようにして，すこし顎を引いて正面を向き，両腕は体幹につけ，肩の力を抜いてもらう．

根拠 頭部の傾きや筋肉を緊張させることで誤差が生じるため．

③ 横規を患者の後頭部に軽く押しつけ，看護師の視線を目盛りに対して直角にし，小数点第一位まで読み，記録する．

根拠 横規を強く頭に押しつけたり，逆に軽すぎると誤差が生じるため．

④ 手指衛生を行う．

乳児の場合
① 部屋の温度・湿度（病室環境：室温24℃程度，湿度50±5％）に留意し，裸にしてバスタオルをかけ，保温への配慮をする．

根拠 乳児はとくに外気温の影響を受けやすく，冬期などは体温低下につながりやすいため．

② 冬期は看護師の手を温めておく．

根拠 手が冷たいと不快な刺激となり，啼泣につながるため．

③ 乳児を仰臥位にして乳児用身長計に寝かせる．

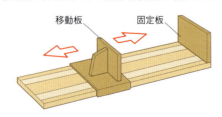

- 立位がとれない乳児の場合，また，静止して測定できない幼児の場合も仰臥位で測定する．

④眼窩下縁と耳上縁を結ぶ線が台板に垂直になるように頭部を固定する．

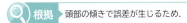 根拠　頭部の傾きで誤差が生じるため．

⑤頭頂部を固定板につけて，後頭部・背部・殿部・踵部が台板に密着しているかどうかを確認する．

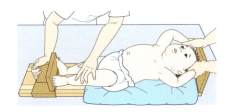

・両膝が浮きやすいので軽く押さえる．

⑥移動板を移動させて測定器を密着させ，目盛りを小数点第一位まで読み，記録する．
⑦手指衛生を行う．

体重計測

- 体重とは，身体の重量（筋肉，脂肪，内臓，骨，体液などを含めた総重量）をいう．

体重計測の準備

物品準備

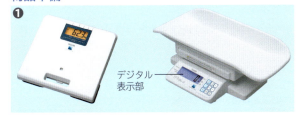

☑❶体重計，ベビースケール：発達段階に応じて選択する

デジタル表示部

実施前の準備
① 看護師は手指衛生を行う．
② 体重計測することを説明し，計測時には脱衣することを伝えて同意を得る．

体重計測の実際

成人の場合
① 測定条件（時刻，食事，排尿，排便など）を一定にする．

　根拠　測定時刻，食事，排尿・排便など体重の一時的変動因子の影響を極力排除するため．

② 体重計の表示が0（ゼロ）になっていることを確認する．
　・0になっていない場合は補正をする．
③ できるだけ脱衣し，薄い下着姿で測定する．
　・衣服を着けて測定する場合は，測定後にその重さを差し引く．

④ 体重計のセンター部分に乗ってもらう.
- 他の部分を持ったり支えたりせずに,針（数値）が安定するまで静かにしてもらう.

> 🔍 **根拠** 手すりなどが一体となった体重計以外の場合,他の部分を持ったり支えたりすることで少なく計測されてしまうため.また,バランスが一定せず測定が安定しないことにつながるため.

⑤ デジタルまたは針が安定したところで測定値（kg）を小数点第一位まで読み,記録する.
⑥ 手指衛生を行う.

乳児の場合

① 測定条件（時刻,哺乳,排尿・排便など）を一定にする.
② 部屋の温度・湿度（病室環境：室温24℃程度,湿度50±5％）に留意して裸にし,バスタオルをかけて保温への配慮をする.
- 衣服,おむつを脱がせられない場合やシーネ固定してある場合は,測定後にその重さを差し引くので計量しておく.
③ 冬期は看護師の手を温める.

> 🔍 **根拠** 手が冷たいと不快な刺激となり啼泣につながるため.

④ 乳児をベビースケールに静かに乗せる.

> 🔍 **根拠** 新生児体重計はとくに精密計量器であり,振動を与えると破損などにつながるため.

⑤ 数値が安定したところで測定値（gまたはkg）を小数点第一位まで読み,記録する.
⑥ 手指衛生を行う.

身長と体重から算出する肥満度の判定

- 日本肥満学会によるBMIの肥満分類（kg/m²）を示す（表1-4-1）.

[BMI（body mass index）]
- 身長と体重を用いて肥満やるい痩の程度をみるために汎用されている指標.計算式（BMI＝体重kg÷[身長m]²）で求められる.
- 肥満度の判断の指標として国際的に用いられている.
- 日本肥満学会では医学的に最も疾患の少ないBMIの数値22を基準とし,18.5以上〜25未満なら普通体重としている.BMI25以上を「肥満」,BMI35以上を「高度肥満」と定義している.
- BMIの標準体重は「IBW（kg）＝（身長m）²×22」で計算される.
- 肥満度（％）は,（[体重kg−IBW]÷IBW）×100で算出され,この数値が−20％以下ならやせすぎ,＋20％以上なら肥満と判定される.

表1-4-1　日本肥満学会によるBMI（kg/m²）の肥満分類（2016年4月）

低体重　18.5＞		普通体重　18.5≦〜＜25	
肥満（1度）	肥満（2度）	肥満（3度）	肥満（4度）
25≦〜＜30	30≦〜＜35	35≦〜＜40	40≦

日本肥満学会編：肥満症診療ガイドライン2016. p.xii,ライフサイエンス出版,2016.

胸囲計測

- 胸囲とは，乳頭の高さでの胸周囲径をいう．

胸囲計測の準備（腹囲計測も同じ）

物品準備

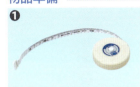

❶メジャー：布をビニール加工したもの（切れや目盛りの消退がないことを確認）

実施前の準備

① 看護師は手指衛生を行う．
② 胸囲（腹囲）計測することを説明し，計測時には胸部・腹部を露出することを伝えて同意を得る．

胸囲計測の実際

① 上半身は裸になってもらう．
- 無理な場合は，上着を肩甲骨下縁と乳頭部が見えるように上方へめくる．

> **根拠** 患者の羞恥心への配慮を最大限行う．胸囲は肩甲骨下縁と乳頭部のすこし上を通る胸周囲径であるため，この2点を確認する．

② 立位で両上肢は自然に体幹に垂れさせ，直立の姿勢をとる．坐位の場合，背筋を伸ばした状態になってもらう．

> **根拠** 両上肢の位置で胸部の筋群の緊張が加わると誤差が生じるため，リラックスした状態を維持させる．

③ メジャーは両肩甲骨下角を通るように当て，前胸部に回したら，締めつけて食い込み誤差が生じないように軽く合わせる．

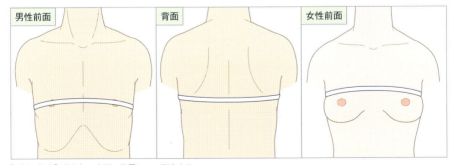

[男性の場合] 前胸部は乳頭の位置として測定する．
[女性の場合] 乳房が大きい場合，乳頭の位置ではなく，両肩甲骨下角部から乳房上に水平にメジャーを当て測定する．乳房の位置の変化による誤差が生じないように注意する．

④呼吸により胸囲は影響を受けるので，呼気終末の数値（cm）小数点第一位までを読み，記録する．

> 根拠　吸気時は横隔膜が下がり胸郭が広がるため，正確な胸周囲径とはならない．

⑤手指衛生を行う．

腹囲計測

- 腹囲とは，臍の高さで体軸と直角に交差する面の腹周囲径をいう．

腹囲計測の実際

①測定条件（時刻，食事，排尿・排便，体位など）を一定にする．
　・一般には，早朝空腹時の排尿後とする．
②体位は仰臥位で膝を伸ばし，安楽な姿勢をとってもらう．

> 根拠　膝を曲げると腹筋が弛緩し，正確な腹囲を反映しないため．

③臍部が見えるように上着を上方へめくる．
④メジャーを背部に通し，臍上を通って体軸と直角に締めつけないように軽く合わせて小数点第一位までを読み，記録する．

> 根拠　体軸と直角にメジャーを当てないと誤差が生じる．また，肌にメジャーが食い込み誤差が生じないようにするため．

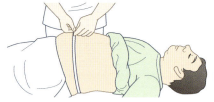

コツ！　腹部膨満がある場合，メジャーは最も高い位置を通って体軸と直角に合わせるようにする．最も高い位置を計測したら，「臍上・臍下何横指」と記録する．

⑤手指衛生を行う．

引用・参考文献（1章4-②　身体測定）

1）深井喜代子監［藤澤怜子ほか］：ケア技術のエビデンスⅢ──実践へのフィードバックで活かす．へるす出版，2015．
2）Barkauskas,VH, et al：Health & Physical Assessment．3ed, Mosby，2002．
3）平田雅子：完全版 ベッドサイドを科学する──看護に生かす物理学．学研メディカル秀潤社，2009．
4）日野原重明ほか：フィジカルアセスメント──ナースに必要な診断の知識と技術．第4版，医学書院，2006．
5）高木永子監：看護過程に沿った対症看護──病態生理と看護のポイント．第5版，学研メディカル秀潤社，2018．
6）中西睦子，大石　実編：看護・医学事典．第7版増補版，医学書院，2015．
7）高橋章子編：最新・基本手技マニュアル．エキスパートナースMOOK17，照林社，2002．
8）永井敏枝監：観察・検査・処置．ビジュアル看護技術2，中央法規出版，2000．
9）日本肥満学会編：肥満症診療ガイドライン2016．ライフサイエンス出版，2016．

1章 ▶ 看護場面に共通する看護技術 ／ 5 ▶ 感染予防の看護技術

感染予防とは

感染予防の基礎知識

- 感染症の発生には，
  - ①病原微生物の存在
  - ②感受性のある宿主
  - ③感染経路

  の3つの要素が必要である．感染予防は，この3つの要素のいずれかに働きかけるものである．
- 医療従事者は患者の安全のために，医療関連感染（病院感染，院内感染）を防止しなければならない．
  - 医療関連感染とは，病院・長期ケア施設・在宅などの医療提供の場にかかわらず，医療が提供された患者に発生する感染のことをいう．
  - 病院においては，外来や入院後の医療行為で植えつけられた微生物によって引き起こされる感染症をさし，退院後に発症しても，病院内で獲得した微生物による感染症はこれに含まれる．
  - 医療関連感染には，患者だけでなく，職員の職業感染の発症も含まれる．
  - 生物・無生物にかかわらず微生物が少なくとも生存できる場所のことを**リザーバー**（病原巣）といい，感染拡大の原因となる．医療現場で問題になる主なリザーバーは，患者自身，医療従事者の手指，および医療機器や患者環境である．
- 感染予防のための主な看護技術には，手指の衛生管理，隔離予防策（標準予防策と感染経路別予防策），医療器材の適切な取り扱い（洗浄，消毒，滅菌，無菌操作），環境整備（リネンの管理，清掃，医療廃棄物管理）などがある．
- 近年，臨床では，複数の感染防止技術を組み合わせて同時に実施する「バンドル（ケア・バンドル）」が推奨されている．
- 臨床では，感染対策の効果の評価を行うために，感染防止効果が実証されているケアの遵守率（バンドルの遵守率も含む）や医療関連感染率の推移を，ケアの質の指標として監視する医療関連感染サーベイランスが継続的に実施される．

〈医療関連感染サーベイランス〉

- たとえば，医療関連感染率が上昇していれば，手指衛生が不十分でないかなどの感染防止技術の実施について見直しを行い，改善する．
- 医療関連感染サーベイランスは，患者と医療従事者の安全のために有効なシステムである．

1 手指衛生と手指の清潔保持

1章 ▶ 看護場面に共通する看護技術／5 ▶ 感染予防の看護技術

水準 ❶　到達度 Ⅰ　到達目標 Ⅰ

Point

▶ 医療従事者の手指は病原微生物に汚染されやすく交差感染の経路になるので，常に手指衛生（適切な手の汚染除去）と手指の清潔保持に努める必要がある．
▶ ベースンを用いる手指消毒方法や，水分を拭き取るために布製のタオルを共用することは，細菌が繁殖して医療関連感染を拡大させる危険なリザーバーとなるため，行ってはならない．

手指衛生

- 広義の手指衛生には，①手洗い，②手指の汚染除去（狭義の手指衛生／擦式手指消毒や手洗い消毒），③手術時手指消毒が含まれる．

手洗い
- 流水と普通の石けん（非抗菌性石けん）を用いて手指を洗浄することをいい，食前や排泄後などに行う．

手指の汚染除去（手指衛生）
- 医療業務によって一時的に付着した皮膚の通過菌を除去し，手の細菌数を減少させることをいう．
- 「擦式手指消毒（擦式手指消毒薬を手指にくまなくすり込むこと）」と「手洗い消毒（石けんや他の消毒薬配合の製剤と流水で手指を洗浄すること）」とがある．
- 目に見える汚れがない場合には擦式手指消毒を行う．

従来，感染予防の基本は「流水と石けんによる手洗い」といわれてきたが，医療現場での実施率が悪いことや頻回の流水による手洗いが手荒れを引き起こすことなど，手洗いの実効性などが検討された．その結果，方針が転換され，「目に見える汚れがない場合は擦式手指消毒」と考えられるようになった．

- 目に見える汚れがある場合や，擦式手指消毒薬の主要成分であるアルコールに抵抗性の病原微生物（ノロウイルスやクロストリディオイデス・ディフィシル［クロストリジウム・ディフィシル］など）の付着が想定される場合には，流水と石けんで洗浄したのちに擦式手指消毒を実施するか，手洗い消毒を実施する．

擦式手指消毒薬の活性を損なう有機物や，擦式手指消毒薬が無効な病原微生物を，まず流水で物理的に取り除くため．

手術時手指消毒
- 皮膚の通過菌を除去するとともに常在菌を減少させる目的で手術スタッフが術前に行う手洗い消毒または擦式手指消毒のことをいう．
- 以下に，手指の汚染除去（手指衛生）と手術時手指消毒を取り上げる．

65

目的

〈手指の汚染除去（手指衛生）〉
- 看護業務をとおして一時的に付着した皮膚の通過菌の除去

〈手術時手指消毒〉
- 皮膚の通過菌の除去，および常在菌の低減

適応

〈手指の汚染除去（手指衛生）（図1-5-1）〉
- 看護行為，医療処置の前後（以下に例を示す）
  - 患者と直接接触する前
  - 血管内カテーテルや尿道留置カテーテルなどを挿入する際に，手袋（滅菌・未滅菌）を着用する前
  - 外科処置を必要としない侵襲的医療器具を挿入する前
  - 患者の健常皮膚に接触したあと（脈拍測定，血圧測定，患者を持ち上げるなど）
  - 体液，分泌物，粘膜，非健常皮膚への接触や創処置のあと
  - 患者ケア中に身体の汚染部位から清潔部位へ移る際
- 患者のそばにある物品（医療装置を含む）や，各種モニタの表面，各種携帯入力機器などに触れたあと

> 根拠　ベッド柵，床頭台，オーバーテーブル，ドアノブ，ナースコールなど，患者が手で触れる環境の中の機器類・物品・用具の表面（高頻度接触表面，p.84図1-5-9参照）には病原微生物が定着している可能性があり，リザーバーになりうる．また，医療従事者が手で触れる各種モニタや安全確認のための入力機器などの表面（高頻度接触表面，p.84図1-5-9）にも微生物が付着している可能性が高く，同様にリザーバーになりうる．

- 手袋をはずしたあと

> 根拠　手袋にはケア中に微細な穴（ピンホール）が開くことがあり，また，手袋をはずすときに手を汚染しやすいためである．

〈手術時手指消毒〉
- 手術の直接介助など，侵襲的医療処置にかかわる際，滅菌手袋を着用する前

図1-5-1　手指衛生の5つのタイミング

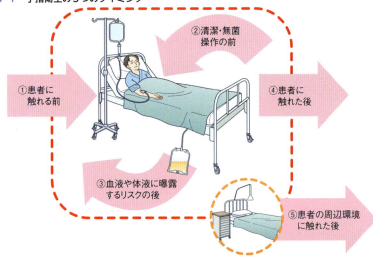

column

医療関係者のワクチン接種

- すべての医療関係者（医療職のほかに事務職，委託職員，実習生，ボランティアなど，患者と接触［同じ空間の空気を共有することも含む］する可能性のあるすべての者）には，麻疹，水痘，風疹，流行性耳下腺炎について2回のワクチン接種歴（1歳以降に2回接種していることが母子手帳などに記録されていること）が求められる（アレルギーでワクチン接種をできない場合や2回接種しても抗体価が基準［通常の「陽性」より高い値，表1-5-1　抗体検査方法と判断基準の目安］に満たない場合は感染管理担当者に相談する）．
- すべての医療関係者はB型肝炎のウイルス血清抗体価が10mIU/mL以上ない場合はワクチン接種（3回1クール）をする（アレルギーでワクチン接種をできない場合や追加接種しても抗体価が上がらない場合は感染管理担当者に相談する）．
- すべての医療関係者は毎年インフルエンザワクチン接種を行う．
- 災害医療に従事する医療関係者は破傷風トキソイドの接種を行う．
- 医療関係者は必要（検査室などでの髄膜炎菌取り扱い，流行地での医療活動，易感染状態など）に応じて髄膜炎菌ワクチンの接種を行う．

表1-5-1　抗体検査方法と判断基準の目安

疾患名	抗体価陰性	抗体価陽性 （基準を満たさない）	抗体価陽性 （基準を満たす）
麻疹	EIA法（IgG）：陰性 あるいはPA法：＜1：16 あるいは中和法：＜1：4	EIA法（IgG）：（±）〜16.0 あるいはPA法：1：16，32, 64, 128 あるいは中和法1：4	EIA法（IgG）：16.0以上 あるいはPA法：1：256以上 あるいは中和法：1：8以上
風疹	HI法：＜1：8 あるいはEIA法（IgG）：陰性	HI法：1：8，16 あるいはEIA法（IgG）：（±）〜8.0	HI法：1：32以上 あるいはEIA法（IgG）：8.0以上
水痘	EIA法（IgG）：＜2.0※ あるいはIAHA法：＜1：2※ あるいは中和法：＜1：2※	EIA法（IgG）：2.0〜4.0※ あるいはIAHA法：＜1：2※ あるいは中和法：＜1：2※	EIA法（IgG）：4.0以上※ あるいはIAHA法：1：4以上※ あるいは中和法：1：4以上※ あるいは水痘抗原皮内テストで陽性（5mm以上）
流行性耳下腺炎	EIA法（IgG）：陰性	EIA法（IgG）：（±）	EIA法（IgG）：陽性

（4疾患とも補体結合反応（CF法）では測定しないこと）
（麻疹と流行性耳下腺炎は赤血球凝集抑制法（HI法）では測定しないこと）
（※水痘については，平成25年度厚生労働科学研究費補助金新型インフルエンザ等新興・再興感染症研究事業「ワクチン戦略による麻疹および先天性風疹症候群の排除，およびワクチンで予防可能疾患の疫学並びにワクチンの有用性に関する基礎的臨床的研究（研究代表者：大石和徳）」庵原分担報告書より引用し，改定した）

（一般社団法人日本環境感染学会ワクチンに関するガイドライン改訂委員会：医療関係者のためのワクチンガイドライン第2版．環境感染誌，29（supplⅢ）：S7, 2014）

手指の汚染除去（手指衛生）と手術時手指消毒

擦式手指消毒の準備

物品準備
☑ ①擦式手指消毒薬

実施前の準備
① 使用する擦式手指消毒薬の必要量をあらかじめ確認し，各自手の大きさも考慮して量を想定しておく．

擦式手指消毒の実際

● 指輪，腕時計，ブレスレットなどの装身具をはずす．

> **根拠** 腕時計，指輪，ブレスレットなどはリザーバーである．腕時計をしている医療従事者のほうが手の細菌量が多く，とくに手首の皮膚の細菌数が多いことがわかっている．また，指輪と皮膚のあいだに緑膿菌などのグラム陰性桿菌が多いことや，運ぶ微生物の量はつけている指輪の数に比例することなどがわかっている．ケアの際には指輪をはずしていても日常的に指輪を装着している場合は，手指の細菌量が多いこともわかっている．
> したがって，ケアを実施する際はこれらをすべてはずして，念入りに手指の汚染除去を行う．結婚指輪など，信条上はずせない場合は，少なくとも手指衛生のたびにはずして，指輪の外側だけでなく内側とその部分の皮膚を念入りに洗浄することが必要である．水分があると微生物が繁殖するので，指輪の洗浄後は指輪も水分をよく拭き取ってからつける．

① 擦式手指消毒薬を，片手に規定量（指定の用量）を目安にとる（両手にくまなく塗り広げるのに十分な量）（**1**）．

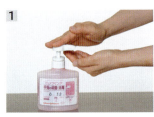

② 皮膚と爪のあいだに薬液が浸透するように，指先を動かしながら薬液に浸す（**2**）．

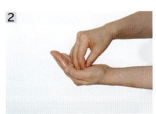

③ 逆の手のひらに消毒薬を移す（**3**）．

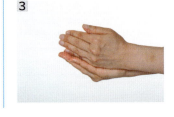

④反対の手の指先も同様に動かしながら薬液に浸して消毒する（**4**）．

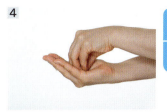

⑤手指の全表面にくまなく広げる（**5**）．

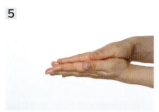

⑥指を交差させて指間にすり込む（**6**）．

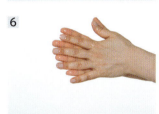

⑦左右の手背にくまなくすり込む（**7**）．

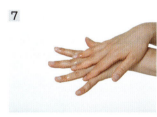

⑧左右の母指をねじるようにすり込む（**8**）．

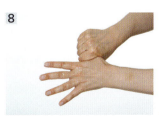

⑨反対の母指もねじるようにすり込む（**9**）．

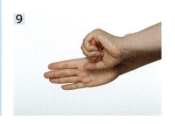

⑩手の向きを変えて十分にすり込む（**10**）．

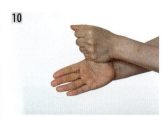

⑪左右の手首まで十分にすり込む（**11 12**）．

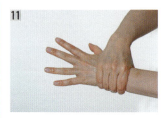

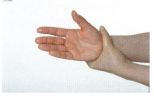

手洗い消毒の準備

物品準備
- ☑①消毒薬配合の製剤
- ☑②ペーパータオル：汚染防止のためホルダーに装備する

手洗い消毒の実際

010

- 指輪，時計，ブレスレットなどの装身具をはずす．

①両手を流水で濡らす（温水の使用は手荒れのリスクが増すので避ける）（**1**）．

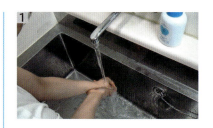

70

②消毒薬配合の製剤を片手に規定量（指定の用量）とり，よく泡立てる（**2**）．

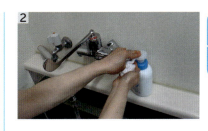

③15秒以上，手指の全表面を泡でやさしく洗う（**3**）．

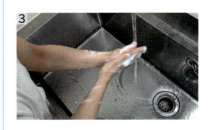

④指を交差させて指間を洗う（**4**）．

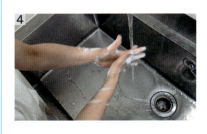

⑤左右の手背を洗う（**5**）．

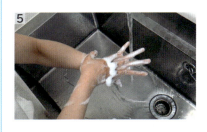

⑥指先を立てて，爪のあいだを念入りに擦って洗う．反対の指先も同様に洗う（**6**）．

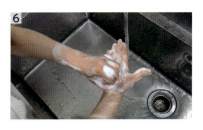

⑦ 左右の母指をねじるように洗う（**7**）.

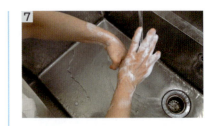

⑧ 左右の手首を洗う（**8**）.

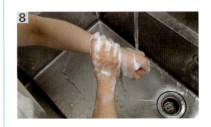

⑨ 流水で，手に製剤が残らないように，よくすすぐ（**9**）.

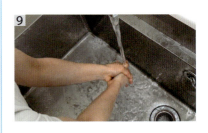

⑩ ペーパータオルでやさしく押さえて水分を除く（**10**）.

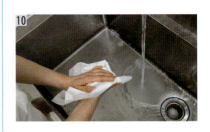

⑪ 使用したペーパータオルで蛇口を閉める（**11**）.

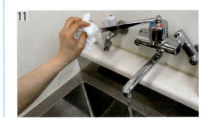

手術時手指消毒の準備

物品準備
- ①擦式手指消毒薬：足踏み式などのホルダーに装備
- ②爪クリーナー
- ③ペーパータオル：汚染防止のためホルダーに装備する

手術時手指消毒の実際（例）

① 指輪，時計，ブレスレットなどの装身具をはずす．
② サージカルマスクとサージカルキャップを着用する．
③ 液体石けんと流水で手指と前腕を洗う（その際，必要に応じて流水下で爪クリーナーを用い，爪の下の汚れも取り除く）．
④ 水分をペーパータオルで拭き取る．
⑤ 両手の手指から肘関節上部までを，十分量の擦式手指消毒薬を約3分かけてくまなくすり込むことを2回行う（計5～6分）．

手指の清潔を保持するために注意すべきこと

- 爪を短く保ち，付け爪をしない．

  根拠 付け爪はリザーバーであり，真菌やセラチア属などの病原微生物が繁殖して医療関連感染の原因になるため危険である．

- ハンドローションやクリームなどを用いて，手荒れを予防するとともに，手に傷をつくらないように留意する．

  根拠 傷があったり，「手荒れ」を起こした手指は，細菌が増殖しやすく，リザーバーとなり患者に感染させる危険性がある．また，皮膚の防御機能が低下しているため，患者から付着した病原微生物による職業感染も起こりうる．

- ケア中に患者の環境表面（p.84 図1-5-9参照）に触らない．触ったら手指衛生を行う．

  根拠 環境からの手指の汚染を防止するためと，汚染した手指による環境の汚染を防止する．

- 手で自分の肩から上を触らないように注意する．

  根拠 せっかく手指の汚染除去（手指衛生）を行っても，眼をこすったり，鼻や口，髪などに触ったりすると，すぐに手が汚染されてしまうからである．鼻腔はMRSA（メチシリン耐性黄色ブドウ球菌）などが保菌しやすいリザーバーである．患者から医療従事者の手に移動した菌がそのままその医療従事者の鼻腔に棲みつき，手で鼻を触ることで感染を広げる可能性がある．したがって，医療従事者は，顔や頭をさわる癖があればそれを矯正する必要がある．

2 隔離予防策

水準 ① 到達度 Ⅰ Ⅱ 到達目標 Ⅰ

Point

▶ 隔離予防策とは感染患者をいわゆる個室に収容するという意味の「隔離」ではなく，技術的な感染防止策のことをいう．

▶ 隔離予防策は，感染症の発生に必要な3要素（病原微生物，感受性のある宿主，感染経路）のうちの「感染経路」を遮断して感染を防ぐ方法である．

▶ 病院における隔離予防策は，すべての患者に適用する「標準予防策：standard precautions（スタンダードプリコーション）」と，感染拡大の危険性からみて重要な病原微生物による感染症患者に追加する3つの「感染経路別予防策」（空気予防策，飛沫予防策，接触予防策）からなる．

▶ 感染経路別予防策には，同種造血幹細胞移植患者を対象とした「防護環境」も含まれるが，ここでは取り上げない．

知っておくべき情報

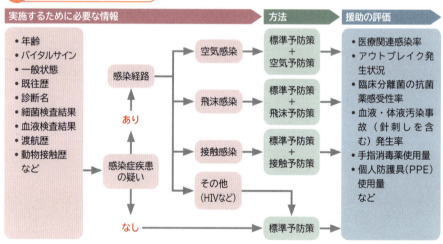

標準予防策（スタンダードプリコーション）

目的
- 主に血中病原体を想定した感染症の予防

適応
- 疾患にかかわらず，すべての患者の血液・体液，粘膜，傷のある皮膚

標準予防策（一般事項）

- 患者が環境を汚染させるおそれのある場合に限り，個室へ収容する．
  - 個室のない場合は，感染管理担当者に相談する．
- 患者の移動制限はない．
- 患者接触時に手指の汚染除去（手指衛生）を行う．
- 血液，体液，粘膜，傷のある皮膚に接触する可能性がある場合には，適切な組み合わせの個人防護具（PPE：personal protective equipment）を着用する．着脱の詳細は後述する．
- 汚染器具が粘膜・衣服・周辺環境を汚染しないように注意して操作する．
- 汚染リネンが粘膜・衣服・周辺環境や他の患者を汚染しないように操作・移送・処理する（所定の場所へ廃棄する）．
- 安全装置のついた針器材の使用法について熟練する．
- メスなどの鋭利な器具の手渡しをしない．
  - 中間地帯（ニュートラルゾーン）を設け（トレイなど），そこに置く．
- 呼吸器衛生/咳エチケットを実施する．

コツ！
呼吸器衛生/咳エチケットの方法として下記がある．
- 咳，くしゃみ，鼻汁などの呼吸器症状がある患者には，咳，くしゃみ時に気道分泌物が飛散しないようにティッシュペーパーで鼻と口を覆い，使用後のティッシュペーパーはゴミ箱へ廃棄してもらう．
- 気道分泌物に触ったあとは，患者自身も手指の汚染除去（手指衛生）を実施する．
- 呼吸器症状がある患者にはサージカルマスクを着用してもらう．
- 外来などの一般待合室では，呼吸器症状のある患者とほかの患者は1m以上の間隔を確保する．

- 針はリキャップをしない．

注意！
どうしても必要な場合のリキャップの方法（片手法の例）として下記がある．

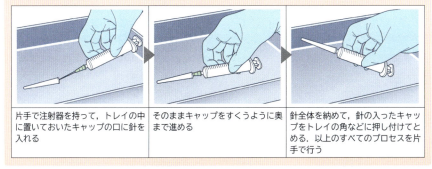

| 片手で注射器を持って，トレイの中に置いておいたキャップの口に針を入れる | そのままキャップをすくうように奥まで進める | 針全体を納めて，針の入ったキャップをトレイの角などに押し付けてとめる．以上のすべてのプロセスを片手で行う |

個人防護具(PPE)の着脱の準備

物品準備(個人防護具[PPE]の例)

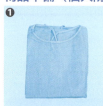
❶

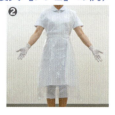
❷

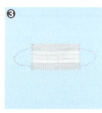
❸

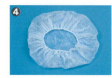
❹

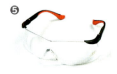
❺

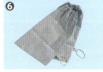
❻

- ☑❶ディスポーザブルガウン
- ☑❷プラスチックエプロンと未滅菌ディスポーザブル手袋
- ☑❸サージカルマスク
- ☑❹サージカルキャップ
- ☑❺ゴーグル
- ☑❻シューカバー

実施上の注意点

- 個人防護具(PPE)を使用する方法の原則を示す.
  - 血液・体液,傷のある皮膚,粘膜に手で触れる際には手袋(状況によりディスポーザブル[未滅菌]または滅菌を選択)を着用する.
  - 血液・体液が飛散して目・鼻・口,衣類,靴を汚染しそうなときは,マスク,ゴーグル/フェイスシールド,プラスチックエプロン(またはディスポーザブルガウン),サージカルキャップ,シューカバーなどを適宜追加して着用する.
- ラテックスアレルギーを予防するために,PPEの手袋はなるべくラテックスフリー製品を選ぶ.

根拠 ラテックス製手袋を日常的に長時間使っていると,ラテックスアレルギーを発症するリスクが高まる.ラテックスアレルギーではまれにアナフィラキシーショックを起こす.接触性皮膚炎は患者と医療従事者双方に感染リスクとなる.

- PPEの基本的な考え方として,処置後は前面が汚染部分(腕は全体が汚染部分),背部が清潔部分である(図1-5-4).

図1-5-4 個人防護服(PPE)の汚染部と清潔部

前面(汚染)

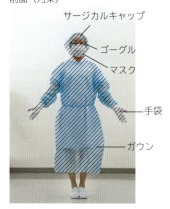

後面(清潔部)

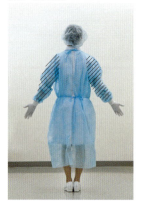

個人防護具（PPE）の装着の実際

① PPEは原則病室入室前に装着する．
② PPEを着る場合は，キャップ，ガウン，マスク，ゴーグル/フェイスシールドの順に着け，最後に手袋を着用する．

> **根拠** 患者に清潔な状態で手袋が触れるようにするため，この順序で行う．

個人防護具（PPE）の脱ぎ方・外し方の実際

① 脱ぐ場合には，手袋，ゴーグル/フェイスシールド，ガウン，キャップ，マスクの順である．

> **根拠** 看護師自身への汚染を防ぐため，この順序で脱衣する．

② 装着後は周辺環境や顔などに触れて汚染しないように慎重に作業する（とくに手袋）．
③ 退室時には周辺環境や自身を汚染しないようにその場ですみやかにPPEを脱ぎ，適切に廃棄する．

手袋の脱ぎ方

011

① 片方の手で手袋表面をつまむ（**1**）．

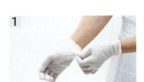

② 裏返しになるように外す（**2**）．

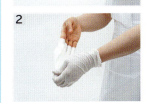

③ 外した手袋を，手袋をつけたままの手でにぎる（**3**）．

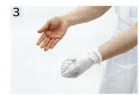

④外したほうの手の指を手袋の内側へ入れる（**4**）．

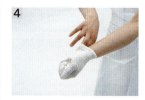

⑤手袋をにぎった状態のまま，裏返すように外す（**5**）．
⑥中に手袋が入ったまま廃棄する．
⑦手指衛生を行う．

プラスチックエプロンの脱ぎ方・マスクの外し方

⑧プラスチックエプロンの清潔部分である首のうしろを持って，ひもをちぎる（**9**）．

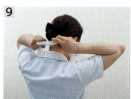

⑨エプロンの上半分を下へたらす（**10**）．

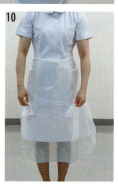

⑩エプロンの下部（すそ）から，手で汚染部分である表面に触れないようにくるくる巻く（まわりにも汚れが落ちないように，静かに巻く．上半分も重ねたまま一緒に巻く）（**11**）．

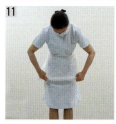

⑪ 腰まで巻いたら，両手で前方へ引き伸ばして，背の結び目を切る（**12**）．
⑫ 所定の場所へすみやかに捨てる．
⑬ 手指衛生を行う．

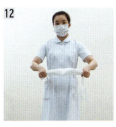

⑭ マスクの清潔部分である背側のひもを持って，マスク前面に触れないように外して，すみやかに廃棄する（**13**）．
⑮ 手指衛生を行う．

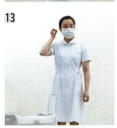

個人防護具(PPE)フル装備の脱ぎ方・外し方の実際

● 複数のPPE着用は混乱しやすいので，とくに脱ぎ方を訓練しておく．

根拠 脱ぐ順序は看護師自身への汚染を防ぐための順序である．

① 身体の前面を汚染（腕は全体が汚染）部分，背面を清潔部分とみなす（**1**）．
② 片方の手で手袋表面をつまむ．
③ 裏返しになるように外していく．
④ 外した手袋は，手袋をつけたままの手でにぎる．

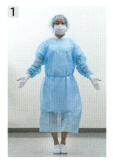

⑤ 外したほうの手の指を手袋の内側へ入れる（**2**）．
⑥ 手袋をにぎった状態のまま，裏返すように外していく．
⑦ 中に手袋が入ったまま廃棄する．
⑧ 手指衛生を行う．

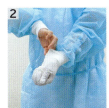

⑨ ゴーグルまたはフェイスシールドは，つるのうしろのほうをつまんではずして廃棄する（リユース製品は適切に処理する）（**3**）．
⑩ 手指衛生を行う．
⑪ ガウンの背のひもを外す．

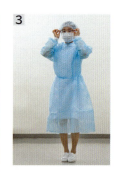

⑫ 両肩を外し，中表になるように肘を抜く（**4**）．

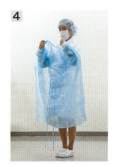

⑬ 腕の先にまとまるように脱ぐ．床に汚染を広げないよう，ガウンやひもが床に着かないように注意する（**5**）．

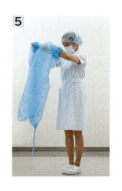

⑭ 腕を抜いたら，ガウンの表に触れないように，小さくまとめて捨てる（**6**）．
⑮ 手指衛生を行う．

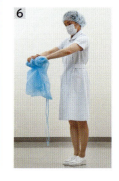

⑯ キャップのうしろ部分（清潔部分）を持って外し，廃棄する（**7**）．

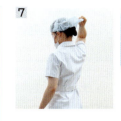

7

⑰ マスクは，耳のうしろを清潔部分とみなしているので，そこをつまんで外す（**8**）．
⑱ マスクの表，裏ともに触れないように廃棄する．
⑲ 手指衛生を行う．脱いでいる途中で何度か手指衛生を行うとさらによい．

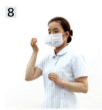

8

column

一類感染症（エボラ出血熱［エボラウイルス病］など）に対する個人防護具PPE

　一類感染症の治療は，第一種感染症指定医療機関（前室のある陰圧の個室病床）で行われる．PPEは，眼，鼻，口の粘膜や，皮膚，髪の露出がないようにつなぎのフード付き耐水性保護衣を着用する．その上からプラスチック製ガウン，ゴーグル，N95マスク，フェイスシールド，シューカバーを着用する．手袋は二重にする．PPEは装着に破綻がないことを必ず他の医療従事者に見てもらいながら着用し，鏡を見て自身でも確認する．病室を出る際は，自身や環境を汚染しないよう，PPEの外側に触れないように脱ぎ，廃棄する．

血液・体液汚染事故発生時の応急処置

● 皮膚や傷口に血液や体液がついた場合には，流水（水道水）と石けんでよく洗う．
　• 眼や鼻腔，口腔などの粘膜への曝露（付着）の場合にも流水でよく洗浄する．
● 生体消毒薬での傷口の消毒は，感染予防の効果は証明されていないが実施してもよい．
● 傷口から血液を絞り出すことに感染予防の効果があるとは証明されていないが，実施してもよい．
● 傷口を口で吸ってはならない．

 根拠 口腔粘膜から感染する危険性があるため．

● すぐに病院内の感染管理担当者，あるいは職員健康管理担当者に報告し，すみやかに曝露後処置を開始する．

根拠 血液・体液曝露による職業感染でとくに問題となる微生物にはHBV，HCV，HIV，梅毒トレポネーマがあり，曝露後処置をすみやかに開始することで感染の防止効果が期待できる．HIV感染の可能性がある場合にはただちに抗HIV薬の内服開始を，HBV感染の可能性がある場合には48時間以内（できるだけすみやかに，可能なら24時間以内）にHBグロブリン（その後HBVワクチンも）を注射する．梅毒の感染の可能性がある場合には抗菌薬の内服開始が検討される．患者から噛みつかれた場合，看護師だけでなく噛みついた患者にも看護師からの感染の危険があるので，同様の処置が必要になる．

感染経路別予防策

目的
- 空気感染,飛沫感染,接触感染の防止
  - 飛沫感染と空気感染の違いを図1-5-5に示す.

図1-5-5 **飛沫感染と空気感染の違い**

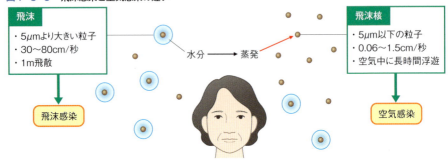

飛沫
- 5μmより大きい粒子
- 30〜80cm/秒
- 1m飛散

→ 飛沫感染

飛沫核
- 5μm以下の粒子
- 0.06〜1.5cm/秒
- 空気中に長時間浮遊

→ 空気感染

水分 → 蒸発

適応

〈空気予防策〉
- 空気媒介性飛沫核で伝播する疾患患者
- 麻疹・水痘・結核患者など

〈飛沫予防策〉
- 大飛沫粒子で伝播する疾患患者
- 侵襲性B型インフルエンザ菌疾患(髄膜炎,肺炎,喉頭炎,敗血症),侵襲性髄膜炎菌疾患(髄膜炎,肺炎,敗血症),ジフテリア(喉頭),マイコプラズマ肺炎,百日咳,肺ペスト,溶血性レンサ球菌性咽頭炎,肺炎,猩紅熱,飛沫感染する重症ウイルス感染症(アデノウイルス,インフルエンザ,流行性耳下腺炎,パルボウイルスB19,風疹)などの患者

〈接触予防策〉
- 直接接触または物品,あるいは医療従事者の手指などを介して伝播する疾患患者
- 臨床的疫学的に意義のある多剤耐性菌による胃腸・呼吸器・皮膚・創部の感染や定着状態(クロストリディオイデス・ディフィシル[クロストリジウム・ディフィシル],おむつまたは失禁状態のO-157・赤痢・A型肝炎・ロタウイルス),乳幼児のRSウイルス・パラインフルエンザウイルス・腸管ウイルス感染症,ジフテリア(皮膚),単純ヘルペスウイルス感染症,膿痂疹,被覆していない膿瘍・蜂窩織炎・褥瘡,しらみ寄生症,疥癬,ブドウ球菌性熱傷皮膚症候群,帯状疱疹,ウイルス性・出血性結膜炎,ウイルス出血熱などの患者

空気予防策の実際

- 患者は陰圧の個室に収容する.
  - ドアや窓は陰圧を保つために常に閉めておく.
  - 空調は院外排気が望ましく,6回/時の換気,可能なら12回/時の換気が望まれる.
- 患者は隔離個室から出ないよう制限する(やむをえず出る場合はサージカルマスクを着用).

> **根拠** 空気感染患者の口から出た段階では,病原微生物は飛沫の状態でありサージカルマスクで十分キャッチすることができるため,患者がN95マスクを着用する必要はない.

- 患者の病室への入室時は，N95マスク（図1-5-6）を着用する．

図1-5-6　N95マスクの種類

a．カップ型　　　b．カフ付き型　　　c．折りたたみ型　　　d．くちばし型

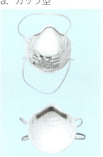 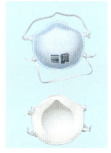 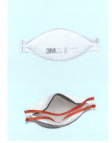 

- 着用にあたってはあらかじめN95マスクフィットテスト（図1-5-7）を実施して訓練する．フィットテストは，少なくとも年1回は行う．体重の増減があったときも行う．
- 毎回の着用時には，マスクと顔のあいだに漏れがないかシールチェック（図1-5-8）を行う．

図1-5-7　N95マスクのフィットテスト

a．定性的フィットテスト　　　b．定量的フィットテスト

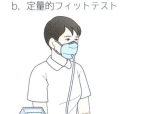

フィットテスト用のフードをかぶせ，外からにおいの気体をスプレーし，においを感じないことを確認する

防護マスク漏れ率試験器で室内とマスク内それぞれの粒子個数を計測し，漏れ率を測定する

図1-5-8　シールチェック

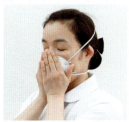

息を勢いよく吸ったり吐いたりして顔とマスクのあいだから空気の漏れがないかを確認する（日常的に行う）

飛沫予防策の実際

- 患者は個室に収容するか，あるいはベッド間隔を1m以上離して集団隔離，またはコホーティング（感染者と非感染者でグループとしてまとめ，それぞれ医療従事者の担当を分け，区別する感染管理の方法）を行う．
- 患者に1m以内に近づくときはサージカルマスクを着用する．

> **根拠**　飛沫は咳やくしゃみなどでないかぎり，通常の会話では1m以上飛ぶことはない．

- 患者の移動は制限し，やむをえず室外へ出る場合は患者にサージカルマスクを着用してもらう．

接触予防策の実際

- 患者は原則として個室に収容する.
  - 個室がない場合は,患者の集団隔離やコホーティングを行う.
- 未滅菌のディスポーザブル手袋は病室入室時に着用する.
  - 汚染物に接触したあとは,そのつど交換し,退室時ははずす.
  - 未滅菌のディスポーザブル手袋をはずしたあとは手指の汚染除去(手指衛生)を実施する.
- 医療器具はその患者専用にする.
- 使用した医療器具をやむをえず他の患者に使用する場合には,適切に洗浄,消毒する.
- 毎日の清掃は,ベッド柵,床頭台,オーバーテーブル,ドアノブ,ナースコール,医療機器操作面など手で触れる環境表面(高頻度接触表面)の清浄化を,両性界面活性剤や第四級アンモニウム塩などの低水準消毒薬を用いて頻回に行う(図1-5-9).

図1-5-9 患者の環境表面の中でも手が触れやすい高頻度接触表面

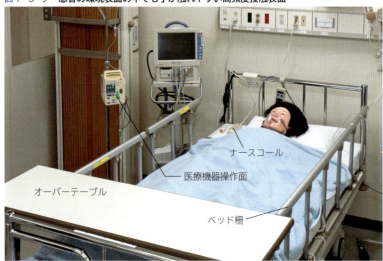

column

薬剤耐性(AMR)対策

抗菌薬が効かない耐性菌による死亡が将来的にがんを超え,世界の死因1位になると推計されている.「薬剤耐性(antimicrobial resistance,AMR)対策」は世界の喫緊の課題であり,日本でも2016年より国をあげて取り組んでいる.医療現場におけるAMR対策の要点は,耐性菌をつくらないための「抗菌薬適正使用」と,拡げないための「接触予防策」である.

看護師には,抗菌薬適正使用支援チーム(antimicrobial stewardship,ASチーム)メンバーとして貢献が期待されるとともに,接触予防策においては実践推進を主導することが求められる.

また,AMR対策を実践するうえでは,「One Health」という考え方も理解しておく必要がある.One Healthとは,ヒトの健康を地球環境全体(動物を含む)でとらえる概念であり,AMR対策でも重視されている.食肉に多くの抗菌薬が使用されていることや,伴侶動物(ペット,愛玩動物)の抗菌薬治療による耐性菌拡大も懸念されている.

1章 ▶ 看護場面に共通する看護技術 ／ 5 ▶ 感染予防の看護技術

3 医療器材の取り扱い

水準 **1** **2** 到達度 **Ⅱ** 到達目標 **Ⅰ**

Point

▶医療器材を適切に洗浄・消毒・滅菌することで，病原微生物を制御することができる．
- **洗浄**：処理のなかで最も重要な過程であり，適切に洗浄することのみでも感染リスクが激減する．洗浄が不十分で有機物が残存していると，その後の消毒・滅菌が不完全になる．
- **消毒**：対象とする微生物を，感染症を引き起こさない水準まで減少させることである．
- **滅菌**：すべての微生物を殺滅する行為であり，無菌（すべての微生物がいない状態）とは異なる確率的な考え方である．滅菌保証水準は10^{-6}である（滅菌後の製品に1つの微生物が存在する確率を示し，「10^{-n}」で表す．「10^{-6}」は，100万回滅菌したうち，1回は微生物がいてもよいという水準）．
▶**無菌操作**とは，患者の感受性を有する部位へ病原微生物が付着する感染経路を遮断する目的で，使用器材，適用部位などの清潔（あるいは無菌）状態を維持しながら操作する技術である．
- 関連するすべての職員が，清潔・不潔の分別を明確にし，注意深く実施する必要がある．

医療器材と処理方法

●患者に使用する医療器材は，使用される部位に対する危険度に応じた処理を行う（**表1-5-2**）．

表1-5-2 医療器材と処理方法

	クリティカル	セミクリティカル		ノンクリティカル
器材の分類	無菌の組織または血管内に使用する器材	正常な粘膜に接触する器材		正常な皮膚に接触する器材
器材の例	植え込み用人工臓器，手術機械，針	軟性内視鏡，喉頭鏡，気管内チューブ	体温計，水治療タンク	聴診器，テーブル上面，便器
スポルディングの処理分類	滅菌，または高水準消毒薬による長時間処理	高水準消毒	中水準消毒	低水準消毒
消毒薬	高水準消毒薬 2％グルタラール，過酢酸など	中水準消毒薬 0.1％（1,000ppm）次亜塩素酸ナトリウム，76.9〜81.4％エタノール，70％イソプロパノールなど		低水準消毒薬 0.01％（100ppm）次亜塩素酸ナトリウム，0.1〜0.5％塩化ベンザルコニウム，0.1〜0.5％塩化ベンゼトニウム，0.1〜0.5％グルコン酸クロルヘキシジンなど

(Rutala,W.A.：APIC guideline for selection and use of disinfectants. Am J Infect Control，24：313〜342，1996より一部改変)

目的

●患者に使用する医療器材による患者への感染防止
●患者に使用した医療器材による患者および医療従事者への感染予防

適応
- 患者に使用する医療器材

洗浄

- 血液・体液の付着したものは，可能ならば廃棄する．
- 血液・体液の付着した医療器材は，病棟や外来の流し台などでは洗浄せず，運搬用コンテナか密閉できる蓋付き容器に密封して，洗浄室へ運搬して洗浄することが望ましい．

> **根拠** 条件の整わない現場での不十分な洗浄は，その後の消毒や滅菌へ影響し，患者が危険であるばかりでなく，洗浄する職員と環境を汚染する危険性もある．

- 洗浄前の器械を消毒薬の入ったバケツなどに浸漬しない．

> **根拠** 消毒薬は血液や体液などの有機物が混入していると効果が著しく低下するので，消毒効果が期待できないだけでなく，消毒薬の種類によっては，血液や体液中のタンパク質が変性して医療器材の細部にこびりつき，取り除きにくくなるからである．患者に使用した医療器材を，消毒薬ではなく，汚れが落ちやすくなるように水や酵素系洗浄剤（タンパク分解酵素などが配合された予備洗浄剤）などに浸しておくことは意味がある．

- 医療器材は分解し，ウォッシャー・ディスインフェクター（洗浄・消毒を連続して行う機械）またはウォッシャー・ステリライザー（洗浄・滅菌を連続して行う機械）による高温洗浄を行う．便器や吸引瓶などはフラッシング・ディスインフェクター（ベットパン・ウォッシャー，洗浄・消毒を連続して行う機械）で同様に高温洗浄を行う．
  - やむをえず手作業で洗浄する場合には，撥水性のプラスチックエプロン（長袖），厚手のゴム手袋，マスク，ゴーグルまたはフェイスシールド，キャップ，シューカバーなどの適切な個人防護具（PPE）を着用する．

消毒

- 蒸気や熱水を利用した消毒法（ウォッシャー・ディスインフェクター，フラッシング・ディスインフェクター，熱水洗濯機，ウォッシャー・ステリライザーなど）が，効果が高く有害作用がないため，第一選択である．
- 蒸気や熱水を利用した消毒ができない場合には，消毒薬を利用する．

消毒薬の利用

- 消毒薬には，消毒対象によって高水準消毒薬～低水準消毒薬に分類され，それぞれ使用濃度が指示されている．詳細をp.95（表1-5-3 消毒薬一覧）に示す．
- 消毒薬に医療器材を浸漬する場合には，容器に必ず蓋をし，部屋の換気にも留意する．

> **根拠** 消毒薬の蒸発を防ぎ，有毒ガス発生に対処するためである．

- 消毒薬の使用にあたっては，以下のことを遵守する．
  - 有機物の混入を防ぐ．規定の濃度に希釈する．
  - 温度：通常は20℃以上
  - 接触時間：通常は3分以上
- 消毒薬の使用方法は，消毒薬による「清拭」と「浸漬」が基本である．
  - 「噴霧」「散布」「薫蒸」は，効果よりも有害作用が大きいため行わない．

滅菌物取り扱い（無菌操作）

- 滅菌器材は適切に保管する．
  - 床から20cm以上の扉付きの棚に保管する．
  - 滅菌の有効期限は保管状況に依存し，保管状況が悪ければ無菌性は保証されないので留意する．
- 操作の前にサージカルマスクを着用し，手指衛生を行う．
- 操作中は口や鼻からの飛沫の飛散を防止するため，会話は最小限にする．
- 操作をする場所では人の出入りや激しい動作を制限し，空調の気流にも留意する．

> **根拠** 人の動きや気流で舞い上がる粉塵には，微生物が含まれ滅菌物を汚染する．

- 滅菌器材や清潔区域に背を向けたり，視線をはずしたりしないようにする．
- 滅菌器材を開封し，使用する場合には無菌操作で行う（滅菌器材は使用する直前に開封する）．

滅菌器材を開封するときの手順（図1-5-10）
① 適切な保管場所にあったかどうかを確認する．
② 滅菌工程を経ているかどうかを化学的インジケータ（p.88「知っておこう！」参照）で確認する．
③ 包装が汚れていたり，濡れていたり，破損していないかを確認する．
④ 有効期限が切れていないかを確認する．

> **根拠** 包装が完全なら有効期限はないとする考え方もあるが，包装の完全性の保証が困難なため，患者の安全のためにも適切な保管とともに包装を確認し，有効期限内になるべく早く使用することが重要である．有効期限は金属缶で1週間（ただし，蓋を開ける前．1度開けたら滅菌性は保証されない），綿布2重包装で2週間，不織布包装で1か月，滅菌パックで3か月，滅菌コンテナで6か月とされる．

⑤ サージカルマスクをして，手指衛生を行う（**1**）．
⑥ 外装を開け，滅菌物が開け口部分に触れないように台に置く（**2**）．
⑦ 折り返し部分をつまんで開く（**3**）．
⑧ 鑷子の滅菌パックは，密着していない開け口をはがして，開け口を1/3折り返す（**4**）．
⑨ 鑷子を閉じた状態で袋を引き抜く（**5**）．鑷子を持った手は動かさない．
⑩ 滅菌物の折り畳まれている部分は鑷子か鉗子を使って開く（**6**）．
⑪ まわりに広げるように開いていく（**7**）．
⑫ しわをのばして，台の上に清潔エリアをつくる（**8**）．

図1-5-10　滅菌器材の取り出し方

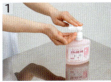
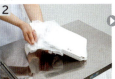

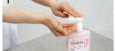
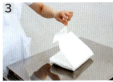
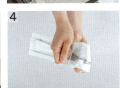
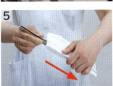
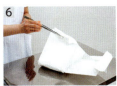
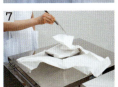
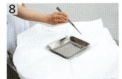

- 外袋，布包装の布の端や滅菌パックの口は汚染されていると考え，その部分に中の滅菌物が触れないように中身を取り出す（図1-5-11）．

図1-5-11　滅菌パックの開け方

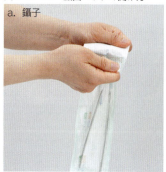
a. 鑷子

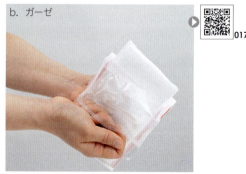
b. ガーゼ

シールになっていない部分を1/3ほどはがして開く（はさみで切ったり破ったりしない）

- 鑷子などで消毒綿球を把持するような場合，手のほうへ流れた消毒薬が逆流して先端を汚染しないように，鑷子の先端は常に下を向くように操作する（図1-5-12）．
- 医療器材は個包装が望ましい．また，金属缶（カスト）や鑷子立て，万能つぼ（片側開きの蓋付きガラス瓶）などは，一度開封したのちは無菌性を保証できないので継続的に使用しない．
- 滅菌ガウンや滅菌手袋を着用する際も同様に留意する（p.89～94）．

図1-5-12　滅菌物の渡し方

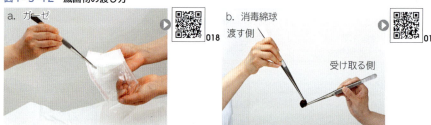
a. ガーゼ　　　　　　　　　　　　　　b. 消毒綿球　渡す側／受け取る側

鑷子や鉗子を使う際は，先端を水平より上へ上げない（たとえば薬物を含んだ綿球の場合，先端を上に上げたときに手もとに流れた薬物が，綿球に戻る危険性がある）

> **知っておこう！　化学的インジケータとは？**
>
> - インジケータには，滅菌工程において温度や時間などの条件に達したことを確認する化学的インジケータ（chemical indicator：CI，無菌性は保証しない）と，微生物殺滅効果を確認する生物学的インジケータ（biological indicator：BI，無菌性を保証）がある．CIには，包装の外から確認するタイプ1のプロセスインジケータ（滅菌包装印字インクの色やインジケータテープ）と，包装の内部を確認するタイプ5のインテグレイティングインジケータ（すべての滅菌条件を経たことを検知するカードで，器材と一緒に包装される）などがある．一方，BIは滅菌されにくい指標菌を用いており，その回の滅菌工程で処理されたすべての器材の無菌性を確認する．BIが陽性（滅菌工程後に指標菌が生存）の場合は，滅菌不良として患者に使用されないよう回収（リコール）する．看護師が臨床で滅菌物を開封する際は，2つのCIを確認する（開ける前にプロセスインジケータを確認し，開けたあと患者に使用する前に包装内のインテグレイティングインジケータを確認する）．

クローズド法による滅菌ガウンと滅菌手袋の着用手順

滅菌手袋着用までの手順(クローズド法)

① サージカルキャップとサージカルマスクを着用し,手術時手指消毒を行う.滅菌ガウンがパックされている場合は,介助者にパックを開けてもらう.
② 中身を受け取り,外装を広げ,滅菌ガウンを取り出す(**1**).
③ 滅菌ガウンの肩ひもを持たずに,術衣裏面のそで通し口に両手を入れる.

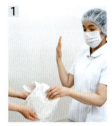

④ 両手を滅菌ガウンのそでに入れる(**2**).

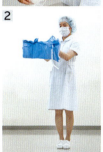

⑤ そで口から出さない状態で滅菌ガウン全体を身体の前に広げる(**3**).
⑥ 介助者に肩ひもを結んでもらう.

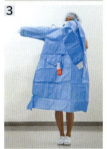

⑦ 介助者は内側の腰ひもを結び,滅菌ガウンの裾部分を持ってしわを伸ばすように下へ引く(**4**).このあと,クローズド法で滅菌手袋を着用する.

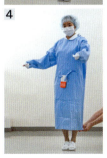

滅菌手袋の着用の手順（クローズド法）

⑧ すべての作業を，そで口に手を入れたまま行う（両手とも）．どちらの手が先でもよい．
⑨ 滅菌手袋の包みを，清潔側，準清潔側に留意しながら開ける（**5**）．

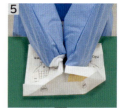

⑩ 右手で左滅菌手袋の折り返し部分をつまんで，母指側を下にして，滅菌ガウン越しに左手の上に置く（このとき左手は，滅菌ガウンの中で上を向いている）（**6**）．

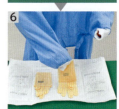

⑪ 右手で左滅菌手袋の手首の折り返し部分を滅菌ガウン越しにつまみ，そで口にかぶせる（**7**）．

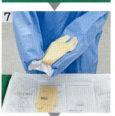

⑫ 左手をそで口から出すようにして，滅菌手袋を着用する（手首までガウンが伸びた状態のままでよい）（**8**）．
⑬ 滅菌手袋の手首部分の折り返しを伸ばしながら腕側に引き上げる．

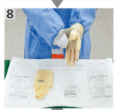

⑭ 滅菌手袋を着用した左手で，右滅菌手袋の折り返し部分に手を入れて持つ（**9**）．

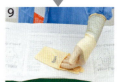

⑮ 右滅菌手袋も同じように，右手の上に置く（右手は上を向き，滅菌手袋の母指側を下にする）（**10**）．
⑯ 滅菌手袋をそで口にかぶせるようにして，右手をガウンから出して装着する．

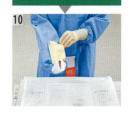

⑰ 折り返し部分を伸ばしたのち，滅菌ガウンの両方のそでを適度に引く．指のしわは伸ばしてなくす（**11**）．

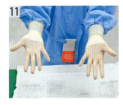

滅菌手袋着用以降の手順（クローズド法）

⑱ 滅菌手袋を装着したら，滅菌ガウンのベルトカードを介助者に渡す（**12**）．
⑲ 介助者はベルトカードの片方の腰ひもをはずし，背中側から腰ひもを回す．

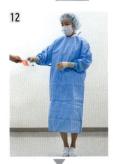

⑳ 腰ひもを受け取る（**13**）．
㉑ 腰ひもを結ぶ．

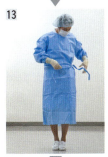

㉒ クローズド法による滅菌ガウン・滅菌手袋の着用完成（**14**）
㉓ 滅菌ガウン着用時は，前面が清潔，眼の行き届かない背面は非清潔部分と考える．

 コツ！ 脱ぐ順は，①滅菌手袋（手指衛生），②（着用していれば）ゴーグル/フェイスシールド，③ガウン，④キャップ，⑤マスクで，最後に手指衛生を行う．脱ぎ方は，「個人防護具（PPE）フル装備の脱ぎ方・外し方の実際」（p.79）に準じる．

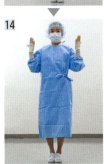

オープン法による滅菌ガウンと滅菌手袋の着用手順

滅菌手袋着用までの手順（オープン法）

① サージカルキャップとサージカルマスクを着用し，手術時手指消毒を行う．滅菌ガウンがパックされている場合は，介助者にパックを開けてもらう．
② 中身を受け取り，外装を広げ，滅菌ガウンを取り出す．
③ 滅菌ガウンの清潔面に決して触れないように内側部分を持ち，すそが床面につかないように滅菌ガウンを広げる（**1**）．

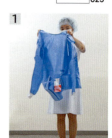

④ 右腕を通す場合は，えり部分の右肩ひもの根元部分を持ち，先を介助者に渡す．介助者は相手の手に触れないように注意する（**2**）．

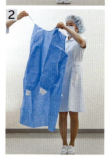

⑤ 右腕を滅菌ガウンのそでに通す（**3**）．
⑥ 右手で，左肩ひもを持ち，介助者に渡す．左腕をそでに通したら介助者に肩ひもを結んでもらう．

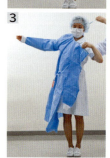

⑦ 介助者に内側の腰ひもを結んでもらう（**4**）．
⑧ 介助者に，滅菌ガウンのすそ部分を持ってしわを伸ばすように下へ引いてもらう．このあと，オープン法で滅菌手袋を着用する．

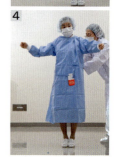

滅菌手袋の着用の手順（オープン法）

⑨ 右手で左手の滅菌手袋の折り返し部分（裏面）を持つ（どちらの手が先でもよい）（**5**）.

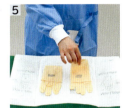

⑩ 左手を滅菌手袋に入れる（折り返し部分は伸ばさない）（**6**）.

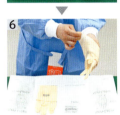

⑪ 滅菌手袋を着用した手で，残った滅菌手袋の折り返し部分の内側に母指以外の指先を入れる（**7**）.

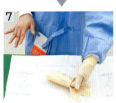

⑫ 右手を滅菌手袋に入れる（**8**）.
⑬ 右手を左手の滅菌手袋の折り返し部分（表面になる）に入れ，伸ばして滅菌ガウンのそで口にかぶせる.
⑭ 同様に左手を右の滅菌手袋の折り返し部分に入れ，伸ばしてそで口にかぶせる.
⑮ 滅菌ガウンの両方のそでを適度に引く．指のしわは伸ばしてなくす.

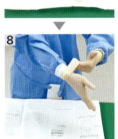

 ラテックス（パウダー）付き手袋を装着する場合は，装着後，生理食塩液をつけたガーゼでパウダーを拭き取る．ただし，ラテックスの手袋を使い続けると，ラテックス・アレルギーを発症するおそれがあるため，ラテックスフリーの手袋の使用が望ましい.

滅菌手袋着用以降の手順（オープン法）

⑯ 滅菌手袋を装着
⑰ 滅菌ガウンのベルトカードを介助者に渡す（**9**）．

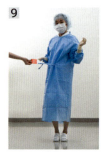

⑱ 介助者はベルトカードの片方の腰ひもをはずす．
⑲ 介助者は背中側から腰ひもをまわす（**10**）．

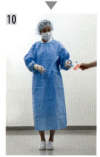

⑳ 腰ひもを受け取り，結ぶ．
㉑ オープン法による滅菌ガウン・滅菌手袋の着用完成（**11**）．滅菌ガウン着用時は，前面が清潔，眼が行き届かない背面は非清潔部分と考える．
- 滅菌手袋着用後の滅菌ガウンの着用手順は，クローズド法と同じである．

コツ！ 脱ぐ順は，①滅菌手袋（手指衛生），②（着用していれば）ゴーグル/フェイスシールド，③ガウン，④キャップ，⑤マスクで，最後に手指衛生を行う．脱ぎ方は，「個人防護具（PPE）フル装備の脱ぎ方・外し方の実際」（p.79）に準じる．

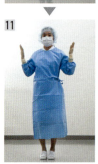

消毒薬の一覧表（表1-5-3）

- 消毒薬に関する情報は，看護師にとって非常に重要である．
- 場面や用途などに応じて適切に使い分けることができるよう，適宜参照する．

表1-5-3　消毒薬一覧

＊濃度表示は，アルコール系ではvol（v/v）%，3.5%グルタラールではw/w%，その他ではw/v%
＊v/v%＝100mL中何mL入っているか，w/w%＝100g中何g入っているか，w/v%＝100mL中何g入っているか

（1）高水準消毒薬

分類	一般名	商品名	使用濃度	消毒対象	備考
酸化剤	過酢酸（エタンペルオキソ酸）	アセサイド6%消毒薬 エスサイド	0.3%	内視鏡 ウイルス汚染の医療器材	① 液の付着に注意！（化学損傷を生じる） ② 蒸気の吸入や曝露に注意！（粘膜を刺激する） 　• 換気 　• 酸性ガス用マスクの着用 ③ 適用後の内視鏡などに対しては，十分な水洗が必要 ④ 10分間を超える浸漬を行わない（材質の劣化防止）
アルデヒド系	グルタラール（グルタルアルデヒド）	ステリハイド スチリスコープ サイデックスプラス28 クリンハイド グルトハイド グルトハイドスコープ グルトハイドプラス ステリコール ステリゾール ソレゾール ハイドリット ワシュライト	2%〜3.5%＊	内視鏡 ウイルス汚染の医療用器材	① 液の付着に注意！（化学損傷を生じる） ② 蒸気の吸入や曝露に注意！（粘膜を刺激する） 　• 換気 　• ホルムアルデヒド用のマスクの着用 　• 蓋付きの浸漬容器を用いる 　• 清拭法や噴霧法で用いない ③ 適用後の内視鏡などに対しては，十分な水洗が必要 ④ フタラールを経食道エコーのプローブや，軟性膀胱鏡に用いない（残留の可能性）
	フタラール（オルトフタルアルデヒド）	ディスオーパ	0.55%		

（つづき）
（2）中水準消毒薬

分類	一般名	商品名	使用濃度	消毒対象	備考
塩素系	次亜塩素酸ナトリウム	ミルトン ミルクポン ピュリファンP ヤクラックスD テキサントP，6％ ジアノック サンラック5％ 次亜塩6％「ヨシダ」 ピューラックス，10 ハイポライト10 リーアルラックス6，10 サニーラックス	0.01〜0.0125％（100〜125ppm）	哺乳びん 投薬容器 蛇管 薬液カップ	1時間の浸漬
			0.02％（200ppm）	食器	5分間以上の浸漬
				まな板	清拭
				リネン	「すすぎ工程」後に5分間以上の浸漬，その後に水洗
			0.05〜0.1％（500〜1,000ppm）	ウイルス汚染のリネン・器材	30分間以上の浸漬
				ウイルス汚染の環境（目に見える血液付着がない場合）	清拭．ただし，傷みやすい材質への適用では，その後の水拭きが必要となる
		〈希釈済み製品〉 次亜塩「ヨシダ」（0.05，0.1，0.5％） ヤラックス消毒液0.1	0.5〜1％（5,000〜10,000ppm）	床上などのウイルス汚染血液	本薬をしみ込ませたガーゼなどで拭き取る
	ジクロルイソシアヌール酸ナトリウム	ミルトンCP ジクロシア0.5g錠	次亜塩素酸ナトリウムの項を参照		
		ミルクポンS ジクロシア顆粒		床上などのウイルス汚染血液	ふりかけて5分間以上放置後に処理する
ヨウ素系	ポビドンヨード	イソジン Jヨード イオダインM テルニジン ネオヨジン ネグミン ハイポピロン ヒシヨード ヒポジン ポピヨード ポピヨドン ポピラール ポリヨードン ポビドンヨード「東海」	原液（10％）	手術部位の皮膚・粘膜 創傷部位 熱傷皮膚面 感染皮膚面	① 腹腔や胸腔へは用いない（ショックの可能性） ② 体表面積20％以上の熱傷患者や，腎障害のある熱傷患者には用いない（大量吸収による副作用） ③ 低出生体重児や新生児への広範囲使用を避ける（大量吸収による副作用） ④ 術野消毒では，患者と手術台のあいだにたまるほど大量に用いない（湿潤状態での長時間接触で化学損傷）

分類	一般名	商品名	使用濃度	消毒対象	備考
ヨウ素系	ポビドンヨード	イソジンスクラブ イオダインスクラブ ネオヨジンスクラブ ポピヨドンスクラブ ポピドンヨードスクラブ	原液（7.5%）[洗浄剤含有]	手指，皮膚 手術部位の皮膚	① 頻回使用を避ける（手荒れの防止） ② 粘膜や創部へ用いない（洗浄剤が毒性を示す） ③ 首から上の術野消毒に用いない（誤って眼や耳に入った場合，洗浄剤が毒性を示す） ④ 術野消毒で，患者と手術台のあいだにたまるほど大量に用いない（湿潤状態での長時間接触で化学損傷）
		イソジンフィールド（63%エタノール含有）ポピヨドンフィールド（50%エタノール含有）	原液（10%）[エタノール含有]	手術部位の皮膚	① 粘膜や創部へ用いない（エタノールが毒性を示す） ② 首から上の術野消毒に用いない（誤って眼や耳に入った場合，エタノールが毒性を示す） ③ 術野消毒で，患者と手術台のあいだにたまるほど大量に用いない（化学損傷や引火の危険性）
		イソジンガーグル JDガーグル イオダインガーグル オラロン含嗽用液 ポビドンヨードガーグル「東海」ネオヨジンガーグル ネグミンガーグル ポピヨードガーグル ポピヨドンガーグル ポピラールガーグル ポピロンガーグル ホモドンガーグル ポリヨードンガーグル	15〜30倍に希釈（含嗽）	口腔内 咽頭炎，扁桃炎，口内炎，抜歯創を含む口腔創傷の感染予防	甲状腺疾患のある患者や炭酸リチウムを投与している患者には，14日を超えるなどの長期間にわたる含嗽を避ける（吸収による副作用）
		産婦人科用イソジンクリーム		外陰部，外陰部周囲，腟	
		イソジンゲル ネオヨジンゲル ネグミンゲル ポピヨドンゲル		皮膚・粘膜の創傷部位 熱傷皮膚面	

（つづき）

分類	一般名	商品名	使用濃度	消毒対象	備考
ヨウ素系	ポロクサマーヨード	プレポダインソリューション	原液	手術部位の皮膚・粘膜 創傷部位 熱傷皮膚面	ポビドンヨードのイソジンの項を参照
		プレポダインスクラブ	原液［洗浄剤含有］	手指，皮膚 手術部位の皮膚	ポビドンヨードのイソジンスクラブの項を参照
		プレポダインフィールド	原液［64％イソプロパノール含有］	手術部位の皮膚	ポビドンヨードのイソジンフィールドの項を参照
	ヨードチンキ	ヨードチンキ ヨーチン ヨウチン	5～10倍に希釈	採血部位の皮膚	適用30秒間後にアルコールで拭き取る（皮膚刺激の防止）
	希ヨードチンキ	希ヨードチンキ タツミ希ヨーチン 山善稀ヨーチン	原液または2～5倍希釈		
アルコール系	消毒用エタノール	消毒用エタノール	原液	手指 皮膚 手術部位の皮膚 注射剤のアンプル・バイアル ドアノブ，水道ノブ 洋式トイレの便座 カート 医療器材	① 粘膜や損傷皮膚には禁忌 ② 傷や手荒れがある手指には用いない（刺激性がある） ③ 引火性に注意！
	3.7％イソプロパノール添加の消毒用エタノール	消毒用エタノールIP 消毒用エタプロコール 消エタサラコール 消毒用エタIP 消毒用エタノールα 消エタコア 消毒用エタライト液 〈免税の消毒用エタノール〉			
	ユーカリ油添加の消毒用エタノール	エコ消エタ オー消エタ 〈免税の消毒用エタノール〉			
	70％イソプロパノール	70%イソプロ 70％イソプロパノール 70%イソプロピルアルコール 70v/v%東豊消毒アルコール イソプロ70 イソプロパノール消毒液70% 消毒用イソプロピルアルコール70 消プロ70 消毒用イソプロアルコール70 70%イソプロ消アル			

98

分類	一般名	商品名	使用濃度	消毒対象	備考
アルコール系	0.5%クロルヘキシジン含有の消毒用エタノール（通称：ヒビテンアルコール）	オールカットER, EWクリゲンエタノール グルコジンB（R, W）エタノール グルコン酸クロルヘキシジンエタノール ステリクロンB（R, W）エタノール フェルマジン・アルコールB（W）消毒液 ヘキザックアルコール ベンクロジドエタノール マスキンR（W）エタノール ラポテックアルコール クロバインA イワコールエタノール ヘヴィック消毒液	原液	手術部位の皮膚 カテーテル刺入部位の皮膚 医療器材	① 粘膜や損傷皮膚には禁忌 ② 首から上の術野消毒に用いない（誤って眼や耳へ入った場合，0.5%クロルヘキシジンおよび消毒用エタノールが毒性を示す） ③ 引火性に注意！（術野消毒で患者と手術台のあいだに溜まるほど大量に用いない）
	0.5%クロルヘキシジン含有の消毒用エタノール〈速乾性手指消毒薬〉	ステリクロンハンドローション0.5% ウエルアップハンドローション0.5%		術前手指 手指	① 傷や手荒れがある手指には用いない（刺激性がある） ② 引火性に注意！
	0.2%クロルヘキシジン含有の消毒用エタノール〈速乾性手指消毒薬〉	ヒビソフト ヒビスコール液A ウエルアップ ウエルマッチ 消毒用グルコジンハンドリキッド0.2% ワードケアハンドローション0.2% アセスクリン イワコールラブ ヘキザックローション ヘキザックハンドゲル0.2% ラポテックラビング		手指	① 傷や手荒れがある手指には用いない（刺激性がある） ② 汚れのある手指では，流水下での手洗いおよびペーパータオルでの乾燥後に用いる ③ 引火性に注意！

（つづき）

分類	一般名	商品名	使用濃度	消毒対象	備考
アルコール系	0.2％塩化ベンザルコニウム含有の消毒用エタノール〈速乾性手指消毒薬〉	ウエルパス ウエッシュクリーン オスバンラビング カネパス ハンドコール ビオシラビング ベルコムローション ベンゼットラブ ホエスミンラビング ラビネット リナパス ピュアミスト トリゾンラブ ザルコラブ	原液	手指	① 傷や手荒れがある手指には用いない（刺激性がある） ② 汚れのある手指では，流水下での手洗いおよびペーパータオルでの乾燥後に用いる ③ 引火性に注意！
	0.2％塩化ベンザルコニウム含有の50％エタノール〈速乾性手指消毒薬〉	トリゾンフォーム			
	0.5％ポビドンヨード含有の消毒用エタノール〈速乾性手指消毒薬〉	イソジンバーム ネオヨジンラブ			
	消毒用エタノール〈速乾性手指消毒薬〉	消毒用エタプラス エタプラスゲル ピュアラビング サニサーラEG，EGO，Wゴージョ—MHS			

（3）低水準消毒薬

分類	一般名	商品名	使用濃度	消毒対象	備考
ビグアナイド類	クロルヘキシジン	ヒビテン ヒビテングルコネート オールカット クリゲン グルクロ グルコン酸クロルヘキシジン クロヘキシン クロルヘキシジン ステリクロン ネオクレミール フェルマジン ヘキザック ベンクロジド マスキン ラポテック 〈希釈済み製品〉 ヒビディール （0.05%） ステリクロンW （0.02，0.05，0.1，0.5%） ステリクロンR （0.05，0.1，0.5%） ヘキザック水W （0.02，0.05，0.1，0.5%） ヘキザック水R （0.05，0.1，0.5%） マスキン水 （0.02，0.05，0.1，0.5%） グルコジンW水 （0.02，0.05，0.1，0.5%） グルコジンR水 （0.05，0.1，0.5%）	0.02% 0.05% 0.1〜0.5%	外陰・外性器の皮膚結膜嚢 創傷部位 手指皮膚医療器材	① 適用濃度に注意！（たとえば，創部消毒に誤って0.5%を用いると，ショックが生じる可能性がある） ② 外陰・外性器の皮膚や結膜嚢への適用では，無色のクロルヘキシジン（ヒビテングルコネートなど）を用いる ③ 結膜嚢へ適用後は，滅菌水で洗い流す ④ 膀胱，腟，耳へは禁忌

（つづき）

分類	一般名	商品名	使用濃度	消毒対象	備考
ビグアナイド類	クロルヘキシジン	ヒビスクラブ マスキンスクラブ マイクロシールドスクラブ クロヘキスクラブ スクラビイン フェルマスクラブ ヘキザックスクラブ クロルヘキシジングルコン酸塩スクラブ ステリクロンスクラブ	原液（4％）	手指	頻回使用は避ける（手荒れの防止）
第四級アンモニウム塩	塩化ベンザルコニウム	オスバン オロナイン外用液10％ 逆性石けん クレミール ザルコニンG ヂアミトール トリゾン ホエスミン ヤクゾール ベンザルコニウム塩化物 消毒液10％「カネイチ」 〈希釈済み製品〉 オスバン液 （0.025, 0.05, 0.1） ザルコニン液 （0.01, 0.02, 0.025, 0.05, 0.1, 0.2％） ヂアミトール水 （0.025, 0.05, 0.1, 0.2％） ヤクゾール水 （0.02, 0.05, 0.1％） プリビーシー液 （0.02, 0.05, 0.1％） 逆性石けん液「ヨシダ」（0.01, 0.02, 0.025, 0.05, 0.1, 0.2％）	0.01％	感染皮膚面	① 適用濃度に注意！（0.1％液は眼に，1％液は粘膜に，5％液は皮膚に毒性を示す） ② 誤飲に注意！（経口毒性が高い） ③ 結膜嚢へ適用後は，滅菌水で洗い流す
			0.01〜0.025％	手術部位の粘膜部位 創傷部位	
			0.01〜0.05％	結膜嚢	
			0.02〜0.05％	腟	
			0.1％	手指	
			0.1〜0.2％	医療器材 環境	

分類	一般名	商品名	使用濃度	消毒対象	備考
第四級アンモニウム塩		ベンザルコニウム塩化物消毒液（0.025, 0.05, 0.1w/v%）			
	8％エタノール含有の0.1%塩化ベンザルコニウム	ザルコニンA液0.1 ヤクゾールE液0.1	原液	気管内吸引チューブ	
	12% エタノール含有の0.1%塩化ベンザルコニウム	逆性石けんA液0.1「ヨシダ」			
	塩化ベンゼトニウム	ハイアミン〈希釈済み製品〉エンゼトニン液（0.01, 0.02, 0.025, 0.05, 0.1%）ベゼトン液（0.02, 0.025, 0.05, 0.1, 0.2%）	0.01%	感染皮膚面	
			0.01～0.025%	手術部位の粘膜創傷部位	
			0.02%	結膜嚢	
			0.03%	腟	
			0.1%	手指，皮膚	
			0.1～0.2%	医療器材環境	
		ネオステリングリーンうがい液0.2%ベンゼトニウム塩化物うがい液0.2%「KYS」	0.004%（洗口）	口腔内	
			0.01～0.02%	抜歯創の感染予防	
両性界面活性剤	アルキルジアミノエチルグリシン塩酸塩	テゴー51 ウスノン エルエイジー キンサールG コンクノール サテニジン ハイジール ヒシパンチ 両性石けん液10%「日医工」 アルキニン液10 アルキラブ アルキルジアミノエチルグリシン塩酸塩消毒液10%「メタル」	0.01～0.05%	手術部位の粘膜創傷部位	

（つづき）

分類	一般名	商品名	使用濃度	消毒対象	備考
両性界面活性剤	アルキルジアミノエチルグリシン塩酸塩	〈希釈済み製品〉エルエイジー液（0.05, 0.1, 0.2, 0.5%）サテニジン液（0.05, 0.1, 0.2, 0.5%）ハイジール水（0.05, 0.1, 0.2, 0.5%）	0.05～0.2%	手指，皮膚	
			0.1～0.2%	医療器材環境	結核領域では，0.2～0.5%濃度を用いる
色素系	アクリノール（リバノール）	アクリノールリバオール〈希釈済み製品〉アクリノール液「ヨシダ」（0.1, 0.2, 0.5%）アクリノール液（0.1, 0.2%）アクリノール消毒液（0.1, 0.2%）ケンエーアクリノール液（0.1, 0.2%）	0.05～0.1%（含嗽）	口腔領域における化膿局所	本薬での治療にもかかわらず原疾患の増悪がみられる場合には，本薬の副作用（潰瘍，壊疽）を考慮する
			0.05～0.2%	化膿局所	

（4）その他

分類	一般名	商品名	使用濃度	消毒対象	備考
酸化剤	オキシドール（過酸化水素）	オキシドールオキシフル	原液（3%）または2～3倍希釈	創傷，潰瘍	① 発泡による異物除去効果 ② 新たに表皮が形成された部位には用いない（治癒組織の潰瘍化が生じるため）
			2倍希釈	口腔粘膜	洗浄，消毒
			10倍希釈	口内炎の洗口	洗浄，消毒
			原液	ハードコンタクトレンズ スリーミラー（拡大鏡）	① 10分間以上の浸漬（ヒト免疫不全ウイルス（HIV），アデノウイルス，および単純ヘルペスウイルスの殺滅） ② 消毒後の対象物に対しては，十分な水洗が必要（強烈な眼刺激性を示すため）

（小林寛伊編［小林寛伊，大久保憲，尾家重治］：新版増補版 消毒と滅菌のガイドライン. p.137～144, へるす出版, 2015）

1章 ▶ 看護場面に共通する看護技術 / 5 ▶ 感染予防の看護技術

4 感染防止のための環境整備

水準 ❶ 到達度 Ⅱ 到達目標 Ⅰ

リネン管理

Point

- ▶ 医療現場で使用するリネン，衣類，寝具類は，汚れや微生物が適切に取り除かれた状態で患者に提供されなければならない．
- ▶ 医療現場で使用されたリネン類は，病原微生物や血液，体液，医療品などで汚染されている可能性がある．そのため，リネン管理では，使用後は汚染を広げないように回収し，洗浄後は清潔を保つように保管する．

目的

- 患者への清潔なリネン提供
- 患者に使用したリネンからの患者および医療従事者への感染予防

リネン管理の実際

- 使用したリネンは，患者やベッドからはずしたら，すぐその場で袋に入れ密閉する．
  - 袋は，熱水洗濯機にそのまま入れることのできる水溶性ランドリーバッグが理想的である．
  - シーツ交換などの際，使用したリネンを床に落とさないように注意する．
- 使用したリネンは，71℃以上で25分以上，あるいは80℃で10分間（または85℃で１分間）で洗浄する．
  - ドライクリーニングは行わない．
- 清潔リネンと使用後リネンとは動線分離をする．
  - 清潔リネンは，扉のついた棚に保管するか適切に覆いをかけて汚染されないようにする．
- 清拭用のタオルは使用前に濡れた状態で保存せず，直前まで乾燥した状態で準備する．

 根拠　清拭タオルがリザーバーとなるセレウス菌血流感染症が臨床でたびたび問題となっている．セレウス菌は環境に多い芽胞菌であり，加熱や通常の洗濯工程では死滅せず，手指についてもアルコール耐性のため擦式手指消毒では取り除けない．使用前の清拭用タオルであってもセレウス菌の付着は否定できない．加温前に清拭タオルを水で濡らして保存するとセレウス菌や緑膿菌などが増殖する．その後に清拭車などで加温しても，熱で死滅しないセレウス菌や，菌量が増えたために加熱で死滅しなかった他の細菌が清拭用タオルに残る．清拭車も細菌汚染するため同様にリザーバーとなる．

105

清掃管理

Point

▶病院内清掃とは，目に見える汚れを取り除くことであり，ゾーニングに基づいて実施される.
▶ゾーニングとは，施設内の区域を清浄度によって分類し，それぞれの区域分類別に適した空調・換気システムによって空気清浄度を維持する方法である（表1-5-4）.

目的

●患者のいる環境のごみ，ほこりなどの目に見える汚れの除去

表1-5-4　清浄度クラスによるゾーニング

清浄度クラス	名称	摘要	該当室例
Ⅰ	高度清潔区域	層流方式による高度な清浄度が要求される区域	バイオクリーン手術室
			易感染患者用病室
Ⅱ	清潔区域	必ずしも層流方式でなくてもよいが，Ⅰに次いで高度な清浄度が要求される区域	一般手術室
Ⅲ	準清潔区域	Ⅱよりもやや清浄度を下げてもよいが，一般区域よりも高度な清浄度が要求される区域	未熟児室 膀胱鏡・血管造影室 手術手洗いコーナー NICU・ICU・CCU 分娩室
Ⅳ	一般清潔区域	原則として開創状態でない患者が在室する一般的な区域	一般病室 新生児室 人工透析室 診察室 救急外来(処置・診察) 待合室 X線撮影室 内視鏡室（消化器） 理学療法室 一般検査室 材料部 手術部周辺区域（回復室） 調剤室 製剤室
Ⅴ	汚染管理区域	有害物質を扱ったり，感染性物質が発生する室で，室外への漏出防止のため，陰圧を維持する区域	RI管理区域諸室 細菌検査室・病理検査室隔離診察室 感染症用隔離病室 内視鏡室(気管支) 解剖室
	拡散防止区域	不快な臭気や粉塵などが発生する室で，室外への拡散を防止するため陰圧を維持する区域	患者用便所 使用済リネン室 汚物処理室 霊安室

（日本医療福祉設備協会：病院設備設計ガイドライン（空調設備編）．第4版，p.20，2013より引用し，一部改変）

清掃管理の実際

- ゾーニングに基づき清掃用具も使い分け，ほこりをたてない清掃を行う．
- 血液等が付着した環境表面は，0.1〜1％の次亜塩素酸ナトリウム等の中水準消毒薬で拭き取る．
- 病室をホルムアルデヒドガスなど消毒薬で薫蒸しない．

> **根拠** 病室が完全に密閉されていなければ効果はなく，漏れ出た消毒薬は人体に有害であるからである．

- 紫外線照射は，人体に有害であり，陰になる部分は無効であるため，原則として行わない．

> **根拠** 紫外線照射による消毒は，陰の部分は無効であり，くまなく照射することが困難で，効果が得られにくいうえに人体に有害である．スリッパやガウンの紫外線照射も同様で消毒効果は期待できない．

- 通常の清掃では環境の消毒は行わない．

> **根拠** 床などは汚れやすく，消毒してもすぐに微生物は増え，効果が期待できないばかりでなく，作業者や患者への毒性（中枢神経障害，呼吸器刺激症状，皮膚過敏症，発がん性など）がある．

- ベッド柵，床頭台，オーバーテーブル，ドアノブ，ナースコール，医療機器操作面など，手で触れる環境中の機器類・物品・用具などの表面（高頻度接触表面）は，少なくとも毎日低水準消毒薬で清拭する．

> **根拠** 手で触れる環境の表面には，接触感染の病原微生物が長期間生存しやすく，とくに耐性菌の伝播が起こりうる危険な場所である．

- 広い環境面や，高濃度の酸素療法中の病室では，引火性のあるアルコールを消毒に使用しない．
- 病院において環境中の微生物は一部の例外（アスペルギルス，レジオネラなど）を除いて，通常，医療関連感染の原因とならないので，環境の定期的な細菌培養は行わない．

> **根拠** 定期的に環境中の微生物の培養結果がわかっても感染管理上有用な対策がとれるわけではない．たとえば病室の床や壁から微生物が検出されたからと床や壁を消毒しても，患者や医療従事者などヒトのいる環境ではすぐにもとの微生物汚染状況に戻るため意味がない．したがって，環境は汚染されているものと考えることが重要である．その前提で環境に触れたらすぐに手指衛生を行い，手で触れる頻度の高い環境表面（ベッド柵，ドアノブ，モニタ表面など）を低水準消毒薬で清拭することが重要である．

- 出入り口に粘着マットや消毒薬マットは設置しない．

> **根拠** 粘着マットや消毒薬マットは感染防止効果がなく，かえって清掃の妨げとなる．

医療廃棄物管理

Point

▶ 医療廃棄物は法律用語ではなく，医療行為の結果生じる廃棄物の通称である．
▶ 感染性廃棄物とは，医療関係機関などから発生し，人が感染し，または感染するおそれのある病原体が含まれ，もしくは付着している廃棄物またはこれらのおそれのある廃棄物のことである．
▶ 医療廃棄物管理で最も大切なことは，発生場所で適切に分別することである．

廃棄物の分類と判断基準

●廃棄物の分類を図1-5-13に示す.

図1-5-13　廃棄物の分類

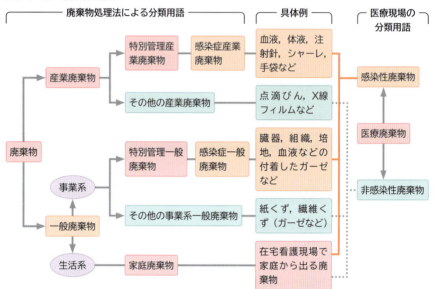

●感染性廃棄物容器には国際的に統一されているバイオハザードマーク（図1-5-14）が表示されている.

図1-5-14　バイオハザードマーク

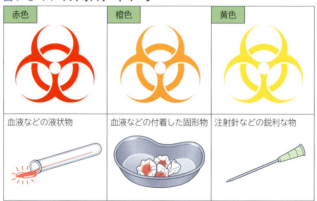

● 環境省では感染性廃棄物の判断基準を，①形状，②排出場所，③感染症の種類，の観点から示している（表1-5-5）．

表1-5-5　感染性廃棄物の判断フロー

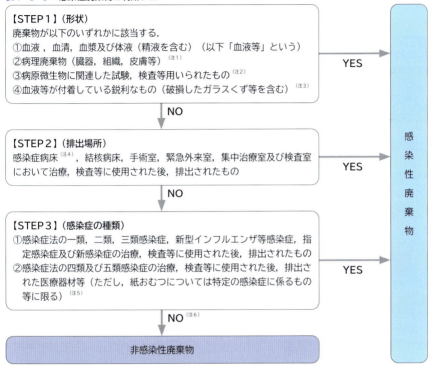

(注) 次の廃棄物も感染性廃棄物と同等の取扱いとする
  ・外見上血液と見分けがつかない輸血用血液製剤等
  ・血液等が付着していない鋭利なもの（破損したガラスくず等を含む）
(注1) ホルマリン漬臓器等を含む
(注2) 病原微生物に関連した試験，検査等に使用した培地，実験動物の死体，試験管，シャーレ等
(注3) 医療器材としての注射針，メス，破損したアンプル・バイヤル等
(注4) 感染症法により入院措置が講ぜられる一類，二類感染症，新型インフルエンザ等感染症，指定感染症及び新感染症の病床
(注5) 医療器材（注射針，メス，ガラスくず等），ディスポーザブルの医療器材（ピンセット，注射器，カテーテル類，透析等回路，輸液点滴セット，手袋，血液バッグ，リネン類等），衛生材料（ガーゼ，脱脂綿等），紙おむつ，標本（検体標本）等
  なお，インフルエンザ（鳥インフルエンザ及び新型インフルエンザ等感染症を除く），伝染性紅斑，レジオネラ症等の患者の紙おむつは，血液等が付着していなければ感染性廃棄物ではない
(注6) 感染性・非感染性のいずれかであるかは，通常はこのフローで判断が可能であるが，このフローで判断できないものについては，医師等（医師，歯科医師及び獣医師）により，感染のおそれがあると判断される場合は感染性廃棄物とする

（環境省環境再生・資源循環局：廃棄物処理法に基づく感染性廃棄物処理マニュアル［2018年3月］．http://www.env.go.jp/recycle/kansen-manual1.pdf）

目的
●医療廃棄物による感染リスクの低減

適応
●医療現場で発生する廃棄物

医療廃棄物管理の実際

●医療廃棄物は,発生場所で,規定に沿って正しく分別する.

 根拠　非感染性の廃棄容器に誤って1個の感染性廃棄物を投入しただけで,以降の処理を担当する職員への職業感染の危険が発生するからである.また,その容器の中身すべてを感染性として処理しなくてはならないためのコストも生じ,さらには,病院や医療への社会的信頼を失墜させることになる.

●医療廃棄物を適切な容器に廃棄する.

〈参考〉医療用廃棄容器の例

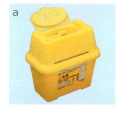
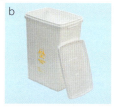
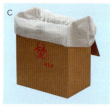

a:持ち運べるタイプ
ベッドサイドでの処置時などに使う
b・c:設置タイプ
その他,カート式や壁面設置タイプなどがある

- 容器からあふれないようにする.
- 容器から容器へ中身を移し替えない.
- 医療用廃棄容器の蓋は一度閉めるとロックされ,開かなくなるものもあるので,その場合は収集時に蓋をする.
- とくに血液などが付着した鋭利な廃棄物は,慎重に廃棄する.

注射針,メスなど鋭利なもの専用廃棄物容器への廃棄の際の注意

- リキャップをしないで捨てる.
- 鋭利な側を自分のほうに向けないようにし,容器に向けて捨てる.
- チューブから針を切り離さない.
- 容器が小さくて入らない場合は廃棄物を分解しないで,大きい容器に変更する.
- 容器が満杯になるまで入れない.
- 上から押し潰したり,ゆすったり,容器を圧縮したりしない.

根拠　内容物が飛び出したり,貫通したりして,受傷する場合がある.

- 廃棄物容器は,使用する場所で使用後すぐに捨てることができ,かつつまずいたり倒すおそれのない安全な位置に,また,廃棄口を目で確認でき,かつ捨てやすい高さに設置する.

●医療廃棄物を適切に処理する(自治体により異なるため,確認する).
- 病院内で処理する場合には容器ごと焼却するが,焼却炉の性能とダイオキシン類による環境汚染を考慮し,委託処理することが一般的である.

コツ　廃棄物処理の流れを把握し,不法投棄を防止するため,病院が医療廃棄物の処理を委託する場合には適正な業者を選択し,産業廃棄物管理票(マニフェスト)を使用する.

引用・参考文献（1章-5　感染予防の看護技術）

1) 一般社団法人日本環境感染学会ワクチンに関するガイドライン改訂委員会：医療関係者のためのワクチンガイドライン第2版. 環境感染誌, 29（supplⅢ）：S7, 2014.

2) 一般社団法人日本環境感染学会ワクチンに関するガイドライン改訂委員会：麻疹, 風疹, 水痘, 流行性耳下腺炎（ムンプス）に関するQ&A. 環境感染誌, 32（supplⅡ）, 2017.

3) 一般社団法人日本環境感染学会ワクチンに関するガイドライン改訂委員会：医療関係者のためのワクチンガイドライン第2版, 追補版, 髄膜炎菌ワクチン・破傷風トキソイド. 環境感染誌, 32（supplⅠ）, 2017.

4) CDC：Guideline for Hand Hygiene in Health-Care Settings. MMWR, 51：RR～16, 2002.

5) 日本手術医学会：手術医療の実践ガイドライン（改訂版）. 日本手術医学会誌, 34（suppl）：s1～150, 2013.

6) Siegel,J.D.et al：Health-care Infection Control Practices Advisory Committee. 2007 Guideline for Isolation Precautions：Preventing Transmission of Infectious Agents in Healthcare Settings. Am J Infect Control, 35（10）：S65～164, 2007.

7) Siegel JD, et al：Health-Care Infection Control Practices Advisory Committee. Management of multidrug-resistant organisms in health-care settings, 2006. Am J Infect Control：35（10）：S165～93, 2007.

8) 小林寛伊ほか編：エビデンスに基づいた感染制御. 第1集, 改訂2版, メヂカルフレンド社, 2006.

9) 小林寛伊ほか編：エビデンスに基づいた感染制御. 第2～3集, メヂカルフレンド社, 2003.

10) CDC：Guideline for Infection Control in Hospital Personnel, 1998. Infect Control Hosp Epidemiol, 19：407～63, 1998.

11) CDC.CDC Guidance for Evaluating Health-Care Personnel for Hepatitis B Virus Protection and for Administering Postexposure Management. MMWR, 62（10）, 2013.

12) Kuhar DT, et al.：Updated U.S. Public Health Service Guidelines for the Management of Occupational Exposures to Human Immunodeficiency Virus and Recommendations for Postexposure Prophylaxis. Infect Control Hosp Epidemiol , 34（9）：875～892, 2013.

13) 小林寛伊編：新版増補版 消毒と滅菌のガイドライン. へるす出版, 2015.

14) Rutala WA：APIC guideline for selection and use of disinfectants. Am J Infect Control, 24：313～42, 1996.

15) 一般社団法人日本医療機器学会：医療現場における滅菌保証のガイドライン2015. 日本医療機器学会, 2015.

16) 一般社団法人日本医療福祉設備協会企画・指針委員会編：病院設備設計ガイドライン（空調設備編）（HEAS-02-2013）. 日本医療福祉設備協会, 2013.

17) CDC and the Healthcare Infection Control Practices Advisory Committee（HICPAC）：Guidelines for Environmental Infection Control in Health-Care Facilities. MMWR, 52（RR10）：1 ～42, 2003.（http://www.cdc.gov/ncidod/dhqp/pdf/guidelines/Enviro_guide_03.pdf）

18) 環境省環境再生・資源循環局：廃棄物処理法に基づく感染性廃棄物処理マニュアル［平成30年3月］. 2018.（http://www.env.go.jp/recycle/kansen-manual1.pdf）

memo

第2章 生活行動に共通する看護技術

1 食事・栄養の看護技術

1. 栄養状態，体液・電解質バランスのアセスメント
2. 食生活の支援
3. 食事の援助
4. 安全な経口摂取への援助
5. 経鼻経管栄養法
6. 経瘻管法（胃瘻）

2 排泄の看護技術

1. 排泄の援助
2. おむつ交換（尿失禁・便失禁）
3. 排尿困難時の援助（間欠的導尿，持続的導尿）
4. 摘便
5. 浣腸（グリセリン浣腸）
6. ストーマケア（ストーマ装具と交換方法）

3 清潔・衣生活の看護技術

1. 入浴・シャワー浴
2. 洗髪
3. 全身清拭
4. 足浴
5. 陰部洗浄
6. 口腔ケア
7. 爪切り
8. 身だしなみ（整容）
9. 寝衣交換

4 活動・休息の看護技術

1. 移動と移送の援助
2. 関節可動域訓練
3. 廃用症候群の予防
4. 体位変換
5. 入眠・睡眠の援助

2章 ▶ 生活行動に共通する看護技術 / 1 ▶ 食事・栄養の看護技術

1 栄養状態，体液・電解質バランスのアセスメント

水準 **1** 到達度 **Ⅰ Ⅱ Ⅲ** 到達目標 **Ⅰ Ⅱ**

栄養状態のアセスメント

Point

- ▶ 栄養状態とは，健康の基礎であり，身体を良好に保ち，長寿へとつなげる重要な要素である．
- ▶ そのためにも，不適切な食生活，慢性疾患（糖尿病，高血圧，肥満，心疾患，がんなど）の危険因子を見い出す必要がある．
- ▶ そこで看護師は，疾病予防，治療効果や，回復促進のために，必要な栄養素の摂取状況（欠乏，過剰）をアセスメントし，適切な栄養摂取を支援する．
- ▶ 具体的な方法として，栄養状態のアセスメント，すなわち①身体の主観的・包括的・客観的評価，②生化学的検査，③臨床的観察，④食事分析，などを行う．

目的

- ● 栄養の障害，および健康への影響を確認する．
- ● 欠乏・過剰摂取のパターンとそれらが肥満や糖尿病，高血圧，循環器疾患などにどのように関連しているかを確認する．
- ● 良好な健康のための栄養的パラメータを確認する．

知っておくべき情報

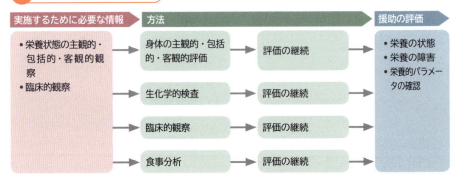

栄養状態のアセスメントの準備

物品準備

❶
❷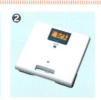
❸
❹

☑ ❶身長計
☑ ❷体重計
☑ ❸メジャー
☑ ❹カリパス
（皮下脂肪計）

実施前の準備
① 看護師は手指衛生を行う．
② 患者に栄養状態のアセスメントの必要性を説明し，同意を得る．身体計測時には，体重・身長を測ることを伝え，脱衣が必要であることを説明する．
③ 必要時にはカーテンを閉めるなど，周囲への配慮をする．かなり個人的内容を質問するため，答えにくそうな場合は別室を用意するなどを考慮する．

主観的包括的評価（SGA：subjective global assessment）

- 現在，日本で比較的多くの施設が用いている評価ツールとして，SGAがある．SGA評価シートの例を下記に示す．こうした項目をもとに，患者の病歴と身体所見をアセスメントする．

〈参考〉SGA評価シート（病歴について）

1 体重の変化
過去6か月間の合計体重減少量： 　　kg （喪失率　　％）
過去2週間における体重変化：増加　　変化なし　　減少

2 食物摂取量の変化（通常の摂取量と比較して）
変化なし
変化あり　期間　　（週）　　（日）
現在食べられるもの　（食べられない・水分のみ・流動食・おかゆ・常食）

3 消化器症状（2週間以上持続）
なし　あり
悪心　いつから（　　　）　下痢　いつから（　　　）
嘔吐　いつから（　　　）　便秘　いつから（　　　）

4 機能性
機能障害　なし
あり　いつから（　　　　　）
労働：（せいぜい身のまわりのこと・家事程度・肉体労働）
歩行：（自立・介助・杖・歩行器）
寝たきり：いつから（　　　）
排尿：（トイレ・おむつ）　排便：（トイレ・おむつ）

5 疾患・疾患と栄養必要量の関係
基礎疾患：
既往歴：
内服・治療薬：
体温：　　　呼吸：（正常・頻）　　脈：（正常・頻）
代謝亢進に伴う栄養必要量/
ストレス：　なし　軽度　中等度　高度

> **コツ！**
> SGAは幅広い年齢層に適用できるが，簡易栄養状態評価表（MNA：Mini Nutritional Assessment）は，とくに65歳以上の高齢者の栄養状態を簡単に評価するためのアセスメントツールである．6個のスクリーニング項目（最大14ポイント）と12個の問診項目（最大16ポイント）からなり，スクリーニングの段階で12ポイント以上であれば栄養状態良好（治療の必要なし）と判断できる．総合評価の合計は最大30ポイントで，17ポイント未満が「低栄養」，17～23.5ポイントが「低栄養のおそれあり」，24～30ポイントは「栄養状態良好」と判断する．

> **注意！**
> 食物摂取量とは，実際に患者が摂取している量を意味している．一方，栄養必要量とは病気が発生すると身体の代謝必要量が変化し，エネルギーとタンパクの必要量が増加するので，それらをアセスメントするためのものである．

〈参考〉SGA評価シート（身体所見について）

1 体型	筋肉喪失（大腿四頭筋，三角筋） 皮下脂肪の喪失（上腕三頭筋・胸部）
2 浮腫	なし あり　部位（　　　　）
3 褥瘡	なし あり　部位（　　　　）
4 腹水	なし あり

客観的評価（ODA：objective data assessment）

- 臨床における身体計測の意義は，初期の栄養状態を記録することにより，その後の栄養状態の推移を疾患や治療に関連づけて把握できることである．

計測項目	計測方法	判定基準	目的
肥満度 (BMI[*1])	・身長と体重の比で表す． BMI＝体重kg/(身長m)^2	・基準値：通常22が理想（p.60 表1-4-1参照）．	・肥満ややせの評価に用いられる．
上腕周囲長 (AC[*2])	●上腕周囲長の皮下脂肪厚の計測 ①利き手（多数は右手）でないほう（細いほう）の上腕三頭筋部を選び，肩峰と肘頭突起とを上腕後方で結ぶ線の中間を定める． ②その位置の腕の太さをメジャーで計測する． 　肩峰 　測定部位 　肘頭突起 　上腕三頭筋 　a. 上腕周囲長	・基準値（cm） 成人男性： 27.23±2.98， 成人女性： 25.28±3.05	・体タンパク質の蓄積の評価に有用である．
上腕三頭筋部 皮下脂肪厚 (TSF[*3])	●上腕三頭筋部皮下脂肪厚の計測 ・上腕周囲長と同じ位置を，腕の緊張を解かせ，看護師の利き手でない母指と示指で，腕の長軸に沿って中間点部の脂肪を皮膚を介してしっかりとつまみ，筋肉から引き上げ，カリパス（皮下脂肪計）ではさむ． ・カリパスが最初に止まった時点の目盛りをmm単位で読む． ・信頼性を得るために1～2回測定を繰り返す． 　肩峰 　測定部位 　肘頭突起 　カリパス（皮下脂肪計） 　b. 上腕三頭筋部皮下脂肪厚	・基準値（mm） 成人男性： 11.36±5.42， 成人女性： 16.07±7.21	・体脂肪量を計測し，体内におけるエネルギー蓄積量の変化を計測する．比較的浮腫の影響を受けにくいとされている上腕部で計測する．

（つづき）

計測項目	計測方法	判定基準	目的
上腕中央筋肉部周囲長（AMC*4）	・上腕周囲長と上腕三頭筋部皮下脂肪厚から算出する. AMC[cm]＝AC[cm]−0.314×TSF[mm].	・基準値（mm） 成人男性： 23.67±2.76, 成人女性： 20.25±2.56	AMCを計算し,筋肉量を推定する. 骨格筋はタンパク質を貯蔵して運動を行っているので, 骨格筋量が減少しているとタンパク質が不足していると査定できる.

＊1：body mass index　＊2：arm circumference　＊3：triceps skinfold thickness　＊4：arm muscle circumference

生化学的検査

・栄養状態の評価にかかわる検査値は血液検査や尿検査に多いことから, 血液や尿中の成分を測定し, 栄養状態を推量する.

項目名	基準値
全リンパ球数（TLC*1）	・1,500〜3,000/μL
血清アルブミン（血中）	・4.5〜5.5g/dL
総鉄結合能（TIBC*2）および血清トランスフェリン（血中）	〈総鉄結合能〉 ・男性：240〜370μg/dL, 女性：250〜400μg/dL 〈血清トランスフェリン〉 ・男性：190〜300mg/dL, 女性：200〜340mg/dL
クレアチニン身長指数（CHI*3）（尿中）	・1.0〜1.5g/日
ヘモグロビン	・男性14〜17g/dL, 女性12〜15g/dL
ヘマトクリット値（赤血球容積%）	・男性40〜54%, 女性37〜47%
窒素バランス	・尿中尿素窒素量：7〜14g/日 ・窒素の摂取と排泄が等しい場合に平衡状態であり, バランスが保たれている. ほとんどの窒素は尿中尿素窒素として排泄され, 少量が皮膚や便から一定量排泄される.
血清脂質	・血中コレステロール120〜200mg/dL
血清中性脂肪	・40〜160mg/dL
血清グルコース（空腹時血糖値）	・80〜120mg/dL

＊1：total lymphocyte count　＊2：total iron binding capacity　＊3：creatinine height index

臨床的観察

- 患者の身体徴候を観察することで，栄養素の過不足を推測することができる．各栄養素の具体的な数値（指標）は，厚生労働省が発表している『日本人の食事摂取基準』を参考にするとよい．
- 全身の栄養状態の観察項目を表2-1-1に示す．

表2-1-1　部位ごとの栄養状態の観察項目

部位	観察項目
毛髪	抜け毛，白髪，光沢，色素沈着異常など
口	発赤，乾燥など
爪	変色，光沢，形など
皮膚	乾燥，弾力性，発赤，皮下出血など
その他	四肢の浮腫や腹水などの有無，顔色・表情など

食事分析

- 栄養状態のアセスメントの一環として，患者の食事にかかわるライフスタイルを把握する．
  - 食習慣：欠食，間食，夜食，外食，食事時間，食べる速さ，嗜好
  - 食嗜品：偏食，嗜好品，飲酒，喫煙，使用食品，調理法，味付け
  - 摂取状況：口腔粘膜の状態，咀しゃく，嚥下
  - 生活リズム（運動，睡眠，1日の過ごし方）
- 適切な栄養摂取を支援するためにも，疾患や治療に対する受けとめ方を把握する．
  - 疾患や治療に対する理解度，食事療法の必要性への同意
  - 栄養・食物に関する知識
  - 患者が医師の処方による治療食を摂取中かどうか，あるいは自主的に体重減少や特殊な食事療法を行っていないかどうか判断する．

知っておこう！　高齢者の栄養状態アセスメント

- 高齢になるにつれて生活習慣病や慢性疾患に罹患していることが多く，また，加齢による心臓，肺，腎臓，肝臓などの内臓機能低下，骨の脆弱，筋力の低下により身体機能，免疫力が低下する．
- 高齢者の場合，加齢に伴い体内の骨格筋量は減少し，筋力も低下することで知られており，このような状態をサルコペニアという．
- サルコペニアは低栄養によってさらに促進され，ADLの低下や寝たきり状態を引き起こす原因となる．
- サルコペニアの簡単な鑑別方法としては，ふくらはぎの周囲長（CC）を測定する．BMIが18.5を超えていても，30cm未満の場合をサルコペニアと判断する．

● ふくらはぎの周囲長（CC）の測定法

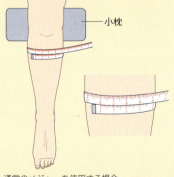

通常のメジャーを使用する場合

体液・電解質バランスのアセスメント

Point

- 身体を構成している成分の大部分は水である．この水は，生命維持のエネルギー源であるタンパク質，脂肪，糖質あるいは電解質などの溶媒（溶かす媒体）となっている．そして，さまざまな溶質（溶媒に溶ける物質）を含む体内の水溶液を，体液とよぶ．
- ガス交換や体温調節をはじめ，栄養素の吸収や代謝，その結果生じた老廃物や有害物質の排出も，すべて体液を介して行われる．
- 体液には，生体に必要なさまざまな物質（電解質，非電解質物質）が溶けているが，そのなかでも電解質は体内環境を調節し，生命維持のために不可欠な役割を担っている．
- 生体には，外的環境の変化にかかわりなく身体の内部環境を一定に保つ調節機能（ホメオスターシス：恒常性）がはたらいているが，ホメオスターシスが維持されるためには，体液のバランスを保つ（体液量，浸透圧，酸・塩基などが一定に保たれる）ことが必要である．
- 体液・電解質のアンバランスは酸・塩基平衡障害を引き起こし，体力の消耗，精神活動の低下をきたし，最終的には生命の危機をまねくことになる．したがって，体液・電解質の異常をきたしやすい患者のアセスメントをすることは，看護師の重要な役割である．
- 体液・電解質アセスメントのために必要な情報は，①年齢・性別，②病歴（身体的病歴，年齢ごとの病歴），③臨床的評価，④バイタルサイン（生命徴候），⑤身体所見，⑥体液異常を評価する検査，などである．

目的

- 体液・電解質バランスをくずしやすい患者の，体液異常の有無と程度を確認する．
  - 小児や高齢者などは，身体構造や機能の問題などさまざまな原因が重なり，とくに体液・電解質バランスをくずしやすい．

知っておくべき情報

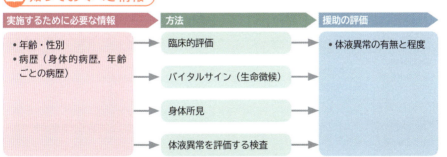

年齢・性別

- 体液量は，年齢，体重，性別によって違いがあることを念頭において，アセスメントをする必要がある（表2-1-2）．
- 人間の体液量は通常，一定に保たれている．一般的な水分出納のin（摂取）とout（排泄）の例を表2-1-3に示す．こうした前提知識をもとに，アセスメントに臨む．

表2-1-2　全体液量の年齢による変化
（単位：体重%，Edelmanによる）

年齢	男性	女性
0～1か月	75.7	
1～12か月	64.7	
1～10歳	61.7	
10～16歳	58.9	57.3
若年者	60.6	50.2
中年者	54.7	46.7
高齢者	51.5	45.5

表2-1-3　水分出納（Goldberger）

in（摂取）		out（排泄）	
飲水	1,500	尿・汗	1,500
食事	800	不感蒸泄	1,000
代謝水	300	便	100
計	2,600mL/日	計	2,600mL/日

病歴

- 体液・電解質異常をきたすような疾患（糖尿病，潰瘍性大腸炎など）がないか把握する．
- 体液・電解質異常を起こす可能性のある薬物を内服しているか，または治療（利尿薬の服用や経鼻胃液吸引など）を行っているか把握する．
- 体液・電解質異常をきたしやすい原因として，年齢による生理的機能低下や生活環境を考慮する（高齢の独居生活者など）．

 根拠　高齢者では，腎の尿濃縮力の低下および口渇機構の異常により，脱水を起こすことがあるため．

臨床的評価

体重計測 （p.59参照）	● これによって体内水分量の増減を推定できる． ● 正確かつ継続的に体重を測定するためには，1日のなかでも同じ時間に同じ条件下で実施すべきで，たとえば朝食前の計測が望ましい． 　　根拠　活動量，食事，飲水などの誤差因子が最小限の状況のため． ● 体重計は使用前に調整し，おおよそ同じ服装で継続的に計測する． ● 体重計の種類は記録しておき，できるだけ同じ体重計を使用する．
腹囲計測 （p.62参照）	● 体内水分が過剰な場合では，仰臥位で膝を曲げた姿勢で臍上部を通過する腹囲を，同一条件下で計測する．
水分出納	● 健常時には水分摂取量と排泄量はほぼバランスがとれており，平衡状態にある． ● 主な水分摂取として飲水，食事，代謝水（体内で栄養物質が燃焼して酸化されるときにできる水）があり，主な水分排泄として尿，便，汗，不感蒸泄（肺，皮膚）がある． **[in（摂取）の内容]** 　経口水分摂取（水分，食物）／非経口水分摂取（輸液，輸血）／経管栄養／体内へのカテーテルによる灌注または洗浄時の注入で回収されなかった水分 **[out（排泄）の内容]** 　尿／水様便／吐物／経鼻胃液吸引／大量の発汗／不感蒸泄（不感蒸泄量[mL]＝体重[kg]×15＋200×[体温－36.8℃]）／創傷からの排液／瘻孔からの排液

バイタルサイン（生命徴候）

• バイタルサインのなかで，体液・電解質バランスにかかわるものを以下に示す.

体温	• 発汗の増加により，水と電解質を喪失する. • 水喪失性脱水で体温の上昇をきたすことがある. 〈体温の低下〉 • 体液欠乏により，体温の低下をきたすことがある. • 高度の体液欠乏では，直腸での測定で35℃に低下することもある.
心拍数	〈心拍数の増加〉 • 体液欠乏に対して，心拍出量を維持する代償機能として，心拍数の増加がみられる. 〈弱くて細い脈〉 • 血管内液量の減少により生じ，体液欠乏を示す. 〈不整脈〉 • 低カリウム血症や低マグネシウム血症で生じる.
呼吸数と深さ	〈呼吸数と深さの増加〉 • 不感蒸泄を増加させ，体液を喪失させることがある. 運動時にみられる. 〈速く深い呼吸〉 • 代謝性アシドーシスでみられることがある. 〈呼吸困難，副雑音（ラ音），あるいは水泡音〉 • 肺への水分貯留の所見で，体液過剰を示す.
血圧	• 血圧は心拍出量×全身血管抵抗により決まる. 〈血圧の低下〉 • 1回拍出量の減少で生じ，体液の欠乏を示唆する. 〈血圧の上昇〉 • 1回拍出量の増加で生じ，体液の過剰を示唆する.

身体所見

• 身体所見のなかで，体液・電解質バランスにかかわるものを以下に示す.

皮膚	〈皮膚の紅潮・乾燥〉 ● 体液欠乏の徴候である. 〈皮膚弾力性の変化〉 ● 間質液量の変化を反映する. ● 前腕部，胸骨部，手背部の皮膚をつまむことによって調べる. 　• 体液欠乏があるとつまんだ皮膚は数秒間そのままの状態を維持する. 　• 高齢者では皮膚の弾性が低下しているため，この方法は不適である. 〈浮腫〉 ● 顔面，手指，下肢の細胞間質液量の増加を示す. ● 眼窩周囲の浮腫は著しい体液貯留のあることを示す. ● 前脛骨部を押して圧痕がみられる場合，少なくとも2～3Lの過剰な体液が貯留していることを示唆する. ● 浮腫が出現した部位の圧痕，皮膚の状態，周囲径（四肢や腹部），体重，水分出納などにより，浮腫の程度を把握する. 〈舌のしわの増加〉 ● 体液欠乏を示唆する. 〈口腔内の頬粘膜と歯槽部間の湿潤の減少〉 ● 体液欠乏の徴候である.

2章 1 ①栄養状態，体液・電解質バランスのアセスメント

（つづき）

心血管系	〈頸静脈怒張〉 ● これによって中心静脈圧が推定できる. ● 頭部を30～45°挙上し, 胸骨角の高さから内頸静脈および外頸静脈が虚脱する部位までの距離（3cm程度が基準である）を測定する. • 3cm以上の場合は体液過剰あるいは心機能低下があることを示している. 〈不整脈〉 ● 血中のカリウム（K）, カルシウム（Ca）, マグネシウム（Mg）の異常で生じる.
神経系	〈意識レベルの変化〉 ● 血清浸透圧の変化あるいは血清ナトリウム（Na）の異常により起こる. ● 症状の程度は変化の速度および程度による. 〈不穏および錯乱〉 ● 極度な体液欠乏あるいは酸・塩基平衡異常により出現する.
胃腸系	〈食欲不振, 悪心・嘔吐〉 ● 急性の体液欠乏あるいは体液過剰で生じる. 〈口渇〉 ● 浸透圧の上昇あるいは体液欠乏で出現する.

体液異常をアセスメントする検査

• 以下に示す各検査の基準値は, 成人の値である.

ヘマトクリット （Ht）	● 基準値：男性40～54％, 女性37～47％ ● 全血液中の, 赤血球が占める容積率（％）を表したもの. ● Htの測定値は血漿量の変化に応じて変動する. ● 脱水症で増加し, 体液過剰により減少する.
血中尿素窒素 （BUN）	● 基準値：6～20mg/dL ● 腎機能を調べる血液検査. 通常, 摂取したタンパク質は最終的に尿素となって, 血中→腎臓→尿中へと排出される. ● BUNの上昇は通常腎機能の低下を反映している.
尿比重	● 変動基準範囲：1.010～1.040 ● 尿と, 溶質を含まない水との, 重量比を表したもの. 腎における尿の濃縮力を反映しており, 腎の水保持能あるいは排泄能を示している. ● 正常に水分を摂取しているときの新鮮尿での尿比重は, およそ1.010～1.020である. ● ブドウ糖, タンパク質, 造影剤, 体外循環灌流液（低分子デキストラン）のような薬物は尿比重を偽高値にする. ● 腎不全があると, およそ1.010に固定し, 尿崩症では低下する.
尿ナトリウム （尿Na）	● 新鮮尿での基準範囲：50～130mEq/L ● 尿Na値は, Na摂取（摂取が増加すると排泄も増加する）および体液バランス状態により変動する. ● 腎障害がない場合, 浸透圧利尿時, または利尿療法時には10～20mEq/L以下となる.

（つづき）

<table>
<tr>
<td rowspan="2">動脈血ガス</td>
<td>
<ul>
<li>動脈血pH，動脈血二酸化炭素分圧（$PaCO_2$），動脈血酸素分圧（PaO_2），動脈血酸素飽和度（SaO_2），重炭酸イオン（HCO_3^-）などを測定する．</li>
<li>動脈血ガスからは，酸・塩基平衡の状態および呼吸機能の状態が推定できる．</li>
</ul>

［動脈血ガスの基準値］
<ul>
<li>pH：7.35〜7.45</li>
<li>$PaCO_2$：35〜45mmHg（Torr）</li>
<li>PaO_2：80mmHg（Torr）〜</li>
<li>SaO_2：97%〜</li>
<li>HCO_3^-：22〜26mEq/L</li>
</ul>

［pH］
<ul>
<li>血液のpHを決定する主な因子はHCO_3^-と$PaCO_2$の2つである．</li>
<li>生体内では種々の緩衝作用がはたらいて，通常pHは一定に保たれている．血液のpHは弱アルカリ性にて一定に保たれている．</li>
<li>具体的には，ヒトが生命を維持するために必要なエネルギーを供給するとき，過剰な酸（H^+およびCO_2）の産生が伴う．エネルギー（ATP）産生とともに生じるH^+およびCO_2が，それぞれ腎，肺から体外へ排出されることにより，体内のpHは一定に保たれている．</li>
<li>pHが基準値より低い場合をアシドーシス，高い場合をアルカローシスとよぶ．その特徴を分類すると，表2-1-4のようになる．</li>
</ul>
</td>
</tr>
</table>

表2-1-4　アシドーシスとアルカローシス

<table>
<tr>
<td>アシドーシス
（pH＜7.35）
体液中から塩基が喪失している状態，またはH^+が蓄積している状態</td>
<td>代謝性アシドーシス</td>
<td>呼吸性アシドーシス</td>
</tr>
<tr>
<td></td>
<td>
<ul>
<li>体内でのH^+の増大</li>
<li>腸管からのHCO_3^-の喪失</li>
<li>発熱，下痢，脱水，糖尿病，肝性昏睡など</li>
</ul>
</td>
<td>
<ul>
<li>CO_2の蓄積</li>
<li>$PaCO_2$の上昇</li>
<li>換気不全症候群，肺炎，喘息，脳炎，睡眠薬の過剰投与など</li>
</ul>
</td>
</tr>
<tr>
<td>アルカローシス
（pH＞7.45）
体液中に塩基が蓄積している状態，またはH^+が喪失している状態</td>
<td>代謝性アルカローシス</td>
<td>呼吸性アルカローシス</td>
</tr>
<tr>
<td></td>
<td>
<ul>
<li>体内からH^+の喪失</li>
<li>体内でのHCO_3^-の上昇</li>
<li>激しい嘔吐，胃液吸引，低カリウム血症，利尿薬投与など</li>
</ul>
</td>
<td>
<ul>
<li>CO_2の排泄</li>
<li>$PaCO_2$の低下</li>
<li>過換気症候群，発熱，肺塞栓症，肝硬変など</li>
</ul>
</td>
</tr>
</table>

<table>
<tr>
<td>電解質</td>
<td>
<ul>
<li>電解質とは，ナトリウム（Na），カリウム（K），マグネシウム（Mg），カルシウム（Ca），リン（P），クロール（Cl），重炭酸イオン（HCO_3^-）などを指す．</li>
</ul>

［血中の電解質の基準値］
<ul>
<li>Na：137〜147 mEq/L</li>
<li>K：3.5〜5.0 mEq/L</li>
<li>Mg：男性 1.8〜3.0 mEq/L，女性 1.5〜2.5 mEq/L</li>
<li>Ca：男性 8.5〜10.5 mg/dL，女性 4.3〜5.3 mg/dL</li>
<li>P：男性 2.5〜4.5 mg/dL，女性 1.7〜2.6 mg/dL</li>
<li>Cl：95〜108 mEq/L</li>
</ul>
<ul>
<li>水・電解質異常と主な症状と原因・病態を表2-1-5に示す．</li>
</ul>
</td>
</tr>
</table>

（つづき）

表2-1-5　水・電解質異常と主な症状と原因・病態

電解質異常	症状	原因と病態
高ナトリウム血症	意識障害，痙攣，筋力低下，四肢反射亢進，髄液タンパク増加，髄液圧低下	視床下部の障害，水分摂取量の減少・喪失，尿崩症，浸透圧利尿，発熱，発汗，熱傷，原発性アルドステロン症
低ナトリウム血症	意識障害，深部腱反射低下，チェーン-ストークス呼吸，低体温，病的反射，仮性球麻痺，痙攣	消化管液の喪失，利尿薬の過剰投与，副腎不全，腎疾患（腎盂腎炎），急性・慢性腎不全，高浸透圧性（高血糖，D-マンニトール），脂質異常症，高タンパク血症
高カリウム血症	心電図（テント状T波），筋脱力感，知覚異常	尿量の減少，カリウム摂取増加，カリウムの細胞外液への移動，薬物の副作用
低カリウム血症	筋肉障害（横紋筋，平滑筋，心筋），腎障害（ナトリウム・水・酸排泄障害），代謝障害（耐糖能低下）	食事性カリウムの摂取量低下，尿量増加に伴うカリウム喪失，アルカローシス，嘔吐・下痢，経鼻胃管の吸引，下剤の多用
高マグネシウム血症	血圧低下，心電図（QT延長），徐脈，嘔吐，四肢麻痺，呼吸筋麻痺，意識障害，全身倦怠感	腎からの排泄遅延，腎不全，副腎皮質機能低下
低マグネシウム血症	全身脱力，筋攣縮，振戦，めまい，テタニー類似発作	消化管からの吸収障害，腸管吸収不全，腎からの喪失，利尿薬投与，糖尿病性ケトアシドーシスなど
高カルシウム血症	食欲不振，脱力感，便秘，抑うつ状態，意識混濁，多飲，多尿，血圧上昇	副甲状腺機能亢進症，悪性腫瘍など
低カルシウム血症	テタニー（しびれや手足の指の筋拘縮などの症状），知覚異常，情緒不安定，てんかん発作	副甲状腺機能低下症，腎不全
高リン血症	特徴的な症状なし	副甲状腺機能低下症，腎不全，乳酸アシドーシス
低リン血症	筋力低下，骨軟化症，昏睡	原発性副甲状腺機能亢進症，ビタミンD欠乏症
高クロール血症	脱水症，呼吸性アルカローシス	内分泌疾患，スルホニール尿素系薬，脱水
低クロール血症	嘔吐，呼吸性アシドーシス	腎不全，髄膜炎，慢性肺疾患，副腎皮質機能不全

（飛田美穂，稲田公子監：看護のための水・電解質. p.4, 学研メディカル秀潤社，2004より改変）

血清クレアチニン（血清Cr）	●基準値：0.6～1.5mg/dL ●Crは，筋肉Crが分解されてつくられた代謝性老廃物である． ●血清Cr値は筋肉，腎（Crは腎臓からすみやかに尿中に排出されるため）それぞれのスクリーニング検査に用いられる．糸球体の濾過機能（腎臓のはたらき）を測定する．
血清アルブミン（血清Alb）	●基準値：3.3～5.5g/dL ●Albは，体内の浸透圧の維持や，さまざまな物質と結合して運搬する役割を担う． ●血清Alb値が低下する（低アルブミン血症）と，水分が血管内から血管外（間質）に移動して浮腫となる．

2章 ▶ 生活行動に共通する看護技術 ／ 1 ▶ 食事・栄養の看護技術

2 食生活の支援

水準 ❶ 到達度 Ⅱ Ⅳ 到達目標 Ⅱ

食欲への援助

Point

▶食欲とは，空腹になるとこれを満たそうとする欲求で，生存に不可欠の生理的欲求である．
▶食欲の増加や減少には，年齢や周囲の環境など，さまざまな因子がかかわっている．
▶食欲が消失した状態，あるいは食物に対して関心がもてない状態を食欲不振という．
▶食欲不振患者（とくに，生きがいを見失いがちで，将来に希望がもてないような虚弱な高齢者など）には，食べるという“食”の楽しみに配慮したケアを提供することが必要である．
▶看護師はこれらの障害に配慮し，その人の食のライフスタイルを尊び，楽しく食事ができるように支援していく．

目的

●食欲を促し，摂取量の不足を補い，健康の回復を促進させ，食事をおいしく楽しく食べる．
●適切な栄養の補給

適応

●疾患や高齢などによって嚥下機能障害や通過障害，身体機能低下をきたして食事摂取が困難な患者
●神経性食欲不振の患者
●脳腫瘍，脳出血，脳梗塞の後遺症がある患者
●頭蓋内圧亢進がある患者
●薬物の副作用，検査や治療のための食事療法によって食欲低下をきたしている患者
●各種ビタミンの欠乏から起こる食欲不振の患者
●便秘のある患者
●急性熱性疾患患者
○口腔内疾患患者
●がんの病変や手術による後遺症，感染症，消化器疾患，代謝異常の疾患の患者

食欲のメカニズム

●食欲の本体は視床下部の食欲中枢にある．食欲中枢は，摂食を勧める摂食中枢と摂食にブレーキをかける満腹中枢からなり，この両者がバランスをとり，摂食量を調節している（図2-1-1）．

125

図2-1-1　食欲の調整メカニズム

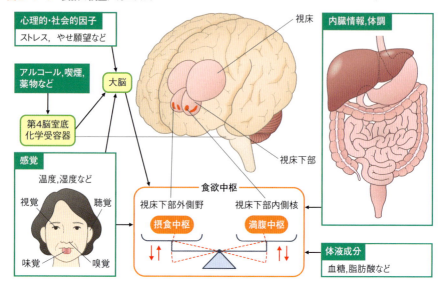

食欲に影響を与える因子
- 年齢
- 活動と休息
- 妊娠，授乳中（より多くのエネルギー摂取が必要）
- 不安，不満，怒り，悲しみ，喜びなどの感情
- 周囲の環境（室温，におい，物音，同席者）

知っておくべき情報

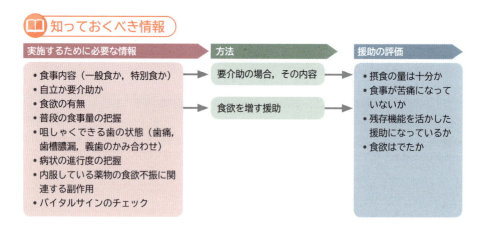

食欲増進に関する援助の手順と具体的内容

援助の手順	具体的内容と根拠
①食事がとれる状態かどうか確認する.	・「食べたい」という意識や時間帯には個人差があるので注意深く観察し，その人に有効な方法を探す.
②どのような食生活なのか.	・食嗜好 ・食べる順序（副食からか，汁物からかなど）
③苦痛があれば緩和する.	・痛みやかゆみなど身体面の苦痛は食前に解消する. 根拠 痛みやかゆみがあっては食事をとる気分を害するため.
④排泄への援助を行う.	・排泄をすませておく. 根拠 排泄をがまんしていると，患者は苦痛な状態で食事をとることになり食欲は低下するため.
⑤清潔への援助を行う.	・手洗い（必要時おしぼり），義歯装着の準備，口腔ケア（含嗽など）を行う. 根拠 手洗いは経口感染を予防し，口腔ケアは，気分をさっぱりさせ味覚を得やすいため. 根拠 脱水などで口腔内にカンジダなどの菌が繁殖すると味覚異常が起こるため.
⑥患者の好む場所に誘導する.	・景色のよい場所，同席する人たちの組み合わせなどを考慮し，楽しく食べる環境を提供する.
⑦食事環境を整える.	・便器，尿器，膿盆などはすみやかに片づける. 根拠 これらが目に入ることで，気分を害するだけでなく，見えなくても近くにあると臭気によって食欲を低下させる. ・テーブルを拭く. 根拠 テーブルが汚れていたり，ほこりがあると，衛生的にも不適切であり，食欲を低下させるため. ・換気，患者の好みの明るさ，音楽などを調整する.
⑧患者の姿勢を整え，食卓の準備をする.	・食事前に衣服をゆるめ，食べやすい体位にする. ・患者に合った食卓，椅子の準備をする. 根拠 安全に安楽に食事が進められるようにするためである. ・安全な姿勢を検討し，本来の食事を行う姿勢をとる.
⑨食品に対する工夫を行う.	・美しい食器に少量だけ盛りつける. 根拠 食欲不振の場合，多くの量の盛り付けがあることでさらに食欲を低下させることがある. ・食物に合った温度にする（熱いものは熱く，冷たいものは冷たくする）. ・口当たりがよく，食べたあと口の中に清涼感の残るものを一口勧める. ・患者の嗜好を取り入れた内容（素材，調理方法，温度，量など）とし，食欲をそそる色彩や旬のものなどが取り入れられているかどうか確認する.

2章
1
②食生活の支援

127

（つづき）

援助の手順	具体的内容と根拠
⑩食器の使い分けを工夫する．	・料理と合っている食器を使ったり，使い慣れた食器（茶碗や箸）を使用する． ・腕力のない高齢者には重い食器を使用せず，軽量の食器を使う． 🔍 根拠　食事する楽しみを提供し，食事動作で疲労したり，負担にならないよう工夫する．
⑪食事内容を確認する．	・食べやすさや飲み込みやすさを考慮し，大きさ，硬さを適切に整える． ・高齢者の場合は，その人にとって「こだわりの食材」や懐かしい味など，食欲を引き出すきっかけをさぐる．
⑫配膳する．	・約束の配膳時間を守り，患者の意欲を促す．
⑬患者のペースを維持できる食事時間を確保する．	・患者の食事のペースを知り，できるだけそのペースが維持できるように時間を調整する． ・嚥下したことを確認し，患者に声をかけ，摂取量が進まないようであれば無理強いをしない． ・看護師はゆったりと落ち着いた状態で，椅子に座って食事を介助する．
⑭下膳する．	・食後の食膳を見ることも患者にとっては負担となるので，食事中の疲労度に注意して，終了後はすみやかに下膳する．
⑮室内の換気，口腔ケアを行う．	・食事のにおいが残らないように，換気を行い，食物残渣物による口臭によって食欲が低下しないように口腔ケアを行う． 🔍 根拠　食べるときと食べないときの時間にめりはりをつけることが食欲の増進につながるため．
⑯ゆっくりと休息をとれるように援助する．	・食事に伴う疲労を取り除き，食後に患者の好みに合わせた場所や体位を調整する．
⑰食事を食べる様子，食事摂取の内容・量を観察し，記録する．	・食事のしかた，食べるときの様子，疲労度，摂取内容などを観察し，次回への食事の工夫，調整すべきことを検討する．

摂食動作の援助

Point

▶摂食は，単なる栄養補給のためだけでなく，人間の根源的欲求である「食べる楽しみ」という側面も併せもっている．

▶看護師は，できるかぎり患者の食べる意欲を尊重しながら援助していくとともに，安全で安楽な摂食動作の再獲得への工夫をすることが大切である．

目的

●摂食動作の障害により自力で食事摂取できない場合，適切な方法で患者が食事のニーズを満たすことができるように援助する．

適応

●全身衰弱している患者
●上肢に機能障害がある患者（麻痺，筋拘縮，老化による筋力・握力の低下，反射運動の低下などによる）
●視力障害のある患者
●老化による姿勢の変化，平衡感覚の低下・障害がある患者
●認知・知的能力の低下，精神障害のある患者

摂食動作にかかわる障害とその留意点

摂食動作にかかわる障害の例として，上肢の機能障害や視力障害などが考えられる．その留意点を示す．

【上肢に機能障害のある患者の援助の留意点】

●患者が可能なかぎり自分で食事をすることができるように（上肢の可動域を確認し）援助する．
●疲労に配慮する．
●患者の心理を理解するように努める．
●自立心を尊重したかかわりを保つ．
●個人の嗜好を尊重する．

【視力障害のある患者の援助の留意点】

●患者が可能なかぎり自分で食事をすることができるように援助する．
●食べ物を見ることで食欲が促進されることがあるので，食欲が増進するように工夫する（照明を明るくする，食事内容を説明するなど）．
●リラックスして食事を楽しむことができるように援助する．
  • 患者がリラックスできるような雰囲気になるようにコミュニケーションをもつ．
●安全に食事ができるように配慮する．
  • 食器の位置を説明する（とくに熱い茶や汁物の入っている椀の位置は強調して説明する）．

2章 1 ②食生活の支援

摂食動作に関する援助の手順と具体的内容

援助の手順	留意点と根拠
①摂食動作の機能の程度，回復意欲を知る．	• 摂食動作および食器の把持など，どの程度可能か把握する． • 障害があることで，食に対する満足度が低下していないかを観察する． • 適切な自助具の活用を検討する．
②患者が可能なかぎり自分で食事をすることができるように援助する．	• 体位や食事セッティングの工夫（滑り止めシート，エプロンの使用など） • 安全・安楽な体位を考慮する． • ベッドの高さ，車椅子による坐位，ベッド上坐位か端坐位かを適切に判断する． • 誤飲・誤嚥防止のため，頭部・頸部の安定をはかる． • 同一体位の維持が困難な場合，クッションなどを活用し，できるかぎり自力摂取できるように調整する．
③テーブルの高さを調節する．	• 食事の内容が見えるような位置に配膳する． • 麻痺などによりアンバランスな状態にならないように，両肘をテーブルにのせたまま，上肢全体を使って上体を支えることができるような適切なテーブルの高さへと調節する．
④配膳とともに患者に合った自助具を準備する．	• さまざまな種類の自助具から，患者が最も食べやすいものを，患者と相談しながら検討していく． 🔍 **根拠** 食事をとることに苦痛を感じることなく，食を楽しんでもらえるようにするためにも，患者の自立心を尊重した自助具の選択が重要である．
⑤患者の活用している食事用具の有効性と残存機能の活用性を把握する．	• 自助具が効果的に活用されているかどうか観察し，日々の機能回復の経過に合わせて新たな動作，自助具の使用を試みる．
⑥患者のペースに合わせた食事時間をとる．	• 摂食動作にかかわる障害がある患者の場合，食事に時間がかかることが多いため，患者が疲労しないように1時間を目途にする． • 患者の疲労の度合いを観察し，介助の程度を考慮する．
⑦患者の心理を理解するように努める．	• 食事を思うように食べることができず，いらいらしたり，無力感に陥っている場合があるので，ゆったりとした気持ちで食事できるように配慮する． • よくできたことに対して賞賛し励ます． 🔍 **根拠** 自らの力で摂食できたという満足感を味わってもらい，意欲の向上につなげるため．
⑧患者家族に対し，教育的な働きかけを行う．	• 患者家族に食事の援助をしてもらう場合，その患者に対してどのような方法で食事の介助をすればよいかを助言する．

2章 ▶ 生活行動に共通する看護技術 ／ 1 ▶ 食事・栄養の看護技術

3 食事の援助

水準 **1** 到達度 **I** 到達目標 **I**

Point

▶食事の意義は，大きく3つの観点から示すことができる．

[生理的意義]
- 生命の維持，健康の維持・増進，疾患の回復
- 栄養素の補給：エネルギーの補給，身体の構成に必要な成分の補給，内部環境の調整
- 空腹感の充足

[心理的意義]
- 食事をとおして，味，におい，色，形などを知覚することで，おいしさや楽しさを感じながら嗜好を満たし，満足感を得る．

[社会的・文化的意義]
- 食事をとおして，生活を楽しみ，人との交流を深めることが可能である．

▶自力で食事摂取が困難な患者には，それぞれの患者に適した方法により介助することが必要である．

目的

- 必要な栄養や水分を摂取する．
- できるだけ食に対する満足感を得られるようにする．
- 食事行動の自立に向けて残存機能を維持または拡大し，意欲をもたせる．
- 安全にかつ安楽に食事摂取が行える．

適応

- 以下のような食事動作が自力では困難な患者

  [食事動作]
  - 姿勢・体位の保持
  - 移動動作：食堂への移動，ベッドから椅子への移動
  - 摂食動作
  - 把持動作（食器，箸を用いて食事をする）
- 検査・治療のために全身または局所の安静が必要とされる患者
- 意識障害により自力ではエネルギーの補給が困難な患者
- 体力の低下，衰弱により自力での食事摂取が困難な患者
- 誤嚥のリスクが高く，介助・声かけが必要な患者

📖 知っておくべき情報

実施するために必要な情報	方法	援助の評価
・栄養状態の観察 ・食習慣の観察 ・食事摂取制限の確認と観察 ・食事動作（介助の必要性の程度） ・移動動作（介助の必要性の程度） ・摂取動作・状況（介助の必要性の程度）	・食事時の体位 ・食事用具の選択 ・食物形態と工夫 ・環境の整備	・摂取量 ・誤嚥の有無 ・満足度 ・食欲の有無・程度 ・食事用具の有効性 ・体位の妥当性 ・安楽・安全 ・嚥下・咀しゃくの障害 ・疲労度 ・介助の適正さ ・介助の速さ

食事の全介助（仰臥位）の準備

物品準備

 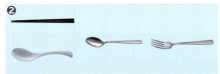

- ☑ ❶食膳：滑りにくいもの
- ☑ ❷食事用具（はし，レンゲ，スプーン，フォーク）
- ☑ ❸吸い飲みまたストロー
- ☑ ❹食事用エプロン
- ☑ ❺手拭き
- ☑ ❻ティッシュペーパー
- ☑ ❼口腔ケア用品（歯みがきまたは含嗽剤）

食事の全介助（仰臥位）の実際

① 患者は手指衛生を行う．
② 食事の時間を守り，患者に食事の時間であることを伝え，介助する旨を説明して同意を得る．意識障害のある患者に対しても声かけを行う．患者によっては義歯を装着する．食事の前に排泄を済ませておく．
③ 適切な室温，換気，採光を保ち，騒音を避ける．オーバーテーブルや床頭台の上を片づける．食欲が落ちないように排泄器具（尿器，ポータブルトイレなど）は適切な場所に設置する．多床部屋で重症患者や処置中の患者がいる場合にはカーテンを閉める．

④ 患者の食事が適切に進むように，個々に合わせた食膳を準備する．
  • 高齢者など誤嚥しやすい場合は，汁物にとろみ調整食品（図2-1-2）を使用する．
  • 固形物やミキサー食が摂取困難な場合にも，とろみをつけると嚥下しやすくなる．
  • 米飯は食べやすいようにおにぎりにする場合もある．
  • 大盛りにすると，食欲を低下させることもあるため，食事メニューの1品の量を少なめにする．
  • メニューにバリエーションをつける（朝はお粥，昼は麺類またはパンなど）．

図2-1-2　主なとろみ調整食品

	主な種類	特徴
クリア系	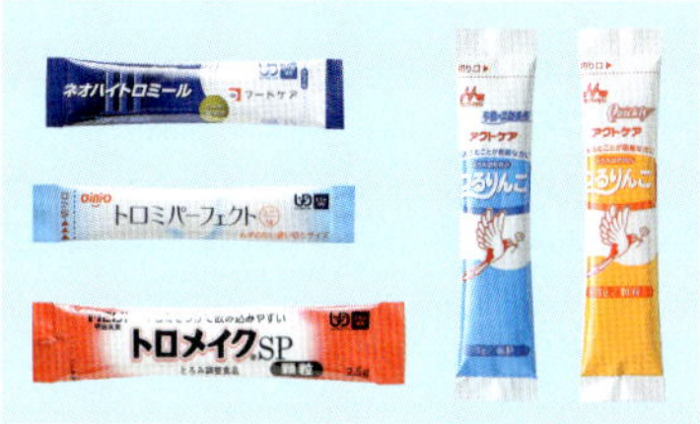	• キサンタンガム（発酵性の天然多糖類）を原料にしたもので最近の主流となっている • 溶けやすく，だまになりにくい • とろみのつく速度が速い • 風味を変えない • 透明感がある • べたつきが弱く，なめらかな物性をもっている • 時間が経過しても粘性は安定している
非クリア系	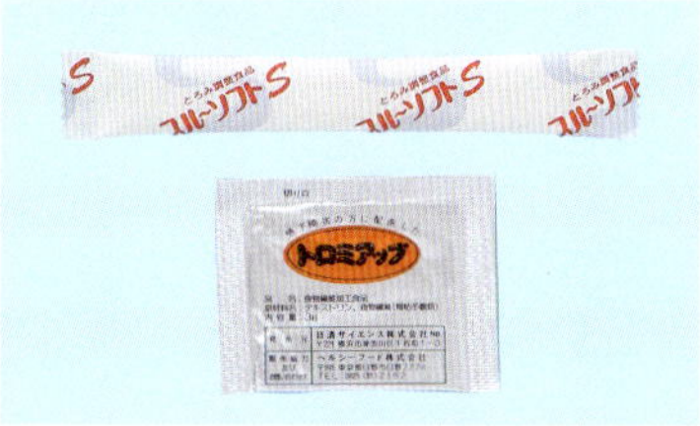	• グアーガム（グアー豆からつくる天然多糖類）を原料としている • 少量で強いとろみがつけられる • ミキサー食，きざみ食を形付けるのに適している • 温度の高いものに添加すると反応が速く，だまになりやすい • 乳製品にはとろみがつきにくいものもある • pHが低い食材（酸の強い食材）にはとろみがつきにくい
でんぷん系	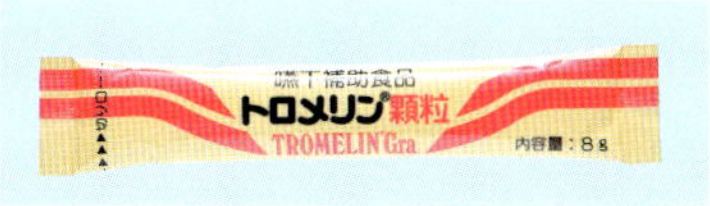	• 溶解性がよい • ミキサー食，きざみ食を形付けるのに適している • 強い粘度をつけるのに適している

⑤ 患者を仰臥位にし，頸部がやや前屈位になるように枕の高さを調整する．
⑥ 食膳を患者のもとに運び，床頭台またはオーバーテーブルに食膳を置く．
  • できるだけ食膳すべてが患者の視界に入るように配置する．

根拠 食膳すべてが患者の視界に入ることで，食欲を増進させるため．

  • 視力障害がある患者に対しては，食事のメニューを説明する．
⑦ 患者のえりもとにタオルまたは食事用エプロンを当てる．

根拠 衣服の汚れを防ぐため．

⑧ 患者の手を拭き，必要時，含嗽を行う．

根拠 清潔を維持し，食が進みやすい状態にするため．

⑨ 食材の色彩，季節の食物について話題をもつ．

根拠 食に対して興味をもってもらうことで，食欲を増進させるため．

⑩嚥下障害がないかどうか確認する（図2-1-3）．

図2-1-3　甲状軟骨の動きの触知

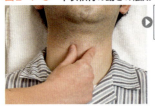

- 空嚥下（唾液のみ）の具合や，水飲みテストでの飲み込み具合を観察する．わかりにくい場合は，頭部を後方に約30°伸展した状態で，甲状軟骨の高さに軽く母指と示指を当て，喉頭が挙上するのを触知して確認する．

⑪開口・咀しゃく・嚥下機能に合わせて，食物形態を調節する．
  - 煮物の具を一口サイズにするなど工夫する．
⑫開口・咀しゃく・嚥下機能に合わせて，食事用具を選択する（開口の程度に合わせて，小さいスプーンを使用するなど）．
⑬最初に，吸い飲みまたはストローを使って，口角に沿って口腔内へ水分（スープ，汁物，お茶など）を運ぶ．

> **根拠** 口腔内に水分を補給することは，粘膜を潤滑にすると同時に唾液や胃液の分泌を促して食塊の形成や移送を円滑にし，消化液の分泌を促進する効果があるため．

⑭食事摂取を介助する（図2-1-4）．

図2-1-4　仰臥位の食事介助

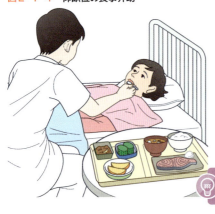

- 患者に何を口へ配ぶか聞きながら，主食と副食を交互に口に運ぶ．
- 食事の温度を確認し，必要時は冷ましてから口へと運ぶ．
- 食材ばかりでなく，合い間に水分の補給を患者と相談しながら行う．
- 嚥下の状態を観察しながら，ときどき介助のペースが速いか，遅いかを聞き，介助を進める．

> **コツ** ただし，患者から「摂取するごとに聞かれると疲れる」といった訴えがあるような場合は，「次は〇〇ですよ」と食材を説明しながら介助するとよい．

⑮食後の清潔をはかる．
  - 最後に口腔内の食べかすが残らないようにお茶を飲用し，清潔を保つ．
  - 歯みがきまたは含嗽剤を用いて口腔内を清掃する．義歯がある場合は洗浄する．

> **根拠** 口腔内の清潔を保つことで，誤嚥を防ぎ肺炎を予防するため．

- ナプキンまたは手拭きで口周囲の汚れを除去し，食事用エプロンをはずす．
- ベッド周囲に，食物のこぼし，汁物による汚染がないかどうか確認する．
- 使用した食事用具（箸などの患者個人のもの）を洗浄する．

⑯ 食後の安静をはかる．
- 側臥位にするなど，患者の希望に合わせて安楽な体位をとる．
- 消化管の逆流を防ぐため，可能であれば頭部を挙上する．

⑰ 食事中・後の観察，食事介助の評価を行う．
- ☑ 疲労感の有無
- ☑ 食事に対する満足感（味，食品，調理方法，量，嗜好）
- ☑ 摂取量（空腹感，満腹感）
- ☑ 嚥下障害，咀しゃく運動障害の有無
- ☑ 悪心・嘔吐，腹部膨満感，腹痛の有無
- ☑ 食事のペース，食事のしかた，1回量の食塊や水分量の程度
- ☑ 所要時間

 根拠　適切な食事介助だったかどうかの評価に基づいて，次回の食事介助の方法を工夫できる．

食事の部分介助（側臥位）の準備

物品準備

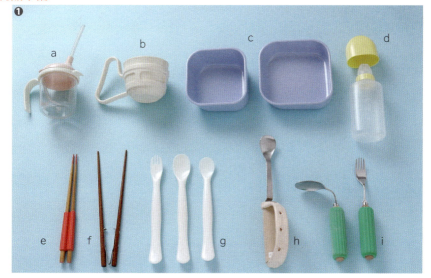

☑ ❶特殊な食事用具や自助具
　a.ストロー付きコップ　b.取っ手が大きいコップ　c.裏ゴム付き食事用具（滑らない食事用具）　d.吸い口付きボトル　e.滑り止め付き箸　f.クリップタイプの箸　g.にぎりやすい樹脂製のスプーンやフォーク　h.グリップタイプのスプーン　i.スポンジ付きスプーンとフォーク
☑ ❷食事用エプロン
☑ ❸手拭き
☑ ❹ティッシュペーパー
☑ ❺滑り止めシート
☑ ❻口腔ケア用品（歯みがきまたは含嗽剤）

食事の部分介助（側臥位）の実際

① 事前準備は，全介助（仰臥位）に準じる．
② 患者が自力で食べる部分をすこしでも容易にするように，食膳を準備する．
  • 食べる動作でいらいらしないように，介助方法を工夫する．

> **根拠** 食欲を向上・維持できるようにするため．

  • 米飯は食べやすいようにおにぎりにする．
  • ドレッシングなどの調味料の封を切ったり，開けたりしておく．
  • 魚や煮物など一口サイズにしたり，または，取りやすいようにほぐしておく．
③ 患者の体位を整える．

> **根拠** 安楽に食事がとれるようにするため．

  • 患者の利き手が上になるように側臥位にし，臥床している下側の肩を後方に引く．
  • 食膳をベッドに置けるように，患者をベッドの片側に移動させる．
  • 食事が快適に食べられるように，クッションや枕を背部などに当てて体位を固定する．
④ 患者の顔，首，胸もとをビニール製のナプキンで覆い，ベッドの食膳を置く部分には滑り止めも兼ねてシートを敷く（図2-1-5）．

> **根拠** 食べ汚しを防ぐためである．

⑤ 食膳を患者のもとに運ぶ．
⑥ 患者の手を拭き，必要時，含嗽を行う．

図2-1-5　側臥位の食事介助

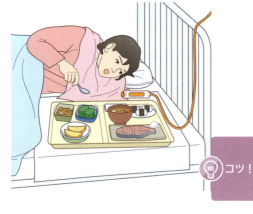

> **コツ！** 食器，食事用具が取りやすい位置になっていることを確認する．食事中も患者が自由に使える手拭きを手もとに置くとよい．なお，必要時に対応できるように，ナースコールを患者の手もとに置く．

⑦ 適宜，訪室し，安全に快適に摂食ができているかどうか確認する．食べていない場合は理由を確認し，介助する．
⑧ 食後の清潔をはかる．
  • 最後に口腔内の食べかすが残らないようにお茶を飲用し，清潔を保つ．
  • 歯みがきまたは含嗽剤を用いて口腔内を清掃する．義歯がある場合は洗浄する．
  • ナプキンまたは手拭きで口周囲の汚れを除去し，食事用エプロンをはずす．
  • ベッド周囲に，食物のこぼし，汁物による汚染がないかどうか確認する．
  • 使用した食事用具（箸などの患者個人のもの）を洗浄する．

⑨ 食後の安静をはかる．
- セミファウラー位にするなど，患者の希望に合わせて安楽な体位をとる．
- 消化管の逆流を防ぐため，可能であれば頭部を挙上する．

⑩ 食事中・後の観察，食事介助の評価を行う．
- ☑ 疲労感の有無
- ☑ 食事に対する満足感（味，食品，調理方法，量，嗜好）
- ☑ 摂取量（空腹感，満腹感）
- ☑ 嚥下障害，咀しゃく運動障害の有無
- ☑ 悪心・嘔吐，腹部膨満感，腹痛の有無
- ☑ 食事のペース，食事のしかた，1回量の食塊や水分量の程度
- ☑ 所要時間

食事の部分介助（ファウラー位・端坐位）の準備

- 物品や事前準備は，部分介助（側臥位）に準じる．

食事の部分介助（ファウラー位・端坐位）の実際

① 食膳の準備をする．
② 患者の体位を整える．

ファウラー位（図2-1-6）

図2-1-6　ファウラー位の食事介助

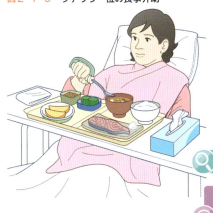

- 枕をはずしてファウラー位（45°）に挙上し，クッションやバスタオルなどを使用して頸部を軽度前屈する．
- 麻痺のある患者の場合は，身体が片側（麻痺側）に傾かないように枕やクッションなどを使って固定する．
- 殿部の位置が適切かどうか確認する．
- 背部でシーツや衣服がしわになっていないかどうか確認する．

根拠　シーツや衣服のしわは，体位を不安定にさせたり，患者の不快感をまねくため．

コツ！　オーバーテーブルの上を整理し，オーバーテーブルの高さを患者の座高に合わせ，動かないように固定するとよい．その上に食事用具（滑り止めマット，ホルダー付きコップ，ストローなど）や手拭き，ティッシュペーパーを置く．

端坐位(図2-1-7)

図2-1-7 端坐位の介助

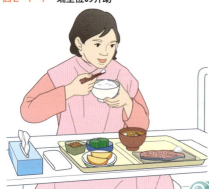

- 端坐位をとる.
- 上着,靴下などを着用して保温に配慮する.
- ベッドの高さを調節する.
- 姿勢の安定を確認する.

根拠 下肢が床に着かずにぶらぶらすると,体位が不安定になるため.

③ オーバーテーブルを準備する.
④ ナプキンやタオルまたは食事用エプロンを胸もとから膝にかけ,寝衣や寝具への汚れを防ぐ.
⑤ 食膳を患者のもとに運ぶ.
⑥ 適宜,訪室し,安全に快適に摂食ができているかどうか確認する.
⑦ 食後の清潔をはかる.
  - 最後に口腔内の食べかすが残らないようにお茶を飲用し,清潔を保つ.
  - 歯みがきまたは含嗽剤を用いて口腔内を清掃する.義歯がある場合は洗浄する.
  - ナプキンまたは手拭きで口周囲の汚れを除去し,食事用エプロンをはずす.
  - ベッド周囲に,食べこぼし,汁物による汚染がないかどうか確認する.
  - 使用した食事用具(箸などの患者個人のもの)を洗浄する.
⑧ 食後の安静をはかる.
  - 側臥位にするなど,患者の希望に合わせて安楽な体位をとる.
  - 消化管の逆流を防ぐため,可能であれば頭部を挙上する.

根拠 誤嚥予防のためである.

⑨ 食事中・後の観察,食事介助の評価を行う.
  ☑ 疲労感の有無
  ☑ 食事に対する満足感(味,食品,調理方法,量,嗜好)
  ☑ 摂取量(空腹感,満腹感)
  ☑ 嚥下障害,咀しゃく運動障害の有無
  ☑ 悪心・嘔吐,腹部膨満感,腹痛の有無
  ☑ 食事のペース,食事のしかた,1回量の食塊や水分量の程度
  ☑ 所要時間

4 安全な経口摂取への援助

2章 ▶ 生活行動に共通する看護技術 ／ 1 ▶ 食事・栄養の看護技術

水準 ①② 到達度 Ⅰ Ⅱ 到達目標 Ⅱ

Point

- 経口摂取には，食物や水分を飲み込む嚥下運動が不可欠であり，嚥下運動は，①先行期，②準備期，③口腔期，④咽頭期，⑤食道期を経て行われる．
- 何らかの理由で嚥下運動に障害が生じると，誤嚥という重大な問題を引き起こす．
- 看護師は，誤嚥を引き起こしやすい患者に対し間接訓練（食物を用いない基礎訓練）と直接訓練（食物を用いる摂食訓練）を行い，誤嚥予防により患者の安全・安楽をはかりながら，患者の食べる意欲を促進させ，食のQOL（生活の質）を向上できるように援助していくことが重要である．

嚥下の基本知識

- 食物や水分を飲み込む（嚥下）運動は，図2-1-8に示す「嚥下の5期モデル」よって行われる．

図2-1-8　嚥下の5期モデル

①先行期

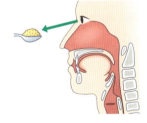

食物を認知する過程

②準備期

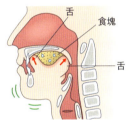

食物を嚥下しやすいように咀しゃくする食塊形成の過程

③口腔期

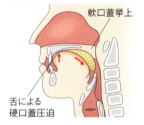

咀しゃくした食塊を嚥下反射が起こる場所まで送る過程

④咽頭期

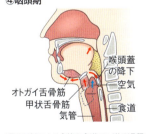

嚥下反射により食塊を食道口へ送る過程

⑤食道期

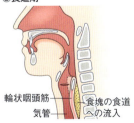

食塊を蠕動運動によって食道から胃へと送る過程

139

- 嚥下中枢は延髄にあり，嚥下運動にかかわる口唇から食道までの筋群は，脳神経のⅤ三叉神経，Ⅶ顔面神経，Ⅸ舌咽神経，Ⅹ迷走神経，Ⅻ舌下神経などに支配されている．
- 脳血管障害などの神経系疾患や加齢などで嚥下機能の障害・低下をきたしたり，口腔から食道までの嚥下通路に腫瘍や炎症などが生じると，誤嚥（本来食道に入るべき食物や水分が誤って気管に入ってしまうこと）という重大な健康問題を引き起こす（図2-1-9）．

図2-1-9　誤嚥の原因

機能的障害	脳血管障害，脳腫瘍，パーキンソン病，筋ジストロフィー，認知症，加齢に伴う機能低下など
器質的障害	口腔・咽頭・食道の悪性腫瘍やその摘出，炎症，外傷，奇形，瘢痕狭窄など
その他	嚥下失行（飲み込み方がわからなくなる随意的障害），覚醒機能の低下（覚醒中枢［脳幹網様体］は嚥下中枢［延髄］と密接な結びつきがある），口唇閉鎖不全（流涎，食べこぼしなど），嚥下反射の遅延・消失（口腔内の知覚低下），食道の運動障害（逆流のおそれ）

舌運動障害

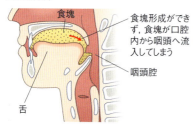

喉頭蓋の運動不全

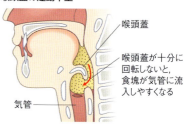

軟口蓋挙上不全

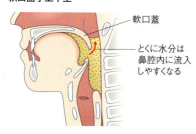

喉頭挙上不全

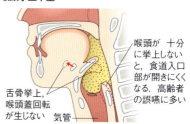

咽頭の運動障害

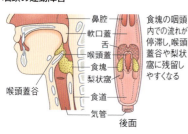

食道入口部の弛緩不全

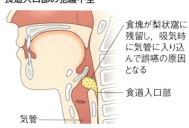

- 誤嚥は，患者に苦痛を与えるだけでなく，誤嚥物により気管や肺に細菌が繁殖して肺炎を起こしたり，食物が気道を塞いで窒息するなど，死に直結する可能性がある．また，誤嚥により食物・水分摂取が困難になると，栄養障害や脱水をもたらし，健康状態をいっそう悪化させる．
- 嚥下障害になると，日常的には当たり前に行っていた食事行為に，食事時間の延長や食形態の変化，体位の補正などによる精神的苦痛をもたらし，食べる楽しみを喪失する場合がある．

嚥下障害患者看護の留意点
- 嚥下機能の障害の部位，程度を把握する．
- 口腔衛生の保持をはかる．
- 嚥下機能回復へ向けてのリハビリテーション（基礎訓練，摂食訓練）を実施する．
- 食環境を調整する．
- 自力摂取への意欲と食に対する満足感の向上をはかる．
- 食事摂取時の安全・安楽に配慮し，誤嚥性肺炎，窒息を予防する．
- 摂取状態の観察と記録を行う．
- 栄養状態の維持，脱水の有無の観察と評価を行う．
- 誤嚥時，早期対処を実施する．

目的
- 栄養・水分必要量を，口から安全に摂取できるようにする．
- 食べることによる苦痛を最小限にとどめ，口から食べることの喜びをもてるようにする．

適応
- 機能的嚥下障害のある患者（嚥下にかかわる器官が適切に機能しない患者）
    - 神経系の障害（脳血管障害，脳腫瘍，パーキンソン病，筋ジストロフィーなど）や加齢に伴う機能低下がある患者
- 器質的嚥下障害のある患者（食物の通路に問題があって，食物の食道への通過が妨げられている患者）
    - 口腔・咽頭・食道の悪性腫瘍やその摘出，口内炎，扁桃周囲膿瘍などがある患者
- 気管切開，経管栄養から離脱する患者など

知っておくべき情報

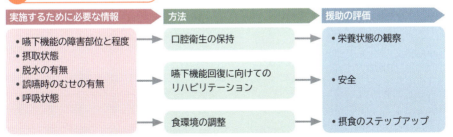

嚥下機能を高めるための基礎訓練（間接訓練）

- 実際の食べ物を用いずに行う訓練である．
- 間接訓練は，嚥下運動の各期の神経障害に応じて，残存機能を維持し，または刺激を与えて嚥下機能を拡大させるために重要である．

基礎訓練（間接訓練）の準備

物品準備

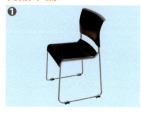
❶

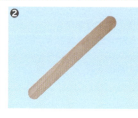
❷

- ☑ ❶椅子
- ☑ ❷舌圧子またはスプーン
- ☑ ③コップ（冷水）
- ☑ ④ストロー
- ☑ ⑤（必要時）冷やした綿棒
- ☑ ⑥タオル
- ☑ ⑦丸めた紙（自動運動訓練時に必要）
- ☑ ⑧トレイ

実施前の準備

① 看護師は手指衛生を行い，ディスポーザブル手袋を着用する．
② 嚥下機能を高めるための訓練の必要性を説明し，同意を得る．冷水を飲んだり，冷たい綿棒で口の中を刺激することがあることを説明する．口のまわりや唇に触れたり，口の中に指を入れることがあることを説明する．
③ 周囲から見えないように配慮する（カーテンを閉めるなど）．

基礎訓練（間接訓練）の実際

1．嚥下機能の評価（障害部位と程度の確認）

- 出現する症状や，嚥下運動にかかわる筋群を支配する神経反射の確認をすることで，障害されている部位を推測することができる．
- 準備期～口腔期（主として三叉神経，顔面神経支配）が障害されていると，口唇，舌，下顎の動きに問題が生じ，食べこぼし，食物残渣，流涎，鼻咽腔閉鎖不全，構音障害などが現れる．
- 咽頭期（主として舌咽神経支配）が障害されると，飲み込むときに甲状軟骨の挙上がみられず，むせ，咳嗽などが出現する．
- 食道期（主として迷走神経支配）が障害されると，嗄声，嚥下時の口蓋垂偏位などが現れる．

［検査］
① 問診
② 反復唾液嚥下テスト（RSST：repetitive saliva swallowing test）：口腔内を湿らせたあとに，唾液を嚥下させる．30秒間で2回以下を異常とする．
③ 改訂水飲みテスト（MWST：modified water swallowing test）：冷水3mLを口腔前底に含んで嚥下してもらい，その後，反復して嚥下を2回行うように指示する．評価は，嚥下可能か，むせるかで確認する．また，呼吸状態に変化があるかどうか確認する．
④ ビデオ嚥下造影検査（VF：video fluorography）
⑤ 嚥下内視鏡検査

2．間接訓練を始めるための確認事項
① バイタルサインが安定している．
② 全身状態のチェック（病状が悪化していないかどうか観察する）
③ 呼吸状態
④ 疲労感を与えないように無理のない範囲で行う．

3．間接訓練前の口腔内の衛生保持
- 間接訓練の段階から，できるだけ口腔内の環境を整えることが重要である．

> 根拠　口腔ケアにより患者に刺激を与えるとともに唾液流出を促進させることができ，口腔内が湿潤する．誤嚥を認めれば必ず肺炎になるとはかぎらず，むしろ口腔内のケアを放置すると細菌の巣窟になり，重篤な肺炎を誘発するため，口腔内の衛生保持が重要となる．

主な間接訓練
〈嚥下体操〉（図2-1-10）
- 食前に深呼吸，首の運動，肩の運動を行う．

> 根拠　食事動作は口腔や咽頭周囲の運動だけでなく，上半身や全身の運動を行うことで嚥下に必要な機能を高めることができるため．

図2-1-10　嚥下体操（食前に行う）
① 姿勢の確認

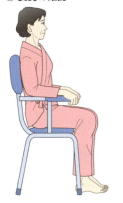

・正しい姿勢を確かめる．椅子に深く腰掛け，背筋が伸びていることを確認する．
・リラックスできるように，背もたれや肘掛けを利用する．
・車椅子のまま行う場合はブレーキの確認も忘れずに行う．
・できるかぎり患者自身に正しい姿勢を意識させ，可能なところまで本人が行うようにする

② 深呼吸（3回）

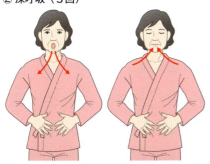

・下腹部に患者自身の手を当て，深い腹式呼吸を促す．通常の深呼吸と反対に呼気から始める．
・肩を上げて無理な吸気をしないように注意する．
・吐ききったら「お腹の底までたっぷり吸う」ことを促す．3回繰り返す

③ 首の運動（負荷をかけないようにすべてをゆっくりと行う）

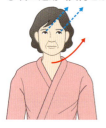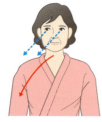

- 斜め左上→斜め右下（2回），斜め右上→斜め左下（2回），正面を向いた位置から，左上の天井をみるように，ゆっくりと首を斜めに回し上げる．
- 上げきったところで静止し，できれば5～10秒程度止める．
- この往復をもう一度行い，2往復を終える．右下で静止したのち，一度正面へ戻し，再度反対側の斜め右上→斜め左下を同じく2往復行う

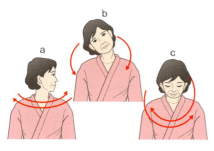

a. 左右に回す（3回）．水平に左へ．ゆっくり右を向く．これをそれぞれ3回行う
b. 横に倒す（3回）．ゆっくりと耳を肩につけるように左に倒す．同じく右に倒す．これをそれぞれ3回行う
c. 下へ向けてうなずいたところからグルッと一周，ゆっくり回す．左回し，右回しを各1回ずつ行う

④ 肩の体操

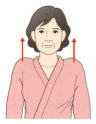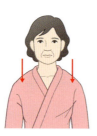

- ゆっくり肩を上げて，上げきったら力を抜いて，ストンと落とす．ゆっくり3回行う

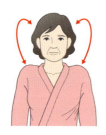

- 肩を回す．前から回す．ゆっくり2回行う．うしろから回す．ゆっくり2回行う

(日本嚥下障害臨床研究会監［清水充子］：嚥下障害の臨床——リハビリテーションの考え方と実際．第2版，p.216，医歯薬出版，2008より改変)

〈口腔周囲筋群の自動運動訓練〉
- 口腔周囲筋群の自動運動訓練を図2-1-11に示す．

図2-1-11　口腔周囲筋群の自動運動訓練

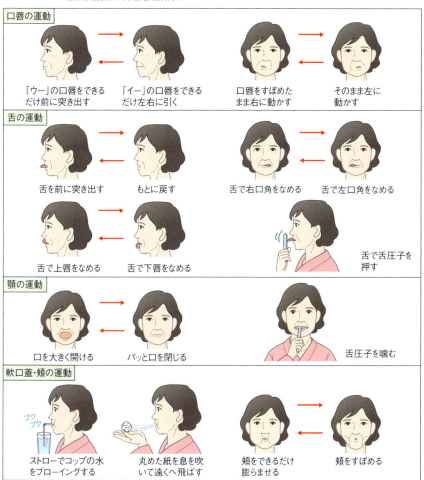

（才藤栄一ほか編［岡田澄子］：摂食・嚥下リハビリテーションマニュアル．JJNスペシャル52, p.56, 医学書院, 1996より作成）

〈口腔周囲筋群の他動運動訓練〉
① 上唇のマッサージ：上唇を中央部，左右側と3等分して，指2本でつまむ・伸ばすを行う．
② 下唇のマッサージ：下唇も同様に行う．
③ 口唇を上下方向に開閉するストレッチを行う．
④ 口腔内に人差し指を入れて，口輪筋をつまんで，上下・左右にストレッチを加える．
⑤ 舌のマッサージ：スプーンや指で圧迫，指でストレッチを行う．

〈呼吸訓練,発声訓練〉(図2-1-12)
- 嚥下と呼吸の協調の乱れや,気道分泌物の貯留などは誤嚥性肺炎を発症させる.
- そのため,呼吸訓練や,発声訓練や咳嗽訓練を実施することで,呼吸と嚥下運動の協調性の向上と,呼吸予備力や咳嗽能力の改善を目指す.

図2-1-12 呼吸訓練と発声訓練

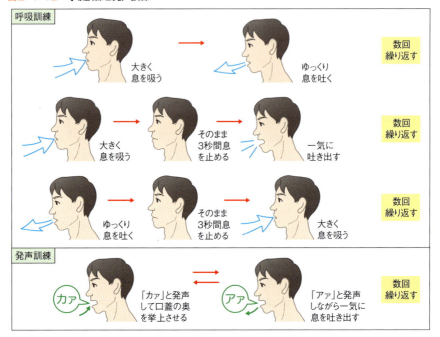

〈咳嗽訓練〉
- 空咳1セット(5〜10回)を,2〜3セット行う.

〈シャキア訓練(喉頭挙上訓練)〉(図2-1-13)
- 喉頭を挙上する訓練により嚥下機能に必要な舌骨上筋群の筋力強化をはかることで,食道入口部を開大させる効果がある.

 根拠　嚥下は食べ物を口腔から胃に送り込むだけでなく,気道への食べ物の進入を防ぐはたらきを同時に行う.ゆえに嚥下機能が何らかの原因で低下すると食べ物が気道に入り,誤嚥を引き起こす.そのため,嚥下機能を強化することで誤嚥の誘発を防止することができる.

図2-1-13　シャキア訓練

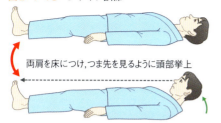

両肩を床につけ,つま先を見るように頭部挙上

［方法］
① 仰臥位をとる.
② 両肩を床につけたまま足先をみるように，頭部のみ挙上する.
③ 可能であれば頭部挙上したまま60秒間保持し，その後，頭部を下ろして60秒休憩する．これを3セット行う.
④ 1秒間隔で頭部を挙上する反復挙上を30秒繰り返す.

⚠️ 注意！　頸椎症や関節可動域に制限のある患者には無理に行わない.

〈声門閉鎖訓練〉（図2-1-14）
- 反回神経麻痺など声門閉鎖不全がみられる場合に行う.
- 押す動作や引く動作に合わせて声を出すことで，声門閉鎖を強化することができる.

図2-1-14　声門閉鎖訓練

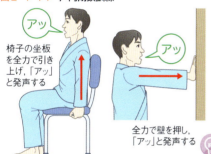

椅子の坐板を全力で引き上げ，「アッ」と発声する

全力で壁を押し，「アッ」と発声する

［方法］
- 椅子に対して垂直に両手で力を込めて引き上げたり，壁を強く押しながら，できるだけ強く発声する.

 コツ！　発声時間は10秒程度，困難な場合は5秒程度でもよい．片麻痺のある場合は健側のみで行う.

〈嚥下パターン訓練〉（図2-1-15）

図2-1-15　嚥下パターン訓練

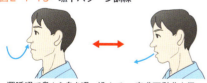

深呼吸で鼻から息を吸い込んで,一度嚥下動作を行い,口からゆっくり吐く（これを数回繰り返す）

［方法］
- 嚥下前に吸気を鼻から入れて，しっかり一度息をこらえてから嚥下し，嚥下後，口から息を吐く.

● 以上のような訓練終了後には患者の労をねぎらい，経口摂取できるように支援する.

💡 コツ！　患者の疲労の程度を観察しながら，訓練の必要性を説明し，主体的に実施する意欲を高められるように支援する.

嚥下機能を高めるための摂食訓練（直接訓練）

- 実際に食べ物を用いて行う訓練である．
- 摂食動作の一連の過程（先行期から食道期）をすることで，嚥下をつかさどる筋肉の強化ができる．また，経口摂取のために嚥下機能を回復させることも嚥下を促すことと考えられる．
- 直接訓練を開始する前に，患者の全身状態を十分に把握し，安全な状態で摂食を勧めることが重要である．

摂食訓練（直接訓練）準備

物品準備

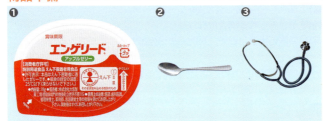

- ❶ 訓練に適した食べ物（例）：エンゲリードなど，嚥下しやすい食形態の食品を選ぶ
- ❷ スプーン
- ❸ 聴診器（あれば小児用※）
- ④（緊急時）パルスオキシメータ
- ⑤（緊急時）吸引器

※小児用聴診器だと小さいため、頸部に当てやすく、聴診しやすい

実施前の準備

① 看護師は手指衛生を行う．
② 直接訓練の必要性を説明し，同意を得る．うまく飲み込めないなどでつらくなったらいつでも中止できることを伝える．
③ 患者の嚥下機能に適した食べ物（食物形態，量）を用意する．通常の食事としての栄養バランスにも気を配る．カーテンを閉めるなど，集中できる環境を整える．

摂食訓練（直接訓練）の実際

1．患者の全身状態の管理

- 覚醒状況の確認

 覚醒状況が不十分な場合，飲み込みや咳反射の反応が鈍く，誤嚥を起こしやすくなるため．

- 咽頭痰の確認

 喀痰量が多いと出し切れない痰が喉にたまることで食物の通過を困難にしてしまう．そのため，咽頭がゴロゴロする場合は訓練の前に吸引しておく．

- 呼吸状態の変化への対応や，誤嚥時に備えて救急処置に対応できるように，パルスオキシメータ・吸引器を準備する．

2．口腔環境の整備

- 口腔内に物理的な刺激や，感覚・味覚への刺激を与える．

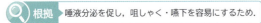 唾液分泌を促し，咀しゃく・嚥下を容易にするため．

- 口腔内の細菌除去（不顕性誤嚥などの危険性を低下させる）
- 口腔周囲筋のストレッチ

3．食事前の間接訓練
- 間接訓練項目参照（p.142）．

 注意！ すべての間接訓練を実施すると疲労感が強くなり，食欲がなくなってしまうおそれがあるので，患者の個々の状態に合わせた間接訓練に内容を調整する．

4．環境調整
- 食事がとれる環境を整え，ゆったりと食事ができるようにする．
- 他からの刺激が入らないように，個室での食事を試みたり，カーテンで周囲と隔離したり，テレビや患者が食事に集中できないものは視野に入らないようにする．

 根拠 注意力障害や前頭葉障害のある患者の場合は環境を整えることで食事への意欲や集中力を高めることになるため．

5．安全な体位の工夫
- 口腔・咽頭の障害の程度によって安全に摂取できる姿勢が異なるため（リクライニングの角度や体幹の向き），患者の状況に応じて選択が必要である．

●嚥下障害が重度である場合の体位の例
- ベッド上での食事はギャッチアップ30°〜45°で，坐位またはファウラー位にし，頸部が前屈しやすいように後頭部には枕を入れる．

 根拠 頸部を屈曲すると咽頭と気道に角度がつき，誤嚥しにくくなる．頭部前屈は声門前庭の閉鎖がよく，喉頭蓋の動きもよくなる．その結果，食塊の通路が広がり，食塊と粘膜の接触面積が大きくなるので嚥下反射が起こりやすくなる．

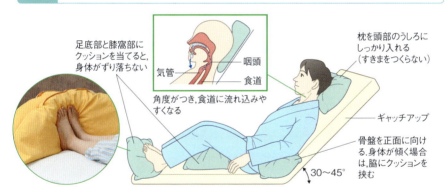

●片麻痺のある場合の体位の例
- ベッド上で坐位が不可能な場合は，健側を下にした半側臥位になるように枕やマットを肩や背中に当てる．この場合は食事介助にあたる看護師は健側に座って介助する．
- リラックスした姿勢がとれるようにリクライニングの角度を調整し，頸部が伸展しすぎないように注意する．

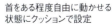

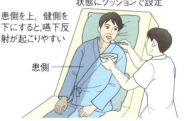

 根拠 片麻痺のある四肢と同側の舌，咽頭筋などにも麻痺が存在している可能性があり，患側が下であると，食塊が口腔から咽頭に停滞しやすくなるからである．健側が下になることで，食塊は健側に保たれている食物認知能力のはたらきで流れ，誤嚥のリスクを抑えて咽頭を通過しやすくなる．

6. 食事メニューを患者に伝え，嚥下運動の先行期（食物を認知する過程）として食膳を見せる
   - 食事摂取を行う場合は，誤嚥を考慮し，あわてず，ゆっくりと咀しゃくするように伝える．
7. 食物形態・量を調整し，嚥下しやすい食べ物を選択して直接訓練を行う
   - 嚥下しやすい食べ物とは，咀しゃくや食塊を形成することを補い，咽頭に残りにくいものである（図2-1-16）．なお，嚥下の訓練をする食品として，エンゲリード®などもある．
   ① 密度が均一
   ② 適度な粘り気がある．
   ③ 口腔から咽頭を通過するとき変形しやすい．
   ④ 粘膜でべとつかない．
   - 味つけは濃く，温度も冷たいものか，温かいものかはっきりしているほうがよい．

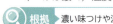 根拠 濃い味つけや温かいものは，唾液産生や嚥下反射の誘発に効果的であるため．

図2-1-16 嚥下しやすい食形態

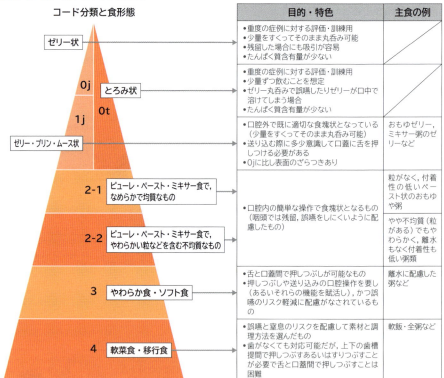

（日本摂食嚥下リハビリテーション学会誌17（3）：255-267，2013より一部改変）
※表の理解にあたっては，『嚥下調整食学会分類2013』の本文を併せて参照のこと．

- 増粘剤（とろみ剤）を使用して食べ物の粘度を調整する．

液体の粘度をつけることで咽頭への送り込みの速度が遅くなり誤嚥しにくくなるためである．

- とろみのつけ方のポイントとして，いつも同じ粘度に仕上げる（同じ割合で含有させることが安全な直接訓練につながる）．
- とろみのつきにくい食品（果汁飲料，牛乳，味噌汁など）に注意する．
- とろみが均等に混ざるまでに時間がかかることを考慮して準備を進める．

8. 食具の選択にも注意を払う
- スプーンはすくう部分が小さくて，薄くて，平たい（浅い）ものを選ぶ（図2-1-17）．

図2-1-17　使いやすいスプーンの種類

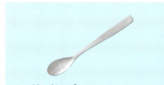
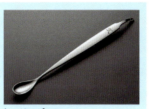

a. リードスプーン
スプーン表面に凸があり，それが上唇を刺激して口唇閉鎖を促す．裏面は凹となっていて，舌を刺激し咀しゃく運動を誘発する

b. Kスプーン
（資料提供：株式会社青芳）

9. 誤嚥に注意しながら，食事介助を行う

- 口腔での食塊形成（準備期）から完全な嚥下（口腔期～食道期）の過程を確認する（可能であれば嚥下造影による評価を施行する）．
- 食事中は，食事行為に集中できるように，話しかけない．
- 患者が確実に嚥下するまで，次の食物を口に入れない．

10. 摂食状態を観察し，直接訓練の評価を行う
- 摂食時の体位，摂取量，誤嚥の有無，食物の形態は適切か，摂食が安全に行われたかなどを評価し，実際の食事摂取への移行を判断する．

11. 10. の評価をもとに，適切な食事へとステップアップし援助していく
① ステップアップした食事に患者が満足感をもてるように，できるかぎり患者の嗜好を取り入れる．
② 適した食物形態やできるだけ栄養価のある食品を選択する．

12. 食事中・食後の咽頭への食物残留を防止する
- 随意的な咳嗽：意識的に咳をし，気道に侵入しかけた食塊を喀出する．
- 反復嚥下：嚥下後，空嚥下を数回行い，咽頭残留物を食道に送り込む．
- 頸部の回旋：片麻痺がある場合，患側に頸部を回旋させ（p.144 図2-1-10③参照），患側の残留物を減少させる．

食塊が患側咽頭に残留しにくくなり，また健側が広がるためスムーズに通過する．

13. 嚥下後，口腔内を観察し，残留物の有無を確認する

根拠　食後に残留物が口腔内に残ったまま体位（仰臥位）を変えると，誤嚥を起こす危険性があるため．

14. 嚥下後，患者の状態の変化を確認する

> 🔍 **根拠** 食物がのどに残っている場合があるため．

① 遅れて咳をしていないかどうか．
② 頸部聴診（図2-1-18）

図2-1-18　頸部聴診（咽頭喘鳴の有無の確認）

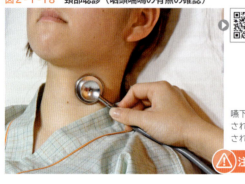

嚥下時にゴクンという音以外に，ブクブクという音が聴取される場合は誤嚥の可能性が高い．嚥下後に湿性音が聴取される場合は咽頭に残留を疑う．

⚠️ **注意！** 片麻痺の場合もあるため，必ず頸部の両側聴診する

15. 食事の姿勢保持のため，ギャッチアップが守られているかどうか確認し，できれば食後30分程度はセミファウラー位を維持する

> 🔍 **根拠** 食道期の嚥下障害がある場合は，胃から食道への逆流が考えられる．ギャッチアップを解除すると，重力による食塊の送り込みが作用しなくなるため，誤嚥の危険性が生じる．

16. 口腔ケアを実施し，食物残渣の除去と口腔内の清潔保持をはかる

> 🔍 **根拠** 患者は自浄作用が低下しているため，食物残渣だけでなく，口腔内に舌苔や痰の貯留がみられたり，口腔内が乾燥していることもある．また誤嚥性肺炎の予防，口腔器官の機能向上のためにも口腔ケアが必要である．

17. 食事状態を評価し，より安全な援助を継続する

① 意識レベル，バイタルサインの確認，むせの有無・程度，食事前後の動脈血酸素飽和度（SaO_2）の変化，呼吸数，食事摂取量，食事に要した時間，食後の疲労度などの評価，食物形態の工夫または変更の検討などを，医師，摂食・嚥下障害看護認定看護師，管理栄養士と連絡・調整を密に行う．
② 院内に栄養サポートチーム（NST：nutrition support team）がある場合は，そのメンバー（医師，栄養管理士，看護師，薬剤師，言語聴覚士など）で検討する．

18. 全身状態の観察と評価を行う

① 体重・尿量の継続的観察を行う．
② 日中・夜間の喀痰量や喘鳴のチェック，呼吸音聴診を行う（誤嚥の場合，側胸部・背部に水泡音が聴取される）．
③ 低栄養状態，脱水状態の有無のチェックを行う（低栄養状態や脱水状態であれば，経管栄養法などを考慮する必要がある）．
④ 血中の生化学的検査データ，電解質データのチェックを行う．

> 🔍 **根拠** 誤嚥性肺炎のチェック（胸部X線検査の結果や，発熱，血液検査による炎症所見の確認）を行うことで，早期発見と早期対処ができるため．

誤嚥時の対処

誤嚥の徴候

- 食事中にむせる．
- 食事中に元気がなくなる．
- 咽頭内でブクブクという水泡音を発する．
- 声の質が変わってくる．
- 痰の量が増えたり，激しい咳嗽と喘鳴が持続する．

 食事中だけでなく，食事時間以外の夜間就寝時に唾液や痰などの分泌物を誤嚥する場合がある．むせていないからといって，誤嚥していないわけではない．

誤嚥の予防法

- 嚥下訓練（呼吸訓練，咳嗽訓練）を行い，摂食・嚥下機能の改善をはかる．
- 食形態の再調整
- 摂食時の体位の工夫
- 自力摂取から介助に変更する（介助方法の見直し）．
- 口腔ケアを行う．
- 食事中，食後の坐位，臥床中の体位も軽度上体挙上を保つ．
- 便秘にならないように調整する．

窒息の予防法

- 窒息・誤嚥の既往があるかどうか確認する．既往があれば危険性が高い．
- 義歯かどうか，義歯ならば適合しているかどうか確認する．
- 口腔内の乾燥状態の確認
- 食事場面の観察，リスクの早期発見
- 窒息しやすい食品としては，餅，おにぎり，パン，魚介類，肉類などで，咀しゃくが必要となる食材が多い．可能なら避けるか，形状を変える．

窒息時の対処方法

- 患者が窒息症状を起こしたら，食べた物をすばやく手で掻き出す．それでも窒息症状が治まらない場合は，吸引器で吸引すると同時に，医師を呼ぶ．
- 緊急時の異物除去の方法には，背部叩打法（図2-1-19）やハイムリッヒ法（腹部突き上げ法）（図2-1-20）がある．必要かどうか判断してから行う．

図2-1-19 背部叩打法

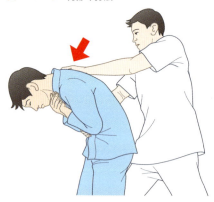

［方法］
- 患者の頭部を下げ，うしろから，手掌基部（手の付け根）で両側の肩甲骨の中間辺りを強く叩く．

図2-1-20 ハイムリッヒ法（腹部突き上げ法）

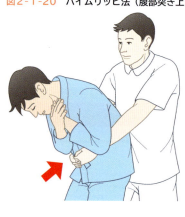

［方法］
- 反応のある窒息状態の患者に対して，上腹部（胸骨と臍のあいだ）を斜め上方向に圧迫し，その圧力で気道の異物を吐き出させる応急処置法．
- 意識のない人や，妊婦，1歳未満の乳児には，内臓破裂のおそれがあるため実施してはいけない．
- 意識を失ったら中止する．

5 経鼻経管栄養法

2章 ▶ 生活行動に共通する看護技術 / 1 ▶ 食事・栄養の看護技術

水準 ❷ 到達度 Ⅰ Ⅱ Ⅲ（モデル人形） 到達目標 Ⅰ

Point
- 経管栄養法には，投与経路として鼻からチューブを挿入して行う方法と，栄養瘻（胃瘻，腸瘻［空腸など］）からチューブを介して行う方法がある．
- ここでは経鼻チューブによる経管栄養法について述べる．

目的
- 口腔から食事ができない患者の栄養摂取
- 口腔からの食事管理だけでは不十分な患者の栄養補給
- 栄養状態の維持・改善
- 生理的な消化・吸収過程を活用した栄養代謝機能維持

適応
- 口腔・喉頭の手術を受けた患者
- 顎関節固定中の患者
- 神経麻痺や意識障害のある患者
- 食道がんや上部消化管に障害がある患者
- 潰瘍性大腸炎やクローン病など下部消化管の安静が必要な患者
- 神経性食欲不振症（拒食症）の患者

禁忌
- 口，鼻，食道に通過障害があり，栄養チューブの挿入が困難な患者（栄養瘻の適応とする）
- 栄養吸収が期待できないほどの腸の障害がある患者（短腸症候群，重症な腸炎など）
- 下部消化管に高度の狭窄や閉塞がある患者（イレウス，がんなど）

知っておくべき情報

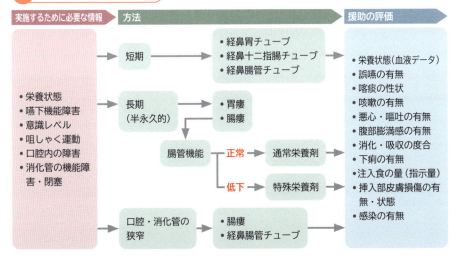

経鼻栄養チューブの挿入

準備

物品準備

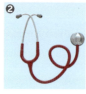

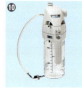

- ☑ ❶経鼻栄養チューブ：サイズ：成人5～12Fr
- ☑ ❷聴診器
- ☑ ❸膿盆：ビニールで覆っておく
- ☑ ❹潤滑剤
- ☑ ❺ペンライトと舌圧子
- ☑ ❻固定用テープ：事前に固定用に切っておく（p.159参照）
- ☑ ❼カテーテルチップシリンジ
- ☑ ❽pH試験紙
- ☑ ❾ホスピタルクリップ：チューブを固定する用具
- ☑ ❿（緊急時）吸引器：誤嚥などの緊急時に備える
- ☑ ⓫ガーゼ
- ☑ ⓬はさみ
- ☑ ⓭油性ペン
- ☑ ⓮タオル
- ☑ ⓯口腔ケア用品（歯みがきまたは含嗽剤）

実施前の準備

① 看護師は手指衛生を行い，マスク，ディスポーザブル手袋，プラスチックエプロンを着用する．
② 患者・家族へ経鼻管法（方法，目的など）について説明し，実施に対して同意を得る．経管栄養法については，あらかじめ医師から患者に詳しい説明がなされる．2～3時間（胃の中に食物がない状態の目安）以内の絶飲食を行ってもらう．実施直前に飲食していた場合は，チューブの挿入が刺激となって嘔吐を誘発させるおそれがあるので，いったん中止とする．
③ カーテンなどで仕切り，見られない空間にする．

経鼻栄養チューブ挿入の実際

① バイタルサインのチェック（呼吸状態の確認［意識レベルに障害がある患者はSaO_2を測定する］，呼吸音）
② 口腔ケア（歯みがき，うがい）
③ ベッドをギャッチアップして，上体を30～45°のファウラー位とし，枕を置いて頭部をやや挙上する（頸部前屈位）．

> **根拠** 頭部を挙上すると咽頭，食道がほぼ一直線となり，チューブが食道に入りやすくなるため．

④ 患者にチューブを当ててみて，胃に到達する長さをおおむね測定する．外鼻孔から外耳孔までの長さ（**1**），外耳孔から喉頭隆起までの長さ（**2**），喉頭隆起から心窩部の位置（**3**）を測定したら，挿入の長さを，チューブに油性ペンでマーキングする（図2-1-21）．

図2-1-21　挿入の長さの測定

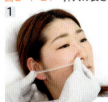
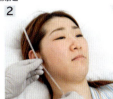
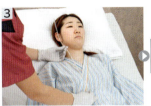

⑤ 患者の胸もとが唾液などで汚れないようにタオルを掛ける（図2-1-22）．

図2-1-22　挿入時の様子

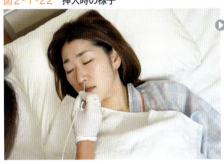

⑥ 左鼻孔（一般的に）からチューブを挿入する際，右側に頸部を回旋する（基本的には挿入する鼻孔側とは反対側に頸部を回旋する）．

> **根拠**　解剖学的に，食道は気管に対してわずかに左側に位置するため，左の鼻孔からのほうが挿入しやすい．

> **根拠**　飲食物を嚥下する際，梨状陥凹を飲食物が通過して食道に送り込まれる．そのため頸部を回旋することで食道への挿入口が広がりやすくなり，チューブが挿入しやすくなる．

⑦ 施行者は患者の頸部が回旋している側に立つ．
⑧ 挿入するチューブの先端に5cmほど潤滑剤を塗布する．
⑨ 鼻孔からチューブを挿入していく．

⑩患者には「ゆっくり，ごっくんと唾液を飲み込んでください」と嚥下を促し，甲状軟骨が上がったときにチューブを5〜10cm，咽頭まで通過させる（図2-1-23）．

図2-1-23 食道入口部の解剖とチューブの方向

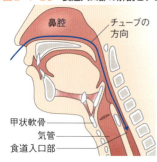
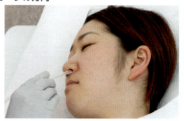

- 左鼻孔からチューブを挿入する際，できるだけ肩の力を抜いてもらい，指で鼻孔の入り口を軽く上に押し上げて後頭部に向けて水平にチューブを挿入していく．

コツ！ 甲状軟骨が上がったとき喉頭閉鎖（気道防御）の状態となり食道口が開いていることになるので，チューブが挿入しやすい．

● 口腔内でとぐろを巻いているチューブ

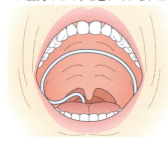

注意！ 食道内にチューブを進めることができたら，口腔内をペンライトで照らしてチューブがとぐろ巻いていないか（チューブが食道へ入らず，口腔内にたまっている状態），または絡んだりしていないか確認する．口腔内にチューブがとぐろを巻いていた場合は，胃にチューブが到達していないことを意味するので，一度抜いて再挿入する．

⑪咽頭まで通過できたら，食道から胃にチューブを挿入する．チューブが胃まで到達したようなら，チューブを鼻に仮止めしておく．
⑫チューブの先端の位置を確認する．聴診器を心窩部に当て，カテーテルチップをチューブに接続し，空気を注入して気泡音を聴取できるかどうか確認する（図2-1-24）．

図2-1-24 気泡音の確認

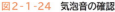
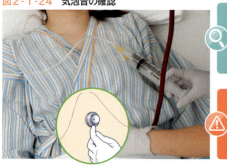

根拠 胃の中にチューブが挿入できたことを確認するためである．気泡音はすぐに聞こえる．聞こえない場合は，チューブが胃の中に入っていない可能性がある．チューブの位置を少し動かして変更するなどで何度か試し，確認できなければ，誤挿入とみなして再度挿入する必要がある．

注意！ 気泡音聴診のみでの確認では，誤挿入に気づかない場合がある．そのため，胃内容物を吸引し，胃液は酸性なのでpH試験紙で5.5以下であれば，胃に挿入されていることが確認できる．またはX線写真で位置を確認することもある．

⑬ テープでチューブを固定する（図2-1-25）.

図2-1-25　チューブの固定

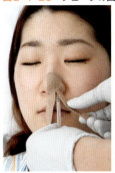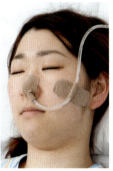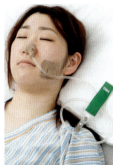

- 鼻翼にテープを固定し，頰部にもオメガの形（Ω）にしてチューブの全周に巻き，皮膚よりやや持ち上げた状態で固定する．
- 衣服にホスピタルクリップなどを用いてチューブを留めておく．

 コツ！

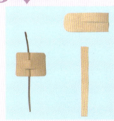

経鼻胃管の挿入は苦痛を伴うため，頻繁に挿入する（入れ替える）必要がないように，そして不快感がなく，皮膚トラブルを起こさないような，工夫した固定が大切である．たとえば，チューブが直接皮膚に当たった状態での固定だと，潰瘍や水疱の形成があり得る．そこで，固定用テープで包むように留めるオメガ（Ω）固定や，頰に直接当たらないように余裕をもたせた固定などを心がける．

⑭ ディスポーザブル手袋をはずし，手指衛生を行い，プラスチックエプロンとマスクをはずして再び手指衛生を行う．
- 不要なものは所定の場所へ廃棄する．

⑮ 記録を行う．

経鼻栄養チューブからの栄養剤注入

準備

物品準備

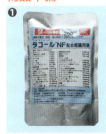 ❶

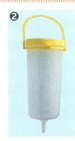 ❷

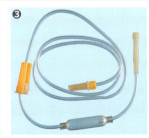 ❸

- ☑ ❶経腸栄養剤
- ☑ ❷イリゲーター
- ☑ ❸経腸栄養ライン
- ☑ ❹カテーテルチップシリンジ
- ☑ ❺微温湯
- ☑ ❻聴診器
- ☑ ❼点滴スタンド
- ☑ ❽ペンライトと舌圧子

実施前の準備

① 看護師は手指衛生を行い，マスク，ディスポーザブル手袋，プラスチックエプロンを着用する．
② これから経鼻栄養チューブを使って栄養注入することを説明し，同意を得る．
③ 経腸栄養剤は時間とともに細菌が繁殖するため，使用直前に準備する（図2-1-26）．つくりおきはしない．

> ⚠ **注意!** 経腸栄養剤は常温で使用する．温めたり，水分を混ぜたりすると，細菌の繁殖を促進させる．

④ 医師の指示通りの栄養量をイリゲーターに入れ，点滴スタンドにかける．このとき必ずクレンメが閉まっていることを確認しておく（**1 2**）．

> ⚠ **注意!** 輸液と併用して経腸栄養を行う場合，誤って接続しないように別の点滴スタンドを使用する．

⑤ イリゲーターと経腸栄養ラインを接続し，栄養剤でルートを満たす．このとき点滴筒にも1/2まで栄養剤を満たしておく（**3**）．

図2-1-26　経腸栄養剤の準備

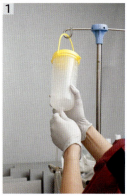
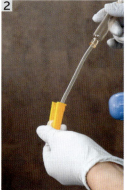
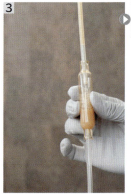

経鼻栄養チューブからの栄養剤注入の実際

① 患者の状態を観察し，経管栄養を実施しても大丈夫かアセスメントする．
② 患者の体位をファウラー位または坐位の姿勢に整える（30～45°挙上）．

> 🔍 **根拠** 胃食道逆流や誤嚥を防止するため．

③ チューブのマーキングがずれていないか，また，口腔内でチューブがとぐろを巻いていないか（p.158参照），ペンライトで確認する．
④ 経鼻栄養チューブが胃内にあることを確認するため，聴診器を心窩部に当て，カテーテルチップシリンジをチューブに接続して空気を注入し（空気は10～20mL程度を注入する），気泡音を聴取できるかどうか確認する（p.158参照）．

> ⚠ **注意!** 胃部の気泡音聴取を確認するだけでは不十分のため，複数の方法を行って確認する．正しく挿入されていると決めつけてはいけない（チューブの先端が食道まで抜けてしまったまま栄養剤を注入すると，栄養剤が逆流する危険性が高くなる）．

⑤ カテーテルチップシリンジで胃内容物を吸引すると同時に，注入した空気も吸引しておく．吸引した内容液を，pH試験紙に滴下する．内容液がpH5.5以下なら胃液であるため，栄養チューブが正しく挿入されていることになる（pH7以上だと気道吸引物である）．ただし，制酸薬やH₂ブロッカーなどの薬剤投与がある場合，pH値に影響があるので注意する．

> **注意！** 胃内容物を吸引したとき，前回の栄養剤が多く残留していた場合は，新たに栄養剤を注入すると嘔吐の原因となる．また残留量が多いということは，消化管の蠕動運動が低下しているか，何らかの原因で吸収が滞っていると考えられる．医師に報告し，注入量の再確認をすることも必要である．

> **コツ！** 実際の臨床現場においては，胃内容物に明らかな異常（黒色や赤色）がある場合に，pHを確認することが多い．

⑥ 経腸栄養ラインと経鼻栄養チューブを接続する．
- 輸液と経腸栄養を同時に行う場合，スタンド同士の位置を離し，投与ラインが重ならないようにする．

⑦ クレンメをゆっくりと開放し，滴下を開始して栄養剤を注入する．
- 栄養剤の注入速度はおよそ10秒間に20滴程度で，400～500mLを1時間から1時間半で注入する．

⑧ 注入中の観察ポイントを図2-1-27に示す．

図2-1-27　注入中の観察ポイント

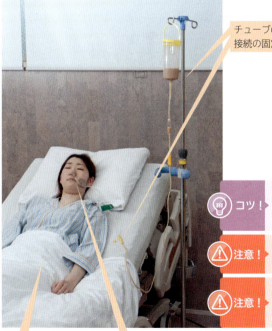

チューブの屈曲，チューブの接続の固定など

> **コツ！** 注入速度により消化器症状が出現したり，誤注入による呼吸状態の変化を早期に発見することができるので，これらの観察ポイントに気をつけるとよい．

> **注意！** 栄養剤注入中にチューブが抜けた場合，誤嚥性肺炎を起こす危険性が高いので，十分に観察する．

> **注意！** たとえば悪心・嘔吐が出現する場合，注入速度が速すぎる，胃に前回の栄養剤が残っていることなどが考えられる．速度をゆるめるか，注入を中止する．

悪心・嘔吐，腹痛，腹部膨満感，下痢

顔色，呼吸状態（咳嗽の有無，SaO₂濃度），肺雑音，脈拍，気道分泌物の量，発熱の有無

⑨ 栄養剤の注入が終了したら，クレンメを閉じ，経腸栄養ラインをはずし，終了したことを患者に伝える．
⑩ カテーテルチップシリンジで微温湯20～30mLを注入し，チューブ内に栄養剤が残らないように流し込んでから，接続をはずしチューブのふたを閉める（図2-1-28）．

図2-1-28　微温湯の注入

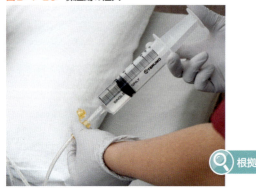

> **根拠**　チューブ内に栄養剤が残ったままだとチューブが閉塞したり，細菌の繁殖のおそれがあるため．

⑪ 患者の体位を整える．注入後は上体を挙上した状態を30～60分程度維持し，すぐ臥床しないように調整する．

> **根拠**　栄養剤の逆流防止と，重力により，栄養剤の腸側への流出をうながすためである．

> **注意！**　経鼻栄養チューブを留置している場合，本来は完全に閉じている食道入口に隙間ができていることがあり，そこから逆流しやすい．栄養剤の逆流は，誤嚥性肺炎を起こしやすく，食道炎の原因ともなる．

⑫ 食物を口から食べていなくても，口腔ケアは通常と同様に行う．
⑬ 後片づけをする．
- イリゲーターは水道水で洗浄し，内部に付着した栄養剤の残留を十分に流してから，0.0125％次亜塩素酸ナトリウム（ミルトンなど）を入れた容器にイリゲーターを入れて内部まで浸し，約1時間消毒する．その後，においが気になる場合は水道水で洗浄して，自然乾燥させる．
- ディスポーザブル手袋をはずし，手指衛生を行い，プラスチックエプロンとマスクをはずして再び手指衛生を行う．
- 不要なものは所定の場所に廃棄する．

> **注意！**　イリゲーターは24時間ごと，経鼻栄養ラインは毎回交換するのが望ましい．

経鼻栄養チューブ挿入後の管理

経鼻栄養チューブの固定

- 患者の状態に合わせた固定方法を考慮する（図2-1-29，図2-1-30）.

図2-1-29　鼻の下への固定

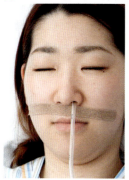 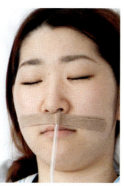 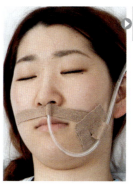

①テープを貼る部分にベースとなるテープを貼る
②チューブを固定するためのテープを貼る
③チューブが顔から浮くように頬部に固定する

図2-1-30　チューブが顔から浮かない固定

a
b

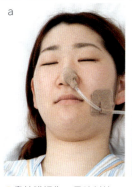 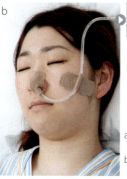

a：テープに切り込みを入れて通す場合
b：手のひっかかりを防ぐために顔に沿って貼る場合

- 鼻粘膜損傷の予防対策としては，鼻やチューブに接する部位に皮膚保護材を貼用する.
- チューブ固定による粘膜の損傷の改善をはかるため，反対側の鼻孔や口腔から挿入したり，皮膚に固定する場所を少しずつずらす.
- チューブが抜けた際，その原因を明らかにし，チューブ固定や管理の方法を見直して，すぐに抑制の方法を選択しない.

［原因例］
- チューブ固定のテープによるかゆみがもたらす不快感
- 患者の体動や体位変換の際，引っ張られて抜去してしまった.
- 皮脂や汗により，固定テープがはがれた.
- 睡眠中による患者自身の無意識での抜去

経鼻栄養チューブからの薬物の注入

- 薬物注入は栄養剤注入後に行う.
- 経腸栄養においては,薬物は水に懸濁させて注入する.粉砕投与法と簡易懸濁法(p.169参照)の2つの方法がある.
- 粉砕投与法は,錠剤の場合は乳鉢などで粉砕し,カプセルの場合は中身の薬物を取り出し,粉末にしてから水で溶解する.

経鼻栄養チューブの閉塞防止

- チューブ内に注入した薬物が残る.
  - 注入方法を簡易懸濁法に変更することで,薬物が自然に崩壊・懸濁して閉塞を防止することができる.
- チューブ先端に残った栄養剤によって腸内細菌が増殖し,栄養剤のタンパク質変性が起こると凝固し,チューブが閉塞する.
  - 栄養剤・薬物注入の前後にカテーテルチップシリンジ(サイズ30mL以上)を用いて,20~30mLの水でチューブ内をフラッシュすることで防止できる.

2章 ▶ 生活行動に共通する看護技術 ／ 1 ▶ 食事・栄養の看護技術

経瘻管法（胃瘻）

Point

- ▶ 胃瘻とは，胃と体表が交通した状態をさし，外科手術や内視鏡手術によって人工的につくられた，胃と皮膚のあいだの瘻孔のことである．
- ▶ 胃瘻は皮膚と胃のあいだを交通する管であるため，栄養剤や水分などを注入することもできれば，消化管の内容物のドレナージを行うこともでき，双方向的役割（注入・排出）をもつ．
- ▶ PEGとはPercutaneus（皮膚を通して）Endoscopic（内視鏡を使用して）Gastrostomy（胃瘻造設術）のことで，略してPEG（ペグ）とよばれている．
- ▶ PEGは，経口摂取に向けてのリハビリテーションの際にチューブが邪魔にならないなど，長期管理に適している．

PEGカテーテルの基本構造と種類

PEGカテーテルの基本構造を図2-1-31に，PEGカテーテルの種類を図2-1-32に示す．

図2-1-31 PEGカテーテルの基本構造

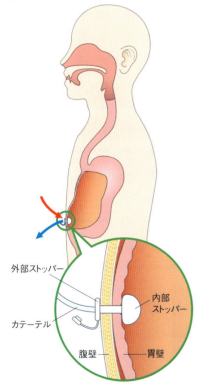

図2-1-32 PEGカテーテルの種類

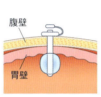

バルン・ボタン型　　バルン・チューブ型

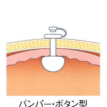
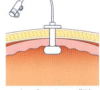

バンパー・ボタン型　　バンパー・チューブ型

165

目的
- 経口摂取だけでは栄養が不十分な場合や，経口以外の方法を使って栄養を補給しなければならない場合

適応
- 『消化器内視鏡ガイドライン第3版［経皮内視鏡的胃瘻造設術ガイドライン］』による適応を以下に示す．
① 嚥下・摂食障害がある．
  - 脳血管障害や認知症のため，自発的に摂食できない．
  - 神経・筋疾患などにより摂食できない，あるいは摂食困難
  - 頭部傷害・顔面障害のため摂食が困難
  - 喉咽頭や食道，胃噴門部に狭窄がある．
  - 食道穿孔がある．
② 誤嚥性肺炎を繰り返す患者
  - 摂食できるが，誤嚥を繰り返す．
  - 経鼻栄養チューブを留置していることで誤嚥を引き起こす．
③ 長期経腸栄養を必要とする炎症性腸疾患（クローン病）
④ 減圧治療（ドレナージ）を目的とする．
  - 幽門狭窄がある．
  - 上部小腸閉塞がある．
⑤ その他の特殊な治療として

禁忌
- 通常の内視鏡検査が絶対禁忌の患者
- 咽頭・食道狭窄などで内視鏡が通過不可能な患者
- 胃前壁を腹壁に近接できない状況にある患者
- コントロールできない出血傾向がある患者
- 消化管閉塞がある患者（ただし，減圧ドレナージ目的以外の場合）
  ※「知っておくべき情報」はp.155を参照

胃瘻からの栄養剤注入

準備

物品準備

❶

❷
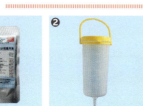

❸
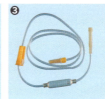

❹
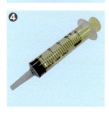

❺
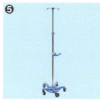

❻

- ☑ ❶経腸栄養剤
- ☑ ❷イリゲーター（経管栄養ボトル）
- ☑ ❸経腸栄養ライン
- ☑ ❹カテーテルチップシリンジ（ボタン型は投与セット）
- ☑ ❺点滴スタンド
- ☑ ❻消毒液：0.0125％次亜塩素酸ナトリウム（ミルトンなど）
- ☑ ❼微温湯（38～40℃）
- ☑ ❽聴診器
- ☑ ❾口腔ケア用品

実施前の準備

① 看護師は手指衛生を行い，マスク，ディスポーザブル手袋，プラスチックエプロンを着用する．
② これから，PEGから栄養剤を注入することを説明し，同意を得る．
③ 経腸栄養剤の準備は，経鼻経管栄養法の方法に準じる（p.160参照）．

胃瘻からの栄養剤注入の実際

① 注入前の全身状態のチェック（腹部膨満感，腸蠕動音の聴取，嘔気，痰の貯留音，呼吸状態など）を行う．
② 患者の体位をファウラー位，または坐位の姿勢に整える．

 根拠 胃食道逆流や誤嚥を防止するため．

③ 口腔ケア（歯みがき，うがい）
④ 瘻孔周囲の観察・確認をする．
- 胃瘻周囲から栄養剤が漏れていないか．
- 栄養剤の漏れによる皮膚のただれや汚れはないか．
- PEGカテーテルがスムーズに回転するか．
- 上下に0.5～1.5cm程度のゆとりがあるかどうか．

根拠 胃内のバンパーが胃壁に埋もれてしまうと適切に栄養注入ができないため，予防・早期発見する．

⚠注意！ 皮膚の感染徴候は，PEG周囲の皮膚の変色や腫れなどで確認する．
栄養剤の漏れによる皮膚のただれがあった場合は，注入速度を落としたり，粘性のある半固形化の栄養剤に換えるなど，漏れを最小限にとどめる工夫をする．

⑤ 投与セットのクレンメが閉じていることを確認する．
⑥ 経腸栄養ラインを接続する（p.160参照）．
⑦ 注入直前の胃内をカテーテルチップシリンジで吸引する（図2-1-33）．

図2-1-33 胃内の吸引

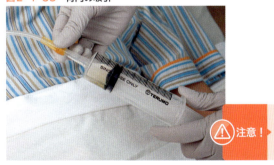

⚠注意！ 胃内容物や空気の逆流がある場合は，PEGカテーテルにシリンジを接続し吸引をして，胃の減圧をはかる．胃内容物が大量の場合は経腸栄養剤の減量や中止も考慮する．

⑧ 栄養剤を投与する．
- 胃瘻造設当初は100mL/時滴下し，患者の状態に合わせて調整していく．

⑨栄養剤注入中の全身状態の観察を行う（図2-1-34）．
- 悪心・嘔吐，痰，下痢など．

図2-1-34　経腸栄養剤注入中の観察のポイント

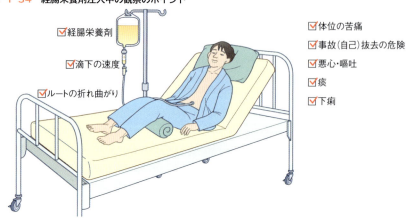

⑩栄養剤の注入が終了したら，クレンメを止めて，経腸栄養ラインの接続をはずす．
⑪胃瘻カテーテルにカテーテルチップシリンジで微温湯を注入し（ボタン型の場合は接続コネクターにつけかえて微温湯を注入する），カテーテル内に残っていた栄養剤を流し込み蓋をする．

> **コツ！** 微温湯を注入したら，チューブを屈曲させて胃内容の逆流を防ぐ．

⑫患者の体位を整える．注入後は上体を挙上したまま，30分〜1時間程度維持し，臥床しないように調整する．
⑬後片づけをする．
- ディスポーザブル手袋をはずし，手指衛生を行い，プラスチックエプロンとマスクをはずして再び手指衛生を行う．
- イリゲーターの洗浄は水道水で洗ったのち，0.0125％次亜塩素酸ナトリウム（ミルトンなど）に1時間つけ置きしたあと，においが気になる場合は水道水で洗浄して自然乾燥させる．

⑭記録を行う．

胃瘻からの栄養剤注入後の管理

薬物注入

- 経腸栄養剤と薬物を混ぜると変性してしまうため,栄養剤と混入してはいけない.
- 薬物を投与する場合は,簡易懸濁法(図2-1-35)で行う.

図2-1-35 簡易懸濁法

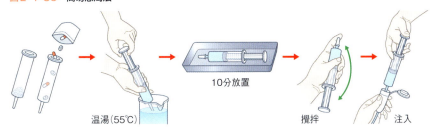

温湯(55℃)　10分放置　撹拌　注入

①錠剤,カプセル剤をそのままシリンジに入れて,約55℃の温湯を入れる.
②10分放置後,撹拌させ,懸濁できたことを確認したら,経腸栄養ラインに接続して薬液を注入する.

簡易懸濁法の利点
- チューブ閉塞の危険性が減少する.
- 投与量のロスを軽減できる.
- 投与直前まで薬剤を確認できる.
- 中止・変更が簡単である.

チューブ型PEGカテーテルの管理

チューブ型の汚染防止
- チューブ型のPEGカテーテルでは,カテーテルが常に留置されている.カテーテル内の汚染を防止するためには,微温湯で流し込んだあと,食用酢を約10倍にうすめた酢水約10mLを注入し,留置させる.酢水による汚染ブロックである.
- ボタン式のPEGの場合は,直接ボタンの部分から栄養ラインをはずすので不要である.
- 酢水の代わりに,栄養補助食品である水分補給ゼリー(PGウォーター®)など,半固形化水分でクエン酸が含まれているものを注入すると,汚染防止効果を得ることができる.

チューブ型の事故抜去防止
- 引っ掛けたりすることで事故抜去の原因となるため,PEGのカテーテルの先端に腹巻や腹帯,衣服が触れないように調整する.

栄養剤の選択

- 半固形化栄養剤は，栄養剤投与に伴うトラブルを減らすだけでなく，援助に伴う労力・費用を軽減させる．
- 半固形化には，寒天または市販の半固形化補助食品を使用する．あらかじめ半固形化されたチアーパック入りの製剤もある．
- 半固形化に使用する製品は「食品」として扱われるので，患者の状態に合わせて選択することが重要である．
- 人間の身体は，食物などの固形が胃に入ることで蠕動運動が始まり，固形を混和することで十二指腸に排出するが，半固形化栄養剤はこうした生理的な消化機能を促進させるはたらきをもつ．
- 半固形化のメリットとして，液体の栄養剤を使っている場合に，「胃食道逆流」「胃瘻周囲からの栄養剤の漏れ」「下痢」などが起きた際，半固形化することでこれらが改善されるというものがある．
- 半固形化栄養剤は投与時間が短いため，同一体位の時間も短くなることで褥瘡予防となる．
- 下痢が続いたりした場合，度重なるおむつ交換や殿部の皮膚のただれなどは，在宅での介護者の負担となる．下痢を起こしにくい半固形化はこうした負担も軽減する．

胃瘻の管理

① 清拭
- 胃瘻の周囲は常に清潔に保つ．
- 微温湯で湿らせた綿棒やガーゼで汚れを落とす（図2-1-36）．

図2-1-36　胃瘻の清拭

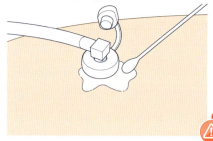

注意！ 自然乾燥させる．ドライヤーなどで乾燥させるとカテーテルを変形させるので使用しない．

② 入浴時
- 水はPEGへ侵入しないので，とくに胃瘻の部分をドレッシング材などで保護する必要はない．

③ 口腔ケア
- 経口摂取していなくても，誤嚥性肺炎の予防，機能維持のためにも行う．

④ 交換
- 胃瘻カテーテルは定期的に交換する必要がある．バンパー型は4～6か月，バルン型は1か月が目安である．

引用・参考文献（2章-1　食事・栄養の看護技術）

1）小野章史ほか：人体の構造と機能〔3〕栄養学．系統看護学講座専門基礎分野，医学書院，2010.
2）馬場元毅，鎌倉やよい：深く深く知る　脳からわかる摂食・嚥下障害．学研メディカル秀潤社，2013.
3）日本嚥下障害臨床研究会監［清水充子］：嚥下障害の臨床——リハビリテーションの考え方と実際．第2版，医歯薬出版，2008.
4）吉田貞夫編：実践！栄養アセスメント．看護技術，56（9），2010.
5）藤島一郎，藤谷順子編著：嚥下リハビリテーションと口腔ケア　ポケットガイド．メヂカルフレンド社，2006.
6）山元恵子監：写真でわかる経鼻栄養チューブの挿入と管理——「医療安全全国共同行動」の推奨対策を実践するために．写真でわかるシリーズ，インターメディカ，2011.
7）岡田晋吾監：病院から在宅まで PEG（胃瘻）ケアの最新技術．照林社，2011.
8）井部俊子，箕輪良行：看護・医学事典．第7版増補版，医学書院，2015.

1 排泄の援助

2章 ▶ 生活行動に共通する看護技術 ／ 2 ▶ 排泄の看護技術

水準 1　到達度 Ⅰ Ⅱ　到達目標 Ⅰ

排尿の援助

水準 1　到達度 Ⅰ　到達目標 Ⅰ

Point

▶ 排尿の援助とは，ADL（日常生活動作）が低下し，床上および室内のみが行動範囲の患者に対して，尿器や便器を用いて尿の排出を介助することである．
▶ 排尿の援助には，患者のプライバシーが守られる環境や，不必要な露出を避けるなどの羞恥心への配慮，消臭の工夫，安心感のもてる介助を行うことが重要である．

目的

● 排尿機能には問題はないが，移動機能の低下や体動制限があり，トイレまで移動できない患者の排尿を援助する．

知っておくべき情報

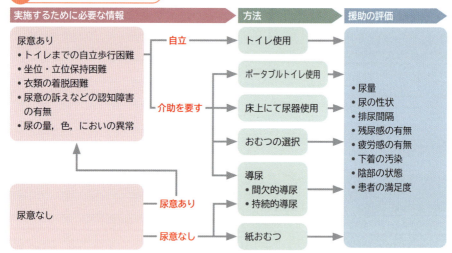

尿器による床上排尿の準備

物品準備

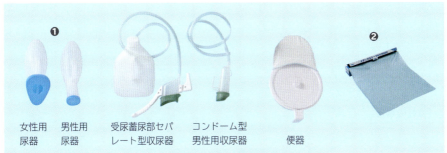

❶女性用尿器　男性用尿器　受尿蓄尿部セパレート型収尿器　コンドーム型男性用収尿器　❷便器

- ☑ ❶尿器または便器（女性用尿器，男性用尿器，受尿蓄尿部セパレート型収尿器，コンドーム型男性用収尿器，便器）
- ☑ ❷処置用シーツ（ディスポーザブル）
- ☑ ③ディスポーザブル手袋
- ☑ ④バスタオル
- ☑ ⑤トイレットペーパー
- ☑ ⑥（必要時）尿器カバー
- ☑ ⑦（必要時）砂嚢
- ☑ ⑧（必要時）安楽枕

実施前の準備

① 看護師は手指衛生を行い，ディスポーザブル手袋を着用する．
② 患者に尿器による床上排泄の必要性，体位，方法を説明し，同意を得る．
③ カーテンを閉めるなどプライバシーを保護する．尿器を湯や蒸気で体温程度に温める．尿器に残った水分をよく拭き取り，乾燥させる．

尿器による床上排尿の実際

035　036

① 看護師は，スペース的に可能な場合，患者に向かって自身の利き手が患者の足側になるようにベッドサイドに立つ．
② 患者の上半身を安楽枕やベッドの挙上によりファウラー位とする．
③ 患者に可能なかぎり自力で腰を挙上するように促しながら，下着やパジャマのズボンは完全に脱がす．和式寝衣の場合は腰より上方に上げる．
④ バスタオルなどを掛け，身体の露出を最少にするとともに保温に注意する．
⑤ 患者の腰を挙上しながら，腰の下に処置用シーツなどを敷く（図2-2-1）．

図2-2-1　床上排尿時の体位

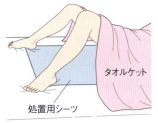

上半身30〜45°挙上
タオルケット
処置用シーツ

 根拠：床上で尿器を使用する場合は，尿器から尿が漏れないように患者は上向きの体位を保持する．しかし，仰臥位では患者は腹圧がかからないため，できるだけ上半身を挙上する必要がある．

⑥ 尿器を当てる．

[男性の場合]

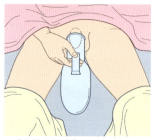

- 陰茎を受尿口に入れ，患者自身で尿器をしっかり固定する．
- 自分で保持できない患者は，看護師が尿器を持って固定する．砂嚢で固定する場合もある．

[女性の場合]

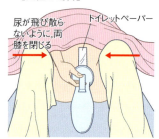

尿が飛び散らないように，両膝を閉じる
トイレットペーパー

- 会陰部に受尿口の先端をしっかり当て，尿を尿器に誘導できるようにトイレットペーパーを陰部から尿器へ垂らす．

> 根拠　尿を誘導して飛び散るのを防いだり，排尿の音を小さくしたりすることができる．

- 両膝を閉じ，尿が飛び散らないようにする．
- 患者自身が尿器をしっかり固定する．自分で保持できない患者は，看護師が尿器を持って固定する．砂嚢で固定する場合もある．

⑦ 患者が1人で排泄が可能な状態の場合は，看護師はカーテンの外や室外に出るなど，可能なかぎり患者が1人になって排泄を行えるように配慮する．
  - 看護師が室外に出る場合は，ナースコールを患者の手が届くところに置く．

⑧ 排泄後は，トイレットペーパーで尿を拭き取る（女性の場合は外尿道口から肛門に向けて数回に分けて拭く）．

> 根拠　肛門から尿道口に向かって拭き取ると，肛門部に付着している大腸菌などが腟や尿道に付着し，感染を起こす可能性がある．そうしたことを防ぐため，女性の場合は必ず尿道口から肛門に向かって拭く．

⑨ 排泄後，尿の入った尿器を静かにはずし，所定の場所に置く．
⑩ ディスポーザブル手袋をはずし，手指衛生を行う．
⑪ 下着をつける．
⑫ 処置用シーツをはずし，寝具，シーツなどの汚染の有無を確認する．
⑬ カーテンを開け，換気を行う．
⑭ ディスポーザブル手袋を着用する．尿はトイレに捨て，使用済みの尿器は洗って所定の場所（尿器ボックスなど）に置き，カバーを掛ける（図2-2-2）．

図2-2-2　尿器とボックスと尿器カバー

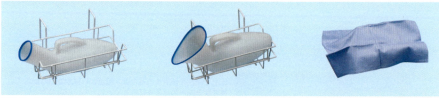

尿器ボックスに入れたところ（男性用）　　尿器ボックスに入れたところ（女性用）　　カバーをしたところ

⑮ ディスポーザブル手袋をはずし，手指衛生を行う．
⑯ 記録を行う．

排便の援助

水準 1　到達度 I II　到達目標 I

Point
▶ 排便の援助とは，ADL（日常生活動作）が低下し，床上および室内のみが行動範囲の患者に対して，便器やポータブルトイレを用いて便の排出を介助することである．
▶ 排便の援助には，患者のプライバシーが守られる環境や，不必要な露出を避けるなどの羞恥心への配慮，消臭の工夫，安心感のもてる介助を行うことが重要である．

目的

〈床上排便〉
● 移動機能の低下や体動制限があり，トイレまで移動できない患者の臥床での排便を援助する．

〈ポータブルトイレを用いた排便〉
● 立位，坐位にはなれるが，歩行が困難な患者の排便を援助する．
● 頻回の排泄のため，トイレでの排泄が困難な患者の排便を援助する．
● 麻痺などにより，夜間のトイレでの排泄が危険な患者の排便を援助する．

知っておくべき情報

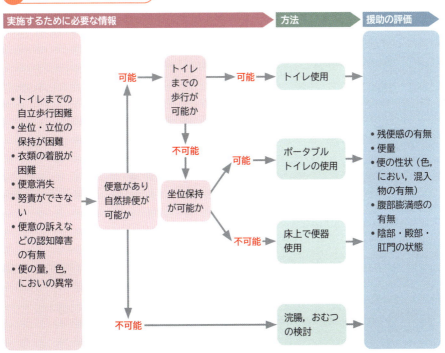

2章 2 ① 排泄の援助

便器による床上排便の準備

物品準備

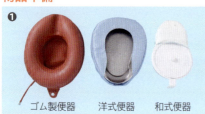
ゴム製便器　洋式便器　和式便器

- ☑ ❶便器（ゴム製便器，洋式便器，和式便器）
- ☑ ❷トイレットペーパー
- ☑ ❸ディスポーザブル手袋（2枚）
- ☑ ❸処置用シーツ（ディスポーザブル）
- ☑ ❹バスタオル
- ☑ ❺（必要時）便器カバー
- ☑ ❻（必要時）安楽枕

実施前の準備

① 看護師は手指衛生を行い，ディスポーザブル手袋を着用する．
② 患者に便器による床上排泄の必要性，体位，方法を説明し，同意を得る．
③ カーテンを閉めるなどプライバシーを保護する．便器を湯や蒸気で体温程度に温める．蒸気式便器洗浄機，便器加温器などがあれば使用する．便器に残った水分をよく拭き取り，乾燥させる．

便器による床上排便の実際

① 看護師は，スペース的に可能な場合，自身の利き手が患者の足側になるようにベッドサイドに立つ．
② 患者の上半身を安楽枕やベッドの挙上によりファウラー位とする．

> **根拠** 仰臥位では患者は腹圧がかからないため，できるだけ上半身を挙上する必要がある．

③ 患者に可能なかぎり自力で腰を挙上するように促しながら，下着やパジャマのズボンは完全に脱がす．和式寝衣の場合は腰より上方に上げる．
④ バスタオルなどを掛け，身体の露出を最少にするとともに保温に注意する．

> **根拠** 保温に注意するのは，冷感は筋肉を緊張させ，便の排出を阻害する可能性があるからである．

⑤ 患者の腰を挙上しながら腰の下に処置用シーツなどを敷く．
⑥ 患者の腰を挙上しながら，便器を，マットレスを押すようにして挿入する．

> **根拠** 便器でマットレスを沈み込ませるようにすると，便器を挿入する際に患者の腰の挙上が少なくてすむため．

⑦ 便器の挿入の位置（肛門部が便器の受け口の中央にあるかどうか）を確認する．
⑧ ここまで準備を行ったら，再度体位を整え，身体の安定を確認する．
⑨ 便器の底にトイレットペーパーを落とす．

> **根拠** 便器に便がこびりつくのを防ぐとともに，排泄時の音が消音されるため．また，水に溶けるトイレットペーパーは，便とともに汚物槽やトイレにそのまま流せるので利便性に富んでいる．

⑩ 尿が排泄されることを想定して，男女それぞれに排尿の準備もする．

> **根拠** 排便時は副交感神経優位となり，便意のみでも排尿のある場合が多いため．

［男性の場合］

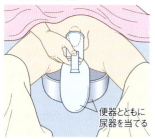

便器とともに尿器を当てる

- 便器とともに尿器も当て，患者自身で尿器を持ってしっかり固定してもらう．
- 自分で持てない場合は，尿器を砂嚢で固定する．

［女性の場合］

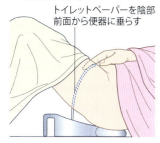

トイレットペーパーを陰部前面から便器に垂らす

- 縦長に折ったトイレットペーパーを陰部の前から便器の中に垂らし，トイレットペーパーを自分で持って固定してもらう．

⑪ 患者が1人で排泄が可能な状態の場合は，看護師はカーテンの外や室外に出るなど，可能なかぎり患者が1人になって排泄を行えるように配慮する．
 - 看護師が室外に出る場合は，ナースコールを患者の手が届くところに置く．
⑫ 排泄後，トイレットペーパーで上から下（女性の場合は尿道口から肛門）に向かって数回に分けて便を拭き取り，陰部洗浄，清拭などにより陰部を清潔に保持する．

> **根拠** 肛門から尿道口に向かって拭き取ると肛門部に付着している便で膣や尿道口が汚染され，感染を起こす可能性がある．そうしたことを防ぐため女性の場合は必ず尿道口から肛門に向かって拭く．

⑬ 腰を挙上させて便器をはずす．この際，尿が殿部まで流れ込んでいることがあるため，肛門の後方までよく拭く．
 - 腰が挙上できない場合は，拭き残す可能性があるため，側臥位にして拭く．
⑭ 便器に蓋をして便器カバーをかける．
⑮ ディスポーザブル手袋をはずし，手指衛生を行う．
⑯ 下着をつける．
⑰ 処置用シーツをはずし，寝具，シーツなどの汚染の有無を確認する．
⑱ カーテンを開け，換気を行う．
⑲ ディスポーザブル手袋を着用する．便はトイレに捨て，使用済みの便器は洗って所定の場所に置く．
⑳ ディスポーザブル手袋をはずし，手指衛生を行う．
㉑ 記録を行う．

ポータブルトイレによる排便の準備

物品準備

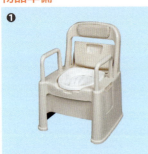

- ❶ポータブルトイレ
- ②トイレットペーパー
- ③陰部・殿部清掃用蒸しタオル
- ④ディスポーザブル手袋（2枚）

実施前の準備

① 看護師は手指衛生を行い，ディスポーザブル手袋を着用する．
② 患者にポータブルトイレによる排泄の必要性，体位，方法を説明し，同意を得る．
③ カーテンを閉めるなどプライバシーを保護する．ベッドサイドに，患者が立位ができ，ポータブルトイレが設置できる適切なスペースを確保する．
④ ベッドは患者が降りやすいように，低い位置まで下げておく．患者がポータブルトイレへの移動時につかむことができるように，ベッド柵をつける．

> **コツ！** ベッドと平行または20°〜30°の位置に置き，トイレやベッド柵につかまると移動がしやすい．

> **注意！** ポータブルトイレが動いてしまう場合は，もたれかかっても滑らない位置に設置したり，必要があれば下にゴムマットを敷くなどし，動かないように注意する．

⑤ ポータブルトイレの底に水を少量入れるか，トイレットペーパーを落として蓋を開けておく．

ポータブルトイレによる排便の実際（左片麻痺の場合）

037　038

① 患者にベッドサイドで端坐位をとってもらう（**1**）．

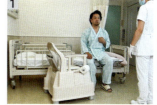

② 患者に片方の手で，ポータブルトイレの手すりの遠いほうを持ってもらう（**2**）．

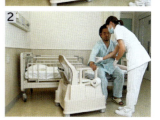

③ 看護師は腰を落として，かがんだ姿勢で患者の背中に手を回す（**3**）．看護師は，患者よりも低い姿勢をとり，患者に寄りかかってもらうと立ち上がりやすい．このとき，患者と看護師の顔が向き合わないように，逆方向に顔を向ける．

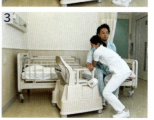

④ 掛け声をかけるなどし，患者に立ち上がってもらう（**4**）．

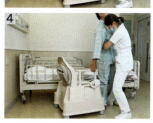

⑤ 患者が立ち上がったら，パジャマと下着を下ろす（**5**）．

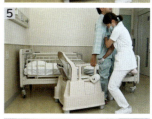

⑥ 身体の向きを，ポータブルトイレに座る向きに変える（**6**）．患者がポータブルトイレに座りやすいように介助する．

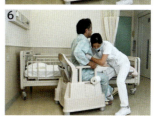

⑥トイレットペーパーを手もとに置く.

⑦患者が1人で排泄が可能な状態の場合は,看護師はカーテンの外や室外に出るなど,可能なかぎり患者が1人になって排泄を行えるように配慮する.

・看護師が室外に出る場合は,ナースコールを患者の手が届くところに置く.

⑧排泄後,ポータブルトイレに座ったままで,トイレットペーパーで尿道口から肛門に向かって数回に分けて便を拭き取り,陰部洗浄,清拭などにより陰部を清潔にする.

根拠 肛門から尿道口に向かって拭き取ると肛門部に付着している便で腟や尿道口が汚染され,感染を起こす可能性がある.そうしたことを防ぐために,女性の場合は必ず尿道口から肛門に向かって拭く.

⑨患者がポータブルトイレから立ち上がったら,必要に応じて下着を上げるのを介助する.

⑩便器の蓋を閉める.

⑪患者の手を拭く.

⑫ディスポーザブル手袋をはずし,手指衛生を行う.

⑬必要に応じて,ベッドへの移動を介助する.

⑭カーテンを開け,換気を行う.

⑮ディスポーザブル手袋を着用する.排泄物を所定の場所に廃棄してから,ポータブルトイレを片づける.

⑯ディスポーザブル手袋をはずし,手指衛生を行う.

⑰記録を行う.

2章 ▶ 生活行動に共通する看護技術 / 2 ▶ 排泄の看護技術

2 おむつ交換
（尿失禁・便失禁）

水準 ❶　到達度 Ⅱ Ⅳ　到達目標 Ⅰ

Point

- 失禁には尿失禁と便失禁とがある．
- 尿失禁とは，不随意に尿が漏れて衛生的または社会的問題になったものである．
- 尿失禁は，腹圧性，切迫性，反射性，混合性（腹圧性＋切迫性），溢流性，機能性に分類される．
- 尿失禁をケアするうえでは，その原因や症状の特徴を理解して，排泄訓練，導尿，おむつの装着などを考慮する．
- 便失禁は結腸・直腸・肛門疾患，便づまり，神経原性疾患などによって生じる．
- 便失禁は，切迫性，漏出性，混合性に分類される．
- 本項では，尿失禁・便失禁患者の援助としてのおむつ交換を解説する．

排尿・排便のメカニズム

排尿のメカニズム

- 蓄尿と排尿は，膀胱と膀胱括約筋の相反する作用より起こる．
- 蓄尿とは，膀胱の弛緩と膀胱括約筋の収縮が同時に起こることで，膀胱内に尿を溜めることをいう．
- 排尿とは，膀胱が収縮すると同時に膀胱括約筋が弛緩することによって，尿を排出することをいう（図2-2-4）．
- 排尿は，脊髄（腰髄，仙骨）に存在する下位排尿中枢における反射活動と，大脳，脳幹にある上位排尿中枢（抑制・促進中枢）のコントロールにより行われている（図2-2-4）．

図2-2-4　蓄尿・排尿のメカニズム

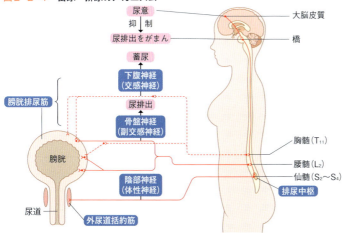

- 尿の排泄が正常な状態（尿禁制）を維持するために必要な条件を表2-2-1に示す．

表2-2-1　尿禁制を維持するために必要な条件

①中枢神経系とその経路
②下部尿路とその周囲の筋肉，結合組織
③意識，見当識，知能などの精神状態
④上肢と下肢の運動機能
⑤その他：たとえば視力など

※下部尿路を正常に機能させるには①②が正常であることが必要条件となり，さらに，尿禁制を維持するためには③～⑤もある程度以上，健常である必要がある

（福井準之助責編［鈴木康之］：失禁ケア・ガイド．別冊エキスパートナース，p.18，照林社，1996）

- 尿失禁には中枢神経，脊髄神経，膀胱排尿筋，外尿道括約筋などが関与する．
- 尿失禁の分類を図2-2-5に示す．

図2-2-5　尿失禁の分類

●腹圧性尿失禁 ・女性ホルモンの低下が尿道周囲組織の安定性を損なうことなどで生じる ・成人女性に多く，咳，くしゃみなど腹圧がかかったときに漏れる状態である ・軽度の場合は腹圧が強くかかった場合のみ生じるが，重症になると歩行しただけでも生じる	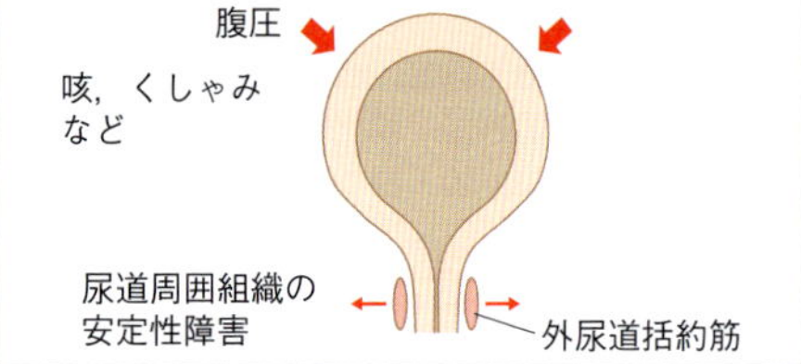 腹圧 咳，くしゃみなど 尿道周囲組織の安定性障害 外尿道括約筋
●切迫性尿失禁 ・膀胱排尿筋の不随意な収縮により膀胱内圧が急激に上昇し，尿意ががまんできないためトイレに間に合わないで尿が漏れる状態である	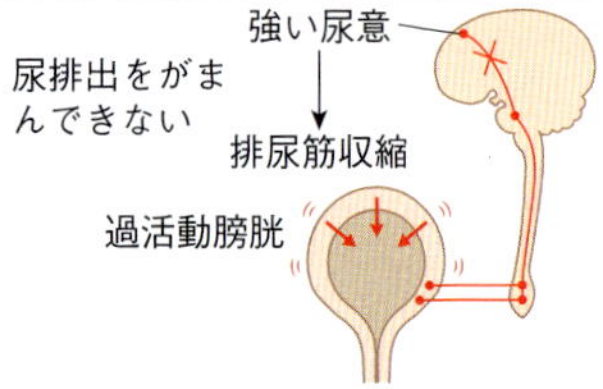 強い尿意 尿排出をがまんできない 排尿筋収縮 過活動膀胱
●反射性尿失禁 ・脊髄損傷により生じ，尿意を伴わずに膀胱排尿筋の不随意な収縮，または外尿道括約筋の不随意な弛緩が生じて尿が漏れる状態である	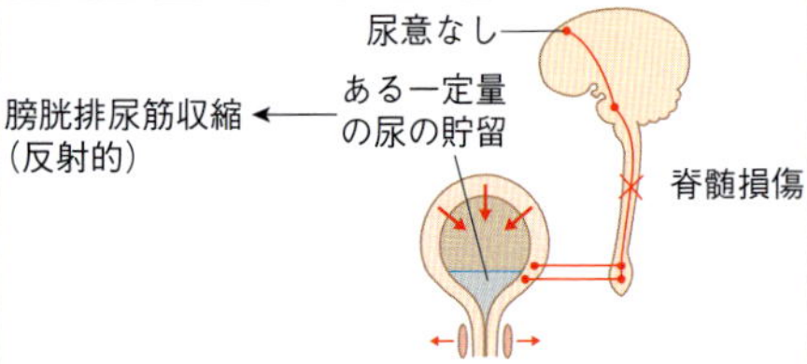 尿意なし ある一定量の尿の貯留 膀胱排尿筋収縮（反射的） 脊髄損傷
●溢流性尿失禁 ・骨盤内手術後やコントロール不良な糖尿病患者の末梢神経障害などによる膀胱排尿筋の収縮力低下，前立腺肥大などの下部尿路閉塞により生じる ・尿の排出障害のため，膀胱内に停滞した尿が蓄尿可能な量を超えてあふれ出した状態で，残尿が多い ・水腎症から腎不全を生じやすい	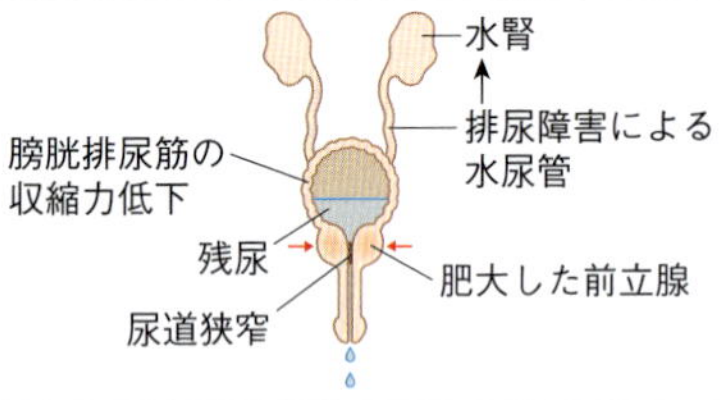 水腎 排尿障害による水尿管 膀胱排尿筋の収縮力低下 残尿 肥大した前立腺 尿道狭窄
●機能性尿失禁 ・体動が困難でトイレに間に合わなかったり，認知症など認識力の低下で尿を漏らす状態である	

排便のメカニズム

- 小腸で消化・吸収されなかった繊維成分などの不消化物から大腸で水分を吸収し，糞便が形成される．
- 便が大腸の蠕動運動などにより直腸へ輸送され，直腸内圧が上昇し，直腸内反射（局所反射）を起こす．
- これと同時に直腸内圧上昇による刺激が骨盤神経→下位排便中枢→上位排便中枢を経て大脳の感覚野へ伝えられ，便意を感じさせる（図2-2-6）．

図2-2-6　排便のメカニズム

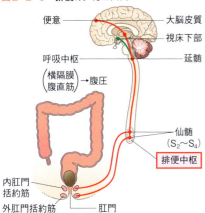

- 排便にかかわる筋群を図2-2-7に示す．

図2-2-7　排便にかかわる筋群

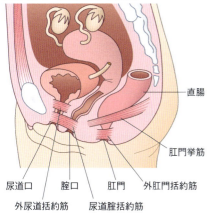

- 便失禁の原因には，①結腸・直腸・肛門疾患，②神経原性疾患，③便づまりなどがある．
- ①結腸・直腸・肛門疾患：重篤な下痢，産科的外傷・肛門手術後・交通事故のような直接的外傷による輪状筋機能不全（肛門括約筋を支えている骨盤底筋の脆弱）による．
- ②神経原性疾患：脊髄の対麻痺により便意や随意的コントロールが消失する．あるいは，多発性

硬化症，脳血管障害，認知症による神経支配の変更により便意，排便の抑制が起こる．なお，仙骨神経根S_2，S_3の損傷の場合，肛門括約筋は弛緩し直腸に入ってきた便はそのまま排出される．
- ③便づまり：便塊が詰まってしまうほどの便秘の結果，直腸が過伸展し，内外肛門括約筋の働きは阻止され弛緩し，腸内の粘液が不随意に排出される．

おむつ交換

Point

- ▶おむつとは，尿失禁や便失禁の際に，尿や便が，衣類や寝具が漏れないように装着する紙や布製の衛生材料である．
- ▶おむつを装着している患者は，排泄物の付着，おむつの装着などに伴う皮膚のトラブルが生じやすいため，皮膚の保護機能を壊さず，物理的刺激を最小限にして，排泄物を皮膚につけないケアを行う．
  - よいおむつの条件：①蒸れない，②漏れない，③身体にフィットしている，④柔らかい，⑤吸水力が高い，⑥冷感がない，⑦失禁関連皮膚障害（p.188参照）などの皮膚障害を起こさない，など

おむつの種類

［紙おむつ］
- おむつには陰部・殿部全体を覆うタイプ（パンツ型，テープ式，フラット型）と，局所的に尿を吸収するタイプ（尿取りパッド）があり（図2-2-8），それぞれADLなどを考慮して装着する（図2-2-9）．
- メリット：洗濯の労力がない，装着が簡単，種類が多いので購入しやすい，使い捨てができる．
- デメリット：病院で使用した紙おむつは，産業廃棄物として取り扱うことになる．

［布おむつ］
- 市販されている種類：綿100％ドビー織のもの，ポリエステルの吸収表面素材のもの，レーヨンの不織布を中間層に入れたもの，ポリウレタンで外面防水層を構成したもの
- メリット：再利用できる，パルプアレルギーがある患者にも適している．
- デメリット：長時間装着すると冷感や不快感が強い，紙おむつよりクリーニング代などのコストがかかる．

図2-2-8 紙おむつの種類

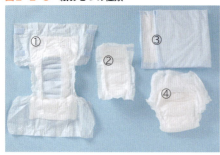

① テープ式
② 尿取りパッド
③ フラット型
④ パンツ型

図2-2-9 紙おむつの型の選択方法

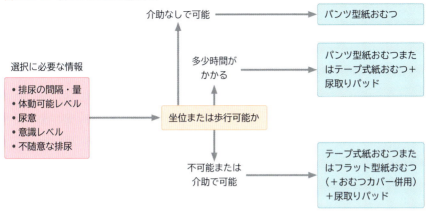

目的
- おむつを装着することにより，ADL（日常生活動作）の拡大がはかられ，安心して生活できる．
- 周囲の汚染を防ぎ，衛生的な生活が保てる．

適応
- 尿意・便意消失患者
- 尿意・便意はあるが不明確な患者
- 不随意に尿・便が漏れる患者

臥床でのおむつ交換の準備

物品準備
- ☑ ①尿取りパッド
- ☑ ②テープ式紙おむつ
- ☑ ③処置用シーツ（ディスポーザブル）
- ☑ ④トイレットペーパー（排便の場合）
- ☑ ⑤陰部・殿部清拭用蒸しタオルなど
- ☑ ⑥撥水剤
- ☑ ⑦便器
- ☑ ⑧ベースン（微温湯）
- ☑ ⑨洗浄剤
- ☑ ⑩ゴミ袋（ビニール袋）
- ☑ ⑪ディスポーザブル型

実施前の準備
① 看護師は手指衛生を行い，ディスポーザブル手袋，プラスチックエプロンを着用する．
② 患者（患者の意識が低下している場合は家族）におむつ装着や交換の必要性，体位，方法を説明し，同意を得る．おむつへの排泄は自尊心を傷つけること，また，外陰部を露出する介助は羞恥心を伴うことを念頭におき，患者の気持ちを十分に配慮した援助を行う．
③ 患者から排泄したと訴えのあった場合や排泄臭がある場合などは，すみやかにおむつの汚染を確認し，交換の準備をする．

 根拠　排泄後おむつ交換をすみやかに行う必要があるのは，患者の不快感の緩和のみでなく，排泄物による湿潤と汚染のために皮膚が浸軟し，保護機能が壊れるとともに，細菌が繁殖して膀胱炎，腟炎などの感染症や褥瘡の原因となるからである（p.188知っておこう！参照）．

④ カーテンを閉めるなどプライバシーを保護する．室温22～24℃に調整する．

臥床でのおむつ交換の実際

排尿のみの場合

① 看護師は，スペース的に可能な場合，自身の利き手が患者の足側になるようにベッドサイドに立つ．
② 患者は，仰臥位とする．
③ 衣類を脱がす．
　・下着やパジャマのズボンは完全に脱がす．和式寝衣の場合は腰より上方に上げる．
④ 殿部の下に処置用シーツを敷く．
⑤ 汚染した紙おむつを，汚染した部分を内側に巻き込み，取り除く．

⚠️ 注意！　すぐにゴミ袋へ入れ，ベッド上や床上に放置しない．

⑥ 患者に側臥位になってもらい，陰部・殿部の分泌物や汚れを蒸しタオルなどで拭いたあと，蒸しタオルは所定の場所に置き，汚染した紙おむつは，はずしたディスポーザブル手袋と一緒に廃棄し，手指衛生を行う．
　・患者の体位が安定するように，可能なら患者にベッド柵を持ってもらう．
⑦ 必要時，新しいディスポーザブル手袋を着用して，蒸しタオルで拭いたあと，水分が残らないように乾いた布で拭く．
⑧ 側臥位のまま新しいおむつの中心が殿部の中心にくるように半分丸めておく（**1**）．

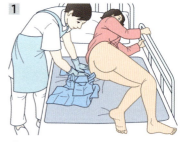

⑨ やや反対側の側臥位にし，身体の下からおむつを引き出す（**2**）．

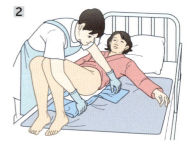

⑩ 仰臥位に戻して，おむつを装着する（**3**）．

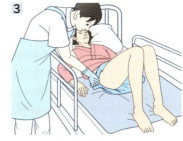

⑪ 腰をすこし浮かせながら，新しいおむつを殿部の下に入れ込む（**4**）．おむつ装着のポイントを**表2-2-2**に示す．

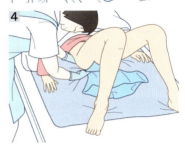

⑫ おむつの位置を確認し，必要時おむつカバーをつけ，衣類を装着する．
⑬ 処置用シーツをはずす（**5**）．

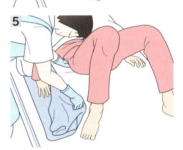

表2-2-2　**おむつ装着のポイント**

漏れない工夫	・女性は尿が殿部に回り込むため，おむつの殿部側を厚くし，男性は前方を厚くする． ・尿取りパッドを使用するときは，男性ではペニスを包み込むようにする． 　尿取りパッドを円錐形にする　→　先端に隙間をつくらない　→　尿取りパッドで陰茎を包む．　→　その上からおむつをする ・便失禁の場合は，便専用パッドを用いる．
ADLへの配慮	・股関節の動きを制限しないように，締めつけない．
不要な汚染防止	・排泄物が多いと，おむつの中いっぱいに広がってしまうので，腹部までおむつに覆われると覆われた部分まで濡れてしまうことになる．したがって，おむつは臍下までにとどめる．

⑬ 換気などに配慮し，臭気が残らないようにする．
⑭ ディスポーザブル手袋をしていた場合ははずし，手指衛生を行う．

排便の場合

① ～ ④は排尿のみの場合に準じる．
⑤ 外側から陰部，殿部に向かって，トイレットペーパーまたはおしり拭き用ウェットティッシュなどで身体に付着した便を拭き取っていく．
⑥ 便がこぼれないように汚染したおむつを徐々に内側に巻き込み，腰をすこし浮かしてもらいながらゆっくり引き抜く．

> ⚠️ **注意！** すぐにゴミ袋へ入れ，ベッド上や床上に放置しない．

⑦ 便器を挿入し，微温湯または弱酸性洗浄剤を用いて陰部洗浄を行う．
- 男性の場合は陰嚢の裏，女性の場合は小陰唇の溝がとくに汚染しやすい部位なので，泡立てて愛護的に洗浄を行う．
- 下痢便はアルカリ性で消化酵素や細菌を多く含むため，皮膚への刺激が強いので，とくに十分な洗浄，清潔保持が重要である．
- 石けんを用いた場合は，石けんを十分に洗い流す．
- ディスポーザブル手袋をはずし，手指衛生を行う．

> 🔍 **根拠** 石けんはアルカリ性であるため皮膚への刺激となる．また，石けん洗浄は本来常在している皮脂も洗い流してしまう．つまり，石けん洗浄は汚染の除去には効果的であるが，頻回に用いすぎないこと，石けんを十分に洗い流すことが必要である．

> 💡 **コツ！** 皮膚粘膜を保護するためには，油性の軟膏や撥水剤（皮膚保護剤）で皮膚表面に膜をつくって浸軟を予防する．

⑧ 必要時，新しいディスポーザブル手袋を着用して，皮膚に水分が残らないように，乾いた布で拭く．
⑨ 撥水剤を塗布して，次の便の侵入を防ぐ．
⑩ 排尿のみの場合と同様，新しいおむつを殿部の下に敷き，適切に装着する．
⑪ おむつの位置を確認し，必要時おむつカバーをつけ，衣類を着用する．
⑫ 処置用シーツをはずす．
⑬ 換気などに配慮し，臭気が残らないようにする．
⑭ ディスポーザブル手袋をしていた場合ははずし，手指衛生を行う．
⑮ 記録を行う．

知っておこう！ 失禁関連皮膚障害（IAD）とは？

- 失禁関連皮膚障害（incontinence-associated dermatitis；IAD）とは，尿や便が皮膚に接触することによって生じる炎症を指す．その意味が示す範囲は幅広く，いわゆるおむつ皮膚炎（湿疹・皮膚炎群）や，物理化学的皮膚障害，皮膚表在性真菌症を包括する概念とされている．IADが発生するのは，尿や便の失禁状態があるなかでもとくに，軟便もしくは水様便や，強い臭気を伴う尿の場合が多い．というのも，軟便や水様便は，皮膚の角質層を損傷させるタンパク質分解酵素や脂肪分解酵素が多く含まれるからである．また，これらの酵素は，尿失禁により発生した尿に含まれる尿素にも影響を与え，尿素からアンモニアを生成する．このアンモニアは，接触する皮膚のアルカリ化を進め，皮膚のpHが上昇することで防御機能が弱まり，一層の皮膚損傷リスクを高める．IADのケアは，生じてしまった炎症への対処も重要だが，何よりも予防（尿失禁や便失禁への徹底した管理）が欠かせない．排泄物の速やかな除去はもとより，軟便や水様便を予防するための栄養管理，適切な排尿誘導，スキンケアによる皮膚機能の保全などが大切である．高齢社会を迎えたわが国では，IADへの対応が今後ますます重要になると考えられる．

3 排尿困難時の援助
（間欠的導尿，持続的導尿）

2章 ▶ 生活行動に共通する看護技術 ／ 2 ▶ 排泄の看護技術

水準 ❶ ❷ 　到達度 Ⅰ Ⅱ Ⅲ（モデル人形）　到達目標 Ⅰ

Point

▶ 排尿困難とは，尿の出にくい状態で，排尿開始の遅延，排尿時間の延長，腹圧を加えないと排尿不能，尿線の細小，排尿終末時の尿滴下などの症状をさす．
▶ とくに尿閉は高度の排尿困難で，膀胱内に尿が充満し，随意的排尿ができない状態である．
▶ 排尿困難は，下部尿路閉塞性の疾患である前立腺疾患や尿道狭窄，疾患や手術による骨盤神経叢を中心とした末梢神経の損傷による膀胱・尿道・外尿道括約筋の緊張の低下により生じる．
▶ 排尿困難時の援助として導尿（膀胱内に貯留した尿を，尿道からカテーテルを挿入して排出させる）が行われる．
▶ 導尿には間欠的導尿（尿検体採取としても行う）と持続的導尿（膀胱留置カテーテルを留置する）があり，間欠的導尿には医療従事者が行う場合と，患者自身が行う自己導尿がある．

知っておくべき情報

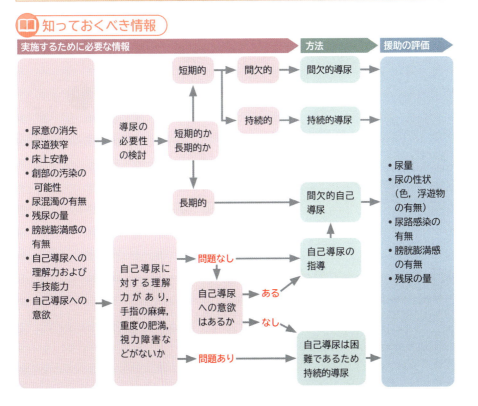

間欠的導尿

目的
- 尿閉，残尿，尿失禁などに対する一時的な排尿処置
- 膀胱の過伸展の防止
- 尿路感染の防止
- 膀胱留置カテーテルの不便さの解消
- 検査のための無菌尿の採取

適応
- 神経障害に伴う排尿障害：たとえば，二分脊椎，脊髄損傷，糖尿病による末梢神経障害，骨盤内手術後（直腸，子宮など），脳神経障害の後遺症，長期留置カテーテルによる後遺症
- 器質的障害に伴う排尿障害：たとえば，尿道狭窄，前立腺肥大症，禁制膀胱造設術後
  - 禁制膀胱造設術とは，尿路変向の一種．蓄尿を排出するには，ストーマからカテーテルを挿入し導尿を行う．
- 尿検査

間欠的導尿の準備

物品準備

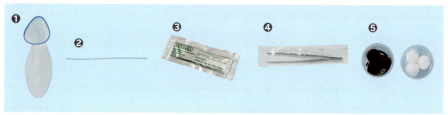

- ☑ ❶尿器
- ☑ ❷滅菌カテーテル（12〜15F）
- ☑ ❸水溶性潤滑剤：油性はカテーテルを損傷するおそれがある
- ☑ ❹滅菌鑷子
- ☑ ❺滅菌消毒綿球：0.02％塩化ベンザルコニウム（オスバン）綿球，または10％ポビドンヨード（イソジン）綿球など
- ☑ ❻滅菌手袋
- ☑ ❼処置用シーツ（ディスポーザブル）
- ☑ ❽バスタオル
- ☑ ❾膿盆
- ☑ ❿（必要時）ペンライト

実施前の準備
① 看護師は手指衛生を行い，滅菌手袋を着用する．
② 患者に導尿の必要性，体位，方法を説明し，同意を得る．
③ カーテンを閉めるなどプライバシーを保護する．とくに，導尿は外陰部を露出させるため，羞恥心に十分配慮する．室温は22〜24℃に調整する．

間欠的導尿の実際

041 042 043 044

① 患者の体位を整える．
  [男性の場合]
  ・仰臥位で，下肢は伸ばしたまま肩幅程度に開く．
  [女性の場合]
  ・仰臥位で膝を立て，股関節は外転・外旋させる．
② 衣類を脱がす．
  ・下着やパジャマのズボンは完全に脱がす．和式寝衣は腰より上方に上げる．
③ バスタオルなどにより身体の露出を最少にする．
④ 殿部に処置用シーツなどを敷く．
⑤ 看護師は滅菌手袋を装着し，鑷子と消毒綿球で尿道口を洗浄・消毒する．
  ・消毒する場合，外陰部を清潔にしていないのに消毒をしても効果がないので，洗浄などで挿入前に尿道口を清潔にしておくことが重要である．

[男性の尿道口を消毒する場合]

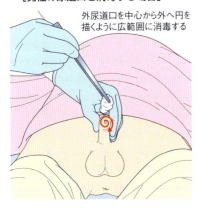

外尿道口を中心から外へ円を描くように広範囲に消毒する

・利き手と逆の手の母指と示指で陰茎を持って亀頭部を露出させて外尿道口を開き，中心から外へ円を描くように広範囲に消毒する．
・包茎の場合は，包皮を翻転し亀頭部を露出して消毒するが，処置後はもとに戻しておく．

> 根拠：翻転した包皮をそのままにしておくと嵌頓包茎を起こす可能性があるため．

[女性の尿道口を消毒する場合]

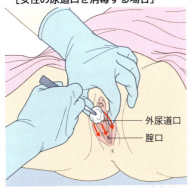

外尿道口
腟口

外尿道口を前からうしろに向かって3回消毒する

・尿道口が見えるように採光を工夫し，必要時，ペンライトを当てる．
・看護師は母指と示指にて陰唇を開いて外尿道口を確認し，外尿道口を前からうしろに向かって3回（綿球はそのつど替えて）消毒する．

2章 2 ③排尿困難時の援助（間欠的導尿，持続的導尿）

191

⑥ カテーテルの先端に水溶性潤滑剤をつける.
⑦ 患者に深呼吸をするように促す.
⑧ カテーテルの先端から数cmの部位を利き手で持って,外尿道口から挿入する.逆側は尿器に差しておく.

[男性の場合]
- 亀頭部を露出したまま陰茎が腹部に対して垂直になるように持ち上げ,カテーテルをゆっくり外尿道口に15cm程度挿入する(図2-2-10).

図2-2-10 尿道カテーテルの挿入(男性)

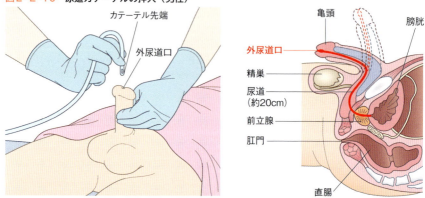

⚠注意! 男性の尿道はS状に屈曲しているため,尿道をまっすぐにするためには,陰茎を持ち上げる必要がある.粘膜損傷に注意してゆっくり挿入する.

[女性の場合]
- 尿道口と腟とを間違えないように,外尿道口を見極め,カテーテルをゆっくり3〜4cm挿入する(図2-2-11).

図2-2-11 尿道カテーテルの挿入(女性)

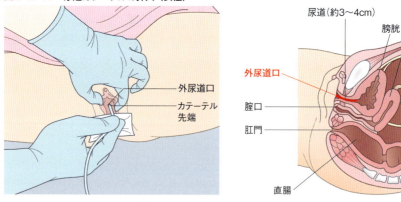

⚠注意! 女性の外尿道口は陰核亀頭から2.5cm後方の腟前庭にある.腟と間違えないように,消毒時に腟と尿道の位置をよく確認する必要がある.

- つかえる感じがあったり痛みを訴えた場合は無理して挿入せず,カテーテルを抜去する.

⑨ 男性の場合はカテーテルを15cm程度挿入し，抵抗を感じたら陰茎を60°程度に戻し，さらに5cm程度挿入する．女性の場合は3～4cm挿入する．
- 女性で尿が流出しない場合は，さらに1～2cm挿入する．10cm挿入しても流出しない場合は，腟に入れた可能性があるため，カテーテルを交換して挿入し直す．

⑩ カテーテルをしっかり把持しながら尿器に採尿する．
- 排尿時，腹圧でカテーテルが抜けないように注意する．

⑪ 完全に尿が流出したのを確認したら，カテーテルを静かに引き抜く．
⑫ 外尿道口を消毒する．
⑬ 滅菌手袋をはずし，手指衛生を行う．
⑭ 記録を行う．

持続的導尿（膀胱留置カテーテルの挿入）

目的
- 尿道から膀胱にカテーテルを挿入して留置し，尿を持続的に排出させる．

適応
- 尿閉による排尿困難患者
- 尿失禁患者
- 出血性膀胱炎に伴う尿閉の予防・治療
- 手術後（前立腺，尿道，膀胱）
- 手術中や手術後，重篤な状態における尿量の正確な観察

持続的導尿の準備

物品準備

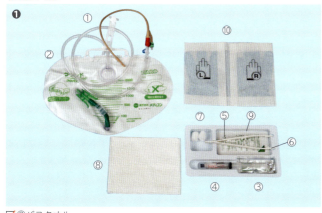

☑ ❶閉鎖式導尿セット（①バルンカテーテル（フォーリーカテーテル），②閉鎖式蓄尿バッグ，③水溶性潤滑剤，④滅菌水入り注射器，⑤消毒液，⑥滅菌鑷子，⑦滅菌綿球，⑧処置用シーツ，⑨滅菌ガーゼ（消毒液の下），⑩滅菌手袋

☑ ②バスタオル
☑ ③絆創膏
☑ ④（必要時）ドレーンキーパー
☑ ⑤（必要時）ペンライト

実施前の準備

① 看護師は手指衛生を行い，滅菌手袋を着用する．
② 患者に持続的導尿の必要性，体位，方法を説明し，同意を得る．
③ カーテンを閉めるなどプライバシーを保護する．とくに，導尿は外陰部を露出させるため，羞恥心に十分配慮する．
④ 開放式の場合，蓄尿バッグの排出口をとめる．事前にバルンカテーテルのバルン（カフ）を一度膨らませ，損傷がないことを確認しておく．一体型でない場合はバルンカテーテルと蓄尿バッグを接続しておく．閉鎖式導尿セットを利用する場合，消毒液で綿球を浸しておく．

持続的導尿の実際

① ～⑤は間欠的導尿の手順に準じる．
⑥ バルンカテーテルの先端に水溶性潤滑剤を塗布する．

油性の潤滑剤（オリーブ油などの植物性油脂，白色ワセリンなどの鉱物性油脂，動物性油脂を含む）などを使用すると，ラテックスが劣化して，バルン部分が破損するおそれがある．また，バルンカテーテル挿入前の処置（膀胱鏡検査など）で，軟膏剤や油脂などを使用した場合，尿道に残った薬物や油脂がバルンカテーテルに付着し，これによってバルン部分が破損するおそれがある．

⑦ 患者に深呼吸するように促す．
⑧ 利き手でバルンカテーテルの先端から数cmのところを手で持ち，外尿道口から挿入する．バルンカテーテルを鑷子や鉗子で把持しない．

鑷子や鉗子でバルンカテーテルを把持して挿入すると，バルン部分を含むバルンカテーテルに傷がつき，固定水が漏れるおそれがあるため，必ず手で持つ．カテーテルキット製品の鑷子は，尿道口の消毒時，綿球を把持するためのものである．

[男性の場合]
- 亀頭部を露出したまま陰茎が腹壁に対して垂直になるように持ち上げ，バルンカテーテルをゆっくり外尿道口に15cm程度挿入する（図2-2-10参照）．

 男性の尿道はS状に屈曲しているため，尿道をまっすぐにするためには，陰茎を持ち上げる必要がある．粘膜損傷に注意してゆっくり挿入する．

[女性の場合]
- 尿道口と腟とを間違えないように，外尿道口を見極め，ゆっくり3～4cm挿入する（図2-2-11参照）．

女性の外尿道口は陰核亀頭から2.5cm後方の腟前庭にある．腟と間違えないように，消毒時に腟と尿道の位置をよく確認する必要がある．

- つかえる感じがあったり痛みを訴えた場合は，無理して挿入せず再度消毒をしながら，位置を確認する．

⑨ 男性の場合はカテーテルを15cm程度挿入し，抵抗を感じたら陰茎を60°程度にし，さらに5cm程度挿入する．女性の場合は3～4cm挿入し，尿が流出したら，さらに数cm挿入する．
- 女性で尿が流出しない場合は，さらに1～2cm挿入する．10cm挿入しても流出しない場合は，腟に入れた可能性があるため，バルンカテーテルを交換して挿入し直す．

⑩ 滅菌水（滅菌蒸留水，滅菌精製水）を副管から注入し，バルンを膨らませる．

> 注意！ 万一バルンが膀胱内で破裂した場合を想定して滅菌水を用いる．もし生理食塩液や造影剤を使用した場合は，成分により凝固しバルンが閉塞するおそれがある．また，空気を使用した場合，空気が抜けてバルンが収縮しカテーテルが抜けるおそれがある．

- 注入時に抵抗のある場合は，注入を中止し，バルンカテーテルをさらに挿入する．

> 根拠 注入時の抵抗は，バルンカテーテルの挿入の長さが不足のため膀胱に至らず，尿道の中でバルンを膨らませようとしたためと考えられる．したがって，尿道の損傷を考慮し，すみやかに注入を中止する．

⑪ バルンカテーテルをすこし引いてバルンが抜けないことを確認する．
⑫ バルンカテーテルはゆとりをもたせて固定する．バルンカテーテルの固定位置は，テープの皮膚刺激によるスキントラブルを避けるために，適宜変更する必要がある．固定の位置の例は図2-2-12に示す．

図2-2-12　持続的導尿でのバルンカテーテルの固定位置

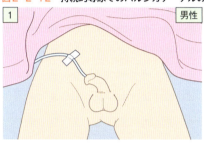

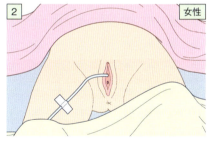

- バルンカテーテルの固定位置は，外側上方が男女とも尿道に緊張がかからない位置である．
- 男性の場合は，留置が長期化した際の尿道内の血行障害による尿道皮膚瘻を予防するために，尿道がまっすぐになる下腹部もしくは大腿部へ固定する．陰茎，陰嚢部に常時圧が加わると，局所にびらんや潰瘍を起こしやすいため，避ける．
- 女性の場合はどちらの固定法も行うが，外側下方での固定の場合は，バルンカテーテルを外側下方に向けてテープで固定することで，外尿道口のすぐ下にある腟からの分泌物によるバルンカテーテル汚染を防ぐことができる．また，尿が逆流しないように，膀胱部よりも低い位置に固定する．

⑬ 滅菌手袋をはずし，手指衛生を行う．
⑭ 患者の衣類や体位を整える．
⑮ 蓄尿バッグが床につかないようにベッド柵に固定する．
⑯ 導尿管が蓄尿バッグより低い位置にならないように，ドレーンキーパーなどでベッドに固定する．
⑰ 患者にカテーテル留置中の注意事項について説明する．

［バルンカテーテル留置中の注意事項］
- 体動の制限はないが，バルンカテーテルを引っ張らないように注意する．
- バルンカテーテル固定のテープがはずれたり，導尿管がはずれたり，バルンカテーテルに対して異物感が出現したら，看護師に連絡する．
- 飲水を勧める．
- 毎日陰部洗浄を行う．

⑱ ディスポーザブル手袋をはずし，手指衛生を行う．
⑲ 記録を行う．

2章 ▶ 生活行動に共通する看護技術 ／ **2** ▶ 排泄の看護技術

4 摘便

水準 **2** 到達度 **Ⅳ** 到達目標 **Ⅱ**

Point

▶摘便とは，自力では排泄できない直腸内に貯留した硬便を，指先で取り出し排便させる方法である.

目的

●直腸内に貯留した硬便を排出させ，排便状態を整える.

適応

●腹部を触診して貯留した便が触れたり，直腸診で便塊に触れるなど，宿便が確認できる患者
●自力排便や浣腸を行っても便の排泄がみられない患者
●全身状態の悪化により，努責困難などがあって自力排泄ができない患者
●神経因性直腸障害のある患者
●向精神薬やオピオイド薬など，副作用で便秘が生じる薬物を服用し，排便がコントロールできない患者
●バリウムが十分排泄されない患者

禁忌

●血小板数減少など出血傾向のある患者
●直腸内に腫瘍のある患者

摘便の準備

物品準備
☑①バスタオル
☑②処置用シーツ（ディスポーザブル）または紙おむつ
☑③ディスポーザブルタオル
☑④トイレットペーパー
☑⑤潤滑剤（ワセリン）
☑⑥ゴミ袋（ビニール袋）
☑⑦ディスポーザブル手袋

実施前の準備
① 看護師は手指衛生を行い，ディスポーザブル手袋を着用する.
② 患者に摘便の必要性，体位，方法を説明し，同意を得る. 処置中に不快を感じたらすぐに訴えるように説明する.
③ 事前に排尿してもらう. 自力で排尿困難な患者は，尿器・便器を準備，排尿を促す.
④ カーテンを閉めるなどプライバシーを保護する. 室温は22～24℃に調整する.

摘便の実際

① 看護師は，患者の右側（向かって左側）のベッドサイドに立つ.
② 患者は，左側臥位とする.
③ 下半身の衣類を脱がし，患者の膝を曲げるなど，肛門が十分に露出しやすい姿勢になってもらう.
　• 和式寝衣の場合は腰より上方に上げる.

④ バスタオルなどにより身体の露出を最少にする．
⑤ 殿部の下に処置用シーツを敷き，殿部の下に紙おむつを当てる．
⑥ 看護師はディスポーザブル手袋を着用し，示指に潤滑剤（ワセリン）をつける．
  • ディスポーザブル手袋は，清潔であれば滅菌でなくてもよい．

> **根拠** 消化管内には常在菌が多く存在するので滅菌手袋の必要はない．ディスポーザブル手袋を用いるのは看護師の手の汚染を防ぐためと，プライバシーへの配慮のためである．

⑦ 患者に口で深呼吸をするように促し，肛門部周囲を示指でマッサージする．

> **根拠** 口で呼吸をし，さらに肛門周囲をマッサージすることで肛門括約筋の緊張がとれ，リラックス効果があるため．

⑧ 示指をゆっくり肛門に挿入し，直腸壁に沿ってらせんを描くように動かし，便塊に触れたら，腸壁からはがすように，すこしずつ砕き出す（図2-2-13）．

図2-2-13 摘便の方法

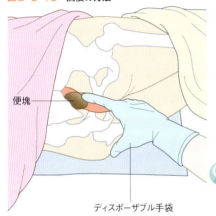

> **根拠** すこしずつ出すのは，大量の便塊を一度に移動させると強い力が加わり腸粘膜を損傷しやすく，また，肛門を刺激して疼痛や裂傷を生じる危険性があるからである．

⑨ 便塊を摘出後は，静かに力むように促す．

> **根拠** 力むと，続いて便が排出されることが多いため．

⑩ 排泄後は，トイレットペーパーで便を十分に拭き取り，肛門部を清潔にする．摘出した便に触れないように処置用シーツと紙おむつを除去してから，ディスポーザブル手袋をはずし，手指衛生を行う．
⑪ 下着をつけて，体位を整える．
⑫ カーテンを開け，換気を行う．
⑬ 処置用シーツまたは紙おむつとディスポーザブル手袋はゴミ袋（ビニール袋）に入れ，臭いが出ないようにして汚物処理室の指定の場所に廃棄する．
⑭ 手指衛生を行う．
⑮ 記録を行う．

5

2章 ▶ 生活行動に共通する看護技術 ／ 2 ▶ 排泄の看護技術

浣腸（グリセリン浣腸）

水準 **2** 到達度 **Ⅲ** （モデル人形） 到達目標 **Ⅰ**

Point

▶ 浣腸とは，腸内容物の排除（催下浣腸），または薬物の注入（薬液浣腸），腸重積症整復などの治療を目的として，液体，空気，薬物などを肛門から注入することをいう．

▶ 催下浣腸は，長期にわたる便秘のほか，手術，検査などの際にも行う．種類として，グリセリン浣腸，高圧浣腸などがある．

▶ グリセリン浣腸や高圧浣腸は，浣腸液を直腸内へ注入することにより，直腸内での水分吸収に伴う刺激作用による腸管蠕動の亢進，浸透作用による糞便の軟化・潤滑化が生じ，便を排泄させる．

▶ 本項では，グリセリン浣腸の手技を取り上げる．

目的

〈グリセリン浣腸〉

● グリセリン浣腸液の注入により，主に直腸およびS状結腸の固形化した便を軟らかくなめらかにし，排出しやすくする．

● 腸壁を刺激することで，排便・排ガスを促す．

〈高圧浣腸〉

● 石けん液などを大量に直腸に注入し，腸壁を刺激して蠕動運動を高め，結腸（主に下行結腸，S状結腸）内の便を排出させる．

● 腸壁の洗浄を行う．

適応

● 腸管の内視鏡検査や透視の前の処置

● 結腸内手術の前処置

● バリウムなどで自然排便困難時

禁忌

● 頭蓋内圧亢進症状がある患者，または予測されるとき

● 重症の高血圧患者，動脈瘤・心疾患のある患者

● 腹腔内炎症・腸管内出血がある患者，腸管穿孔がある患者，または予測されるとき
  - 腸管外漏出による腹膜炎の誘発，蠕動運動亢進作用による症状の増悪，グリセリンの吸収による溶血，腎不全

● 下部消化管（直腸，結腸など）術後の患者
  - 蠕動運動亢進作用により腸管縫合部の離解

● 全身衰弱の強い患者
  - 強制排便により衰弱状態を悪化，ショックの惹起

● 悪心・嘔吐，激しい腹痛などで急性腹症が疑われる患者，血圧変動が激しいとき
  - 症状の悪化

知っておくべき情報

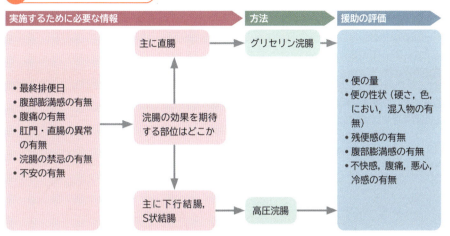

グリセリン浣腸の準備

物品準備

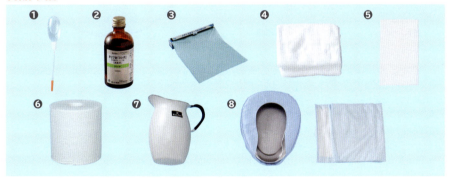

- ❶ ディスポーザブルグリセリン浣腸液（50％グリセリン液）
- ❷ 潤滑剤（オリーブオイル）
- ❸ 処置用シーツ（ディスポーザブル）
- ❹ バスタオル
- ❺ ゴミ袋（ビニール袋）
- ❻ トイレットペーパー
- ❼ ピッチャー（湯を入れる）
- ❽ 便器（差し込み型）または紙おむつ
- ❾ ディスポーザブル手袋
- ❿ （必要時）注射器，ディスポーザブルカテーテル：浣腸液を薬瓶から注入する場合
- ⓫ （必要時）ペアン鉗子

実施前の準備

① 看護師は手指衛生を行い，ディスポーザブル手袋を着用する．
② 患者に浣腸の必要性，体位，方法を説明し，同意を得る．処置中に不快を感じたらすぐに訴えるように説明する．事前に排尿してもらう．自力での排尿が困難な患者は，尿器・便器を準備し排尿を促す．カーテンを閉めるなどプライバシーを保護する．
③ ディスポーザブルグリセリン浣腸液はピッチャーに湯を入れ，内容液を40℃程度に温める．

> 🔍 **根拠** 43℃以上では温度が高すぎて粘膜を損傷させる可能性があり，温度が低すぎると毛細血管が収縮し，血圧上昇や悪寒が起こる場合があるからである．

④ 空気を抜き，必要時チューブ部の根元をペアン鉗子でとめておく．ディスポーザブルグリセリン浣腸液のチューブにストッパーがついているタイプは，ストッパーを挿入する長さにセットしておく．

グリセリン浣腸の実際

① 看護師は，患者の右側（向かって左側）のベッドサイドに立つ．
② 患者の下半身を脱衣し，左側臥位またはシムス位とする（図2-2-14）．

図2-2-14 グリセリン浣腸の体位

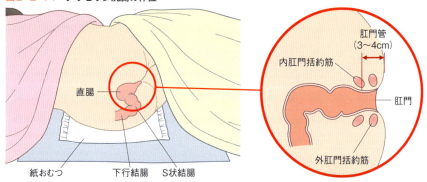

> 🔍 **根拠** 左側臥位またはシムス位にすると，解剖学的に身体の左に位置している直腸，S状結腸，下行結腸が相対的に下方になり，浣腸液をうまく流れ込ませることができるため．

③ バスタオルなどにより身体の露出を最少にする．
④ 殿部の下に処置用シーツを敷く．
⑤ 殿部の下に便器（差し込み型）か紙おむつを当てる．
⑥ チューブ部の先端から10cm程度に潤滑剤（オリーブオイル）を塗る．
　• 潤滑剤として，使用が簡単だからとリドカイン塩酸塩（キシロカイン®ゼリー）を用いてはならない．

> 🔍 **根拠** キシロカインは局所麻酔薬であり，キシロカインショックの可能性もあるため，使用すべきではない．また，潤滑剤はカテーテルのすべりをよくするために用いるのであり，浣腸用カテーテル挿入時に局所を麻酔する必要はない．

⑦ 患者に口で深呼吸をするように促す．

> 🔍 **根拠** 口呼吸を促すのは，口呼吸をすると腹圧がかからないからである．腹圧がかかるとカテーテルの挿入が困難となるとともに，液が逆流しやすくなる．

⑧ チューブ先端を肛門から5cm程度まで挿入する．挿入にあたってはまず臍に向け，その後は腸管の走行に逆らわないよう腸管壁に沿うようにして挿入する．

> **コツ！** 挿入の長さは，浣腸の効果がみられ，かつ腸壁への刺激の少ない長さが適切である．5cm以下では肛門管内に浣腸液を注入してしまい，肛門括約筋を刺激して早く便意を引き起こす．一方，挿入が長すぎるとS状結腸への移行部の損傷，直腸穿孔の危険がある．

⑨ チューブ挿入時に抵抗があった場合は，一度引き抜き再度試みる.
　• 挿入時の抵抗として，宿便や，患者が痛みを訴えた場合には痔や直腸狭窄が考えられる.
⑩ 浣腸液を50mL/15秒の速さで注入する.

> **根拠** 50mL/15秒より速すぎると排便反射が生じてしまう可能性があり，逆に遅すぎると患者ががまんできず便を排出する可能性があり，薬液が出てしまうからである.

⑪ 浣腸液の注入中は，患者の不快，腹痛，悪心，冷感などに注意する.

> **根拠** これらの症状により，チューブ挿入による出血や結腸穿孔，血圧の変動に伴うショックなどが予測できるため.

⑫ 浣腸液を注入したら，粘膜を損傷しないようにすみやかに抜く.
⑬ 肛門をトイレットペーパーなどで1～3分圧迫し，がまんしてから排便するように説明する.

> **根拠** がまんしてもらうのは，浣腸液の注入直後では，便が水分を吸収していないので軟化しておらず，浣腸液のみが排出されてしまい，浣腸の効果が得られないからである.

⑭ 排便時は腹部を軽くマッサージすると出やすくなる.
⑮ 排泄後は，トイレットペーパーで便を十分拭き取り，便に触れないように便器または紙おむつを除去し，ディスポーザブル手袋をはずして手指衛生をする.
⑯ 下着と寝衣を着けて体位を整える.
⑰ カーテンを開けて換気を行う.
⑱ 便器に蓋をし（紙おむつはゴミ袋に入れる），臭気に配慮する.
⑲ 排便後の後始末，観察，記録を行う.
⑳ 手指衛生を行う.
㉑ 記録を行う.

2章 生活行動に共通する看護技術 / 2 排泄の看護技術

6 ストーマケア
（ストーマ装具と交換方法）

水準 ② 到達度 Ⅳ 到達目標 Ⅰ

Point

- ストーマとは，さまざまな疾患や障害が原因で，消化管や尿路を人為的に腹部に誘導して造設した開放孔のことをいう．
- ストーマには「消化管ストーマ（人工肛門）」と「尿路ストーマ（人工膀胱）」がある．
- 消化管ストーマは，造設部位や開口部の数の違いなどにより分類される．
- 尿路系ストーマは，尿の誘導部位，腸管の利用の有無などにより分類される．
- 本項では，ストーマの分類と基礎知識，ならびに装具交換について解説する．

消化管ストーマの基礎知識

- 直腸には，便を貯留する，便意を感じる，排便をがまんする，便を排泄する，というはたらきがある．
- さまざまな疾患や障害を経て，消化管ストーマになることで，便の排泄のみのはたらきになるため，便をがまんしたり，自分の意思で便を排泄したりすることができなくなり，無意識に排泄される（便禁制の機能が失われる）．
- 消化管ストーマ造設の適応となる主な疾患は，下部直腸がんや肛門がんで，肛門温存が不可能な場合である．造設方法は疾患や術式によって異なる．術式は，直腸切断術（マイルズ術）や腸管空置術（ハルトマン術）などで，永久的な単孔式のストーマが，主に左下腹部に造設される．
- 肛門温存が可能な場合は，一時的な双孔式のストーマが造設される．ストーマや形態による分類を，図2-2-15に示す．

図2-2-15 消化管ストーマの形態

	単孔式	係蹄式
特徴	肛門側の腸管を切除して口側の断端を使用	同一箇所の腸管を用い，腸管がつながっている
断面図	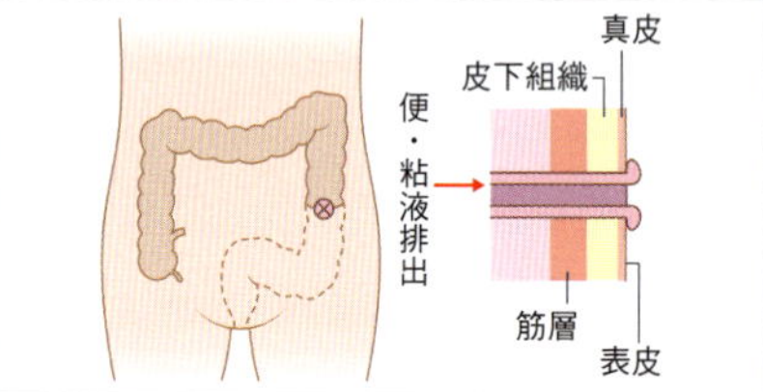	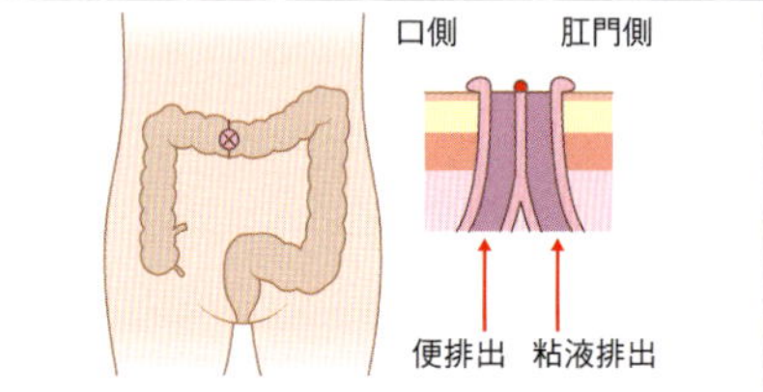

	二連銃式	完全分離式
特徴	同一箇所の腸管だが，腸管は切り離されている	異なる箇所の腸管を用いてストーマを造設
断面図	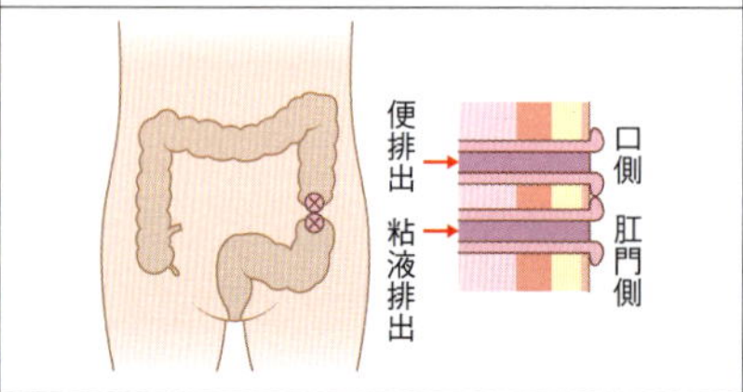	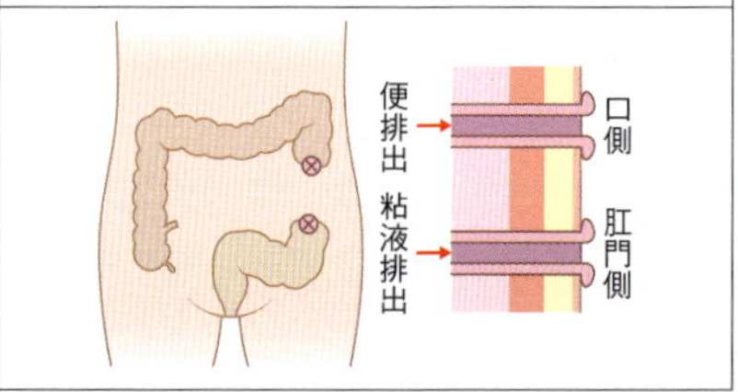

- 消化管ストーマを造設する腸の部位は，回腸のほか，上行結腸，横行結腸，下行結腸，S状結腸を用いる（図2-2-16）．部位によって排泄物の性状が変わり，口側に近いほど未消化かつ水様で，直腸に近いほどストーマ造設前の便に近くなる．

尿路ストーマの基礎知識

- 膀胱には，尿を貯蓄する，尿意を感じる，排尿をがまんする，尿を排泄する，というはたらきがある．
- さまざまな疾患や障害を経て，尿路ストーマになることで，尿の排泄のみのはたらきになるため，尿をがまんしたり，自分の意思で尿を排泄したりすることができなくなり，無意識に排泄される（尿禁制の機能が失われる）．

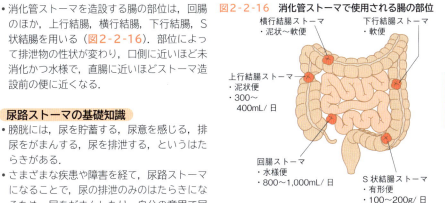

図2-2-16　消化管ストーマで使用される腸の部位

横行結腸ストーマ
・泥状～軟便

下行結腸ストーマ
・軟便

上行結腸ストーマ
・泥状便
・300～400mL/日

回腸ストーマ
・水様便
・800～1,000mL/日

S状結腸ストーマ
・有形便
・100～200g/日

- 腎臓でつくられた尿を貯留する臓器がないため，1分間に約1mL程度の量で，1日約1,500～2,000mLの尿が持続的に排泄される．
- 尿路ストーマ造設の適応となる主な疾患は，尿路の悪性腫瘍（膀胱がん）で，膀胱や尿管を切除する場合がある．そのほかにも，尿路の一部に何らかの閉塞がある際には，腎機能を温存する目的で造設される．
- 造設方法は術式によって異なる．尿管の断端を排泄口として腹部に造設する尿管皮膚瘻と，回腸の一部を分離して尿管とつなげて利用する回腸導管がある（図2-2-17）．なお，腎瘻や膀胱瘻など，カテーテルを留置しての排尿も広い意味では尿路ストーマに含まれる．

図2-2-17　尿路ストーマの形態

●尿管皮膚瘻（両側尿管）

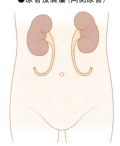

両方の尿管から左右の腹部皮膚に2つのストーマを造設

●尿管皮膚瘻（一側合流尿管）

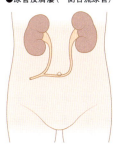

片方の尿管をもう一方の尿管に縫合して，1つのストーマを造設

●回腸導管

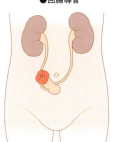

左右の尿管を分離した回腸の一部（15～20cm）につなげる．腸の片側を閉じて，逆側の腸をストーマとして造設する

ストーマ装具の基礎知識

- ストーマ装具は，面板とストーマ袋から構成される.
- 面板は，片面に粘着性のある皮膚保護剤がついており，これによってストーマ袋を皮膚に固定する.
- ストーマ袋は，尿や便を収集する袋である.
- ストーマ袋と面板が一体化している単品系ストーマ装具と，分離可能な二品系ストーマ装具がある.

【単品系装具】
- 単品系装具は，面板とストーマ袋が一体になっているため，面板とストーマ袋を嵌合する手間がないことから，なるべく簡単に装具交換をしたい場合に適している.
- 嵌合部のかさばりがないため，服の上からでも目立ちにくいという特徴がある.
- ただし，1日に何度もストーマ袋を交換したい場合は，皮膚に剥離刺激が加わるので適さない.
- また，面板に孔を開けるときにストーマ袋を切ってしまったり，不透明なストーマ袋の場合は貼付位置がずれたりする可能性がある.

【二品系装具】
- 二品系装具は，面板とストーマ袋が分離しているもので，先に面板を皮膚へ貼付し，その後ストーマ袋を嵌合させる.
- 面板貼付期間中にストーマ袋を取り換えたい場合に，皮膚への剥離刺激を与えることなくストーマ袋のみを交換できる.
- ストーマの合併症で観察や処置がある場合や，銭湯や温泉に入るときだけ入浴用の小さいストーマ袋に変えたい場合などに便利である.
- ストーマを直視しながら貼付できるので，面板からずれずに貼付できる.
- 嵌合部の種類はメーカーによって異なり，取扱い方法も異なるため，人によっては扱いにくいことがある.
- 単品系と比較して高価なので，経済的な問題がある場合は考慮する必要がある.

【消化管ストーマの装具】
- 結腸ストーマ用と回腸ストーマ用がある.
- 結腸ストーマ用は固形便が出しやすいようにストーマ袋の排出口が広くなっており，回腸ストーマ用は食物残渣の混じった水様便が出しやすいようにストーマ袋の排出口が太い管状になっている.
- 排ガスを消臭して袋から排出するために，ガス抜きフィルター付きのものもある.

【尿路ストーマの装具】
- 尿が出しやすいように排出口が細い管状になっている.
- 袋に入った尿が再度ストーマ孔に付着することで起こる逆行性感染を防ぐために，逆流防止弁がついている.
- 夜間尿量が1,000mLを超えることもあるため，容量の大きい床用蓄尿袋や脚用蓄尿袋に付属の接続管で接続できるようなっている.

【面板】
- 面板には，平型と凸型がある.
- 平型は，その名の通り面板が平らで皮膚を圧迫せず，違和感が少ないため，ストーマおよびストーマ周囲に問題がなければ平型を選択する
- 凸型は，面板が皮膚面に向かって凸になっているもので，メーカーや製品によって凸の高さや幅が異なる.
- 凸型は，ストーマ近接部のしわやくぼみに圧迫をかけて固定することができ，面板の密着性が高まる．そのため，ストーマが平坦だったり，ストーマの近くにしわやくぼみがあったりする場合で，平型では密着性が得られないときに選択する.
- ただし凸型でも，腹壁が硬い場合や突出している場合は，外縁部分が浮き上がって漏れやすくなるので適さない.

- 面板の接着面の構造には，大きく分けて2種類ある．①面板全面が皮膚保護剤のものと，②テーパーエッジ（面板の皮膚保護剤が外縁に向かって薄くなっているタイプで，端がめくれにくくなっている）がある．
- ①は，面板が同じ厚さの皮膚保護剤でつくられており，外縁部分まで同じ柔軟性と耐久性をもっている．ただし，厚みが同じなので，外縁部分がしわにかかるとめくれたり，割れたりすることもある．また，端が分厚いので皮膚の同じ部位に当たることで刺激になり瘙痒感や発赤が出現することもある．
- ②は，面板の皮膚保護剤が外縁に向かって薄くなっており，端がめくれにくく，テープ部分を剥がす手間がないこととテープによる皮膚障害がない．また，入浴時に外縁部の皮膚保護剤が膨潤して，はみ出してくることを防止できる．

ストーマ装具交換の準備（二品系）

物品準備

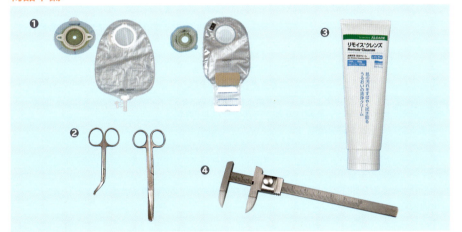

- ☑ ❶ストーマ用品（ストーマ装具，粉状皮膚保護剤，板状皮膚保護剤，用手形成皮膚保護剤，皮膚用リムーバーなど）
- ☑ ❷はさみ
- ☑ ❸洗浄剤
- ☑ ❹ノギス
- ☑ ❺油性マジック
- ☑ ❻不織布ガーゼ
- ☑ ❼ティッシュペーパー
- ☑ ❽微温湯，洗い桶
- ☑ ❾処置用シーツ，ビニール袋
- ☑ ❿洗濯はさみ
- ☑ ⓫ワゴンまたはトレー
- ☑ ⓬ディスポーザブル手袋，マスク
- ☑ ⓭デジタルカメラ，電気シェーバーなど（必要時）

実施前の準備

① 必要物品をワゴン（またはトレー）にのせてベッドサイドに運び，患者にストーマ装具の交換の支援をすることの必要性，体位，方法を説明し，同意を得る．
② 患者のプライバシーを保てるように，カーテンを閉めるなどをして環境を整える．
③ 看護師は手指衛生を行い，ディスポーザブル手袋とマスクを着用し，処置用シーツを腹部の下に敷く．

 標準予防策，感染経路予防策に準じ，処置前後の手指衛生防護具の着用，物品管理を行う．

ストーマ装具交換の実際（二品系）

① 面板をはがす.
- 皮膚用リムーバーを数滴垂らし，面板の外側からゆっくりていねいにはがす.
- はがしたストーマ装具（使用済み）をビニール袋に入れる.

② ストーマ周囲を洗浄する.
- 泡立てた皮膚洗浄剤でストーマ周囲の皮膚を洗浄する.
- 微温湯で湿らせた不織布ガーゼにて汚れを拭きとる. またはシャワーで洗い流す.
- 乾いた不織布ガーゼで水分を拭きとり自然乾燥させる.
- 面板貼付部に長い体毛がある場合は，電気シェーバーでカットする.

③ ストーマと周囲の皮膚を観察する.
- ストーマの形状，サイズ，色などを観察する.
- ストーマ粘膜皮膚接合部，周囲の皮膚を観察する.

> **コツ！** 観察ポイントとして，ストーマに異常はないか（出血，脱出など），周囲の皮膚に異常はないか（発赤，痛み，瘙痒感など），排泄物に異常はないか（血尿，血便，量，性状など）といったことに気をつける.

> **注意！** ストーマおよびストーマ周囲の皮膚トラブルが発生している場合は，皮膚・排泄ケア認定看護師に相談を行う.

④ ストーマサイズに合わせて面板をカットする.
- ストーマサイズよりやや大きく面板をカットする.
- カットした面板をストーマにあてて大きさを確認する.

> **根拠** ストーマの大きさより大きく穴を開けるのは，粘膜であるストーマに面板が直接触れると，皮膚への粘着力が落ちて，便漏れや尿漏れの原因となるためである.

⑤ 必要に応じて粉状皮膚保護剤（パウダー）などを散布する.
- ストーマ周囲にびらんなどが認められる場合は，粉状皮膚保護剤を散布する.
- ストーマ周囲に陥凹がある場合は，用手形成皮膚保護剤や板状皮膚保護剤を使用する.

⑥ ストーマ装具を装着する.
- しわやたるみを伸ばして面板を貼付し，上から軽く押さえて密着させる.
- 面板にストーマ袋を取りつける.
- ストーマ袋の排泄口を閉じる.

⑦ 使用済みの物品（ストーマ装具，不織布ガーゼ，ゴミなど）を入れたビニール袋の口を閉じ，ディスポーザブル手袋とマスクをはずし，手指衛生を行う.

⑧ 患者のベッド周囲を整えてカーテンを開け，使用済み物品は所定の場所に廃棄する.

⑨ 記録を行う.

⑥ストーマケア（ストーマ装具と交換方法）

2章
2

引用・参考文献（2章-2　排泄の看護技術）

1）日本医療機器テクノロジー協会：膀胱留置用ディスポーザブルカテーテルに関する安全性情報の提供について．2016（http://www.mtjapan.or.jp/jp/mtj/safety-use/pdf/161216.pdf）

2）坪井良子，松田たみ子編：考える基礎看護技術．第3版，廣川書店，2005.

3）狩谷明美，福井次矢：おむつの科学．JIM，11（5）：440～443，2001.

4）石井賢俊：焦点　カテーテル留置時から始める排尿の自立支援──おむつ・パッドの種類と選択基準．看護技術，48（2）：157～165，2002.

5）纐纈葉月：なぜ？に答える看護技術──おむつ交換．エキスパートナース，18（5）：76～80，2002.

6）細田かず子：摘便．新人ナースの看護技術スキルアップとトラブル解決──診療・処置の技術．看護技術，48（5）：127～128，2002.

7）森山信男，塩原真弓：尿道カテーテル．総論と新しい知見．看護教育，42（11）：1002～1008，2001.

8）梶原敦子：焦点　カテーテル留置時から始める排尿の自立支援──おむつ・パッドの種類と選択基準．看護技術，48（2）：151～157，2002.

9）伊藤美智子編：ストーマケア．Nursing Mook15，学研メディカル秀潤社，2003.

10）穴澤貞夫編：実践ストーマ・ケア．臨牀看護セレクション10，へるす出版，2000.

11）松原康美編：ストーマケア実践ガイド．学研メディカル秀潤社，2013.

12）安部正敏，内藤亜由美編：スキントラブルパーフェクトガイド．改訂第2版，学研メディカル秀潤社，2019.

13）安部正敏編著：たった20項目で学べるスキンケア．学研メディカル秀潤社，2016.

14）竹尾惠子監：看護技術プラクティス第3版［動画付き］．学研メディカル秀潤社，2015.

2章 ▶ 生活行動に共通する看護技術 / 3 ▶ 清潔・衣生活の看護技術

1 入浴・シャワー浴

水準 ❶　到達度 Ⅰ Ⅱ　到達目標 Ⅰ

Point

▶入浴あるいはシャワー浴は，健康な人にとっては日常習慣的に行う身体の清潔保持の営みである．それは，清潔に対する欲求を満足させるだけではなく，温熱刺激が生体反応および心理機能に影響を与え，心身の心地よさなど数々の効果をもたらす．

▶体力が著しく低下し全面介助が必要な場合は，浴室までの移動・移送の介助を行う．あるいはエレベーターバスなど特殊入浴装置を利用することもある．また，創傷のある患者に対しては，防水性のフィルムドレッシング材（創傷被覆素材）を貼ることにより（p.469参照），入浴やシャワー浴が可能である．

▶看護師は，どのような患者に対しても，その人の体力や好みに応じた入浴の介助ができなければならない．

▶シャワー浴は入浴に比べてRMR（エネルギー代謝率）が少ないため，入浴の前段階として用いられることが多い．

　• RMR（relative metabolic rate：作業時でのエネルギー代謝率）は，次の式で表す．
　{（作業時の消費エネルギー）−（安静時の消費エネルギー）}÷基礎代謝量
　これは体格，性別，年齢，季節に関係なく作業の強度を示す数値である．

目的

● 身体を清潔にする．
● 爽快感を得る．
● 温熱刺激により循環を促進し代謝を高める．
● 心身の緊張を和らげることによるリラクセーションの効果を得る．
● 筋緊張の低下および浮力により四肢の運動がしやすくなるので，機能訓練（自動運動・他動運動）に利用する．

適応

● 病状や機能障害，体力の低下により自力で一連の入浴動作ができない患者
● 転倒や熱傷など危険を伴う可能性がある患者

📖 知っておくべき情報

実施するために必要な情報	方法	援助の評価

〈情報〉
- 全身状態（症状，創の有無，皮膚の状態）
- 体力
- 治療・処置による制約
- セルフケア能力
- 衛生習慣や好み
- 環境条件（浴室設備や介助者の人数など）

〈判断〉
- 患者への負担
- 危険度
- 援助の範囲や程度
- 環境調整の必要性

方法：入浴／シャワー浴

援助の評価：
- 全身状態の変化
- 体力の消耗
- 爽快感などの満足度
- 清潔の程度
- 安全（危険性の有無）

2章 3 ①入浴・シャワー浴

入浴の援助の準備

物品準備

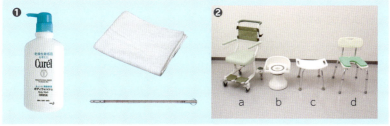

- ☑ ❶入浴道具（ボディソープやシャンプー，タオル，バスタオル，温度計）
- ☑ ❷（必要時）入浴用椅子（a.キャスター付きシャワー椅子，b.殿部の支えがあるシャワー椅子，c.シャワー椅子，d.背もたれ付きシャワー椅子）
- ☑ ③着替え（下着も）
- ☑ ④（必要時）シャワーキャップ
- ☑ ⑤（必要時）フィルムドレッシング材

実施前の準備

① 看護師は手指衛生を行い，プラスチックエプロン（必要時，ディスポーザブル手袋，長ぐつ）を着用する．
② 入浴することについて主治医の同意があることを確認し，本人に説明して同意を得る．

209

③入浴する時間を調整する．
- 検査や治療・処置時間を調整し，食事直後や空腹時の入浴は避けるなど，適切な入浴時間（時期，タイミング）を考慮する．

> 入浴は疲労を伴うため，入浴後は適度な休息時間をとる必要がある．そのため，入浴直後に検査・処置とならないように，時間のゆとりをもって計画する．また，入浴により温熱刺激を受けると，皮膚血管が拡張し，胃腸の血管は収縮して血流量が減少するため，胃腸の蠕動運動は抑制され，胃液分泌が低下する．さらに，入浴により胃そのものが温まってくると，こんどは蠕動運動が亢進し胃液分泌も活発になる．そのため，食事直後の入浴も空腹時の入浴も好ましくない．

④一般状態を観察し，入浴可能か，また本人に入る意思があるかを確認する．排泄を済ませる．
⑤入浴道具（ボディソープ，タオル，バスタオル）と着替えを準備する．
- 入浴道具にも，タオルのほかブラシやスポンジ，柄のついた入浴ブラシ，伸縮性のあるタオルなどがあり，好みや障害の程度により使いやすいものを用いる．
- 押せば適量出るポンプ式液体石けんが使いやすい．

⑥創やドレーン挿入部位など汚染を防止し，濡らしてはならない部分があれば，フィルムドレッシング材を貼付し，創傷部分を覆う．

> フィルムドレッシング材を使用することで，液体や細菌は透過しないが，通気性があり，貼付したまま入浴やシャワー浴ができる．また，透明なので貼付したまま患部の観察ができる．具体的には，オプサイト®，バイオクルーシブ®，テガダーム®などがある．

⑦安全に入浴できる浴室の設備を準備する（図2-3-1）．
- とくに危険なのは，滑りやすい洗い場や浴槽，深すぎる浴槽，熱湯の出る給湯設備である．
- 滑り止めのマット，移動時につかみやすい手すり，踏み台，バスボード，安定した椅子や座ったまま陰部が洗えるシャワー椅子などの設置，各種備品を患者に合うように配置する．

図2-3-1 安全に入浴できる環境

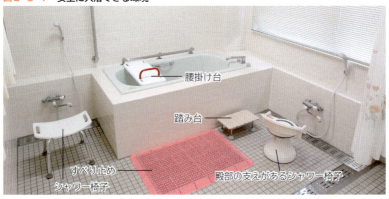

⑧給湯設備の作動を事前に確認しておく．
⑨1人で入浴できる場合でも，異常があったときにすぐに対応できるように呼び出しベル（ナースコール）の使用説明と作動確認を行う．
- ベルがない場合は，患者の声の届くところで待機する．

⑩ 浴室と脱衣室は，温度差がないように，暖かくしておく（22〜25℃程度が適温）．

> 🔍 根拠　暖かい居室から室温の低い脱衣室や浴室へ移動すると，寒さで不快感を感じるとともに，収縮期血圧が上昇し脳出血を誘発しやすいため．

- 入浴前に浴槽の蓋を取って湯気をたてておいたり，シャワーの湯を出しておくと，浴室，脱衣室を早く温めることができる．

⑪ あらかじめ浴槽内の湯量や湯の温度を調整する．
- 浴槽の湯を上下全体よくかきまぜ，温度を均一にしてから湯温を測定する．
- 湯の温度は，健康時の患者の好みがあるが，初回はそれよりもやや低めがよい．
- 一般に40〜42℃の湯を準備する．

> 💡 コツ！　40〜42℃は一般的な入浴温度であり，適度な発汗と皮膚洗浄化作用により爽快感がある．37〜39℃の微温浴は，入浴直後の血圧変動が少なく副交感神経を刺激するため鎮静効果がある．43℃以上の高温浴は，交感神経を刺激するため精神を高ぶらせ血圧を上昇させる．

①入浴・シャワー浴

column

入浴中の事故は交通事故より多い！

- 入浴中の急死急病の原因として主なものは，心肺停止，脳血管障害，一過性意識障害，溺水である．
- 高齢者は入浴に伴う血行動態の変動に対する自律神経系の反応が低下しているため，入浴中や入浴後に意識障害を引き起こし，事故につながると考えられる．
- 高齢者の入浴中の死亡事故は年々増加傾向にあり，交通事故死より多い[1]．

図　入浴時のリスク[1]

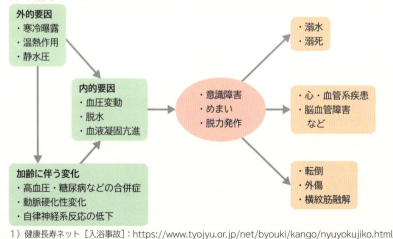

1) 健康長寿ネット［入浴事故］：https://www.tyojyu.or.jp/net/byouki/kango/nyuyokujiko.html

入浴の援助の実際

① 看護師は，入浴介助用防水（プラスチック）エプロンを着用し，衣服が濡れないようにする．

 介助者が濡れることを気にすると，介助者と患者の身体が離れてしまい，いざというときに患者の安全が守れない．エプロンはシャワーの湯がはねたり水滴がたれても大丈夫なように，足もとまで覆えるくらいの長さがよい．

 患者の皮膚に病変がある場合や湿性生体物質が飛散する可能性がある場合は，必要に応じてマスクやゴーグル，ディスポーザブル手袋を着用する．ディスポーザブル手袋を着用していると，温度感覚が鈍るので，とくに湯の温度管理に気をつける．

② 患者の脱衣を必要に応じて介助（見守りまたは一部介助）する．皮膚を観察する．
- 脱衣時は，羞恥心から気持ちがあせってあわてたり，またズボンを脱ぐときはバランスを崩しやすく転倒しやすいので，椅子に座ってもらい，陰部にタオルを掛けるとよい．

 脱衣時は患者の皮膚を観察するよい機会なので，発赤や湿疹，皮膚の乾燥や湿潤，皮膚表面の落屑や皮むけ，爪で引っ掻いた痕の有無などを注意深く観察する．

③ 浴室に誘導する．男性は陰部にタオルを巻き，女性の場合はバスタオルで胸部から大腿まで覆い，不必要な露出による羞恥心を与えないようにする．

④ 浴室内に準備したシャワーチェア，手すりや浴槽の縁など，患者の身体が触れる部分をシャワーの湯をかけて温める．
- シャワーの湯の温度や浴槽の湯の温度を確認する．設定した温度とともに，自分の前腕や肘を湯につけて直接確認する．

⑤ 患者の手や足に湯をかけて温度の好みを確認する．
- 足もとから徐々に膝，大腿へと湯をかけ，少しずつ慣らしていく．

⑥ 頭部や身体をシャンプーやボディソープで洗いシャワーで洗い流す．必要に応じて見守りまたは介助をする．

 患者ができるところは自分で行ってもらい，できないところや，自分では洗いにくい背部や殿部，下腿，足部を介助する．頸部など洗い足りないところや洗い忘れを助言したり，擦る強さやかゆいところの有無，シャワーの強さなど患者の要望を聞きながら行い，患者が爽快感を十分に感じられるようにする．

- 患者が疲れないようにできるだけ座ってもらう．殿部の洗浄を介助する場合など，立位になるときは手すりにつかまってもらう．
- 陰部はできるだけ自分で洗ってもらうことが望ましいが，できなければ介助する．その際も羞恥心を配慮し，上から陰部をタオルで覆った状態で行うのがよい．羞恥心があるとせっかくの入浴によるリラクセーション効果がもたらされない．

 化学療法の副作用で指先など皮膚感覚が麻痺し，温熱刺激に敏感になる場合もある．また，放射線療法中の患者は，皮膚マーキング（しるし）を洗い流さないように注意する．放射線皮膚炎になっている場合もあるので，照射部位の皮膚を擦ったり，シャワーを強く当てないようにする．

⑦ 浴槽に入る動作を介助する．湯に浸かる時間は，分けて浸かっても合計で10分以内にし，患者の状況，変化（異変がないか）の有無を観察する．

 体温の上昇や発汗量を考慮し，10分以内の入浴（湯に浸っている）時間が安全と考えられるため．

- 浴槽の湯量を少なくして，腰湯でリラックスすることが望ましい．

コツ！ 1つひとつの動作を説明し，ゆっくり確認しながら行う．
例：「ハイ，右手で手すりを持ってから，持てたら，次に浴槽の縁にゆっくりと腰をおろして……」など（追い立てないように注意）

⑧ 浴槽から出る（必要に応じて介助する）．
- 浴槽から出るときは，起立性低血圧（血圧低下），一過性の脳虚血による意識消失に注意する．

⑨ 入浴後は，バスタオルで体表面の水分を手早く完全に拭き取る．

> 🔍 **根拠** 体表面に水分が残ると，水分が蒸発する際の気化熱により熱を奪われるため皮膚温が下がり，湯冷めの原因になる．

⑩ 浴室から出たあとも，湯冷めしないように保温に注意する．
⑪ 濡れたプラスチックエプロンをはずす．
⑫ 脱衣所で着衣するときも，できることは患者自身にやってもらい，できないことは介助する．ただしあまり手間取って身体が冷えてしまわないように注意することと，服に引っかかってふらついたりしないように，着衣時も椅子に座ってもらうとよい．
⑬ 患者の疲労感，一般状態の観察をし，記録する．
⑭ 入浴は爽快感とともに疲労を伴うので，病室に戻ったあとも休息がとれるように配慮する．
⑮ とくに高齢者は，脱水にならないように水分補給として，コップ1杯程度の飲みものを用意する．
⑯ 手指衛生を行う．
⑰ 記録を行う．

column

湯量と静水圧

お湯の水圧が身体に与える影響を静水圧効果という．全身浴で湯に肩まで浸かると，腹囲で3〜5cm，胸囲は1〜2cm収縮するほど水圧がかかる．腹腔内圧が上昇し横隔膜が押し上げられ，肺の容量が減少する．また，血管が圧迫されるため毛細血液が一気に心臓に戻るので，心臓に負担がかかる．腰（肋骨下が目安）まで浸かる下半身浴か，第4・第5肋間（乳頭部の下が目安）まで浸かる湯量が，呼吸機能や循環への負担が少ない．

図 **全身浴が身体に及ぼす水圧効果**

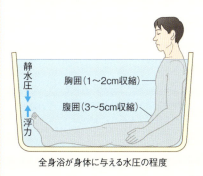
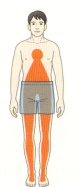
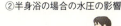
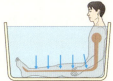

①立位の場合の大気圧の影響　②半身浴の場合の水圧の影響　③全身浴の場合の水圧の影響
全身浴が身体に与える水圧の程度

シャワー浴の援助の準備

※物品準備,実施前の準備,ともに「入浴の援助」に準じる.

シャワー浴の援助の実際

① シャワーの給湯設備,湯の温度を調節し熱傷に注意する.
② 頭髪を濡らしたくない場合はシャワーキャップを使用する.
③ 坐位でシャワー浴ができるように椅子を置いたり,キャスター付きのシャワー椅子や,シャワーにも使用できるストレッチャー(図2-3-2)など,患者の状態に応じて工夫する.
④ 湯の温度を確認してから身体にかける.
  ・シャワー口を身体に向けて湯を出さない.
⑤ 立位でのシャワーや,坐位から立ち上がるときは,滑らないように注意する.

図2-3-2 シャワー浴専用のストレッチャー

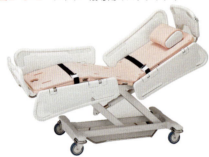

(資料提供:株式会社いうら)

知っておこう! 介助が必要な患者の入浴のポイント

● 麻痺のある場合や整形外科の術後など,リハビリテーション実施中の患者の入浴(浴槽に入る)介助は,実際に使用する浴槽の形状や手すりの位置,患者の関節可動域などを,理学療法士や医師と相談し,介助の方法や程度について事前に十分確認しておく.
● 麻痺のある患者の入浴方法は,①健側から入り,健側から出る方法と,②健側から入り,患側から出る方法がある.どちらがよいのか,麻痺の程度やリハビリテーションの進捗,浴室浴槽の構造や位置関係,患者の得手不得手など,事前によく確認し誰が行っても同様に介助できるように医療従事者間で情報を共有しておく.
● とくに初回は患者自身が不安を抱きやすい.安心して入浴できるように,着衣のまま湯の入っていない状態の浴槽で,出入りや介助方法を予行演習してから実際に入浴することが望ましい.予行演習時に可能なら理学療法士や医師に立ち会ってもらい,アドバイスをしてもらうとよい.

知っておこう！ 特殊浴槽を用いた入浴介助

- ADL（日常生活動作）が低下した要介護の状態であっても，特殊浴槽を用いることで臥位あるいは坐位のまま入浴ができる．患者の状態に適した特殊浴槽を用い，転落や接触など事故防止に注意する．

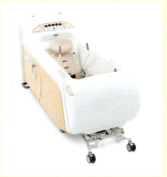

（資料提供：株式会社アマノ）

2 洗髪

2章 ▶ 生活行動に共通する看護技術 ／ 3 ▶ 清潔・衣生活の看護技術

水準 ① 到達度 Ⅰ Ⅱ 到達目標 Ⅰ

Point

- 洗髪（介助）は，患者の入浴が制限されたり，上肢の機能障害があるなどの場合に，援助として，頭皮と頭髪の汚れを洗い流したり拭き取ることである．
- 頭髪は外部からのほこりがたまりやすく，汚れだけでなく脂腺も多いため，発汗を伴うと不快なにおいのもとになる．
- 洗髪ができないと，健康時の生活習慣が満たされなくなり，頭部の不快感やかゆみだけでなく，頭髪の乱れが自分らしさを損ない，心理的社会的影響も発生する．
- 洗髪には，湯を使う方法と，湯を使えない場合に使用するドライシャンプーなどの方法がある．ドライシャンプーは湯を使う方法に比べて皮脂の汚れは落ちにくく，爽快感は少ないが，身体への負担も少ない．本項では，湯を使う洗髪（ケリーパッドおよび洗髪車を使用）と，ドライシャンプーを看護師が実施する方法を取り上げる．

目的

- 頭髪や頭皮の汚れを除去し，頭皮の機能の促進をはかるとともに二次感染を予防する．
- 頭皮のマッサージは頭皮の血行をよくし，毛髪に栄養を行きわたらせ，気分を爽快にする．
- ブラッシングで，髪を整える．

適応

- 病状や機能障害による入浴制限があり，自分で洗髪できない患者
- ドライシャンプーは，頭部頸部の安静のため，湯を使って洗髪できない患者

知っておくべき情報

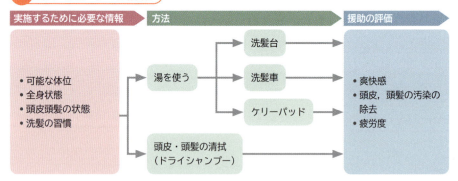

湯を使う洗髪（ケリーパッドを使用）

湯を使う洗髪（ケリーパッドを使用）の準備

物品準備

❶ 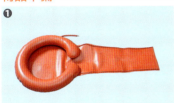 ❷ 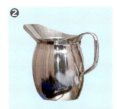 ❸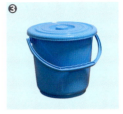

- ☑ ❶ケリーパッド
- ☑ ❷空のピッチャー1個（容量1L程度）：清潔な湯を汲むため
- ☑ ❸適温の湯（40±1℃）を入れた蓋つき清潔用バケツ1個（容量15L程度）：バケツの蓋がない場合は準備中に湯の温度が下がるため1～2℃高めに準備する
- ☑ ❹温度調節のための熱めの湯を入れたピッチャー
- ☑ ❺汚水用バケツ1個（容量15L程度）
- ☑ ❻新聞紙：汚水バケツの下に敷くため
- ☑ ❼ブラシ
- ☑ ❽ゴミ袋（ビニール袋または紙で作成した箱）：抜け毛を捨てるため
- ☑ ❾フェイスタオル2枚：襟元に巻く，頭髪を拭く
- ☑ ❿バスタオル2枚：頭髪を拭く，胸元に掛ける
- ☑ ⓫防水シーツ
- ☑ ⓬シャンプー，リンス（コンディショナー）
- ☑ ⓭シャンプー用ケープ
- ☑ ⓮ドライヤー
- ☑ ⓯鏡
- ☑ ⓰ガーゼ：顔を覆う（適宜）
- ☑ ⓱耳栓（青梅綿）（適宜）
- ☑ ⓲小枕：肩の下用（バスタオル折り代用可）（適宜）
- ☑ ⓳看護師の手を拭くタオル（適宜）

※以上の物をワゴンに載せる（湯は他の物品を揃えたあと最後に汲む）
※清潔バケツの湯の代わりに洗髪車やシャワーボトル（図2-3-3）を使用すると，時間が短縮される

図2-3-3　洗髪車とシャワーボトル

洗髪車

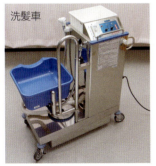

- 清水槽，汚水槽，洗髪槽，シャワーがついている．
- 洗髪車を使用する場合は，40±1℃の適温の十分な量の湯を入れておく．

シャワーボトル

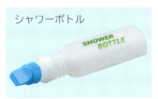

- シャワーボトル：適温（40±1℃）の湯を入れたものを3～4本準備し，かけ湯として使用する．
- シャワーボトルに湯を準備する際には，湯が冷めないように保温・保冷バッグに入れるなど保温しておく．

湯を使う洗髪（ケリーパッドを使用）の実際

洗髪前の準備
① 患者が理解できるように洗髪の必要性，所要時間，方法を説明し，同意を得る．
② 室温は24±2℃に調整する．
③ ケリーパッドは，指1本で圧迫して軽くへこむ程度に空気を入れる．
④ 患者のもとに物品を運び，カーテンを引き，洗髪しやすい環境に整える（図2-3-4）．

> **注意！** ケリーパッドに空気を入れすぎると，頸部の血流を阻害する．

図2-3-4　洗髪前の準備

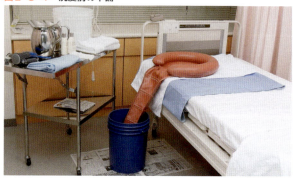

- ベッドは，看護師の腰の高さで，洗髪しやすい位置に移動させ固定する．
- ワゴンなどの必要物品は，看護師の利き手側に配置する．
- 汚水用バケツは，ワゴンの前の床に新聞紙を敷いてその上に置く．
- 湯入りの清潔用バケツは，ワゴン上段に置く．

⑤ 患者の掛けものを最小限にし，バスタオルを前胸部にかける．
⑥ 患者の枕を取り除き，上半身をベッドの端に移動し，患者の身体を斜めにする．ケリーパッドが置けるように必要時患者を下方に移動する．
⑦ 膝窩部に枕を入れる．
⑧ バスタオルで覆って丸めておいた防水シーツを，患者の頭部を支えながら，患者の頭部の下に敷く．
⑨ 小枕を肩の下に入れる
⑩ 寝衣の襟元を広く開けて襟元にフェイスタオルを細長く4つ折りにして巻く．
⑪ ケリーパッドの後頸部が来る位置に，シャンプー用ケープの中心を合わせて重ねて持ち，患者の頭部を支えて，ケリーパッドとシャンプー用ケープを挿入する．
⑫ 後頭部をケリーパッドに密着させ，患者に肩の位置，後頸部の圧迫が苦痛でないか確認し，ケリーパッドの空気の量が多ければ抜いて調整する．
⑬ 襟元に巻いたタオルがはみ出さないように，シャンプー用ケープで覆い，首がきつくないようにとめる．
⑭ ケリーパッドの排水口がベッドの端のラインに来るように設置できたか確認する（図2-3-5）．

図2-3-5　ケリーパッドの適切な設置場所

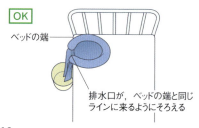

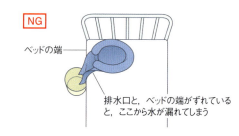

⑮ ケリーパッドの排水誘導部分（たれ下がる部分）の両側を軽く折り曲げて樋のようにし，先端は汚水用のバケツに入れる．
⑯ 患者に耳栓をし，飛散した水が顔にかかるのを防ぐため，顔にガーゼをかける（ **1** ）．

1

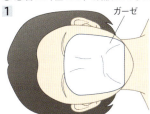

顔にガーゼをかける

 耳栓，ガーゼをかけるのを患者が好まなければかけなくてもよい．

洗髪の実際 045

① 頭髪をブラッシングする．

> **根拠** 頭髪の絡まりや，抜け毛，ほこり，頭皮の汚れなどを除去しておくことにより，洗髪にかかる時間が短くなるため．

② 髪をケリーパッドの中に広げ，湯を少量頭皮にかけ，湯の温度を患者に確認する．
③ 適温の湯（40±1℃）をかけて頭皮から髪全体を濡らす（ **2** ）．

> **根拠** 蓋つきバケツに適温の湯を準備することで，途中で湯と水を混ぜる時間のロスがなく，気化熱を防ぎ，患者の体力消耗を抑えることができる．

- 指を広げて髪の間に入れ，湯をかけると頭皮まで湯が浸透しやすくなる．
- 汚れもこの時点でかなり落ちるので，ていねいに十分濡らす．

④ シャンプーを手に取り泡立てて，髪と頭皮全体を洗う．
- 必ず頭部を片手で支えて，振動を少なく，全体を洗う．
- 爪で頭皮を傷つけないように注意しながら指腹でマッサージする（ **3** ）．

> **根拠** 頭皮をマッサージすることで，毛根の汚れが除去されるとともに，頭皮の血流がよくなり，新陳代謝の促進となるため．

- 前頭部，側頭部，頭頂部，後頭部，項部の順に洗う．
- 耳介の周囲はていねいに洗い，汚れが落ちていることを確認する．
- 発汗の多い患者は後頭部を十分洗う．

⑤ 患者に洗い足りない箇所がないか確認する．

2

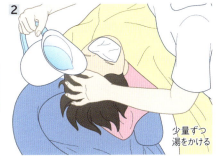

少量ずつ湯をかける

3

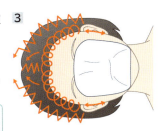

前頭部・頭頂部

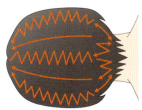

後頭部

⑥ 汚れがひどくシャンプーの泡立ちが悪い場合は，湯をかけて軽くすすいでから二度洗いする．さらに汚れがある場合も二度までにし，次回の洗髪を計画する．

⚠️ **注意!** 泡立ちが悪いときにシャンプーを足しすぎると，すすぎに時間がかかる．

⑦ 洗い終わったら毛髪の泡をあらかじめ手かフェイスタオルで取り除き，排水バケツに入れる．

🔍 **根拠** すすぎの湯を流す前に泡を除去することにより，すすぎの時間を短縮し，湯の量も少なくでき，患者への気化熱による負担を軽減できるため．

⑧ すすぎの湯を十分にかけ，シャンプーが残らないように洗い流す．
- 短時間ですすぐには，ケリーパッドの奥側から手前の排水口側，前頭部から後頭部へと，水の流れを考えて効率よく流す．
- 指を開いて頭髪のあいだに指を入れ，その指を伝って湯が流れるようにすると頭皮まで湯が浸透しやすく，ピッチャーの注ぎ口で患者の頭皮や皮膚を傷つけることなく，顔にかからないように，かけることができる．
- 看護師の手のひらの端を患者の皮膚に密着させ，耳に湯が入るのを防ぐ．
- ケリーパッドの中の泡や汚水は，排水口部のケリーパッドの上からベッドを下方に押し下げて排水しておく．

⑨ リンス（コンディショナー）を手に取り，手掌でのばして髪全体につける．

⑩ すすぎと同様に湯をかけ，リンス（コンディショナー）を流す．
- 耳介の周囲，後頭部にすすぎ残しがないように十分流す．

⑪ 流し終わったら，顔にかけたガーゼと耳栓を取り除く．

⑫ ケリーパッドの中の汚水を汚水バケツに排水する．

⑬ シャンプー用ケープのマジックテープをはずし，頭部を支えて襟元のタオルを取り出して，ケリーパッドの上で頭髪の水分を拭き，濡れたタオルは除く．

⑭ 頭部を支え，ケリーパッドとシャンプー用ケープを同時に取り除き，汚水バケツの上に置く．

⑮ ケリーパッドの下に敷いていたバスタオルで髪を覆い，頭の下に枕を入れる．

⑯ 作業しやすいように，汚水バケツにケリーパッドを蓋状に載せ，ワゴンの下段に移動させる（ケリーパッドの樋の先はバケツに入れたままにする）．

⑰ バスタオルで頭皮と頭髪の水分を十分拭きとる．

⑱ ドライヤーで髪を乾かす．

⑲ ブラッシングして髪を整え，ヘアスタイルを鏡で患者に確認する．

⑳ 頭部の下のバスタオル，防水シーツ，膝窩部の枕を除去する．

㉑ 寝具や寝衣が濡れていないか確認する．

㉒ 身体の位置をもとどおりに戻し，安楽な体位に整える．

㉓ 患者に疲労がないか観察し，終了したことを伝える．

後片づけ

〈ベッド周囲〉
① 使用した物品は，ワゴンにまとめ，床に水滴があれば新聞紙で拭き取る．
② ベッドの高さや位置を元通りに戻し，ベッドを固定する．

⚠️ **注意!** ベッドの高さを作業のために高くしたままベッドを離れないこと．

③ オーバーテーブル，ナースコール，履物を元に戻し，必要なものが手の届くところにあるか，患者に確認し，ベッドの上を整える．
④ カーテンを開ける．

〈物品〉
① ケリーパッドは，樋を平たく元に戻し，中性洗剤で洗い，折り返し部分の奥まで水分を十分拭

き取り，ゴム製の場合はパウダーを薄く塗布しておく．
② バケツ，ピッチャー，シャンプー用ケープは，中性洗剤で洗い，水分を十分拭き取り，乾いてから元の場所に戻す．
③ タオル類，防水シーツは，施設ごとの規則に従ってクリーニングに出すなど取り扱う．
④ 洗髪車を使用した場合は，清水槽も汚水槽も排水し，汚水槽は水で洗い流し，水分を拭き取り，乾かしてから片づける．

洗髪車を使用する場合

① 洗髪車（図2-3-3参照）は電源が必要なので，病室でコンセントを確保できるか確認する．
② 患者のもとに行く前に，電源を入れて動作確認を行う．
③ 清水槽には，適温（40±1℃）の湯を入れる．

> ⚠️ 注意！　保温の機能であり，水を入れない．また，41℃以上の高温の湯は入れない．

④ 基本的な洗髪方法はケリーパッドを使用する場合と同様である．
⑤ 洗髪車の洗髪槽とベッドの高さを同じにする．
  ・ベッドの頭部の柵（ヘッドボード）を外し，頭部側に洗髪車を設置し，頭部が洗髪槽に届くように身体を移動させると実施しやすい．
⑥ 後頭部を洗髪槽の頭部支持部に乗せるため，頸部用のパッドもしくはシャンプー用ケープの下からタオルなどを当てて痛くないようにする．
⑦ 頭部が不安定にならないように片手で支えながら洗髪する．

> ⚠️ 注意！　坐位で，洗髪槽に前屈姿勢で洗髪する場合は，患者の習慣，病状，安静度を考慮する．

頭皮・頭髪の清拭

頭皮・頭髪の清拭の準備

物品準備

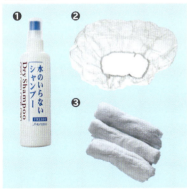

- ❶ 清拭剤（ドライシャンプー剤［泡状，スプレータイプ］または50％エタノール）
- ❷ ビニールキャップ
- ❸ 蒸しタオル3枚：ビニール袋または保温バッグに入れて保温
- ❹ ガーゼ（必要枚数）
- ❺ フェイスタオル1枚
- ❻ バスタオル1枚
- ❼ ヘアブラシ
- ❽ ドライヤー
- ❾ 鏡
- ❿ ディスポーザブル手袋
- ⓫ プラスチックエプロン

頭皮・頭髪の清拭の実際

① 患者に頭皮・頭髪の清拭方法と所要時間について説明し，同意を得る．
② 室温を調整（22〜24℃）する．
③ 必要物品をベッドサイドに運ぶ．
④ カーテンを閉める．
⑤ 患者が可能な範囲で安定した安楽な体位にする．
⑥ 仰臥位の場合は，頭部の下にバスタオルを敷く．
　• 坐位の場合は，バスタオルを肩にかける．
⑦ 毛髪をブラッシングする．
⑧ 頭部に蒸しタオルを巻き，ビニールキャップで覆っておく（図2-3-6）．

図2-3-6　蒸しタオルで温める

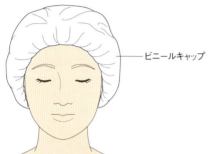

― ビニールキャップ

• ビニールキャップがない場合は，ビニール袋などを応用してもよい．

 根拠　頭部を蒸しタオルで温めることで，皮脂腺，汗腺から出た物質が水分を含み，除去しやすくなるため．

⑨ 蒸しタオルの温度が下がって，患者が不快に感じる前に取りはずす．
⑩ 頭髪を分け，頭皮をマッサージしながらガーゼを使用して清拭する．
　• 50％エタノールを使用する場合は，ガーゼにつけて頭皮，毛根を清拭する．

根拠　アルコールの濃度が高いほうが汚れは落ちるが，皮膚への刺激を少なくし，毛髪を傷めたり脱色するのを防ぐために50％エタノールを使用する．

　• スプレータイプのものは，少量ずつスプレーしながら，ガーゼで頭皮，毛根を清拭する．
　• 泡状のものはピンポン玉くらいを手掌に取り，頭髪や頭皮に塗る．
⑪ 蒸しタオルで拭き取り，その後，乾いたタオルで，塗った部分を拭き取る．
⑫ ドライヤーで乾かし，髪を整える．
⑬ 患者に鏡を渡して髪型を確認してもらう．
⑭ 周辺に落ちた毛髪を片づける．
⑮ 患者を安楽な体位に戻す．
⑯ 頭髪・頭皮の汚れが落ちているか，患者に疲労感がないか，爽快感はどうか確認する．
⑰ ベッド周辺をもとどおりに片づけ，カーテンを開ける．
⑱ ディスポーザブル手袋をはずし，手指衛生を行い，プラスチックエプロンをはずして再度手指衛生を行う．
⑲ 使用した物品を所定の場所に片づける．

2章 ▶ 生活行動に共通する看護技術／3 ▶ 清潔・衣生活の看護技術

3 全身清拭

水準 ① ② 到達度 Ⅰ Ⅱ 到達目標 Ⅰ

Point

- 全身清拭とは，どのような健康状態にある患者にも適応できる，温タオルで汚れを拭き取って，全身の皮膚の清潔を保つための看護技術である．
- 全身清拭は，単に汚れを取り除く以上に，温かいタオルをあてることにより，患者に心地よさや，ホッとする安心感を与え，回復意欲をひきだすこともある．
- 清拭は，患者の状態によって，一度に全身を清拭する全身清拭と，部分的に清拭する部分清拭の2つ方法がある．

目的

- 皮膚に温熱刺激を与え，血液循環を良好にし，皮膚・粘膜のトラブルを予防する．
- 全身の皮膚・粘膜の表面に付着している垢や汚れ，汗を取り除いて清潔にし，皮膚・粘膜の機能を回復・促進することにより，感染を予防する．
- 筋肉を刺激し，他動運動の機会となり，筋肉の拘縮を予防する．
- 身だしなみが整えられ，心身の爽快感を得ることができる．
- 全身を観察し，スキンシップによるコミュニケーションをはかる機会となる．

適応

- 病状により入浴・シャワー浴ができない患者

知っておくべき情報

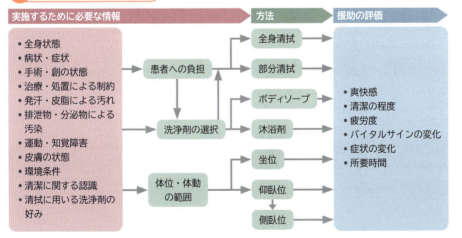

全身清拭の準備

物品準備

- ❶ベースン2個：ボディソープを使用するもの，拭き取り用各1個
- ❷清水用バケツ1個：あれば蓋付き，湯を入れる
- ❸排水用バケツ1個：湯を入れたバケツと同じ大きさ
- ❹ピッチャー小1個：バケツから湯を汲む
- ❺ウォッシュクロス1枚
- ❻フェイスタオル2枚
- ❼ボディソープ：乾燥肌では弱酸性，皮脂が多い肌では弱アルカリ性の製品
- ❽水温計
- ❾ガーゼ（4つ折りガーゼ10組程度）
- ⑩陰部用タオル1枚
- ⑪バスタオル1枚
- ⑫タオルケット1枚
- ⑬ゴミ袋（ビニール袋）
- ⑭（必要時）保湿クリーム
- ⑮（必要時）オリーブ油
- ⑯着替え用衣類（下着も）
- ⑰プラスチックエプロン
- ⑱ディスポーザブル手袋着用（2セット）：陰部・殿部清拭時に用いる
- ⑲厚手のゴム手袋：55℃前後の湯を絞るために

実施前の準備

① 患者に全身清拭の必要性，方法，所要時間を説明し，同意を得る．

 コツ！ トイレは事前にすませてもらうようにする．

② 患者の了解を得て着替え用の衣類を準備する（蓋付きバケツでは60℃程度でよい）．
③ 室内の温度は24±2℃にし，気流（風）が当たらないように調整し，プライバシー確保のためカーテンを閉める．
④ ベッド上や，周辺を清拭用の物品を配置できるように片づける．
⑤ バケツに60〜70℃の清潔な湯を準備する．
⑥ 必要物品をベッドサイドに運び，清拭の手順を考えて物品を配置する．

コツ！ 作業環境は，効率よく動けるように，歩かずに手の届く範囲に配置する．

⑦ 看護師のボディメカニクスを考慮してベッドの高さを調整し，固定されていることを確認する．
⑧ 患者にタオルケットをかけながら，毛布などの寝具を足もとに下げて折りたたむ．
⑨ 患者を手前に水平移動させ，タオルケットの下で衣類を脱がせる．脱がせた衣類は身体の下に広げる．

> **根拠** 患者に近づくことで効率よい作業域となり，タオルケットを掛けることで保温し寒さを与えない．そして，衣類を身体の下に敷くことで，濡れたタオルが擦れて寝具が湿るのを防ぐためである．

> **コツ！** 最初に衣類（パジャマでは上着とズボン）を脱がせて行うと効率がよい．

⑩ 2つのベースンに52〜55℃の湯を2/3程度ずつ入れる．

> **根拠** 手を入れてウォッシュクロスを絞れる最高温度がおよそ52〜53℃であり，ウォッシュクロスを絞ったときの理想表面温度は42℃で，肌に当てたときに温かいと感じる温度であるため．

全身清拭の実際（全身のすべての部分に共通する清拭方法）

> **コツ！** ボディソープを用いて全身清拭をする際は，複数の看護師で実施すると効率がよい．一人がタオルを絞り湯の温度管理をし，もう一人が拭くとスムーズに実施できる．

① フェイスタオルを絞って，ボディソープをつけずに拭く（図2-3-7）．このフェイスタオルはすすぎ用のベースンに浸しておく．

> **コツ！** 濡れたタオルをワゴン上に置き，冷えてからベースンに入れると湯の温度が低下してしまうため，拭いた後はベースンに入れておくとよい．そのため，すすぎ用のベースンとボディソープ用のベースンを区別して使用する．

図2-3-7　フェイスタオルの持ち方

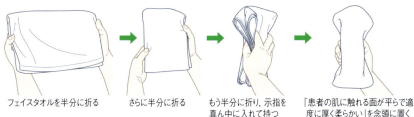

フェイスタオルを半分に折る　　さらに半分に折る　　もう半分に折り，示指を真ん中に入れて持つ　　「患者の肌に触れる面が平らで適度に厚く柔らかい」を念頭に置く

② 次にウォッシュクロスを湯に浸して絞って手に巻き（図2-3-8），ボディソープをつけて泡立たせて拭く．

> **コツ！** 患者の状態に応じて，ボディソープではなく沐浴剤（スキナベーブなど）を使うと，拭き取らなくてよい．

・ボディソープが泡立たない場合は，湯を手で少量すくってウォッシュクロスにかけ，泡立たせる．

> **コツ！** 泡立たないときに湯を加えるのは，ボディソープを追加すると拭き取りに時間がかかるため．

・拭き終えたウォッシュクロスは，ボディソープを用いるベースンに浸しておく．

図2-3-8 ウォッシュクロスの絞り方・巻き方

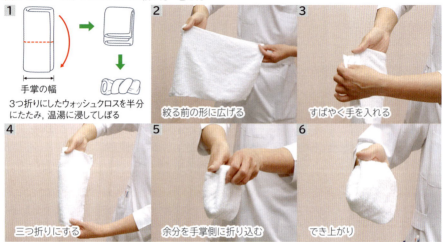

③ すすぎ用のベースンのフェイスタオルを絞って3～4回清拭し，ボディソープを拭き取る．ボディソープが皮膚に残っていないことを確かめてから，乾いたタオルで水分を拭き取る．

> **コツ！** 皮膚割線，筋肉の走行に沿い適度な圧を掛けて拭く．そして，胸部や背部の清拭では湯を交換して確実に温かい湯を用いる．

> **根拠** 皮膚表面の皮脂膜はpH4.5～6.6の弱酸性に保たれ，病原菌の繁殖を防いでいる．pH9～10の弱アルカリ性の石けんは，十分取り除く必要がある．

④ 皮膚の保湿をはかるために清拭後，クリームなどをつけるか患者に確認する．皮膚の乾燥がひどい場合には，保湿クリームを用意しておき使用する．
⑤ 湯は汚れ具合を見ながら，温度が50℃を切らないように適宜交換する．

> **根拠** 50℃以下ではタオルの表面温度が40℃以下となり，冷感を与えるため，湯温は50℃以上を保つようにする．

> **コツ！** タオルはきつく絞るほうが皮膚に残る水分が少なく，気化熱も少なくなるため，冷感や疲労感を与えにくい．その意味でも，気化熱による冷感を与えることがないように，拭くたびに乾いたタオルで水分を拭き取る．

⑥ 四肢の関節は下から支えるようにする．四肢を上から掴むように持つと四肢の重さが掴んだ局所に集中し，痛みを与える場合もあるため注意する．
⑦ 粘膜の周囲，皮膚の二面が接する部位，窪んでいる部分，しわの重なる部分は汚れやすいため，とくに意識して拭く．

全身清拭の実際（清拭順序に従って清拭方法を記す）

顔・頸部の清拭（図2-3-9 1〜3）

① 乾いたフェイスタオルを長く半分に折り，V字型に顔の縁に沿わせ，枕が湿らないように敷く．
② 顔全体に温かいウォッシュクロスを広げて皮膚を蒸らし，ウォッシュクロスを取り除く．

図2-3-9 顔の清拭

③ 眼瞼を清拭する（**1**）．
- 片手で頭部を押さえて，目頭から目じりに向かって軽く拭き，別の面を使って反対側を拭く．

注意！ 眼脂がある場合は清潔な拭き綿で先に拭き取っておく．

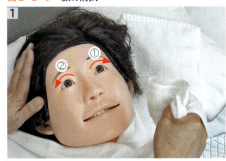

④ 額，頬，顎を清拭する（**2**）．
- 前額部を中心部から左右に拭き，頬，鼻翼から口の周囲を３の字を描くように拭く．

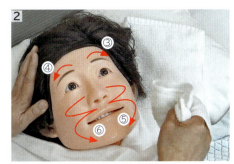

⑤ 鼻，頸部，耳（耳介）を拭く（**3**）．
- 鼻は額側から拭く．
- 頸部は胸部の方向に向かって拭く．
- 耳は耳介とその周囲を拭き，耳垢もよく観察し除去する．

⑥ 最後に，顔の縁に沿わせていたフェイスタオルで水分を拭き取る．

上肢の清拭（図2-3-10）

① 上肢をタオルケットから出し，バスタオルで包み込んでおく．
② バスタオルから上肢を出し，手指，手掌，手背，前腕，上腕，肩，腋窩の順に拭く．
- 患者の上肢が不安定にならないように，前腕を拭くときは手関節を下から支えて持ち，上腕を拭くときは肘関節から前腕を下から支えて拭く．
- 腋窩は皮脂による汚れも多く，観察しながら拭く．

③ ボディソープを拭き取ったら，下に敷いたバスタオルで水分を拭き取る．
④ 清拭した上肢にタオルケットを掛ける．
⑤ 反対側の上肢をタオルケットから出し，バスタオルで包み込む．
⑥ 同様に清拭する．

図2-3-10　上肢の清拭

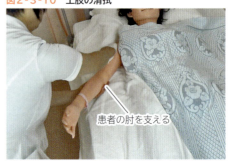

患者の肘を支える

胸部・腹部の清拭（図2-3-11）

① 胸部にバスタオルを掛け，タオルケットを腹部まで下げ，タオルケットの縁に乾拭き用のフェイスタオルを掛けておく．
② 湯に浸したフェイスタオルを硬く絞り，2つ折りにして，胸部のバスタオルの下から入れて，胸部全体に広げて温める．

> **コツ！** 胸部を拭く前に湯を交換し，温かいタオルで胸部を温めて心地よさを与える．

③ 胸部全体に広げたフェイスタオルを取り除き，胸部を清拭する．拭き終えたらバスタオルをそのつど掛けておく．
④ タオルケットを鼠径部まで下げ，タオルケットの縁に乾拭き用のフェイスタオルを掛けておく．
⑤ 湯に浸したフェイスタオルを硬く絞り，4つ折りにして，腹部全体を温める．
⑥ 腹部全体を温めたフェイスタオルを取り除き，腹部を清拭する．
⑦ タオルケットを伸ばして全身に掛け，バスタオルを除去する．

図2-3-11　胸部・腹部の清拭

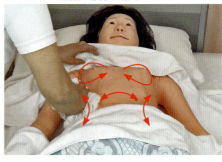

下肢の清拭（図2-3-12）

① 下肢をタオルケットから出し，バスタオルを敷いて，その上に下肢を固定する．
- 反対側の下肢には，タオルケットを掛けておく．
② 指，指間，足背，足底，下腿，大腿の順に拭く．
- 大腿を清拭するときは，膝を立て大腿の後面から支えて安定させて拭く．

図2-3-12　下肢の清拭

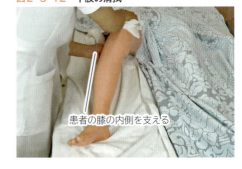

患者の膝の内側を支える

- 下に敷いたバスタオルで水分を拭き取る．

> ⚠️注意！ 下肢の体毛が濃い場合，毛を逆立たせると痛みを与えることがあるため，毛の流れに沿うように拭く．

③ 反対側の下肢も同様に清拭する．
④ タオルケットを足先まで伸ばして掛ける．

背部・殿部の清拭（図2-3-13）

① 看護師側に身体を寄せて，背を向けて側臥位になってもらい（介助して側臥位にする）背部はバスタオルを掛ける．
  - 脱衣した寝衣は肌に接していた側を内側にして細く丸めて身体の下に押し込むように寄せる．
  - バスタオルの端は身体の下に押入れて，残りを背部に掛けて保温する．
  - 湿ったタオルが触れてシーツが湿らないように，拭くときはバスタオルを開いてシーツの上におく．
② 湯に浸したフェイスタオルを硬く絞り，2つ折りにして，背部全体に広げて温める．

> 💡コツ！ 背部を拭く前に湯を交換し，温かいタオルで背部を温めて心地よさを与える．

図2-3-13 背部・殿部の清拭

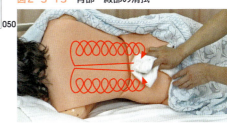

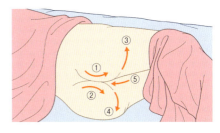

③ 背部全体に広げたフェイスタオルが冷めないうちに畳んで持ち，腰部から頸部に向かって脊柱に沿って拭き，背部を左右半分ずつ，円を描きながら肩から腰部に下がって来るように拭く．
④ 後頸部，肩，背部，側背部，腰部，殿部の順番で清拭をする．
  - 患者の身体が安定するように必ず片手で身体の一部を支えて拭く．
⑤ ディスポーザブル手袋を装着する．
⑥ 殿部裂肛はガーゼにボディソープをつけて泡立てて拭く．
  - ガーゼは，ボディソープ用の湯につけて絞り，ボディソープをつけて泡立てる．
  - ガーゼは使用したらその都度ゴミ袋に捨てる．
  - 陰部用タオルをすすぎ用の湯をつけて硬く絞り，陰部を押し拭きする．

> ⚠️注意！ 陰部は可能な限り，清拭よりも洗浄をする．

⑦ ディスポーザブル手袋をはずして，手指衛生を行う．
⑧ 着替えの衣類（和式寝衣またはガウン型病衣）のそでを通し，背部に広げて，仰臥位になってもらい，反対側のそでを通し前身ごろを合わせる（p.253「寝衣交換」参照）．
  - 麻痺，拘縮，疼痛，外傷などがある場合には，その患者に応じた方法で寝衣を交換する．

陰部の清拭（図2-3-14）

① タオルケットを掛け，看護師の立っている反対側の下肢をタオルケットから出し，バスタオルで包み，膝を立てる．看護師側の膝も立てる．

> 🔍根拠 余分な露出を防ぎ，保温にもなるため．

② 両下肢を少し開いてもらい，殿部の下に処置シーツを敷き，下着を除く．
③ ガーゼを熱めの湯につけ絞って準備しておく．
  • ビニール袋に入れておくと温度が冷めにくい．
④ ディスポーザブル手袋を着用し，絞ったガーゼにボディソープをつけないで陰部，肛門周囲を拭く．
  • 女性の場合は，前から肛門部の方向に拭く（**1**）．
  • 女性の場合，外陰部や会陰の恥垢による汚れがひどい場合は，オリーブ油をガーゼにつけ拭き取ると簡単に除去できる．
  • 男性の場合は，陰茎，陰嚢の皺を伸ばしてガーゼで拭く（**2**）．汚れがひどい場合には，オリーブ油をガーゼにつけて拭く．
  • 鼠径部も汚れやすいためによく観察しながら清拭する．皮脂による汚れがひどい場合は，オリーブ油をガーゼにつけて拭き取る．

図2-3-14　陰部清拭
（女性の場合）

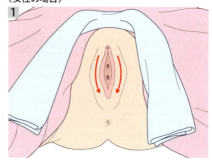

（男性の場合）

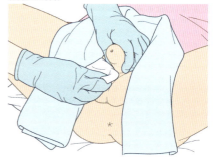

⑤ 用意していたガーゼにボディソープをつけて泡立て，陰部，外陰部（男性は陰茎，陰嚢），肛門を押さえるようにして圧を加えないで拭く．
⑥ 別の用意したガーゼでボディソープを拭き取る．
  • 使用したガーゼは，その都度ゴミ袋に捨てる．
⑦ ディスポーザブル手袋をはずして，手指衛生を行う．
⑧ 下着をつけて処置シーツを取り除き，衣類を下肢まで伸ばし，しわのないように整える．
⑨ バスタオル，タオルケットを取り，もとの寝具をかける．
⑩ 患者の疲労度，爽快感を確認する．

後片づけ
① ベッド上，周囲の物品，ベッドの高さをもとどおりに戻し，カーテンを開ける．
② 使用した物品をワゴンにまとめベッドサイドから片づける．
③ ゴミは所定の場所へ廃棄する．
④ 使用したベースン，バケツ，ピッチャーは洗浄して乾かし，ボディソープも元の場所へ戻す．
⑤ タオル類は，規定に沿って洗濯に出す．
⑥ 手指衛生を行う．
⑦ 記録を行う．

4 足浴

2章 ▶ 生活行動に共通する看護技術 / 3 ▶ 清潔・衣生活の看護技術

水準 ① 到達度 Ⅰ 到達目標 Ⅰ

Point
▶ 足浴とは，下腿までを温湯につけて洗う方法である．

目的
- 清拭・シャワー浴では十分に落とせない汚れを除去し，足部の皮膚の機能を促進し，感染を予防する．
- 温浴による全身の血流の増加や皮膚温上昇により，足部の関節の動きの改善のほか，リラクセーションや睡眠を促す効果がある．
- 足部の臭気，不快感，瘙痒感が改善され，爽快感が得られる．
- 足部潰瘍の治癒を促進する．

適応
- 疾病や障害，身体的制限により入浴ができない患者（足部潰瘍への適応は主治医と相談する）
- 足部関節の拘縮傾向，心身の緊張傾向，入眠できない患者
- 足部の臭気，不快感，瘙痒感がつらい患者

禁忌
- 足部・下腿に皮膚病変，創傷，ドレーンなどがある患者
- 下肢を動かすことで苦痛が生じる患者
- 治療上動かしてはいけない患者

知っておくべき情報

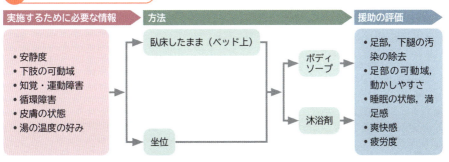

足浴の準備（ベッド上で行う場合）

物品準備

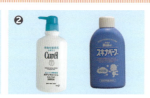

- ❶ベースン1個（直径35cm前後）
- ❷ボディソープまたは沐浴剤
- ❸湯を入れた清水用バケツ1個：（容量15L程度）
  蓋つきが望ましい．
  ※蓋つき40〜41℃，蓋なし1〜2℃高め
- ❹ピッチャー大1個：熱めの湯を入れ，温度調節用
- ❺ウォッシュクロス1枚またはガーゼ1枚
- ❻バスタオル1枚
- ❼汚水用バケツ1個：（容量15L程度）
- ❽ピッチャー小1個：湯を汲むため
- ❾防水シーツ：バスタオルと重ねてロール状にしておく
- ❿タオルケット1枚
- ⓫枕（大）1個
- ⓬新聞紙：汚水バケツの下に敷く
- ⓭水温計
- ⓮ディスポーザブル手袋
- ⓯（必要時）保湿クリーム
- ⓰（必要時）爪切り

実施前の準備

① 患者に足浴の必要性，効果，方法，所要時間，実施する時間について説明し，同意を得る．

> 💡 **コツ！** 入浴時の湯の温度の好みも患者に確認し，参考にするとよい．

② 室温を24±2℃に調整する．
③ 必要物品を準備しベッドサイドに運ぶ．
- 足浴用に準備する湯温は，ベースンに湯を移して用いるときは蓋つきバケツ40〜41℃，蓋なしバケツ43℃で準備する．足浴に用いる適温は38〜40℃程度とする．
- 糖尿病の神経障害などで，知覚鈍麻や神経麻痺がある場合では，湯温を知覚しにくいため，熱傷様発赤を起こさないよう38〜39℃のぬるめの湯で行う．
- 防水シーツの上にバスタオルを敷き，丸めておく．

④ プライバシー保護のためカーテンを閉める．
⑤ 必要物品を配置しやすいようにベッド周囲，ベッドの上を片づけ，物品を配置する．
⑥ 看護師のボディメカニクスを考慮してベッドの高さを調整し，ベッドが固定されていることを確認する．

足浴の実際（ベッド上で行う場合）

① 患者に仰臥位になってもらい，タオルケットをかけ，患者の寝具を足もとに折りたたむ．
② タオルケットを膝のところまで上げ，膝を両側から包み，タオルケットの端を挟んでおく．
③ 膝を立ててもらい，膝の下に大きめの枕を入れて固定する（図2-3-15）．
- 筋力が低下している患者，麻痺のある患者には，タオルケットで大腿部を包み込むときに膝が開かないようにしっかりと固定する．

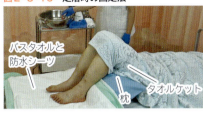

図2-3-15　足浴時の固定法

④ 膝窩部に挿入している枕の上にかかるように，下腿の下に防水シーツとバスタオルを敷く．
⑤ ベースンに38〜40℃くらいの湯を半分〜7分目くらい入れる．
- 体温よりやや高めの温度の湯を準備し，患者の好みに合わせて調節する．

コツ！ ベースンに湯を入れすぎないように注意する．湯を入れすぎると，足の出し入れや，洗う際にこぼれやすくなるため，洗いにくい．

⑥ ベースンを患者の足の横に置き，足を湯に入れる前に片脚をベースンの上に持っていき，少量の湯を手でかけて温度加減を患者に確認する．

注意！ 患者が熱いまたはぬるいと答えた場合は，そのまま行わずに，了解が得られる温度に調整する．

⑦ 湯の温度調節ができたら両足をベースンに入れる．
- 足が十分湯に浸かる程度の湯を入れる．
- ベースンがベッド上で不安定なために湯がこぼれないように気をつける．

図2-3-16　足浴のしかた

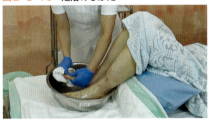

⑧ しばらく足をつけておく．
⑨ ウォッシュクロスにボディソープをつけて，指間，足底，踵を洗う（図2-3-16）．

コツ！ 足趾が変形している場合は，ウォッシュクロスよりガーゼのほうが洗いやすい．

⑩ 洗い終わったらベースンから足を出して，ベースンの汚れを落としながら汚水をバケツに排水する．

コツ！ 排水後に，少量の湯でベースンのボディーソープや垢を汚水バケツに流す．

⑪ ベースンに湯を半分くらい入れて交換し，先ほどと同様に湯の温度を確認して，足を湯に入れる．
⑫ ボディソープをよく洗い落とし，適宜繰り返して湯を交換する．
⑬ ピッチャーにベースンと同温度の湯を入れ，片足ずつ持ち上げ，ベースンの上でかけ湯をしたのち，バスタオルの上に置き，足をくるむ．
⑭ ベースンを取り除く．
⑮ バスタオルで指間の水分まで十分に拭き取る．

⑯ バスタオル，防水シーツ，膝窩部の枕を取り，タオルケットも取り除き，下肢を伸ばす.
⑰ 疲労度，爽快感，汚れの落ち具合を確認し，必要があればバイタルサインを測定する.
⑱ 皮膚が乾燥していれば，保湿クリームを塗布する.
⑲ 爪が伸びていたら切る.
⑳ 衣類を整え，安楽な体位に整える.
㉑ ベッド周囲，ベッド上の物品をもとに戻し，ベッドの高さをもとに戻す.
㉒ カーテンを開ける.
㉓ 使用した物品を片づける.
㉔ ベースン，ピッチャー，水温計は洗浄し水分を拭き取り，もとの場所に戻す.
㉕ ウォッシュクロス，バスタオル，防水シーツは，規定に則り洗濯に出す.
㉖ ボディソープはもとの場所に戻す.
㉗ ディスポーザブル手袋をはずし，手指衛生を行う.
㉘ 記録を行う.

足浴の準備（坐位で行う場合）

物品準備
※ベッド上で行う場合に準じる．ベースンは足浴バケツに変えてもよい.

実施前の準備
① 患者に足浴の必要性，効果，方法，所要時間，実施する時間について説明し，同意を得る.
② 室温を24±2℃に調整する.
③ 必要物品を準備しベッドサイドに運ぶ.
- 足浴用に準備する湯温は，ベースンに移して用いるときは蓋つきバケツ40〜41℃，蓋なしバケツでは1〜2℃高めに準備する．足浴に用いる適温は38〜40℃程度とする.
- 足浴バケツでは，直接足を入れるため38〜40℃の湯を入れて準備する.
④ プライバシー保護のためカーテンを閉める.
⑤ ベッドサイドに椅子を準備し座ってもらう.

⚠️注意！ 端坐位で実施する場合は，腰部に枕や掛物で支えをすることも検討するとよい．足を上げる際に後方に倒れかかるのを防ぐことができる.

⑥ 衣類が濡れないように，膝まで上げる.
⑦ 足もとに新聞紙を敷き，患者の足を乗せる.
⑧ 必要物品を配置しやすいようにベッド周囲を片づける.

足浴の実際（坐位で行う場合）

① ベースン（または足浴バケツ）に38〜40℃程度の湯を半分〜7分目くらい入れる.
- 体温よりやや高めの温度の湯を準備し，患者の好みに合わせて調節する.

💡コツ！ ベースン（または足浴バケツ）に湯を入れすぎないように注意する．湯を入れすぎると，足の出し入れや，洗う際にこぼれやすくなるため，洗いにくい.

② ベースンを患者の足の横に置き，足を湯に入れる前に片脚をベースンの上に持っていき，少量の湯を手でかけて温度加減を患者に確認する.

⚠️注意！ 患者が熱いまたはぬるいと答えた場合は，そのまま行わずに，了解が得られる温度に調整する.

③ 湯の温度調節ができたら患者の両足をベースンに入れる(図2-3-17).
  ・足が十分に浸かる程度の湯を入れる.
④ しばらく足をつけておく.
⑤ ウォッシュクロスにボディソープをつけて,指間,足底,踵を洗う.

足趾が変形している場合は,ウォッシュクロスよりガーゼのほうが洗いやすい.

⑥ 洗い終わったら足を出して,ベースンの汚れを落としながら汚水をバケツに排水する.

排水後に,少量の湯でベースンのボディソープや垢を汚水バケツに流す.

足浴バケツでは,ピッチャーに入れた適温の湯をかけ湯として,足浴バケツの上で足にかけて,ボディソープを取り除く.

図2-3-17 坐位での足浴

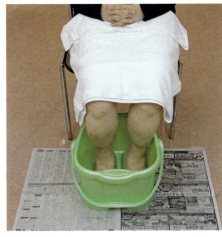

⑦ 湯を半分くらい入れ交換し,前回同様に湯の温度を確認して,足を湯に入れる.
⑧ ボディソープをよく洗い落とし,適宜繰り返して湯を交換する.
⑨ バスタオルで指間の水分まで十分に拭き取り,履物を履かせる.
⑩ ベースン,新聞紙を取り除く.
⑪ 疲労度,爽快感,汚れの落ち具合を確認する.
⑫ 皮膚が乾燥していれば,保湿クリームを塗布する.
⑬ 爪が伸びていたら切る.
⑭ ベッド周囲の物品をもとに戻す.
⑮ カーテンを開ける.
⑯ 使用した物品を片づける.
⑰ ベースン,ピッチャー,水温計は洗浄し水分を拭き取り,もとの場所に戻す.
⑱ ウォッシュクロスは,バスタオルとともに規定に沿って洗濯に出す.
⑲ ボディソープはもとの場所に戻す.
⑳ ディスポーザブル手袋をはずし,手指衛生を行う.
㉑ 記録を行う.

5 陰部洗浄

2章 ▶ 生活行動に共通する看護技術 ／ 3 ▶ 清潔・衣生活の看護技術

水準 ① 到達度 Ⅱ 到達目標 Ⅰ

Point

▶ 陰部洗浄は，外陰部，会陰，肛門周囲を洗浄することである．
▶ 陰部は排泄物，分泌物などにより汚染しやすく，清潔を保ちにくいため，尿路感染，皮膚や粘膜のトラブルを起こしやすい．
▶ 羞恥心を伴うケアであるため，患者に心理的負担をかけないように行う配慮が必要である．
▶ 清潔が保たれないと不快感を生じるが，他人へ依頼することには遠慮が伴う．しかし，感染予防のために，非入浴日であれば最低でも毎日行うことは必要であり，ベッド上で排泄する患者では，排泄のたびに陰部洗浄をする必要がある．
▶ 患者自身で行える方法も検討する．
▶ 本項では，ベッド上で便器を使用し，洗浄する方法について解説する．

目的

● 清潔にすることで尿路感染を予防する．
● 患者の不快感が消失する．
● 皮膚や粘膜のトラブルを予防する．

適応

● 病状や身体的制限により入浴・シャワー浴ができない患者
● 自分で陰部の清潔保持ができない患者

> 💡 コツ！　自分で清潔保持ができていなくても羞恥心から「大丈夫です」と言われることもあるため，自尊心に配慮して，自然でさりげない援助が求められる．

📖 知っておくべき情報

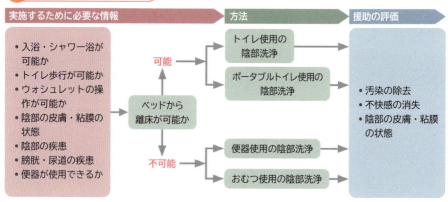

陰部洗浄の準備

物品準備

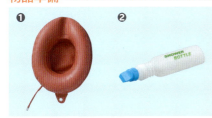

- ☑ ❶便器
- ☑ ❷陰部洗浄用ボトル：38〜40℃の湯を入れておく
- ☑ ③ボディソープ
- ☑ ④不織布ガーゼ（5〜6枚）
- ☑ ⑤陰部用タオル1枚
- ☑ ⑥ディスポーザブル処置シーツ
- ☑ ⑦バスタオル1枚
- ☑ ⑧タオルケット
- ☑ ⑨廃棄用の袋（ビニール袋）
- ☑ ⑩ディスポーザブル手袋2双
- ☑ ⑪プラスチックエプロン
- ☑ ⑫ゴーグル
- ☑ ⑬手指消毒剤

実施前の準備

① 患者に陰部洗浄の必要性，方法，所要時間，実施する時間を説明し，同意を得る．
② 室温を24±2℃に調節する．
③ 必要物品を準備し，ベッドサイドに運ぶ．
④ カーテンを閉め，プライバシーが保たれるようにする．
⑤ 必要物品が配置できるようにベッド周囲を片づけ，看護師のボディメカニクスを考慮してベッドの高さを調節し，ベッドが固定されていることを確認する．

 廃棄用の袋は口を広げてワゴンに置き，すぐに汚物を入れられるようにしておくとよい．

陰部洗浄の実際

 052　 053

① 掛けている寝具を足もとに折りたたみ，タオルケットを掛ける．
② 陰部洗浄ができるように下着・寝衣を脱がせる．
- パジャマはズボンを脱ぎ，上着の裾は腰部よりも上に折っておく．
- 和式寝巻，ガウン型病衣は，腰部の上まで裾を折って上げておく．
③ 膝を立ててもらいディスポーザブル処置シーツと便器を挿入する．

⚠ 注意！ おむつや紙パンツを使用している患者では，汚染がなければ便器を用いずに，おむつや紙パンツを広げた状態で洗浄水を吸わせる方法もあるが，コストが発生するので，患者の承認を得てから使用する．

💡 コツ！ おむつや紙パンツに便が出ている場合は，先に便を取り除いて拭き取り，その後に陰部洗浄を行う．

④ 片側の下肢にタオルケットを掛け，他方の下肢はバスタオルで包む（図2-3-18）．
⑤ 恥骨に沿って長く折りたたんだタオルを置き，湯が腹部，腰部に流れないようにしておく．
⑥ ディスポーザブル手袋を着用し，不織布ガーゼ複数枚に洗浄用ボトルから湯をかけて湿らせ，ボディソープをつけて泡立てる．
⑦ 外陰部に洗浄用ボトルから少し湯をかけて，温度を確認する．

図2-3-18 陰部洗浄時の下肢の覆い方

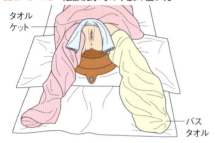

⑧ 湯をかける．
［女性の場合の陰部洗浄］
- 陰唇を指で開き，上から湯をかける．

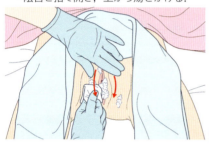

- 汚染がひどい場合は，何回かガーゼを替えてボディソープをつけて拭く．
- 陰唇も開いて上から下へていねいに拭く．

 根拠 ▶ 女性は尿道が短く尿路感染や，性器への感染を防ぐため，上から下に拭き，戻って拭いてはならない．つまり，肛門側を拭いたもので尿道口側に触れてはならない．

［男性の場合の陰部洗浄］
- 陰茎と陰嚢のあいだ，会陰部，亀頭部にくまなく湯をかける．

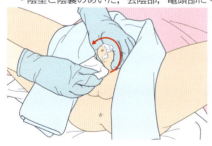

- 陰茎と陰嚢のあいだ，会陰部，亀頭部をていねいに洗う．
- 皮膚が柔らかく，粘膜のため強く擦りすぎないようにする．

⑨ ボディソープを泡立てた不織布ガーゼで，恥骨部から肛門周囲まで拭く（強く擦らない）．

⚠ 注意！ 感染予防のため，肛門は最後に拭く．

⑩ 使用した不織布ガーゼは，その都度廃棄用の袋に入れる．
⑪ 汚染したディスポーザブル手袋をつけ替える．

⑫ 新しい不織布ガーゼを使って拭きながら，湯をかけて流す.
⑬ 乾いた不織布ガーゼで殿部，陰部の水分を拭き取り，便器をはずす.
⑭ 水分が残らないように，恥骨部に置いていた陰部用タオルで再度，殿部，陰部の水分を拭き取る.
⑮ ディスポーザブル手袋をはずし，手指衛生を行う.
⑯ ディスポーザブル処置シーツ，バスタオル，下肢に巻いたバスタオルを除く.
⑰ タオルケットを掛け，下着をつけ，寝衣を整える.
⑱ 折りたたんだ寝具をもとに戻し，タオルケットを除く.
⑲ 患者に不快感はないか，疲労感はないか確認する.
⑳ ベッド周囲，ベッドの高さをもとに戻し整える.
㉑ カーテンを開け，終了したことを患者に伝え，使用した物品を下げる.
㉒ ゴーグルをつけて便器の汚水を廃棄し洗浄機で洗浄・消毒する.
㉓ 陰部洗浄用ボトルも洗浄機で洗浄・消毒する.
㉔ ボディソープをもとに戻す.
㉕ バスタオル，タオルは施設ごとの規定に沿って洗濯に出す.
㉖ 手指衛生を行う.
㉗ 記録を行う.

2章
3
⑤陰部洗浄

6 口腔ケア

2章 ▶ 生活行動に共通する看護技術 ／ 3 ▶ 清潔・衣生活の看護技術

水準 ❶　到達度 Ⅰ Ⅱ　到達目標 Ⅰ

Point

- 口腔は，呼吸器，消化器に通じる入り口であり，唾液腺や耳管も開口しており，感染源となりやすいところである．
- 口腔内の汚染は，味覚にも影響を及ぼし食欲の低下にもつながる．
- 口腔内の汚染は，口臭のもとになり，他人に不快感を与え，人間関係にも影響を及ぼす．
- 口腔内の汚染は，う歯や歯槽膿漏など歯科領域の疾患の原因になる．
- 口腔内細菌数は，飲食物の通過や唾液により日内変動を繰り返しながらバランスを保っているため，経口摂取ができない場合は，とくに口腔ケアが必要になる．
- 患者自身で行える方法も検討する．
- 本項では，臥床患者の口腔ケアの方法と，義歯のある患者の口腔ケアについて解説する．

目的

- 口腔内の細菌の繁殖を減少させ，全身性・局所性の感染防止をはかる．
- 口臭を除去し，気分を爽快にするとともに，食欲の増進をはかる．
- 歯肉を刺激し，血液循環をよくし，歯槽膿漏を予防する．

適応

- 自分で歯みがきが困難な患者
- 自分で十分な口腔ケアができない患者

📖 知っておくべき情報

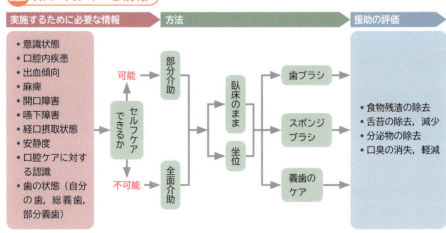

歯ブラシ，スポンジブラシによる口腔ケア

歯ブラシ，スポンジブラシによる口腔ケアの準備

物品準備

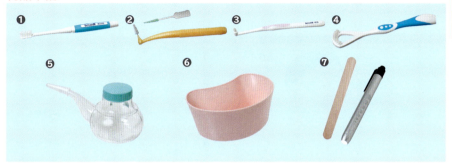

〈共通の物品〉
- ☑ ❶歯ブラシ（本人のもの）：毛の硬さは，やわらかいもの
- ☑ ❷（必要時）歯間ブラシ
- ☑ ❸（必要時）シングルタフトブラシ
- ☑ ❹（必要時）舌クリーナーまたは舌ブラシ
- ☑ ❺水または微温湯を入れた吸い飲み1個
  - 小さい場合はコップに不足分の水を準備する
  - 意識レベルが低下している患者には，注射器とカテーテル，または給水・吸引機能つき歯ブラシなどを検討
- ☑ ❻ガーグルベースン
- ☑ ❼ペンライトと舌圧子
- ☑ ❽タオル1枚
- ☑ ❾熱い蒸しタオル1枚
- ☑ ❿ディスポーザブル手袋，ゴーグル，プラスチックエプロン

〈含嗽が自分でできる患者の場合の追加物品〉

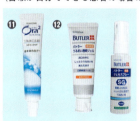

- ☑ ⓫歯みがき剤
- ☑ ⓬口腔保湿剤
- ☑ ⓭ティッシュペーパー

〈含嗽が自分でできない患者の場合の追加物品〉

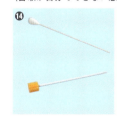

- ☑ ⓮口腔用綿棒（10〜15本）またはスポンジブラシ（2〜3本）
- ☑ ⓯コップ1個（微温湯または水を入れる）
- ☑ ⓰（必要時）リップクリームやワセリン
- ☑ ⓱ビニール袋（綿棒などを捨てるため）

実施前の準備

① 患者に口腔ケアの必要性，効果，方法，所要時間，実施する時間について説明し，同意を得る．
② 必要物品を準備しベッドサイドに運ぶ．
③ 室温を調整し，カーテンを閉める．
④ 患者が可能な側の側臥位にし，安楽な体位にする．
  - 側臥位が不可能なら，顔を横に向ける．
⑤ 顎の下から両肩部分をタオルで覆う．
⑥ 手指衛生を行い，プラスチックエプロン，ゴーグル，ディスポーザブル手袋を着用する．
⑦ 看護師は患者の口腔内が見える位置で介助する．

歯ブラシ,スポンジブラシによる口腔ケアの実際(自分で含嗽できる患者の場合)

① 含嗽を1回させる.

> **根拠** 口腔内にたまっている食物残渣,分泌物を流すためと,口腔粘膜に潤いを与え,口唇,口角,粘膜の損傷を予防するため.

② 歯ブラシを濡らし,歯みがき剤をつけ,患者へ渡す.
③ 患者がみがきにくい部分を介助してみがく(図2-3-19).

図2-3-19 口腔内が見えにくい場合の観察

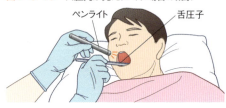

- 舌圧子とペンライトを使って口腔内を観察しながら,みがき残しがないようにする.
- 電動歯ブラシが使用できれば,より効果的にみがくことができる.

④ みがき具合,患者の希望により歯間ブラシ,デンタルフロスで歯垢,食物残渣を除去する.
⑤ 患者の口もとにガーグルベースンを置き,唾液や歯みがき剤をときどき吐き出せるようにする.(図2-3-20)

図2-3-20 誤嚥の防止

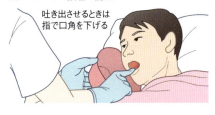

- 吐き出させるときは口角を指で下げ,誤嚥を防止する.

⑥ みがき終わったら,顔を横に向け,吸い飲みで水を含んで洗口し,吐き出してもらう.

> **コツ!** 口角から舌で押し出すように吐き出すよう伝える.吹き出すと,こぼれて汚染が広がるので注意する.

⑦ 洗口し終わったら,口唇の周囲の唾液や歯みがき剤をティッシュペーパーで拭き,ガーグルベースンをはずして,手指衛生を行う.
⑧ ディスポーザブル手袋をはずして,手指衛生を行う.
⑨ ウォッシュクロスを湯に浸して絞り,口の周囲を拭く.
⑩ 患者を安楽な体位にする.
⑪ カーテンを開ける.
⑫ 使用した物品を下げる.
⑬ 手指衛生を行い,ディスポーザブル手袋を着用する.
⑭ 患者の歯ブラシ,吸い飲み,ガーグルベースンは洗う.ガーグルベースンは消毒液につける.
⑮ ディスポーザブル手袋をはずして,手指衛生を行う.
⑯ 患者の歯ブラシ,歯みがき剤,吸い飲みはベッドサイドの所定の場所に返す.

⑰ ゴーグル，プラスチックエプロンをはずして，手指衛生を行う．
⑱ 記録を行う．

歯ブラシ，スポンジブラシによる口腔ケアの実際（自分で含嗽できない患者の場合）

実施前の準備は「自分で含嗽できる患者の場合」（p.241）と同様．
① ペンライト，舌圧子を使って，口腔内を観察しながら実施する（図2-3-19参照）．
② 水に浸したスポンジブラシか綿棒で口腔内を湿らせるとともに，口腔内の食物残渣，分泌物を除去する（図2-3-21）．
③ 歯ブラシでブラッシングする．（図2-3-22）．
- 歯ブラシは，ペングリップで持ち，小刻みに振動させ1本ずつていねいにみがき，歯垢を除去する．

図2-3-21　含嗽ができない患者の場合

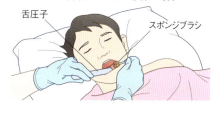

図2-3-22　歯ブラシの持ち方

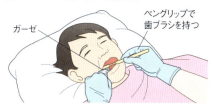

- ブラッシングの方法には，スクラビング法，ローリング法，フォーンズ法，バス法があり（図2-3-23），歯の形と場所に適した方法を選択する．

図2-3-23　ブラッシングの方法

スクラビング法

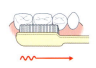

毛先を歯の表面に90°に当て，小刻みに振動させて1本ずつ歯を移動しながらブラッシングをする方法

ローリング法

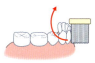

毛先を歯の根元に向け，歯ブラシの側面を歯肉に押し当てる．次に歯の根元から歯先（歯冠）に向けて回転させてブラッシングをする方法

フォーンズ法

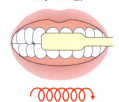

毛先を歯の表面に当て，連続して円を描くようにブラッシングする方法．唇側面は円を描き，舌側面では前後に動かす

バス法

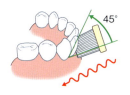

毛先が歯の表面に45°になるようにし，毛先を歯と歯茎の境目に当て，小刻みに振動させてブラッシングをする方法

- 歯ブラシは柔らかく小さいものがみがきやすい．
- 必要があればデンタルフロス，歯間ブラシ，舌ブラシを使用する．
④ 綿棒かスポンジブラシで食物残渣，分泌物などによる汚れがなくなるまで拭き取る．
- 綿棒・スポンジブラシを洗うコップの水は，汚れたら何回も取り換える．
- 口腔内の舌，歯肉に密着させ，回しながら汚れを拭き取る．
- 口腔内にねばねばした水分が残らないように除去する．
- 口の周囲についた水分は適宜ティッシュペーパーで拭き取る．
⑤ 使用済みの綿棒，スポンジブラシなどはビニール袋に入れてまとめて廃棄する．
⑥ 終了したら，ディスポーザブル手袋をはずして，手指衛生を行う．
⑦ ウォッシュクロスを湯に浸して絞り，口の周囲を拭く．
⑧ 口唇が乾燥しているときは，リップクリームやワセリンなどを塗布する．
⑨ 口腔内が乾燥している場合には，ジェルタイプの保湿剤や太白のごま油（無色・無臭のごま油のこと），人工唾液を使用する．
⑩ 患者を安楽な体位にする．
⑪ カーテンを開ける．
⑫ 使用した物品を片づける．
⑬ ゴーグル，プラスチックエプロンをはずして，手指衛生を行う．
⑭ 記録を行う．

義歯がある患者の口腔ケア

義歯がある患者の口腔ケアの準備

物品準備

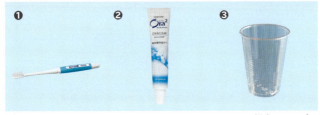

- ❶歯ブラシ
- ❷歯みがき剤（部分義歯の場合）
- ❸義歯を入れるコップ
- ❹タオル1枚
- ❺熱い蒸しタオル1枚
- ❻水または微温湯を入れた吸い飲み1個：小さい場合はコップに含嗽用の追加の水を用意する
- ❼ガーグルベースン1個
- ❽ティッシュペーパー
- ❾ディスポーザブル手袋，ゴーグル，プラスチックエプロン

義歯がある患者の口腔ケアの実際

実施前の準備は「自分で含嗽できる患者の場合」(p.241) と同様.
① 患者が義歯をはずせる場合は，自分ではずしてもらう．
② はずした義歯は専用のコップに入れる．
③ ガーグルベースンを口もとに当てておく．
④ 介助しながら吸い飲みで水または微温湯を含ませ，含嗽させて吐き出してもらう．
 ・含嗽が自分でできない患者の場合は，綿棒，スポンジブラシで口腔内を拭く．
⑤ 口もとの汚れをティッシュペーパーで拭く．
⑥ 歯ブラシを使って義歯を洗面所の流水のもとで洗う（図2-3-24）．

　破損させないように，流し台の中にプラスチック製の洗面器を置いて洗うとよい．

　義歯のレジン（材料名）は歯みがき剤を使用したり，熱い湯をかけると変形するので注意する．

図2-3-24　義歯の洗い方

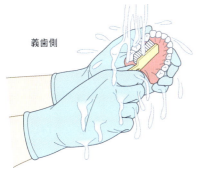
義歯側

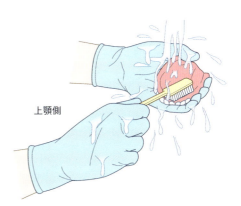
上顎側

⑦ 洗い終わったら，患者に手渡し，自分で装着してもらう．
⑧ ディスポーザブル手袋をはずして，手指衛生を行う．
⑨ カーテンを開ける．
⑩ ディスポーザブル手袋を着用する．
⑪ 患者の歯ブラシは洗い，所定の場所に戻して乾燥させる．
⑫ 吸い飲み，ガーグルベースンは洗浄機にかける．
⑬ ディスポーザブル手袋，ゴーグル，プラスチックエプロンをはずして，手指衛生を行う．
⑭ 記録を行う．

総義歯のはずし方とはめ方

① 手指衛生を行い，ディスポーザブル手袋を着用する．
② 上顎の義歯，次いで下顎の義歯をはずす（はずしやすい順でよい）．
  - 上顎の義歯は，両手の示指を前面に当て，母指を内側に入れ，母指で一度奥のほうに押すようにするとはずしやすい．
  - 下顎の義歯は，義歯を母指と示指で挟み，示指で下顎の方向へ押しながらはずすとはずれやすい．
  - 義歯は，ガーゼでつかむと滑らずにはずしやすい．
③ 義歯をはめるときは，上顎からはめるほうがはめやすい．
  - 上顎の義歯は，義歯の中央部を両母指で押し上げ，歯肉に吸着させる．
  - 下顎の義歯は，両示指を左右の義歯の上に置き，母指を下顎の下に当てて挟むようにして固定する．
④ ディスポーザブル手袋をはずして，手指衛生を行う．
⑤ 夜間，義歯をはずしておく場合は，水を入れた専用の容器に入れて保管する．

 注意 ▶ 義歯は，水や義歯洗浄剤につけて保管する．乾燥させると変型の原因になる．

注意 ▶ 洗浄中に落として破損したり，排水口に誤って流したりしないように，水を張った洗面器などを下に置いて洗浄するとよい．

部分義歯のはずし方

① 手指衛生を行い，ディスポーザブル手袋を着用する．
② 上顎の部分義歯をはずす（図2-3-25a）．
  - 示指の爪を前側のクラスプにかけ，母指をそのクラスプをかけている歯の下に当ててはずす．
③ 下顎の部分義歯をはずす（図2-3-25b）．
  - 母指の爪を前側のクラスプにかけ，示指をそのクラスプをかけている歯の上に当ててはずす．

図2-3-25　部分義歯のはずし方

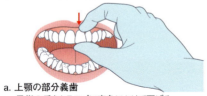

a. 上顎の部分義歯
示指の爪をクラスプに直角にかけて下げる

b. 下顎の部分義歯
母指の爪をクラスプに直角にかけて上げる

7 爪切り

2章 ▶ 生活行動に共通する看護技術 / 3 ▶ 清潔・衣生活の看護技術

水準 ① 到達度 Ⅰ 到達目標 Ⅰ

Point
▶ 爪は1日に約0.1mmの速度で伸びており,指の末節部分を保護することと,物をつかむのに役立っている.

目的
- 伸びた爪により皮膚を傷つけたり,爪が剝離したり割れてしまうことや,巻き爪を防ぐ.
- 指先の爪のあいだの汚れによる感染を予防する.
- 爽快感をもたらす.

適応
- 自分で爪切りができない患者

知っておくべき情報

実施するために必要な情報	方法	援助の評価
・可能な体位 ・爪の状態 ・爪の感染症の有無 ・爪の切り方に対する患者の好み	すぐに爪切りができる 足浴・手浴により爪を柔らかくしてから爪切りをする	・適切な長さに切れているか ・爽快感の有無 ・疲労度,不快感の有無

爪切りの準備

物品準備

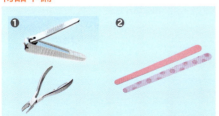

- ☑ ❶爪切り(必要時:ニッパー型)
- ☑ ❷爪ヤスリ
- ☑ ③アルコール綿
- ☑ ④おしぼりタオルまたはガーゼ
- ☑ ⑤新聞紙またはそのくらいの大きさの紙:切った爪を入れる

※ガード付き爪切りを使うか,爪切りにセロテープを巻いておくと,切った爪が周囲に飛ばない.

実施前の準備
① 患者に説明し同意を得る.
② 必要物品をベッドサイドに運ぶ.
③ ベッド周囲のカーテンを閉めるかどうか患者の希望を聞く.
④ 爪の状態を確認する(図2-3-26).
 ・爪甲の屈曲具合,爪床への付着具合,爪の表面の異常(凸凹,色調,色素斑など)はないか.

- 厚さ，清潔さ
- 爪の感染（乾癬，真菌）の有無
- 爪の周囲の腫脹，発赤，疼痛，膿の有無

⑤ 患者を安楽な体位にする．
⑥ 爪が硬い場合は，入浴後，手浴・足浴後に実施する．

図2-3-26 爪の構造

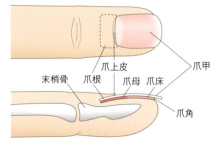

爪切りの実際

手の爪切り

① ベッドサイドに椅子を準備する．
② シートや紙（新聞紙など）を敷き，その上に手をのせてもらう．
③ 看護師は爪を切る手の側（右手なら右側）に横並びに座る（図2-3-27）．

> 💡 コツ！ 自分の爪を切るときのような爪の向きになる横並びが切りやすい．

④ 患者の手の指を1本ずつつまみ，爪甲と爪床の接合部から2〜3mm程度のところで爪を切る．
- 爪切りは，爪に平行に当て，皮膚を傷つけないようにする．
- 最初に爪切りを当てたときに，どの部分を挟んでいるか必ず確認する．
- 患者が希望する長さがあれば，それに応じる．

⑤ 爪は，爪先の中心部から切り始め，指先に沿って鈍角（弧状）に切っていく（図2-3-28）．

⑥ 爪を切ったら，爪切りについているヤスリか，爪ヤスリで，切り口が滑らかになるように左右の爪角から中心部に向けて一方向にヤスリをかける．

⑦ ヤスリかけが終わったら，おしぼりタオルで指を拭く．

⑧ 一方の手が終わったら，看護師は患者の反対側に移り，同様に爪を切る．

図2-3-27 患者の爪を切りやすい看護師の位置

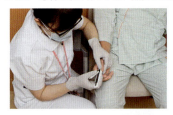

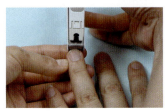

図2-3-28 爪の切り方

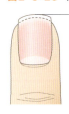

指の長さと同じくらいか，1mm程度長めにし，深く切りすぎない

足の爪切り

① 爪が肥厚している場合や，爪が硬くなっている場合は，足浴をして爪を軟らかくする．または，爪切りを入浴後に行う．
  ・肥厚した爪，硬い爪の場合は，ニッパー型爪切りが切りやすい．
② 手の爪切りと同様に行う．

後片づけ

① 切った爪は所定の場所に捨てる．
② 使用した爪切りは，アルコール綿で拭いて片づける．
③ おしぼりタオルは規定に沿って洗濯に出す．
④ 手浴，足浴をした場合は，その物品も洗って乾かし，もとの位置に戻す．
⑤ タオル，バスタオルは規定に沿って洗濯に出す．
⑥ 手指衛生を行う．
⑦ 記録を行う．

注意！ 下記のような場合は爪切りをせず，医師に診察・処置を依頼する．
・巻き爪がひどい．
・爪の周囲の炎症症状が強い．
・異常な肥厚状態
・爪の感染がひどい．

知っておこう！ 糖尿病患者の爪切り

・糖尿病がある場合には，切った爪の角が指の皮膚に入り込まないように，爪角は，指先と同じ長さか，1mm程度長めに残して切る．なぜなら，糖尿病患者は易感染状態で，切りすぎて深爪になると感染を起こす危険性があるためである．

2章 ▶ 生活行動に共通する看護技術 ／ 3 ▶ 清潔・衣生活の看護技術

8 身だしなみ（整容）

水準 **1** 到達度 **I** 到達目標 **I**

Point

▶ 身だしなみを整えるのは、"その人らしさ"を表現することであり、健常時の生活においてはごく自然のことである.

▶ 病気になることで活動性が低下し、身だしなみに対する関心が薄らいだり、自分でできなくなるなどにより、身だしなみを整えることが困難になる.

▶ 身だしなみの整わない姿を見られたくないなど、社会生活を阻害する要因にもなる.

▶ 入院生活中であっても、疾患に影響を与えない範囲での"化粧""おしゃれ"は心掛ける.

▶ 身だしなみを整えることは、臥床状態でも、どのような状況においても行うことができる.

目的

● 患者が心理的に爽快感を得て、気分よく1日を過ごす.

● 限定された状況においても、自分らしさ、自分の好みを表現する.

● 相手に対して好ましい印象を与える.

● モーニングケア、イブニングケアにより1日の生活リズムを整える.

📖 知っておくべき情報

実施するために必要な情報	方法	援助の評価
• 整容に関する好み • 身体を動かせる範囲 • セルフケア能力 • おしゃれの許容範囲	• 衣類の交換 • 整髪，結髪 • ひげ剃り • 化粧 • アクセサリーの装着	• 気分 • 表情 • 満足度

身だしなみ（整容）の介助の準備

物品準備

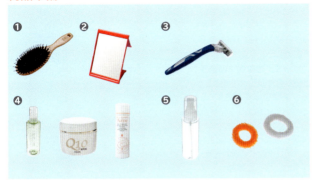

- ☑ ❶ヘアブラシ
- ☑ ❷鏡
- ☑ ❸安全カミソリ（ひげまたは産毛剃り）
- ☑ ❹化粧水，クリーム（女性用化粧品）またはアフターシェービングローション（男性用）
- ☑ ❺ヘアスプレーまたは洗髪料
- ☑ ❻（必要時）装飾品
- ☑ ❼タオル1枚
- ☑ ❽ゴミ袋（ビニール袋）

実施前の準備

① 患者と身だしなみを整えることを相談し，同意を得る．
② 患者の希望に沿って準備する．
③ カーテンを閉める．

身だしなみ（整容）の介助の実際

※ここでは身だしなみを整えることについて一般的なことを記す．
- ひげ剃り，顔の産毛剃りをする．
- 洗面し，化粧水，アフターシェービングローションなど，好みのものをつける．
- 毛髪をヘアブラシで整え，好みの髪型に整える．
  - 希望によりヘアローション，ヘアトニックをつける場合は，患者の希望するものを使用するが，香料が入っているものは無香料のものに変更してもらうほうがよい（化粧水，クリームなども同様である）．

 香料は各患者の好みであり，他の患者にとっては不快になることもあり，嘔気の原因にもなるため．

- 患者の状態によっては，朝，寝衣を日常着に着替え，夜は寝間着に着替えることもよい．
- 爪を切り，爪のあいだの汚れを除去する．
- 耳垢，鼻汁を除去し，鼻毛を切る．
- 装飾品は，希望により，治療・病状に影響しないものであればつける．

根拠 身体を傷つけるおそれのある装飾品は避けたほうがよいが，細めで短めのネックレス，皮膚を傷つけるおそれのない指輪，ブレスレットなどはつけることも可能である．装飾品をつけることは，患者の気分を引き立たせる意味で重要な場合もあるため，可能な範囲で希望に応える．

- 見える部位にあるガーゼや絆創膏などは，汚れたらすぐ交換する，見栄えよく貼付する，最小限に貼る，絆創膏の跡をきれいに落とすなど，清潔と見た目に配慮する．
- 身体につけているドレーンのバッグ，尿管のバッグなどは，中が見えないようにカバーを掛ける．
- ベッドから起き上がったときや車椅子に乗るときなどは，髪や衣服など，身だしなみを整える．

> **知って
> おこう！** ひげ剃りの援助

- ひげ剃りの援助を行う場合，まずは患者の入院前までの習慣を把握する必要がある．たとえば，意図的にひげを伸ばしている患者であれば，そもそもひげ剃りが不要という場合もあるからである．このように，身だしなみ（整容）は，ほかの看護技術と比べて，患者個々の多種多様な習慣が強く表れがちな手技と考えることができる．そのため，ひげ剃りに関しても，多様な習慣に配慮する必要がある．必ず患者の希望を尋ねて，希望しない場合は剃ってはならない．
- 患者のひげ剃りの習慣を把握するにあたって，主なポイントとなるのは以下の点である．①ひげ剃り習慣の有無，②実施時間帯や実施頻度，③手動カミソリか電動カミソリか，④シェービング剤（泡かジェルかなど），⑤ひげ剃り後のクリームやローションの使用の有無．
- また，経鼻的にチューブを挿入している患者の場合は，テープを剥がして交換できることを説明したり，あらかじめ鼻の下や頬などを避けて固定したりするなど，患者と相談しながらより実施しやすい方法で援助する．
- ひげ剃りの習慣がある場合は，できるだけ自分でできるように工夫する．
- 毎日ひげを剃る習慣がある場合は，その習慣を継続できるように援助する．ひげが伸びすぎると剃りにくいため，毎日剃るようにする．

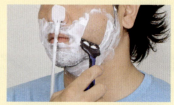

鼻に固定する

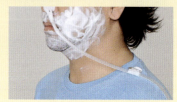

服にとめる

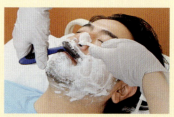

鼻固定をはずして持つ

2章 ▶生活行動に共通する看護技術 / 3 ▶清潔・衣生活の看護技術

9 寝衣交換

水準 ❶ ❷　到達度 Ⅰ Ⅱ　到達目標 Ⅰ

Point

▶ 患者の寝衣は，発汗，分泌物，排泄物などにより汚染しやすい状況にある．
▶ 発汗量は，夏では1.5L/日といわれており，入浴などによる清潔保持にも制限があるので，汚染しやすい．
▶ 意識障害のある患者や体動制限がある患者は自分で衣類を交換することができないため，看護師が適宜交換しなければならない．
▶ 着衣は"その人らしさ"を表現するものであり，できるだけ患者の好みを取り入れる．
▶ 本項では，臥床状態にある患者の寝衣交換の方法について解説する．

目的

● 皮膚の生理機能を良好に保つ．
● 気分を爽快にし，心地よくする．

適応

● 病状や身体的制限により寝衣の着脱が自分でできない患者

知っておくべき情報

実施するために必要な情報
- 上肢・下肢の障害
- 体動可能な範囲
- 創のある部位
- 疼痛の部位
- 輸液，ドレーン類の装着の有無
- 認知障害
- 寝衣の種類，サイズ
- 患者の衣の好み

方法
- 四肢のどちら側を先に着脱するか
- 寝衣の種類

援助の評価
- 心地よさ
- 交換中の苦痛の有無
- 交換後の患者の状態（含む機器類）

寝衣の交換の準備

物品準備

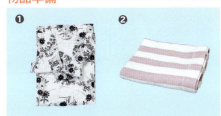

☑ ❶清潔な寝衣
☑ ❷タオルケット
☑ ③ビニール袋：汚れた寝衣を入れる

253

実施前の準備

① 患者に寝衣交換の理由，方法，所要時間，実施する時間を説明し，同意を得る．
② 必要物品をそろえる．
③ 室温を24±2℃に調整し，空調の風があたらないように窓やドアを閉める．
④ カーテンを閉め，プライバシーに配慮する．
⑤ ベッド上，周囲を寝衣交換しやすいように片づける．
⑥ 看護師のボディメカニクスを考慮し，ベッドの高さを調整して，固定されていることを確認する．
⑦ 看護師が立たない側のベッド柵をセットする．
⑧ ベッドの幅によっては，患者を水平移動して看護師に近づける．

和式寝衣交換の実際

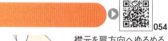

① 患者の寝具を胸部まで下げ，上からタオルケットを掛ける．
② 患者にタオルケットの襟元部分を持ってもらい，寝具を足もとまで下げ，扇子折りにしてたたむ．
③ 新しい寝衣を患者の体側に沿わせて準備してタオルケットの下でひもを解く．
④ 手前（看護師側）から脱がせて着せる（**1**）．
  ・上肢に障害がある場合には，健側から脱がせて，患側から着せる．

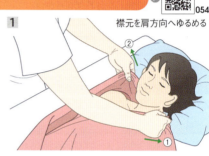
襟元を肩方向へゆるめる

> **コツ！** 脱がせるときには，看護師側の反対側の襟元を上に引き上げるようにして，（頸部が圧迫されないように）手前側の襟を引くと，肩関節が動かしやすく脱がせやすくなる．その後，肩を脱がせてから肘，手の順に上肢を脱がせる．

⑤ 余分な露出を避けるようにタオルケットで覆いながら脱衣していく．
⑥ 脱がせた側の寝衣は，肌に接していた側を内側に丸めるようにして身体の下に押し込んでおく（**2**）．

> **根拠** 寝衣の中に落屑などがあるため，ベッド上に飛散しないように丸めこむ．

⑦ 脱がせた上肢に清潔な寝衣の袖を通し，襟元を合わせ，前身ごろを身体に合わせる（**3**）．

> **コツ！** 脱がせた寝衣と新しい寝衣が重ならないように取り扱う．

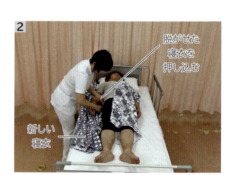
脱がせた寝衣を押し込む
新しい寝衣

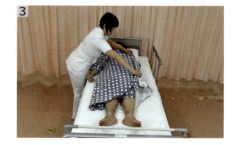

⑧ 側臥位になることが可能なら，患者を側臥位にし，汚れた寝衣を丸めて身体の下に押し込み，清潔な寝衣の背縫いを背部の中心に合わせ，残りの寝衣は汚れた寝衣の下側に押し入れる（**4**）.

 身体の下に寝衣を入れる際は，ベッドを下に押し下げるように圧迫して押し入れる.

⑨ 和式寝衣は，ひもの中心を腰部の位置で背中に合わせ，清潔な寝衣の下にひもの端を押し入れる.
⑩ 患者を支えながら仰臥位にする.

⑪ 反対側の汚れた寝衣を上肢から脱がせる（**5**）.
⑫ 着ていた寝衣は内側が外に出ないようにまとめて取り除く.

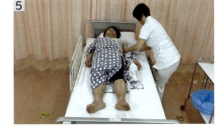

⑬ 清潔な寝衣を下から引き出し，襟元を肩の方向に引き上げるようにする（**6**）.
⑭ 脱がせた上肢の肘関節部を持ち，そでに手を通して肘を伸ばして着せる.
※患者の可動域に合わせて動かす.

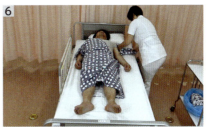

⑮ 左前身ごろが上になるように（右前：右前身ごろが下になるように），前を合わせる（**7**）.

 通常の着方は右前（右を先に合わせる）.左前は死者の装束（左を先に合わせる）となるので間違えてはいけない．これは，大和朝廷の時代に「先にすることを"前"」と表現した名残り.

⑯ ひもを横に結び，寝衣を整える.

 日本では，通常の結び目は横になる．縦結びは死者の装束となるので間違えてはいけない.

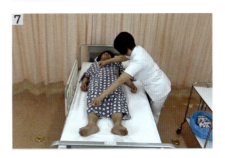

⑰ 患者に膝を立て，腰を浮かせてもらい，背縫いの部分をつかんで軽く引き，背部の中心を合わせて縦のしわを伸ばす．
⑱ 左右の袖の下の寝衣をハの字の方向に引き，しわを伸ばす．
⑲ 左右の腰部の下の寝衣をハの字の方向に引き，しわを伸ばす（**8**）．
⑳ 左右の裾をハの字の方向に引き，しわを伸ばす．

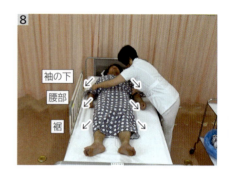

 コツ！ 寝衣の裾は広げておき，下肢が自由に動かせるようにしておく．寝衣の裾をきっちり締めると，束縛され窮屈で下肢が動かせず苦痛となる．

㉑ 患者に着心地をたずね，身体の位置がずれてないか確認し，安楽な体位にする．
㉒ 足もとから寝具を掛けながらタオルケットをはずし，寝具を整える．
㉓ ベッドの高さ，オーバーテーブル，ベッド上の物品をもとに戻す．
㉔ カーテンを開ける．
㉕ 手指衛生を行う．
㉖ 記録を行う．

知っておこう！ 和式寝衣の身ごろ合わせとひもの結び方

- 右前とは，平常時の着方である．着用者から見て，右前身ごろが手前（＝内側）になる．
- 左前とは，日本では死者の装束の着方である．着用者から見て，左前身ごろが手前（＝内側）になる．身ごろの合わせには十分注意する．
- ひもの結び方として，通常は結び目が横になる．縦結びは，日本では死亡時の結び方であるため，十分に注意する．

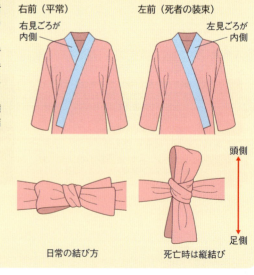

丸首パジャマの交換の実際

① パジャマの襟元や肩にボタンがついていれば全部はずす.
② パジャマの,上着の裾を胸部の位置まで上げる(**1**).
  • 背側は,背部に手を入れ肩の方向に上げる.

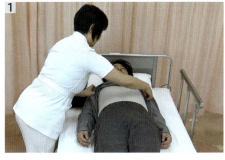

③ 肘関節が抜けやすいように,袖ぐりのところに肘を入れる(**2**).

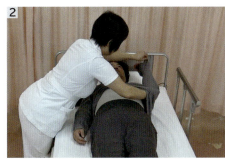

④ 肘関節を曲げて,片方ずつ上肢を脱がせる(**3**).

> **コツ** 上肢に障害がある場合は,健側から脱がせ,患側から着せる.

⑤ 反対側の上肢も同様に脱がせる.

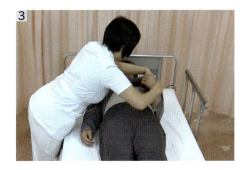

⑥ 袖,襟ぐりをもち,頭部から脱がせる(**4**).
  • 顔の前で大きく弧を描くように頭部を抜く.
⑦ 脱いだパジャマは,丸めて所定の場所(ビニール袋など)に入れる.
  • 落屑が飛散しないように肌についていたほうが表側に出ないように丸める.

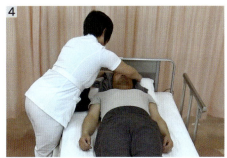

⑧ 清潔なパジャマの袖をたぐり寄せて，患者の関節を支えながら袖口から看護師の手を通す（**5**）．

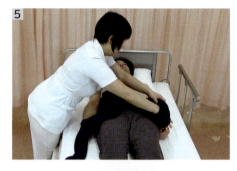

⑨ その袖の中に患者の手を引き入れて腕を通す（**6**）．
⑩ 反対側の上肢も同様に袖を通す．
  ・その後，顔の前で大きく弧を描くように頭部を入れる．

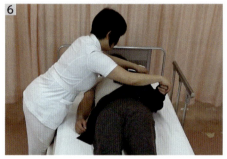

⑪ うしろ身ごろをすそのほうに引き下ろす（**7**）．
⑫ 上着のしわを伸ばす．

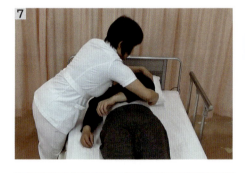

⑬ 看護師から遠い側の膝を立て，その膝を傾けて重心を移動させ，殿部を少し浮かせる（**8**）．
⑭ 浮いた殿部側のパジャマのズボンを大腿部まで下げる．
⑮ 反対側も同じようにして，ズボンを大腿部まで下げる．
⑯ ズボンを膝まで下げる．

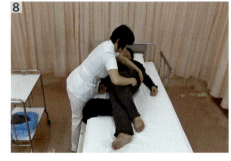

⑰ 片足ずつズボンを脱がせて，上着と同様に丸めて所定の場所（ビニール袋など）に入れる．そのときに，落屑が飛散しないように肌についたほこりが表側に出ないように丸める（**9**）．
⑱ 可能なら膝を立ててもらう．

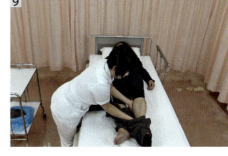

⑲ ズボンをたぐり寄せて，足を入れやすいように看護師の手で広げる（**10**）．
- 自分で足を動かせない場合は，㉒（**12**）に進む．

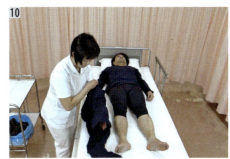

⑳ ズボンを片側の足にはかせる（**11**）．
㉑ 反対側も同様にする．

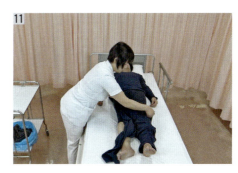

㉒ ズボンをたぐり寄せて，看護師の手を足側から通し，踵部を看護師の手のひらにのせるようにして，患者の下肢を引き入れる（**12**）．
㉓ 反対側の下肢も同じようにして入れて，ズボンを大腿まで引き上げる．

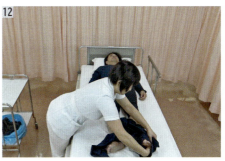

259

㉔ 看護師から遠い側の膝を立て，その膝を傾けて重心を移動させ，殿部を少し浮かせてズボンを腰まで引き上げる（**13**）．
㉕ 反対側も同じようにして殿部を浮かせて，ズボンを腰まで引き上げる．
- このときに上着のしわを伸ばす．

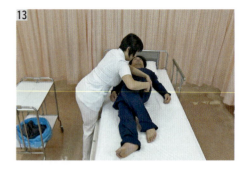

㉖ しわがないように，ズボンのしわを伸ばし整える（**14**）．
㉗ 姿勢を整え，着心地を患者に確かめる．
㉘ ベッドの高さ，オーバーテーブル，ベッド上の物品をもとに戻す．
㉙ カーテンを開ける．
㉚ 手指衛生を行う．
㉛ 記録を行う．

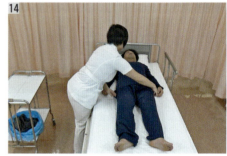

> **知っておこう！ 点滴中の患者の寝衣交換のポイント**
>
> - 輸液ルートの刺入部が抜去したり，接続部がはずれないように確認し，細心の注意をはらう．
> - 輸液ラインにおいて，一時的にクレンメを止めてよい場合は，止めて実施する．
> - 輸液を持続しながら，寝衣交換しなければならない場合は，血液が逆流しないように，輸液バッグやボトルを患者の身体より低くしたり，逆さにしない．
> - 輸液を行っていない上肢を先に脱がせ，次に，輸液スタンドから輸液をはずし，輸液を行っている上肢の袖を脱がせて，輸液バッグやボトルを袖口から抜く．
>   - 寝衣の袖が狭い場合は，輸液バッグやボトルと輸液ルートの接続部をしっかりと把持し，はずれないように注意する．
> - 寝衣を着せるときは，輸液を行っている上肢の袖口から輸液バッグやボトルを先に通して，次に上肢を通し，輸液を輸液スタンドに掛け，次に輸液を行っていない側の上肢を着せる．
> - 袖を通し終わったら，ただちに輸液ルートのクレンメを開き，医師の指示どおりの輸液速度に調節する．

引用・参考文献　2章-3　清潔・衣生活の看護技術

1) 小松浩子，菱沼典子編：Evidence-Based Nursing 看護実践の根拠を問う．改訂第2版，南江堂，2007.
2) 阿曽洋子，井上智子，伊部亜希：基礎看護技術．第8版，医学書院，2019.
3) 任和子，井川順子，秋山智弥：根拠と事故防止からみた 基礎・臨床看護技術．第2版，医学書院，2017.
4) 川島みどり編：看護技術用語事典，看護実践の科学，33（6），看護の科学社，2008.
5) 岡本恵里，玉木ミヨ子編：ナーシングポケットマニュアル 基礎看護技術，医歯薬出版，2011.
6) 深井喜代子編：基礎看護学3基礎看護技術Ⅱ．新体系看護学全書第4版，メヂカルフレンド社，2017.
7) 菊谷　武監：口をまもる 命をまもる 基礎から学ぶ口腔ケア．第2版，学研メディカル秀潤社，2013.
8) 任和子編：基礎看護学3．系統看護学講座 専門分野Ⅰ第17版，p.152〜211，医学書院，2017.
9) 深井喜代子，關戸啓子：清拭時の湯温と皮膚温の変化に関する実習．看護教育，40（8）：722，1999.
10) 深井喜代子，前田ひとみ編：基礎看護学テキスト──EBM志向の看護実践．改訂第2版，p.218〜223，447〜451，南江堂，2015.
11) 深田美香，宮脇美保子，高橋弥生：石鹸清拭の効果的方法に関する検討──石鹸の泡だてによる石鹸成分の除去効果について．日本看護研究学会誌，26（5）：169〜178，2003.
12) 渡邊　裕編：口腔ケアの疑問解決Q&A　評価・アセスメントから病態にあわせたアプローチまで．学研メディカル秀潤社，2013.
13) 吉田時子編：看護技術学習書．第2版，日本看護協会出版会，1989.
14) 中野栄子：清潔ケアのエビデンス；口腔内の清潔ケア，特集ケア技術のエビデンス，臨牀看護，28（13）：1985-1997，2002.
15) 藤原康晴，矢井田修他：人間生活シリーズ 衣生活論．p.86，化学同人，1994.
16) 見城道子，江上京里：清潔の援助における湯の温度変化．東京女子医大学看護学会誌，2（1）：37〜44，2007.
17) 藤野靖博，加藤法子，於久比呂美他：清拭時の湯を適温に維持・管理するための方法の検証．福岡県立大学看護学研究紀要，10（1）：33〜38，2012.
18) 金子健太郎，熊谷英樹，尾形優他：足浴が生体に及ぼす生理学的効果─循環動態・自律神経活動による評価─．日本看護技術学会誌，8（3）：35〜41，2009.

2章 ▶ 生活行動に共通する看護技術 ／ 4 ▶ 活動・休息の看護技術

1

移動と移送の援助

水準 **1** **2**　到達度 **I** **II**　到達目標 **I**

Point

▶歩行は，移動の基本である．移動することによって，日常生活の行動範囲が広がり，生活に活気と充実感がもたらされる．

▶しかし，長期間にわたる臥床（長期臥床患者が歩行を始める場合），視力障害や麻痺などの身体障害，老化のための機能低下などによって，1人で歩行することが危険であったり自ら移動動作ができない場合がある．

▶看護師は，必要に応じて患者の移動を介助する．その際に重要なのは，個々の患者の状況を見極め，安全に歩行ができるのか，車椅子あるいはストレッチャーを使用する必要があるのか，といった適切な移動の方法を選択することである．

▶いずれの場合でも，移動・移送で最も気をつけなければならない点は，患者の安全であり，移動時のチューブ類のはずれや，移送中の転倒・転落などの事故を防止することである．

目的

●目的の場所まで安全に快適に移動することを介助する．

適応

●長期間にわたる臥床などで運動機能が低下していたり，術後の離床など，1人での移動が不安定な患者

●意識障害や運動機能障害などにより，自力で動くことができない患者

●治療や検査などのために安静を強いられ，行動を制限されている患者

📖 知っておくべき情報

実施するために必要な情報	方法	援助の評価
〈患者の状況〉 •疾患の種類と程度（医師からの制限事項の有無） •運動機能の状態（移動動作に影響する障害の有無と程度） •体内への挿入物（留置カテーテルやチューブなど） •患者の移動に関する意思・認知レベル •年齢や体格 •移動の目的（生活遂行上の手段なのか，訓練なのか） 〈介助者の状況〉 •介助者の体格 •介助者の数と技術 •活用可能な物品 〈移動場所までの環境〉 •病室の広さやドアとの位置関係 •目的地までの距離や段差の有無 •目的地の設備や環境	〈移動手段〉 •歩行：自力，杖，歩行器 •車椅子 •ストレッチャー •担架 〈介助方法〉 •自立 •部分介助 •全介助	〈安全・安楽〉 •転倒・転落の有無 •体内挿入物の異常（はずれなど）の有無 •一般状態の変化および疲労感の程度 •移動手段，介助方法が適切であったかどうか

歩行介助

Point

▶ 歩行介助が必要な患者には常に転倒の危険性がある．看護師は，歩行介助用の道具や歩行補助具，患者がバランスをくずしそうになったときの対処法について知っておく．
▶ 歩行補助具には杖や歩行器があり，不安定ながらも立位が可能な患者に用いられる．これらを活用することで，体重が下肢にかかる負担を軽減し，支持基底面が広く確保され，安定性を増すことによってバランスを保った歩行の補助が可能となる．

［安定の条件］
- ①立位時の重心線（ここでは身体の重心から床に垂直に下ろした垂線）が支持基底面の内側にあること，そのうえで，さらにより安定させるためには，②重心が低いこと，③支持基底面の面積が広いことがあげられる（図2-4-1）．

図2-4-1 **支持基底面の面積と安定性**

   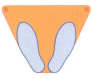

a.踵をそろえて自然に立ったときの支持基底面　b.つま先を肩幅に広げて自然に立ったときの支持基底面　c.杖で支えたときの支持基底面　d.松葉杖で支えたときの支持基底面

歩行介助の準備（歩行補助具なしの場合）

実施前の準備

① 看護師は手指衛生を行う．
② 移動の目的を伝え，介助する旨を説明し，同意を得る．歩行にふさわしい履物，服装になってもらう．
③ 歩行予定コース内に障害物や危険物がないことを確認しておく．万が一転倒したときに周囲を巻き込まないように，人が集まっている場所を避けるなど，安全なルートの通行を心がける．

歩行介助の実際（歩行補助具なしの場合）

① 全身状態を観察する．
② 創部やドレーン挿入部位の保護・固定を行い，輸液ライン，チューブ，カテーテルの接続は安全かどうか確認する．
③ 歩行にふさわしい履物，服装をしているかどうか確認する．

> **根拠** スリッパのような踵のないタイプの履物は，すべったり，脱げたりして転倒の危険性があるため．また，裾の長すぎるズボンなどは足にからんでつまずく危険性があるため．

④看護師は，患側（障害のある側）斜め後方に立つ（図2-4-2）．

> 根拠　患側斜め後方に立つと，患者がバランスをくずしたとき，安全に，効果的に支えることができるため．

図2-4-2　歩行介助者の立つ位置

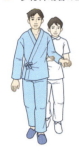

[患者のどちら側に立つかについての基本的な考え方]
- 患者に障害のある場合は，患者の患側（ここでは左側）
- 手すりを持って移動するときは，手すりの反対側
- とくに条件がない場合は，患者の利き手（多数は右手）の反対側
- 輸液ラインがある場合は，輸液ラインが入っていない側

⑤看護師が立っている側と同じ側の腕の母指を，患者の母指と交差するように下から手を軽く握る．
⑥もう片方の手を患者の脇に差し入れ，軽く上腕を支える（図2-4-2）．患者と看護師の位置は近くなるため，患者がバランスをくずしても支えやすくなる．
- このとき，上腕を軽く持つ程度で，強くつかまないようにする．強くつかむと患者がかえって歩きにくく，歩行ペースが乱れる．

column

患者がバランスをくずしそうになった場合の対応

- 患者がバランスをくずして倒れそうになったとき，初心者の看護師は，とかく力まかせに支えようとする傾向があるが，かえって共倒れになり危険である．躊躇せずに患者を上手に床に座らせたほうが安全である．

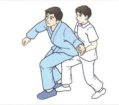	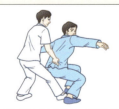	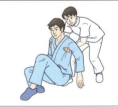
看護師は，患者の背部を一方の足の大腿部前面に引き寄せ，反対側の足を後方に引いて看護師の体勢を安定させる	両手で患者を支えながら，大腿部に沿って患者の身体を床にすべり降ろすようにする	両前腕を患者の両脇に入れて頭部を保護しながら，背部を看護師の下肢に沿わせながら静かに座らせる

- 転倒の危険性のある患者には，まず安全な転び方，次に起き上がり方を指導する．

⑦ 必要に応じて患者の身体を手で支え，患者の服装に腰ひもやベルトがあればそれを把持して，進む方向の安全確認をしながら，患者の歩行の速度に合わせて歩く．

> **根拠** ベルトを持つと，常に身体の一部を手で支えられているというわずらわしさを患者に感じさせることなく，一方で不安定になったときには瞬時に支えることができる．

⑧ 患者の歩くペースに合わせて歩く．
⑨ 段差のあるところでは，昇るときは健側下肢，降りるときは患側下肢から前へ出す．

歩行補助具使用時の歩行介助の準備（杖の場合）

物品準備

❶

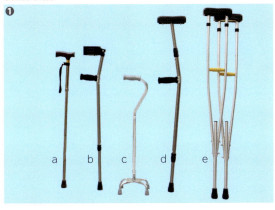

☑❶ （必要時）歩行補助具
a.T字型杖，b.ロフストランドクラッチ，
c.四脚杖，d.オルソクラッチ，e.松葉杖

実施前の準備

① 看護師は手指衛生を行う．
② 移動の目的を伝え，介助する旨を説明し，同意を得る．歩行にふさわしい履物，服装になってもらう．必要時に歩行補助具を使用するかどうかを説明し，同意を得てから使用する．

歩行補助具使用時の歩行介助の実際（杖の場合）

- 杖を使用すると，下肢にかかる負担を軽減することができる．これは，腕の力でも体重の一部を支えるようになるためである．
- 杖には一本杖，多脚杖（三脚杖，四脚杖），松葉杖があり，一本杖より多脚杖のほうが安定する．
  - 上肢の力が弱く手首が不安定な場合はT字型杖よりも，前腕支えのあるロフストランドクラッチが適している．しかし，転倒しそうなときに，杖が腕からはなれにくいという欠点がある．
  - 脇当てのあるオルソクラッチや松葉杖は，下肢に十分荷重できない場合に用いる．
- ここでは，右半身が健側，左半身が患側の片麻痺を想定して解説する．

杖歩行の方法

【3動作歩行】
- 1杖→2患側下肢→3健側下肢の順に前方に出して進む（図2-4-3）．

図2-4-3　一本杖の3動作歩行

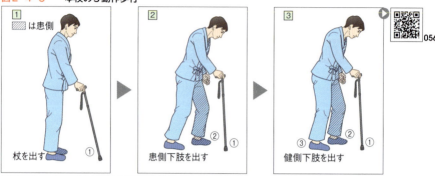

常に体重が2点で支えられているので安定がよい．

【2動作歩行】
- 1杖と患側下肢→2健側下肢の順に前方に出して進む（図2-4-4）．
- 3動作歩行の1 2を一動作で行うため，健側下肢だけでバランスを保持できなければならない．

図2-4-4　一本杖の2動作歩行

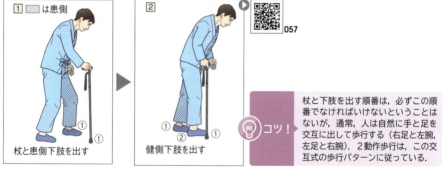

コツ！　杖と下肢を出す順番は，必ずこの順番でなければいけないということはないが，通常，人は自然に手と足を交互に出して歩行する（右足と左腕，左足と右腕）．2動作歩行は，この交互式の歩行パターンに従っている．

- 杖（一本杖）歩行では，看護師は患者の患側（杖を持たない側）に立ち，患者の腰につかめるものがあったら，手を添えて歩行を介助する（図2-4-5）．

図2-4-5　杖歩行の介助

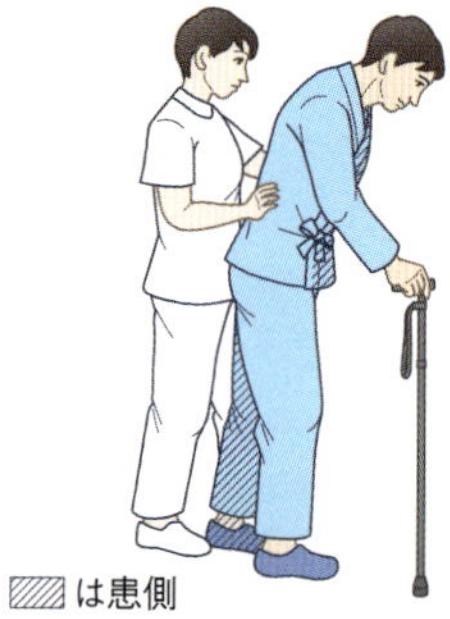

段差（階段）での杖歩行

【昇るとき】
- **1** 健側下肢を1段上に乗せる→**2** 杖を1段上に乗せる→**3** 患側下肢を乗せてそろえる，の順で昇る（図2-4-6）.

図2-4-6　一本杖で階段を昇る場合

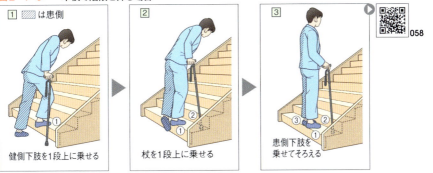

【降りるとき】
- **1** 杖を1段下に下ろす→**2** 患側下肢を下ろす→**3** 健側下肢を下ろしてそろえる，の順で降りる（図2-4-7）.

図2-4-7　一本杖で階段を降りる場合

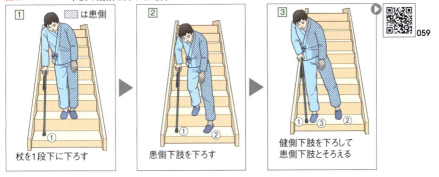

根拠　昇るときは健側から上げるのに降りるときは患側から下ろす．これは，体重の移動を考えて自分でやってみるとわかるように，片方の下肢を下段に下ろしたとき，上段に残っている下肢は膝を曲げた状態で力を入れなければならないため，下ろした下肢より残っている上段の下肢のほうに負担がかかるからである．

歩行補助具使用時の歩行介助の準備（歩行器の場合）

物品準備

❶

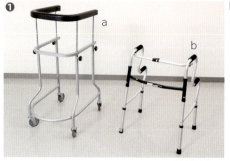

☑ ❶歩行器
a.キャスター付き歩行器，b.交互型歩行器

実施前の準備

① 看護師は手指衛生を行う．
② 移動の目的，方法を伝え，介助する旨を説明し，同意を得る．歩行にふさわしい履物，服装になってもらう．歩行器を使用する必要性を説明し，同意を得てから使用する．

歩行補助具使用時の歩行介助の実際（歩行器の場合）

● 歩行器は，立位はとれるが杖ではまだ不安定な場合に用いる．
● 歩行器には，キャスター付き歩行器と，交互型歩行器がある．
  ・キャスター付き歩行器は，アームを手で把持し，肘を乗せて前腕で体重を支え，歩行器を押しながら移動する（図2-4-8）．
  ・交互型歩行器は，両手で左右交互に前方へ歩行器を動かして移動するため，上肢の力が強くないと使用できない．

図2-4-8 歩行器使用時の歩行介助

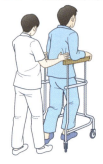

・歩行器を用いた歩行では，看護師は患者の背後に立ち，腰部か両脇を支えながら歩行を介助する．

 根拠　うしろに立つのは，歩行器での移動は，歩行器が常に身体の前方にあることで重心が前方に位置しているため，いったん後方へバランスをくずすと，容易に後方へ転倒する危険性がある（p.263 安定の条件の①）からである．

268

車椅子（移乗・移送）

Point

- 車椅子は，坐位は可能であるが歩行はできない患者を，安全かつ安楽に目的の場所へ移送するために用いる．
- 車椅子の種類には，患者自身がタイヤを回して移動できる自走式，介助者が押す前提でタイヤが小さい介助式，自走式介助式兼用車椅子がある．
- その他のバリエーションとして，背もたれが動くリクライニング式のもの，移乗しやすいように肘掛け（アームレスト）が跳ね上げ式になったもの，片麻痺患者用の片手操作型，スポーツタイプ，電動車椅子など多様な種類がある．

車椅子を利用した移乗・移送の準備

物品準備

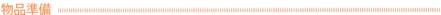
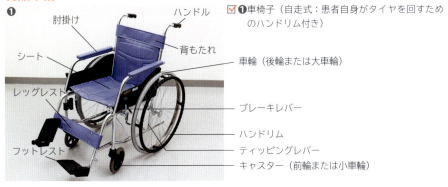

❶ 車椅子（自走式：患者自身がタイヤを回すためのハンドリム付き）

実施前の準備

① 看護師は手指衛生を行う．
② 移動の目的，車椅子使用を説明し，同意を得る．
③ 移乗しやすいように，ベッドおよびその周囲（ベッドの高さやベッド柵など）を整える．
④ 車椅子の点検・整備（ブレーキの効き具合，キャスター，タイヤの空気圧，フットレストの開閉）を確認する．
⑤ 必要に応じて，車椅子に酸素ボンベ架台や支柱（スタンド）を取りつける．

ベッドから車椅子への移乗の実際：全介助の場合

● ここでは，両側の下肢がともに動かせない対麻痺を想定して解説する．
① 車椅子を患者の斜め前方約30°の位置に置き，ブレーキをかける．

> **根拠** 45°は回転角度が大きく，バランスを崩す危険がある．患者の自立度にもよるが，移動距離と回転角度を考慮に入れると，20〜30°が望ましい．

- 車椅子は患者の左右どちら側に置いてもよい．片麻痺のある場合は健側斜め前方に置く．
- 車椅子のフットレストを上げる．

② 患者の上体を起こしてベッドの端に浅く腰かけさせる．
③ 患者と向かい合い，患者の両足の外側に片足（左足）を置き，車椅子に近いほうの足（右足）は車椅子の外側に置く．
 - 膝折れ防止のために看護師の足で患者の膝を固定する方法もある．
④ 患者の骨盤部を手前に引き寄せ，上半身を前傾させ，患者の両腕を看護師の肩か腰に回してもらい，看護師の肩にもたれるように重心を移動させる（**1**）．

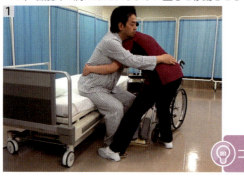

> **コツ！** 立ち上がる際にたとえば「イチ・ニ・サン・ハイ！」と声掛けし，患者に移乗の心づもりをさせるとよい．

⑤ 患者の腰に腕を回して脇を締め，しっかり3点で患者を支える．
 - 患者の上半身が前かがみ（前傾姿勢）になるよう，持ち上げるのではなく，前に引く感じで抱える．
⑥ そのままの姿勢（足を踏み変えない：ここでは右足）で回転する（**2**）．

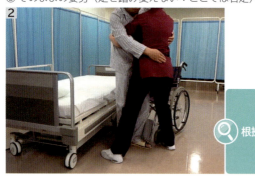

> **根拠** 一方の足はベッド側，もう一方の足は車椅子の外側に向けて，両足を広く開いた状態で安定を保つことで，足を踏み変えることなく，回転できる．足を踏み変えると，一瞬のあいだ，片足立ちになり，体重の重い人の場合，支えきれずに転倒する危険性があるため，踏み変えはしない．

⑦ ゆっくり車椅子に座らせる．

> **コツ！** 座らせる際に患者の腰を曲げるコツとして，患者の腸骨部下方を手で押すとよい．容易に腰を曲げることができる．

⑧車椅子に深く座らせる（**3**）.

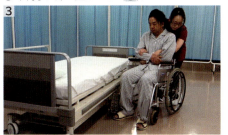

- 患者の背後に回り，患者に腕を組ませ，脇の下から手を入れる.
- 肘に近い部分を持って患者の上体を手前に引き寄せる. できれば，患者に前傾姿勢をとってもらうと，患者の身体がコンパクトにまとまり，少ない力で移乗の介助ができる. その後，フットレストに患者の足を乗せ，深く座れたかどうか確認し，調整する.
- この深く座らせる方法は，患者の姿勢がくずれたり，車椅子からずり落ちそうになったりした場合にも使用できる.

ベッドから車椅子への移乗の実際：片麻痺患者の場合

●ここでは，右半身が健側，左半身が患側の片麻痺を想定して解説する.
①車椅子を患者の健側の斜め前方約30°の位置に置き，ブレーキをかける.
- ブレーキをかけ，動かないことを確認したら，フットレストを上げておく. フットレストが取り外せる場合は外す.
- アームレストが取り外せる場合はベッド側のアームレストを外しておくとよい.

> **根拠** フットレストを上げておくのは，車椅子乗車時に直接フットレストに足をかけて乗ると，体重がフットレストにかかり，重心が偏って車椅子が倒れる危険性があるからである.

②健側下肢を患側下肢の下に入れてベッドの外まで支えながら出し，ベッド上で端坐位になる.
- 起き上がるときには，腰をなるべく前方にずらしておく.
③健側上肢で車椅子のアームレストの遠いほうを持ち，健側下肢に体重をかけて立ち上がる（**1**）.

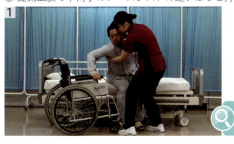

> **根拠** 遠いほうのアームレストを持つのは，患者が前傾姿勢になることと，車椅子のアームレストを持ち替えずに座れるからである.

④健側下肢を軸にして身体を回転させ，車椅子に座る（**2**）. このとき麻痺側の膝折れがないよう介助してもよい.

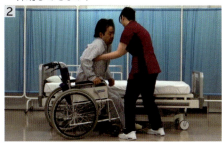

- 患者自身で深く座ることができない場合は，看護師が介助する.

車椅子からベッドへの移乗の実際：片麻痺患者の場合

● ここでは，右半身が健側，左半身が患側の片麻痺を想定して解説する．
① ベッドが患者の健側の斜め前方約30°にくるように車椅子をつけて，ブレーキをかける（**1**）．

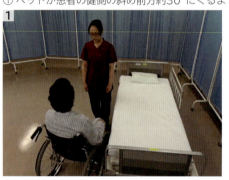

- 患者からみて，移乗先が常に健側の斜め前方になるようにする．

② ベッドに健側の手掌を置き，健側上肢で体重を支えながら立ち上がる（**2**）．

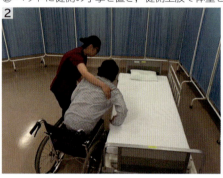

③ ベッドに置いた手掌を枕のほうにずらせて，ベッドに腰を下ろす．
④ 上体をベッドに寝かせたら，健側下肢で患側下肢を支えてベッド上に上げ，まっすぐになるように下ろす．（**3**）

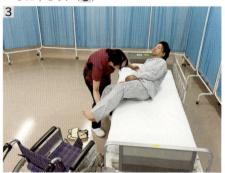

⑤ 看護師は車椅子を片づける．

ドレーンなどが装着されている場合の車椅子の移送の実際（自立）

① 車椅子を準備する．
- 車椅子を患者の斜め前方（患者の利き手側，あるいは健側）に置く．
- ブレーキをかけ，動かないことを確認したら，フットレストを上げておく．

> **根拠** フットレストを上げておくのは，車椅子乗車時に直接フットレストに足をかけて乗ると，体重がフットレストにかかり，重心が偏って車椅子が倒れる危険性があるからである．

② 患者の状態を観察し，装着しているドレーンや機器を確認する．
- 患者の創部・ドレーン挿入部位の確認を行う．
- 輸液ラインや留置カテーテルの接続・固定を確認し，移送中のはずれなどがないように整える．
- 酸素吸入器や，装着しているME機器（輸液ポンプやモニタ類）を移送中どうするのか（いったんはずしてもよいのか，装着したまま移送するのか）を確認する．

③ 車椅子移送について患者に説明し，協力を得る．
④ 患者が車椅子に移乗し，安定した姿勢・坐位をとるまで，患者から目を離さない．
⑤ フットレストを下ろして足を乗せ，安全を確認してからブレーキをはずす．
⑥ 車椅子を押して動かす（図2-4-9）．

図2-4-9 ドレーンなどが装着されている場合の移送

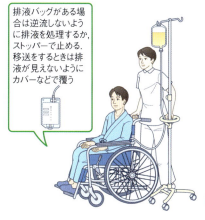

排液バッグがある場合は逆流しないように排液を処理するか，ストッパーで止める．移送をするときは排液が見えないようにカバーなどで覆う

コツ！ 常に患者の状態に注意しながら，静かに押して移送する．

⑦ 患者に気分や乗り心地を聞き，快適な走行を心がける．
⑧ 患者に装着されている輸液ライン，チューブ，留置カテーテルの接続・固定を確認し，移送中の安全を確保する．
⑨ 移送中，衣服や患者の指，ラインやチューブが車輪に巻き込まれないように注意する．

車椅子による移送の実際（移送時の車椅子操作）

段差を昇る
- 2cm以上の段差があると，前輪がつかえて前に進めない．ティッピングレバーを踏み，てこの原理で前輪を持ち上げ，前輪を段差の上に乗せたら，ハンドルを持ち上げるようにして車椅子を前進させる（図2-4-10）．この方法なら15cmくらいまでの段差を昇ることができる．

図2-4-10　段差を昇る場合の車椅子介助

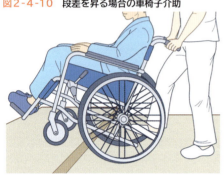

深く腰かけると重心が車椅子の後方になり，てこの支点となるが，浅く腰かけると重心が前輪にかかり，介助者にとって大変重くなることを覚えておくとよい．

- 小さな段差でも，ティッピングレバーを活用することにより振動を和らげることができる．

コツ！　わずかな段差でもぶつかると大きな衝撃となって患者に伝わるので，段差に気づいたら手前でいったん止まるとよい．

段差を降りる
- 車椅子をうしろ向きにし，大車輪（後輪）から降りる．

凹凸のある道
- 前輪が穴や溝にはまると，患者が前のめりになり，転倒の危険性があるので注意する．振動を与えないように前輪を浮かせて後輪のみで移動する．

下り坂
- ゆるやかな坂の場合は，大きく蛇行しながら，スピードが出すぎないように，ハンドルを引っ張るようにする（図2-4-11-①）．急な坂の場合は，車椅子をうしろ向きにして支えつつ，進行方向に十分注意しながら下る（図2-4-11-②）．
  ・介助者のハンドル部分にブレーキがあれば，ブレーキをかけながらでもよい．

図2-4-11　車椅子での坂の下り方

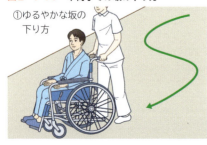
①ゆるやかな坂の下り方

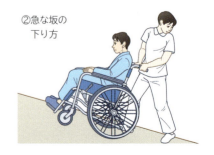
②急な坂の下り方

エレベーターに乗るとき

- 原則として，エレベーターから降りる際にそのまま直進して降りられることを念頭において，乗り込む．
- 乗る際にうしろ向きで乗り込むと，降りる際にそのまま直進するだけで降りられる．
- ただし，エレベーターの混雑状況などを加味し，臨機応変に対応する．他のエレベーター同乗者との接触を防止するために十分注意する．

> ⚠️ 注意！ エレベータの乗り降りの際は，開延長ボタンを押す．

車椅子による移送の実際（患者自身が車椅子を動かす［自走］場合の注意点）

- 移乗時にブレーキをかける．
  - 車椅子へ移るとき，車椅子から立ち上がるとき，車椅子から移るとき，必ずブレーキがかかっていることを確認する．
- 前輪（キャスター）が前向きになっていることを確認する．
- 体重を前方にかけない．

> 🔍 根拠 一般的な車椅子は，中心に重心がくるようにつくられているので，身体を前に傾けると車椅子が前方に倒れてしまう危険性がある．

［転倒の危険性がある動作］
- フットレストに足をかけたまま立ち上がる．
- シートに浅く腰かける．
- 前かがみになる．
- 前輪（キャスター）がうしろを向いた状態で前かがみにならない（図2-4-12）．

> 🔍 根拠 前輪がうしろを向いた状態で前かがみになると，車椅子は容易に前に転倒するため．

図2-4-12 車椅子の車輪の向きと安全性

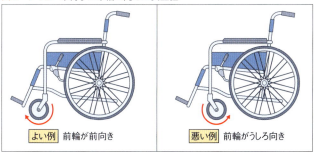

- たとえば，車椅子に座ったまま床に落ちているものを拾うときなどは，バックして前輪を前向きの状態にしてから拾う

ストレッチャー（移乗・移送）

Point

▶ストレッチャーで移送する患者は一般的に，重症であり，留置カテーテルなどの体内挿入物や酸素療法などの処置が行われていることが多い．したがって，移動に際しては，患者の状態の変化に注意し，チューブ類のはずれなど，事故のないように配慮する．そのためには，状況に応じて，患者の移動に必要な人数を十分確保することが重要である．

▶ベッドからストレッチャーへの移乗方法には，ベッド間を平行移動して移乗する方法と，患者をかかえ上げて移乗する方法がある．

▶ベッド周囲に確保できる広さにもよるが，平行移乗は最も移動距離が短く，患者にとっても不安が少なく，安楽である．

▶最近では，患者をかかえたり持ち上げたりするのではなく，水平にすべらせて移動できる移乗補助具が多く用いられている．できるだけ既存の道具をうまく使いこなし，看護師自身の身体に負担をかけないようにすることも大切である．

▶そうした移乗補助具は，すべりやすい素材でつくられているため，摩擦抵抗が少なく，わずかな力ですべるように患者を移動させることができる．

目的

●自分で動くことができない，あるいはベッド上安静が必要な患者を寝たままの状態で安全かつ安楽にベッドからストレッチャーに移乗し，目的の場所へ移送する．

適応

●自力での体動が困難で坐位が保持できない患者
●ベッド上の安静が必要な患者など

ストレッチャーを利用した移乗・移送の準備

物品準備

☑①ストレッチャー
☑②移動用マット（スライディングシート）
☑③枕や掛け物

※移動用マットなどの補助具は，ストレッチャー・ベッド間の移乗のほか，ベッドから車椅子への移乗，ベッド上での移動にも使用できる．

実施前の準備

① 患者のバイタルサイン（呼吸，血圧，脈拍，体温）や意識状態，麻痺の有無などの状態を確認する．
② ドレーンや点滴などのチューブ類を確認する．
③ ベッドからストレッチャーに移乗し，目的地に移動することを説明し同意を得る．
④ ストレッチャーのブレーキ，安全ベルト，サイドレール（側板）に破損箇所がないか確認を行う．

ベッドからストレッチャーへの移乗の実際：平行移乗する場合 (移動用マットを利用する方法)

① ストレッチャーの高さをベッドの高さと水平になるようにそろえる．
② ストレッチャーはベッドとすきまなく平行に置き，両方にストッパーをかけておく．
③ 患者を看護師側（ストレッチャーと逆側）に側臥位にする．
④ 移動用マットを患者の下に敷き込む．
⑤ 患者を移動用マットの上に仰臥位にし，患者の両手を前で組むようにする．

> **根拠** 患者の身体をコンパクトにまとめると移動しやすいため．

⑥ ベッド上をスライドさせてストレッチャーに移動する（**1**）．

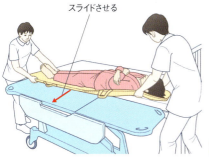

スライドさせる

⚠️ **注意！** 速いスピードでスライドさせると，気分が悪くなったり，恐怖心が出てくるので，声をかけながらゆっくり行う．

⑦ 移乗後，必ず，サイドレールを取りつけ，転落防止をはかる．
・必要に応じて安全ベルトを装着する．

ベッドからストレッチャーへの移乗の実際：患者をかかえ上げて移乗する場合 (3人で行う方法)

① ストレッチャーの頭部がベッドの足側にくるように，ストレッチャーをベッドに対して斜めの角度に置き，ストッパーをかける．
② 看護師3人は，ベッドとストレッチャーのあいだに立つ．
③ 患者の両手を前で組むようにする．
④ 患者の身体を三等分（頭部，腰部，足部）した位置で，身体の下に手を入れる（**1**）．

1
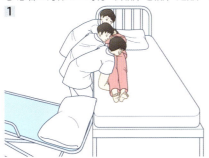

2章 4 ① 移動と移送の援助

⑤ 3人で声をかけて同時に，手前に引き寄せる．
⑥ 3人で患者を抱き上げたら，看護師側のほうへかかえ込み，患者の足のほうから先に回転させながら移動する（**2**）．

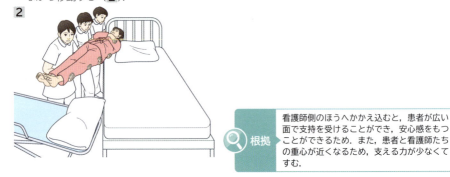

2

根拠：看護師側のほうへかかえ込むと，患者が広い面で支持を受けることができ，安心感をもつことができるため．また，患者と看護師たちの重心が近くなるため，支える力が少なくてすむ．

- 抱き上げるときは，肘を身体にぴったりつけ，90°曲げた前腕に乗せるイメージで行う．
⑦ 患者を殿部，下肢，頭部の順にストレッチャーに下ろす．

移乗補助具を用いた移乗の実際

067

● 外側が綿，内側がナイロンでできた大きな筒状の形をしている移乗補助具（イージースライド）は，上に乗せた患者を横から押すと，キャタピラのように回転し，この回転に伴って患者が横方向に移動する（図2-4-13）．
● 輪の部分を，移動したい方向に沿うように置く．

図2-4-13　イージースライドを用いた移乗の例

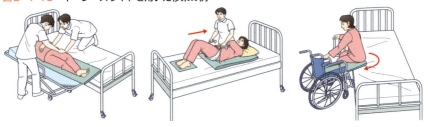

ストレッチャーでの移送の実際

① 移送するときは，必ずサイドレールを取りつけ，転落防止をはかる．
  ・必要に応じて安全ベルトを装着する．
② ストレッチャーを移送しやすい高さに調節する．

 注意！ ストレッチャーの高さは看護師への負担を考えると高いほうがよいが，その際，点滴台の高さにも気をつける必要がある．移送中，エレベーターの乗り降り，出入口の扉の上壁などに点滴台が接触し，思わぬ事故に至るケースが報告されている．

③ 通常は，足もとを先にして進む．
  ・ただし，傾斜での移送は，昇るときは頭部，降りるときは足もとを先にし，傾斜の高いほうに頭がくるようにする（図2-4-14）．

図2-4-14 傾斜がある場合のストレッチャーでの移送

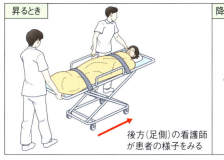
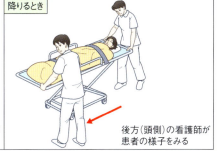

④ わずかな段差でも車輪を持ち上げるようにして移動し，振動を少なくする．
⑤ 移送中のストレッチャーの後方を担当する看護師は，常に患者の状態を観察しながら移送する．

知っておこう！ 移送時のドレーン・チューブ類の偶発的な抜去について

- 患者をベッドからストレッチャー，ベッドから車椅子，車椅子から検査台などへ，移動・移乗させる際，あるいは体位変換時において，ドレーンやチューブ，点滴ラインが抜けてしまう事故がしばしば報告されている．これらは「ドレーン・チューブ類の偶発的な抜去」として事例報告され，医療安全情報として注意喚起を促す重要な情報となっている．

- とくに手術が終了したあとの，手術台からベッドへの乗り換え時は注意が必要で，酸素チューブや点滴ライン，手術時に挿入されるドレーン・チューブなど種類が多い．なかでも腹腔ドレーンが抜去してしまった場合は，再度麻酔をかけて開腹し再挿入しなくてはならないため，患者に与える負担も大きい．

- ベッドから車椅子，車椅子から検査台への移乗，体位変換時など，身体を動かす距離が短くても，点滴ラインや膀胱留置カテーテルが抜去してしまうことは起こる．たとえば，患者が立ち上がった（立位をとらせた）ときにドレーンやチューブ，点滴ラインが垂れ下がることで，車椅子のハンドルやブレーキレバー，フットレストに引っかかったり，ベッドと車椅子のあいだに挟まってしまう場合もある．そしてそのことに気づかずにそのまま移動すれば抜けてしまう．

- また，車椅子のブレーキをかけたとたんに，患者が急に立ち上がって自分で移ろうとしたために抜去した報告もある．

- このような事態は，患者に苦痛を与えるばかりか，移動や移乗に対する不安や恐怖心を与えかねない．

- 移動時のドレーン・チューブ類の偶発的な抜去は，移動・移乗前の確認不足とコミュニケーション不足が主な原因である．

- 対策として，複数の人で移送する場合はリーダー役が主導し，ドレーン・チューブ類が抜けない位置にあることを全員で確認する．移動の前に挿入部位の固定を確認，ドレーン・チューブ類を手繰って，長さを調整し，引っかからないようにするなどの注意が必要である．具体的には，リーダーは移動前に「Aさん，○○ドレーンは大丈夫ですか？　Bさん，△△チューブはいいですか？」「では1・2の3で動きます」など，それぞれのドレーンの担当者を明確にし，双方で声を出して確認することが望ましい．

公益社団法人日本医療機能評価機構 医療安全情報 No.85（http://www.med-safe.jp/pdf/med-safe_85.pdf）

独立行政法人医薬品医療機器総合機構（PMDA）No.36（https://www.pmda.go.jp/files/000146013.pdf）

2章 ▶ 生活行動に共通する看護技術 ／ 4 ▶ 活動・休息の看護技術

2 関節可動域訓練

水準 **2** 到達度 **II** 到達目標 **II**

Point

▶ 関節可動域訓練とは，関節拘縮を予防し，正常な関節可動域（ROM）を維持するために，可動域範囲いっぱいに関節を動かす運動療法をいう．
▶ 関節可動域訓練には，他動運動，自己他動運動，自動運動がある．
　• 他動運動：他者の力で動かす．
　• 自己他動運動（自動介助運動）：自分の力だけでは十分に運動が行えないとき，自分の健側肢や他者の力を得て動かす．
　• 自動運動：自分の力で動かす．
▶ 関節可動域の制限は，治療・回復後の訓練やADL（日常生活動作）に大きな影響を及ぼすので，できるだけ避けるようにする．
▶ 看護師は，患者のレベルに応じた関節可動域訓練を計画・指導・実施する必要がある．それとともに，日常のケアのなかでも意識的に取り入れることが大切である．
▶ 本項では主に，他動運動と自己他動運動を取り上げる．

目的
● 関節拘縮の予防
● 静脈血栓，浮腫の予防
● 運動感覚の再学習（反射を促進させて，大脳皮質から筋への遠心性の刺激を促進するなど）

適応
● 意識障害のある患者
● 運動麻痺のある患者
● 神経疾患患者
● 筋力低下のある患者
● 長期臥床患者
● 自分で十分に関節可動域を広げることができない患者

📖 知っておくべき情報

実施するために必要な情報	方法	援助の評価
• 意識障害の有無 • 麻痺の程度 • 運動負荷がどの程度かけられるか（運動制限事項はあるか） • 筋力の度合い	＜訓練方法＞ • 他動運動 • 自己他動運動 • 自動運動 ※以上を組み合わせて行う場合もある ＜訓練計画＞ • 開始時期 • 回数・量 • 実施時間	• 患者の一般状態の変化 • 炎症，痛みの有無 • 関節拘縮の程度 • 訓練による誤用症状（誤った訓練による痛み，亜脱臼，軟部組織の損傷など）の有無 • 訓練が日常生活に生かされているか

関節可動域訓練の準備

① 看護師は手指衛生を行う.
② 関節可動域訓練について患者に説明し,同意を得る.訓練前に排泄をすませておく.
③ 訓練開始前に患者の状態を観察する.一般状態,痛みの有無,筋の緊張状態(弛緩状態か痙性か),リラックスしているかどうかをみる.挿入されているチューブや点滴ラインを確認する.

関節可動域訓練(図2-4-15, 16)の実際:訓練・介助のポイント

- 仰臥位で行う.
- まず健側の上肢,下肢から行い,安心感を与えてから患側の上肢,下肢の順に行う.

根拠　精神的な緊張があると,筋緊張の亢進を生じ,関節運動を阻害するため.したがって,患者は訓練時にリラックスしていることが大切であり,自動運動や自己他動運動の場合も,安心感を与えることで過度の疲労をさせないですむ.

- 問題がないかぎり両側すべての関節を動かす.
- 関節を支持固定しながら,やさしく,ゆっくり動かす.

根拠　痙性筋は速く動かすと反射的に収縮しようとする性質があり,また,速い動きだと結合組織を十分に伸長することができないため,拘縮の予防にならない.ゆっくり動かすと,筋肉がリラックスし,反射を起こさないでより動きやすくなる.とくに可動域の最終域は,ゆっくりと行う.

- 訓練中は患者の反応をみながら声をかける.
- すこしでも患者自身の力で動かすように促す.
- 痛みを訴えたら,その範囲以上は行わない.
- 訓練後,一般状態を確認する.
- 弛緩性麻痺患者の肩関節の訓練時は,可動域の半分程度の運動にとどめる.

根拠　半分程度の運動にとどめるのは,肩関節は浅い球関節であるため,外から力を加えるとずれが生じやすく,とくに弛緩性麻痺の場合は,患側の肩関節亜脱臼を起こしやすいからである.

- 訓練は,各関節につき3～5回を,1日1～2回実施する.
- とくに拘縮を起こしやすい部位の訓練は,清拭など日常のケアに意識的に加える.
  - 拘縮を起こしやすい部位(図2-4-15):肩関節(①屈曲・伸展,②外転・内転,③外旋・内旋),④前腕(回内・回外),⑤手関節(屈曲[掌屈]・伸展[背屈])および足関節(⑥屈曲[底屈:尖足となりやすい]・伸展[背屈:内反位拘縮になりやすい]),⑦膝関節(屈曲・伸展:股関節を屈曲位で行う)など

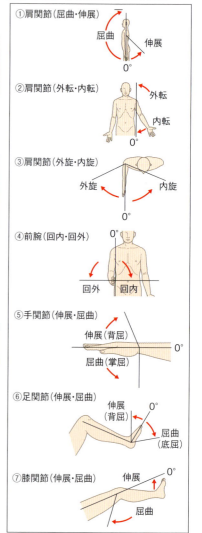
図2-4-15　拘縮の起こりやすい部位
①肩関節(屈曲・伸展)
②肩関節(外転・内転)
③肩関節(外旋・内旋)
④前腕(回内・回外)
⑤手関節(伸展・屈曲)
⑥足関節(伸展・屈曲)
⑦膝関節(伸展・屈曲)

●患者の筋力が不十分であったり,自動運動で痛みを伴って関節を動かせない場合などは,できるだけ少ない介助で関節を動かせるように自己他動運動(図2-4-17)を指導する.

 根拠 自己他動運動は,患側の可動域の拡大と健側の筋力強化につながる.ただし,患側は自己他動運動だけでは可動域を十分広げることができないので,他動運動と併せて行うことが望ましい.

図2-4-16-① 関節可動域訓練(手指関節,手,肩関節)

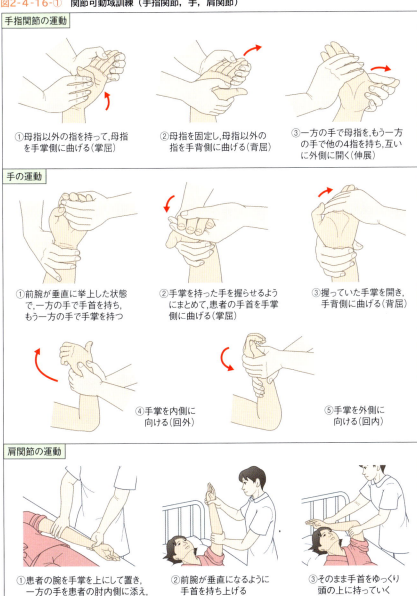

図2-4-16-② 関節可動域訓練（肘関節，足関節）

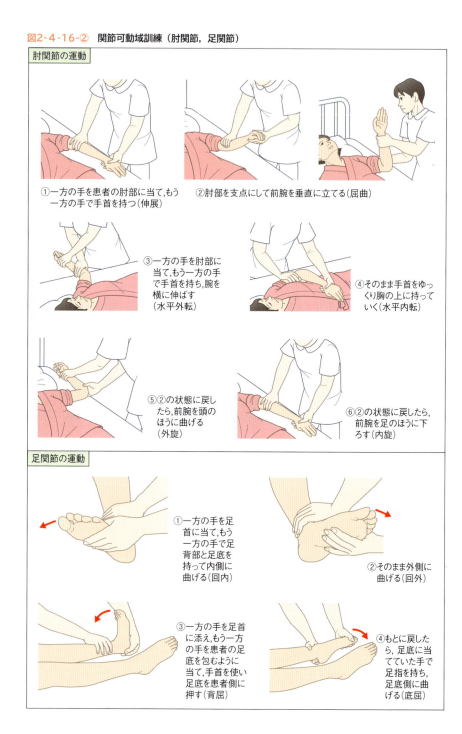

図2-4-16-③ 関節可動域訓練（足指関節, 股関節）

足指関節の運動

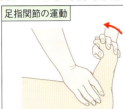

①一方の手を足首に添え,もう一方の手を足底側から足指に当て,足背側に曲げる(後屈)

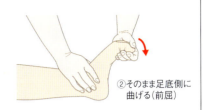

②そのまま足底側に曲げる(前屈)

股関節の運動

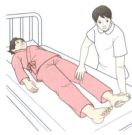

①一方の手を膝の上に添え,もう一方の手で足底を持つ

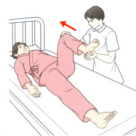

②膝を曲げて持ち上げる(屈曲)

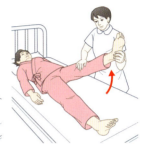

③①の状態に戻したら,膝を伸ばしたまま下肢を挙上する(伸展)

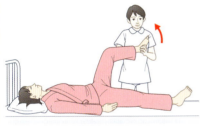

④挙上した下肢をいったん下ろしたら,膝を曲げて持ち上げ,下肢を看護師のほうに引っ張る(外旋).このとき殿部が浮かないようにする

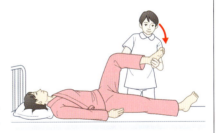

⑤そのまま内側へ下肢を持っていく(内旋)

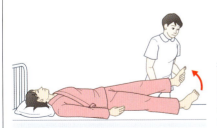

⑥①の状態に戻したら,膝を伸ばしたまま下肢を看護師のほうに開く(外転)

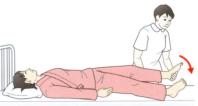

⑦そのまま内側へ下肢を戻す(内転)

図2-4-17　自己他動関節運動の例（手関節・手指関節，肩関節，股関節）

手関節・手指関節の運動

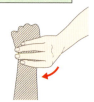

①健側の手で麻痺側の手首を持ったら，手掌が外側に向くように曲げる（回内）

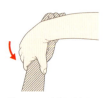

②そのまま手掌を内側に向くように曲げる（回外）

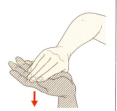

③手首を手背側に曲げる（背屈）

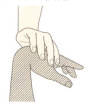

④健側を持ちかえしながら，手掌側に手首を曲げる（掌屈）

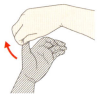

⑤母指を持って手背側に曲げる（背屈）

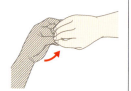

⑥そのまま手掌側に曲げる（掌屈）

肩関節の運動

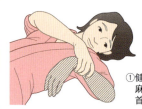

①健側の手で麻痺側の手首を持つ

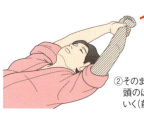

②そのまま持ち上げて頭のほうまで持っていく（前方挙上）

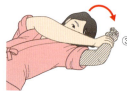

③もとに戻したら，肘を曲げて頭のほうに前腕部を持っていく（外旋）

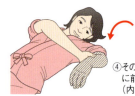

④そのまま足のほうに前腕部を下ろす（内旋）

股関節の運動

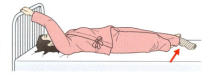

①健側の手で頭部側のベッドを持ち，健側下肢を麻痺側下肢の下に差し入れる

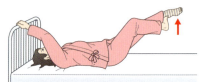

②そのまま麻痺側下肢を持ち上げる

2章 ▶ 生活行動に共通する看護技術 ／ 4 ▶ 活動・休息の看護技術

3 廃用症候群の予防

Point

▶ 廃用症候群とは，安静臥床，運動不足など，身体の不活動性によって生じる心身の障害の総称である．

▶ 廃用症候群による障害は，時間依存的に拡大し，リハビリテーションを困難にし，早期社会復帰や日常生活の行動障害にもつながる．したがって，可能なかぎり廃用症候群の予防に努めることが重要であり，廃用症候群が生じてしまった場合でも，できるかぎりすみやかに改善させるように努力する．

身体不動性のさまざまな影響

● 身体を動かさない状態は，身体に影響を及ぼすだけでなく，心理的・社会的な影響ももたらす（表2-4-1，2）．

表2-4-1　**身体不動性の身体的悪影響**

	影響		影響
心臓系	● 心筋機能の低下 ● 心拍数と心拍出量の低下 ● 酸素摂取量の低下	代謝・血液系	● 窒素の尿中への排泄の低下 ● 糖耐性の低下 ● 高カルシウム血症 ● 食欲不振 ● 代謝率の低下 ● 肥満症 ● クレアチンの上昇
循環系	● 静脈血栓 ● 起立性の耐性低下 ● 浮腫 ● 静脈還流の低下 ● 血管内圧の上昇	消化器系	● 便秘
呼吸系	● 換気量の低下 ● 分泌物の停滞 ● 線毛の機能障害 ● 粘膜分泌物の低下→乾燥 ● 胸郭拡張の低下 ● より遅い・浅い呼吸	泌尿器系	● 尿停滞 ● 尿結石 ● 尿閉
筋・骨格系	● 筋萎縮 ● 筋線維の短縮（拘縮） ● 筋力・筋緊張の低下（背筋など） ● 骨粗鬆症 ● 関節変性 ● 膠原線維の線維症（関節）	皮膚系	● 毛細血管血流の低下 ● 壊死に至る組織の酸性血症
		感覚神経系	● 神経支配の低下

(Caswell [1993], Porth [1994], Tyler [1984], Wong [1993])

表2-4-2 身体不動性の心理的・社会的影響

	影響
心理的	●緊張感の増強，自己概念に対する否定的変化，不安，怒り
学習	●モチベーションの低下，学習の維持，学習後の転移能力の低下，注意持続時間の低下
社会的	●役割の変化，社会的な孤立
成長と発達	●依存

(Zubek, J.P., McNeil, M.: Role of the recumbent position. Perceptual deprivation phenomena, Journal of Abnormal Psychology, 72:147, 1967)

目的

●廃用症候群を予防し，身体的・心理的・社会的悪影響を避ける．

適応

●手術や牽引，ギプスなど，治療や検査により身体の一部あるいは全体の運動が制限され，安静臥床を強いられる患者
●意識障害，神経・筋・骨格系の障害，疼痛，衰弱などで，自分で身体を動かすことができない患者

知っておくべき情報

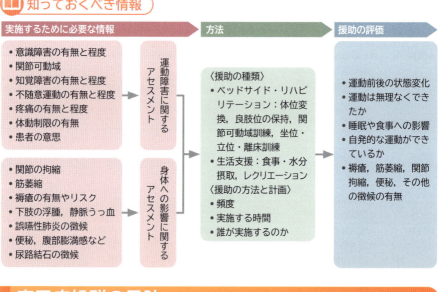

廃用症候群の予防

●体位変換を行い，褥瘡を予防する（p.290「体位変換」，p.480「褥瘡予防ケア」参照）．
●関節可動域訓練を行う（p.281「関節可動域訓練」参照）．
●尖足を予防する．

注意！　尖足とは甲側が伸び足先が下垂した状態である．長時間寝たきりの状態，布団などの掛け物の重みや圧迫によってなりやすい．尖足になると，端坐位や立位になったときに踵が床に着かず，坐位は不安定で歩行もできなくなってしまう．尖足の予防としては関節可動域訓練（足関節運動）を行ったり，寝たきりにせず端坐位にして踵を床に着けるように心がける．

- 十分な水分（成人では2,000mL／日以上）を補給する．

> 体内の水分を維持することにより，血液の抗凝固性や血栓の予防，尿の停滞や濃縮による結石を予防するため．また，便秘の予防にもなる．

- 可能なかぎり，生活に変化をつける．
  - 適度なレクリエーション（たとえば音楽鑑賞として別室へ移動する機会を設けるなど）を取り入れる．

知っておこう！ 廃用症候群予防のために呼吸機能を高める援助

- 身体を動かさない状態が続くと，呼吸系には胸郭拡張が低下するなど（p.287 表2-4-1参照）の影響があり，その結果，しぼんだ肺胞が広がりにくくなって肺活量が低下，呼吸効率が低下する．また，身体の下側になった肺領域の気道に分泌物が進入し，それを排除できないために貯留してしまい，細菌が増殖して肺炎を発症（沈下性肺炎）する．
- 呼吸機能を高める援助の目的は，肺の換気能力の維持強化と肺合併症の予防である．体位変換を行うだけでも，無気肺の発生や分泌物の貯留を防止することができるが，呼吸機能を維持・高める援助として呼吸訓練がある．
- 呼吸訓練は，①呼吸筋の緊張をとる，②肺活量を維持するための呼吸訓練（深呼吸や腹式呼吸，口すぼめ呼吸，p.143, 146参照），③痰を出す訓練（咳の訓練や体位ドレナージ［p.441参照］など）がある．

呼吸筋の緊張をとる運動
- 坐位の姿勢でリラックスし，腹式呼吸で腹部に息を吸い込む．そして息を止めた状態で腹部をへこませる．
- こうすることで横隔膜が上がり，押し上げられた肺が広がる．つまり腹部と肺をシーソーのように交互にふくらましたりへこませたりすることで，固まっている肺の筋肉をほぐす．

2章 ▶ 生活行動に共通する看護技術 ／ 4 ▶ 活動・休息の看護技術

4 体位変換

水準 ① 到達度 Ⅱ 到達目標 Ⅰ

Point

▶体位変換とは，自分で体位を変えることができない患者の身体を，人為的に回転・移動させて，向きや位置を変えることである．

▶体位変換は，ベッド上での排泄介助や清拭など日常生活援助を行ううえで不可欠な技術であり，また，治療上特別な体位を余儀なくされた場合にも行われる．

▶体位変換のコツは，患者の身体を小さくまとめ，摩擦を少なくすることである．そして，「押す・持ち上げる」のではなく，「引く・転がす」ことが大切である．

目的

●同一体位の苦痛を緩和し，安楽な体位をとる．
●同一部位の圧迫による障害（循環障害，神経麻痺，褥瘡）や関節の拘縮・変形を予防する．
●呼吸器合併症（無気肺や肺炎など）を予防する．
●食事や排泄などのADL，または，治療・処置といった場面に必要な体位保持を援助する．

適応

●自分で体位を変えることができないすべての患者
　•衰弱し，体力がない患者
　•意識がない患者
　•麻痺により体動困難な患者
　•自分で動いてはいけない患者

📖 知っておくべき情報

実施するために必要な情報	方法	援助の評価
•患者の全身状態 •安楽な体位についての患者の好みや要望 •身体可動性の障害の程度や場所 •同一体位による障害・合併症の有無 •留置カテーテルなど患者の体内挿入物 •装着されているME機器	•実施時間・間隔，患者に応じたタイミング •どのような体位にするか •どのような物品を用いるか	•苦痛は軽減されたか •褥瘡の有無，悪化防止・改善の程度 •呼吸器合併症の有無と状態変化

体位変換の準備

物品準備
- ☑ ①大小のクッションまたは枕
- ☑ ②タオル

実施前の準備
① 看護師は手指衛生を行う．
② 体位交換について患者に説明し，同意を得る．必ず声をかけて，患者自身で行う力を引き出すことが大切である．
③ 体位変換しやすいように，ベッドおよびその周囲（ベッドの高さやベッド柵など）を整える．体位変換後の身体の位置の見当をつけ，ベッドの左右上下に適切なスペースをとって患者を移動させる．

仰臥位から側臥位への体位変換の実際

① 看護師は，患者を向ける側のベッドサイドに立ち，枕を斜め手前にずらして顔を向く側に向ける．
② 患者の両腕を前胸部で組ませる（**1**）．

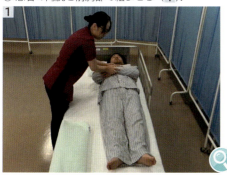

根拠 腕を組ませると，身体がコンパクトにまとまり，身体の回転がしやすくなるため．

③ 看護師は，一方の手を前胸部で組ませた腕に添えながら，もう一方の手で患者の両膝をできるだけ高く垂直に立てる．
④ 上側になっている腕と膝頭に手を添える（**2**）．

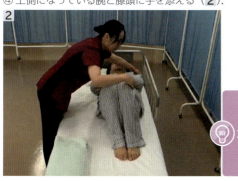

コツ！ こうした手技を実施する際，看護師が腰痛を起こさない工夫として下記がある．①支持面を広く取る（自分の両足を肩幅サイズに開く）．②膝を曲げて腰を落とし，重心移動がしやすいように，看護師の足先を移動する方向に向けておく．③できるだけ患者に近づいて行う．

⑤立てた膝を手前に倒して側臥位にする（**3**）．

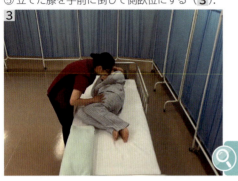

> **根拠** 膝を倒すと，腰→背中→頭部の順についてきて自然に側臥位となるため（トルクの原理：下記参照）．

⑥看護師はベッドの反対側に移動し，患者の殿部を自分の側にやや引き，最後にクッションなどを用いて体位（30°の側臥位）を整える（**4**）．

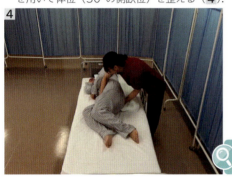

> **根拠** 30°の側臥位は，殿部全体で重みを支えるため，大転子や仙骨部への圧迫を少なくすることができる．

⑦手指衛生を行う．
⑧記録を行う．

知っておこう！ トルクの原理

- 膝を倒すと，腰も自然に回り，背中→頭部とも自然に回って側臥位となる．

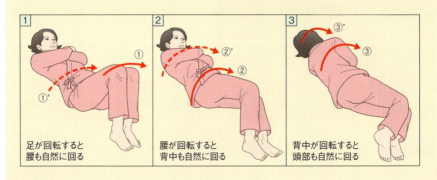

足が回転すると腰も自然に回る　　腰が回転すると背中も自然に回る　　背中が回転すると頭部も自然に回る

膝を立てられない場合

① 一方の手を患者の（体位変換後に）上になる肩に添えながら，もう一方の手を患者の上になる側の下肢の下に差し入れて膝を抱き込む．

膝を立てられない患者の体位変換

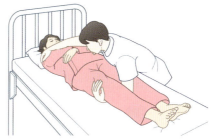

② 肩を支えながら，抱き込んだ膝を手前に引き寄せて側臥位にする．
  • 身体の回転・よじれが苦痛である場合は，横シーツを用いる方法もある．

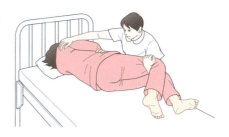

側臥位から仰臥位への体位変換の実際

① 看護師は患者と向き合う位置に立つ．
② 枕を中央にずらす．
③ 股関節と膝関節をゆっくり伸展させながら，腰を横にすることにより，回転（下肢→体幹→頭部）を促す．
④ 両下肢をそろえて体位（仰臥位）を整える．
⑤ 手指衛生を行う．
⑥ 記録を行う．

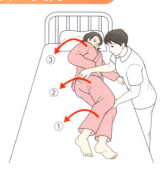

仰臥位から坐位,坐位から端坐位,端坐位から立位への体位変換の実際

仰臥位から坐位への体位変換

① 患者は,看護師と反対側の上肢を腹部に置き,手前側の上肢を手掌がベッドにつくように置く(**1**).

> **根拠** 自立した状態でのベッドからの起き上がり動作をイメージしてみると,片側に肘をつき,その肘をてこの支点(支え)にして弧を描くように起き上がっていることがわかる.手前側の上肢の手掌をベッドにつくように置くのは,自然な起き上がり動作の流れに沿うためである.決してベッドから垂直に起こしてはいけない.

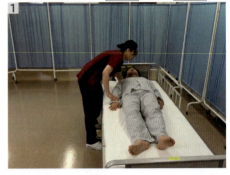

② 看護師の一方の手でベッドに置いた患者の手を押さえながら,もう一方の腕を患者の背部に入れる.
③ 患者の頸部,肩甲骨部を手掌や肘でしっかりと支えながら,患者の身体を看護師に近づけるように手前に寄せ,カーブを描くようにして上半身を起こす(**2**).

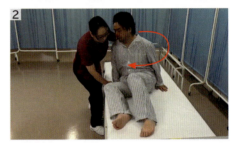

坐位から端坐位への体位変換

① 患者の両膝の下に看護師の手を入れて膝関節を屈曲させ,患者の身体をV字型にまとめる(**3**).

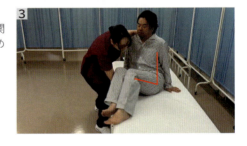

② 看護師は一方の足をうしろに引いて,患者の殿部を支点にして身体を回転させながら下肢をベッドから下ろす(**4**).
③ 足底を床にしっかり着け,姿勢を安定させる.
④ 手指衛生を行う.
⑤ 記録を行う.

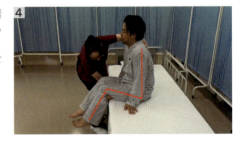

■片麻痺のある患者の端坐位から立位への体位変換
①麻痺側に立ち，自分の足を麻痺側の踵部にそろえるように置く．
②患者に前傾姿勢をとらせ，麻痺側の殿部を軽く持ち上げ，麻痺側の膝を押す（ 1 ）．膝折れに注意する．
③膝が伸びたら，腰を支える．

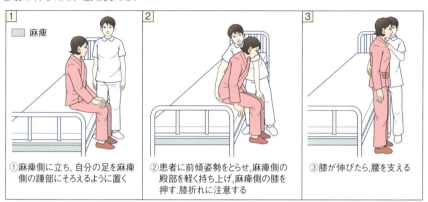

2章 ▶ 生活行動に共通する看護技術 ／ 4 ▶ 活動・休息の看護技術

5 入眠・睡眠の援助

水準 1　到達度 I　到達目標 II

Point

- 睡眠は，人間の基本的欲求であり，生命活動を維持していくために不可欠な生命現象である．人の生活のおよそ1/3が睡眠にあてられていることを思えば，いかに人間にとって睡眠が大切かがわかる．
- 生体は1日を周期とするリズミカルな変動を繰り返しており，1日のなかで脈拍数，血圧，体温，ホルモン分泌，尿量などが変化している．このような身体現象の周期的変動をサーカディアンリズムとよぶ．また，人間は生活習慣に応じて「覚醒-睡眠」の生活リズムをもっている（図2-4-18）．
- 生活のリズムを整え，サーカディアンリズムと昼夜の生活リズムを同調させることが睡眠援助の基本である．
- 睡眠に対する満足感は個別的・主観的なものである．したがって，1日の目覚めを心地よいものにし，疲れがとれ，活力がみなぎるような睡眠への援助としては，環境の調整とともに，生体内部の環境と個人の睡眠習慣を整えることが必要である．

図2-4-18　サーカディアンリズム

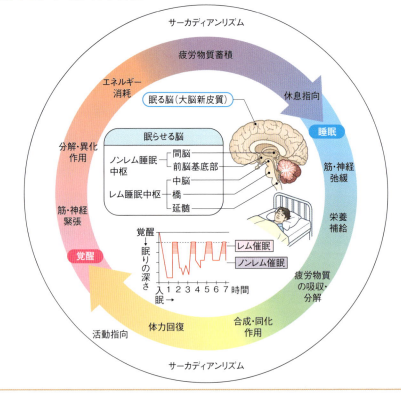

目的
● 不眠を訴えたり，睡眠が不足していると考えられる場合に，快い睡眠を確保し，不眠が慢性化するのを予防する．

適応
● 不眠を訴える患者
● 訴えがなくても睡眠が不足していると考えられる患者

📖 知っておくべき情報

実施するために必要な情報		方法	援助の評価
〈睡眠の習慣〉 •就寝・覚醒時刻 •薬物（睡眠薬，鎮静薬など）の使用 〈睡眠状態〉 •時間，深さ •寝つき，目覚め •途中覚醒の有無 〈睡眠に関する満足感〉 〈睡眠を左右する因子〉 •身体的因子：運動不足，過労，嗜好品の摂取状況，痛みや苦痛 •精神的因子：不安や心配 •環境的因子：寝具，音，光，温度，湿度，生活習慣，就寝儀式の変化など	〈判断〉 •睡眠に満足しているか •必要な睡眠がとれているか •入眠を妨げる因子は何か	•生活リズムの整備 •就寝儀式の導入 •環境の整備 •リラクセーションの実施 •不眠への援助（身体症状のコントロール，精神的支援，睡眠薬の管理など）	•睡眠時間は改善したか •満足感がもたらされたか •昼間の活動状況は改善したか •睡眠に関する薬物療法の使用量・回数が減少したか

快適な睡眠をもたらす援助の準備

実施前の準備
① 看護師は手指衛生を行う．
② 患者に睡眠のための援助の必要性を説明し，同意を得る．以下のような生活リズムの整備を行う．
● 光の工夫
  • 覚醒時，光が当たるようにする．
  • 朝，戸外の光に当たる．

> 🔍 **根拠** 朝，目覚めてから2～3時間以内に太陽のまぶしく明るい光を浴びると，起きてから15時間以内にメラトニンなどが分泌されて睡眠が促進され，自然に眠くなると考えられているため．

● 昼間の生活に一定のリズムをもたせる．
  • 起床・就寝・食事・休息・活動時間を規則的に調整する．
  • 個別的な生活習慣を取り入れる．
● 日中の活動性を高める．
● 寝衣・寝具の調整をする．

寝衣
- 身体を締めつけない楽なものを選ぶ．
- 材質は吸湿性・保温性に富むものがよい．

シーツ
- 清潔でしわのないようにする．

寝具
- 眠りに最適な寝床内気候は体温よりやや低めの33℃くらい，湿度は50％程度である．
- 過不足なく保温できる大きさと材質の寝具を選ぶ．
- 体動困難な患者の敷布団・マットレスについては，体圧分散をはかることができる，減圧・除圧目的の特殊マットレスの使用が望ましい．

枕
- 好みに合わせた高さと，寝返りに十分耐えられるだけの横幅をもったものがよい．
- 室内環境（温度，湿度，照度，騒音，におい，色調など）の調整を行う．

> **根拠** 温度，湿度，照度，音量，におい，色は，大脳の脳幹網様体に対する求心性の刺激因子であり，睡眠に影響を与えるため．

- 適切な室内環境（例）：個人差もあるが，一般的に睡眠時の最適温度・湿度は，冬期16～20℃・60％，夏期25～28℃・65％といわれている．照明は30ルクス以下，音は40デシベル以下が望ましいとされる．

入眠・睡眠への援助の実際

- 睡眠環境を整える．
  - 身体症状や好みに応じて環境を整える．
  - 症状の変化によって，調整する．
- 入眠を促す援助を行う．
  - イブニングケア（排泄の世話，洗面，歯みがき，寝衣・寝具の整備，ナースコールの位置の確認，消灯）を行う．
  - 患者の就寝儀式を聞き，それらを入院中でも可能な方法で患者が行えるようにする．

> **コツ！** 就寝儀式とは，ふだん寝る前に習慣的に行っている行為をいう．これは，子どものころ親がしつけとして行っている「トイレに行って，歯みがきをして，おやすみなさいのあいさつをして……」といった一連の行為である．そして，成長や環境・生活の変化に伴い，就寝儀式は変わる．たとえば，お酒を飲む，音楽を楽しむ，決まったラジオ番組を聞く，戸締り，花の水やりなど，さまざまなことが就寝儀式としてあげられる．患者がふだんから行っていた就寝儀式を行えるようにすることは，気持ちの安定を促し，寝つきをよくする重要な要素となる．

  - リラクセーション（気分転換，音楽，読書，ラジオ，テレビなど）
  - 就寝前に入浴あるいは足浴などの部分浴により，筋緊張の緩和をはかる．
  - 空腹感・満腹感の調整
  - 適度の運動（心身リラックス運動）を行う．
- 身体症状のコントロール，対症看護を行う．
- 精神的支援をはかる．
  - 心配や不安など睡眠を妨げる精神的要因をできるだけ取り除く．
  - 患者の話を十分に聞き，眠れないという気持ちを受けとめる．

> **注意！** 「寝ていましたよ」，「昼間寝ているからいいじゃないですか」といった不用意な言葉は禁物である．

● 睡眠薬の管理をする.
　• 必要に応じて，指示された睡眠薬を効果的に服用できるようにする.
● 援助の内容とその結果を記録する.

2章
4
⑤入眠・睡眠の援助

引用・参考文献（2章-4　活動・休息の看護技術）

1）大橋優美子ほか監：看護学学習辞典．第3版，p.1194，学研メディカル秀潤社，2008．
2）平田雅子：Newベッドサイドを科学する──看護に生かす物理学．学研メディカル秀潤社，2000．
3）氏家幸子ほか：基礎看護技術．第7版，医学書院，2011．
4）大岡良枝，大谷眞千子編：NEWなぜ？がわかる 看護技術LESSON．学研メディカル秀潤社，2006．
5）小島操子，青山ヒフミ編：看護技術．看護のコツと落とし穴1，中山書店，2002．
6）氏家幸子監：成人看護技術Ⅲ．第2版，成人看護学Ⅰ，廣川書店，2003．
7）英国腰痛予防協会編（加藤光宝監訳）：患者移動の知識と技術──看護・介護者を腰痛から守る．日本看護協会出版会，1997．
8）貝塚みどりほか編著：QOLを高めるリハビリテーション看護．第2版，医歯薬出版，2006．
9）川島みどり企画，紙屋克子監：新しい体位変換のテクニック（VTR）．中央法規出版，2001．
10）和田　攻編：実践臨床看護手技ガイド．第2版，文光堂，2003．
11）小板橋喜久代：サーカディアンリズムを意識した看護ケア．看護技術，47（10）：1125〜1131，2001．
12）Carpenito, L J, ed（新道幸恵監訳）：カルペニート看護診断マニュアル．第4版，医学書院，2008．

memo

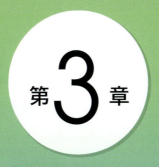

第3章 診療・処置時の看護技術

1 救命救急処置
1. 一次救命処置（BLS）
2. 二次救命処置（ALS）
3. 止血法

2 与薬の看護技術
1. 経口的与薬法
2. 口腔内与薬法
3. 直腸内与薬法
4. 吸入法
5. 経皮的与薬法
6. 点眼法
7. 注射法
8. 輸液法
9. 持続硬膜外麻酔
10. 持続皮下注入法
11. 輸血法

3 呼吸・循環を整える看護技術
1. 酸素吸入療法
2. 吸引
3. 気管内加湿法
4. 体位ドレナージ
5. スクイージング（呼気胸郭圧迫法）
6. 体温調整

4 創傷管理の看護技術
1. 包帯法
2. 創傷処置
3. ドレーン管理
4. 褥瘡予防ケア

一次救命処置（BLS）

3章 ▶ 診療・処置時の看護技術／1 ▶ 救命救急処置

水準 ① ②　到達度 Ⅰ Ⅱ Ⅲ（モデル人形）Ⅳ　到達目標 Ⅰ Ⅱ

Point

- 救急蘇生法とは，急性の疾病や外傷により生命の危機に瀕している，もしくはその可能性がある傷病者や患者に対して緊急に行われる手当，処置，治療などを意味する[1]．
- 救急蘇生法は，心停止や気道閉塞などに対して，ただちに行うべき一次救命処置（BLS：basic life support）と応援の人員と必要な資器材がそろってから行う二次救命処置（ALS：advanced life support），および生命の危機にある急性の疾病などへの応急処置・救急治療とで構成される[2]．
- 本項では，救急場面での看護師の役割を考慮し，医療施設で看護師が行う，BLS，ALSと，止血法の技術・手順について解説する．

一次救命処置（BLS）とは

- BLSは，特殊な器具（AEDを除く）や医薬品を用いることなく，一般市民でも行うことができる心肺蘇生行為である．
- BLSは，循環と呼吸をサポートする一連の処置である．
- BLSには，胸骨圧迫と人工呼吸による心肺蘇生（CPR：cardiopulmonary resuscitation）と，自動体外式除細動器（AED：automated external defibrillator）の実施が含まれる．
- BLSの目的は，血液の循環を保つことで，虚血や無酸素状態に最も弱いとされる脳の機能を保護することと，救命率の向上である．

根拠　大脳皮質が虚血か無酸素に耐えられる時間は3〜5分間[3]である．心停止が発生し，血液循環が保たれなかった場合，3分後には死亡率が50％となり，10分弱で死亡率が100％となる（図3-1-1）．

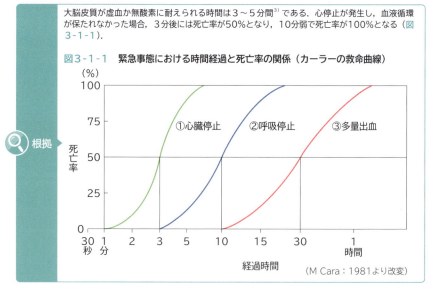

図3-1-1　緊急事態における時間経過と死亡率の関係（カーラーの救命曲線）

（M Cara：1981より改変）

一次救命処置（BLS）の実施とポイント

- BLSはアルゴリズムに従って実施される（図3-1-2）．

図3-1-2 医療用BLSアルゴリズム

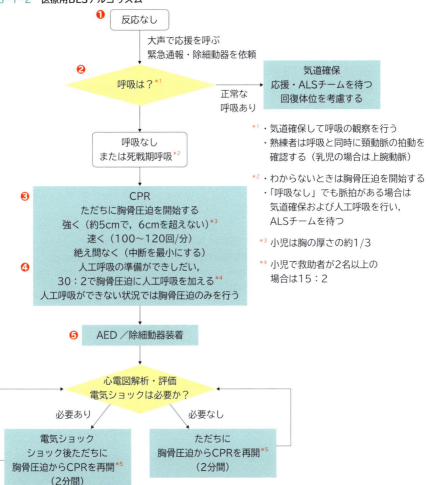

（一般社団法人日本蘇生協議会監：JRC蘇生ガイドライン2015．p49，医学書院，2016）

❶注）：意識の確認

注）図3-1-2で示されている数字❶～❺に沿って解説する.

- あらゆる傷病者の意識レベルを把握. その後の対応を判断する.
- 傷病者を発見した場合，まず意識があるか，ないかの確認を実施する. 意識がない（反応がない）場合のみ，呼吸の確認（❷）に進む.
- 意識レベルを判定する指標には，ジャパン・コーマ・スケール（表3-1-1），グラスゴー・コーマ・スケール（表3-1-2）などがある.

表3-1-1　ジャパン・コーマ・スケール（JCS：Japan coma scale），3-3-9度方式

Ⅰ 刺激なしでも覚醒	1	ほぼ意識清明だが，いまひとつはっきりしない
	2	見当識障害がある
	3	自分の名前，生年月日が言えない
Ⅱ 刺激をすると覚醒（刺激をやめると眠り込む）	10	呼びかけで容易に開眼する
	20	大声や身体の揺さぶりで開眼する
	30	痛み刺激でかろうじて開眼する
Ⅲ 刺激をしても覚醒しない	100	痛み刺激で払いのける動作をする
	200	痛み刺激ですこし手足を動かしたり顔をしかめる
	300	痛み刺激に反応しない

表3-1-2　グラスゴー・コーマ・スケール（GCS：Glasgow coma scale）

開眼機能 （eye opening）	点数	最良言語機能 （best verbal response）	点数	最良運動機能 （best motor response）	点数
自発的に開眼	4	正確な応答	5	命令に従う	6
呼びかけで開眼	3	混乱した会話	4	痛み刺激で払いのけ動作	5
痛み刺激で開眼	2	単語のみ	3	痛み刺激で逃避動作	4
開眼しない	1	理解不能の声	2	痛み刺激で除皮質硬直	3
		発語しない	1	（上肢屈曲）	
				痛み刺激で除脳硬直	2
				（上肢伸展）	
				全く動かない	1

＊3つの項目の合計点で評価する. 15点＝意識清明，13～15点＝軽症，9～12点＝中等症，4～8点＝重症，3点＝最も状態が悪い

意識の確認の実際

① 両肩を軽く叩いて，大声で名前や「大丈夫ですか？」と呼びかけ（図3-1-3），応答や目的を持ったしぐさ（手を払いのけるなど）がなければ反応なしとする．

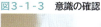

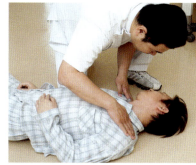
図3-1-3　意識の確認

② さらに意識レベルを確認するために，痛み刺激を加えた確認をする場合がある（図3-1-4）
③ 反応がなかった場合，1人で対応せず，応援を呼ぶ．応援に来た人にAEDなどの必要物品搬送やドクターコールを依頼する．

コツ！　依頼はお願いする相手と目を合わせ，手で相手を指しながら，何をしてほしいか具体的に指示する（誰に何を依頼したかを明確にする）．

図3-1-4　痛み刺激による意識状態の確認

a. 爪への痛み刺激

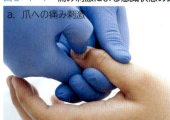

患者の指先を挟むように持ち，爪で患者の爪を押す

b. 胸への痛み刺激

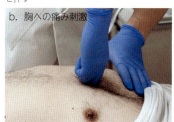

胸骨を拳で圧迫する．指の第2関節部分を使用

❷：呼吸の確認（気道確保）

- 気道確保し，呼吸の有無を確認する．呼吸がない，または死戦期呼吸が認められる場合はCPR（心肺蘇生：❸・❹）に移行する．
- 呼吸がある場合は，気道確保を保持し，応援が到着するまで傷病者の安全を確保する．
- 可能であれば呼吸の確認と同時に，頸動脈を触知し脈を確認する（CPRに熟練していない場合は無理に行わない）．
- 呼吸はないが脈が触れる場合，気道確保をし，約10回/分の人工呼吸を行いながら，応援が来るのを待つ．その後は少なくとも2分おきに脈を確認する．

気道確保とは
- 意識レベルが低下している，または反応がない傷病者に対して行う救急処置である．気道確保により，呼吸が停止しているのか，または気道閉塞が生じているのかを判断する．
- 気道閉塞していた場合，用手的方法で解除し，気道を開通させる．
- ここでは用手的方法である頭部後屈・顎先挙上法と下顎挙上法について述べる．

死戦期呼吸とは
- 心停止が起こった直後に時折みられる，しゃくりあげるような途切れ途切れの呼吸．一見呼吸があるように見えるため注意する．

気道閉塞の原因
- 舌の筋肉が弛緩し，舌が咽頭に落ち込むことで起こる舌根沈下（図3-1-5）
- 気道周囲の外傷や呼吸筋障害などによる機能的気道閉塞
- 気道内の異物，吐瀉物などによる物理的閉塞
- 気道の炎症や腫瘍などの器質的変化による閉塞
- 咽頭，気管，気管支の痙攣に伴う閉塞

図3-1-5 **舌根沈下による気道閉塞**

a．舌根沈下なし（平常時）

b．舌根沈下あり

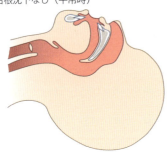
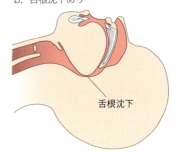

呼吸の確認（気道確保）の実際

① 頭部後屈・顎先挙上法，下顎挙上法を用いて気道確保し，胸郭の動きや腹部の動きを注視する．いずれの場合も，CPR開始を遅らせないように呼吸の確認に10秒以上かけないことが大切である．
- 頸部の損傷が疑われる場合や，頭部に問題がある傷病者の場合，頸髄などの神経損傷を考え，下顎挙上法を選択する．
- 肋骨骨折により胸壁が損傷していると奇異呼吸がみられ，気道が狭窄したり閉塞しているとシーソー呼吸がみられることがある（図3-1-6）．

図3-1-6 **異常呼吸**

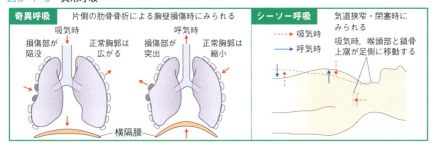

- 奇異呼吸の場合は，呼吸をしているので心拍があると判断し，気道確保をして様子をみる．
- シーソー呼吸の場合は，吸引や用手的に異物を除去する．
- 疾病に伴う気道狭窄の場合は，症状改善のための薬物などが到着するまで，呼吸が楽にできる姿勢の確保，気道確保，必要であればバッグバルブマスクによる換気を行う．

頭部後屈・顎先挙上法（図3-1-7）

① 枕などの頭部後屈を阻害するものを取り除く．
② 片手を傷病者の額に当て，後方に押しながら頭部を後屈させる．もう一方の手の指先を下顎骨に当て，上方に引き上げて顎先を挙上する．

図3-1-7 頭部後屈・顎先挙上法（脊髄損傷のおそれがない場合）

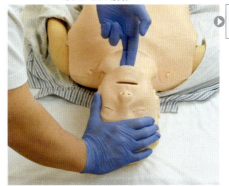

下顎挙上法（図3-1-8）

① 頸椎を固定するように，傷病者の両頬部に両手母指を当てる．
② 両手の環指と小指を両下顎角骨の下に入れる．
③ 下顎の門歯歯列が上顎の門歯歯列の上になるように（顎をしゃくれさせる），下顎を上方へ持ち上げる．

図3-1-8　下顎挙上法（脊髄損傷が疑われる場合）

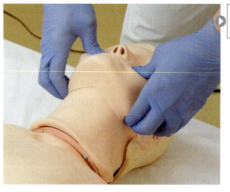

脈の確認の実際

- CPRに熟練していない場合は無理に行わない．
① 患者の呼吸を観察しながら左右どちらかの手で，胸鎖乳突筋と甲状軟骨のあいだにある頸動脈三角に，示指，中指，環指をそろえて当て，頸動脈を触知する（図3-1-9）．

図3-1-9　脈の確認

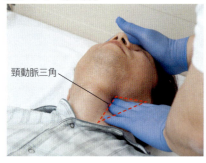

頸動脈三角

コツ！ 脈の確認で拍動の有無に自信がもてないときは，呼吸の確認に専念する．

根拠 脈触知に手間取るとCPR開始を遅らせてしまうためである．

❸，❹：CPR（心肺蘇生）開始

① 呼吸がない，死戦期呼吸が認められる場合は，ただちにCPRを開始する．
- 胸骨圧迫を実施することで血液循環を保つ．
- 呼吸停止の傷病者に対し，生命維持に必要な酸素を供給する．
- 意識消失，心停止，呼吸停止の傷病者に対して行うが，胸部外傷，気胸などの胸部疾患が明らかな場合は禁忌である．

② 胸骨圧迫から開始し，その後人工呼吸を行う．胸骨圧迫を30回実施したあと，人工呼吸を2回行う．これを1サイクルとして継続実施する．
- CPRの実施は「強く・速く・絶え間なく」を心がける（とくに胸骨圧迫）．
- 自己心拍が再開するか，AEDの心電図解析が始まる（❺）までCPRを継続する．
- CPRは1人で行う場合と2人（またはそれ以上）で行う場合があるが，胸骨圧迫と人工呼吸の回数比30：2は変わらない．

⚠ 注意！ 感染予防のため，感染防護用具（フェイスシールド，ポケットマスクなど）を使用することが望ましい．

- 1人で行う場合（CPR 1人法）：胸骨圧迫を30回実施し，人工呼吸を2回吹き込む．これを繰り返す（図3-1-10）．

図3-1-10　CPR 1人法

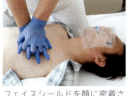
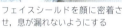
フェイスシールドを顔に密着させ，息が漏れないようにする

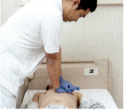
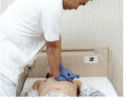
a．胸骨圧迫

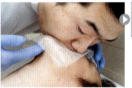
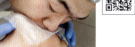
b．人工呼吸

胸骨圧迫：人工呼吸の割合＝30：2
換気の際の胸骨圧迫の中断時間を最小限にするために，移動は上半身のみとする

- 2人で行う場合（CPR 2人法）：1人が胸骨圧迫30回実施し，もう1人が人工呼吸を2回吹き込む．これを繰り返す（図3-1-11）．

図3-1-11　CPR 2人法

a．胸骨圧迫　　　　　　　　　　　　b．人工呼吸

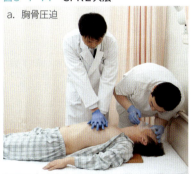
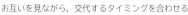
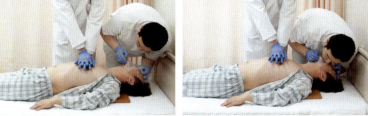

お互いを見ながら，交代するタイミングを合わせる

③ 施術者は1～2分を目安に交代する．

🔍 根拠　続けることによる疲労で，十分な圧迫ができなくなるためである．

胸骨圧迫(閉鎖式マッサージ)の実際

① 傷病者をまっすぐの仰臥位にする.

根拠 仰臥位にすると脳への血流が保たれ,まっすぐにすると胸骨圧迫の圧力が,正確かつ効果的に胸骨にかかるためである.

② ベッドなど,傷病者の下が柔らかい場合,背板を挿入する.

根拠 下が柔らかいと胸骨圧迫時,圧力がうまくかからないためである.

- エアマット使用中の場合は,エアマットの電源を抜き,エアコンプレッサーから送気チューブをはずす.

根拠 体圧を分散させるマットのため,胸骨圧迫の効果がなくなるためである.

③ 衣類の前を開き,傷病者の胸部を露出する.
④ 傷病者の正中線と施術者の正中線が垂直になるように,傷病者の左右どちらかの胸部のすぐ横に位置する.
⑤ 胸骨下半分(胸の真ん中)を胸骨圧迫の圧迫点(図3-1-12)とする.このとき剣状突起や肋骨を圧迫してはならない.

図3-1-12 **胸骨圧迫の位置**

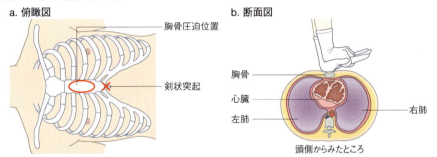

a. 俯瞰図 b. 断面図

根拠 剣状突起や肋骨は骨折しやすく,肺損傷(気胸,血胸),心・血管損傷,内臓損傷(肝臓,脾臓など)といった事態を避けるためである.また,同時に行われる人工呼吸の吹き込みが気道でなく食道に入ってしまった場合に,胃の膨満が生じてしまい,そこを圧迫すると胃の内容物が逆流する.それを防ぐために胸骨下半分を圧迫する.

注意! 圧迫点を決めるとき,傷病者の左右の乳頭を結んだ線(乳頭間線)と傷病者の正中線の交点とすることがある.しかし,傷病者の身体的特徴が影響し,この方法では圧迫点の正確性に欠けることがあるので注意する.

⑥ 両方の手を重ねるが，指は組んでも組まなくてもよい．いずれの場合でも，指先は手背側にそらすようにし，力が指に分散しないようにする（図3-1-13 **1**）．
⑦ 下の手のひらの付け根部分を圧迫点に置く（図3-1-13 **1**）．
⑧ 施術者の肩が胸骨の圧迫点の真上になる姿勢をとり，両肘をしっかりと伸ばす．圧迫時，圧力が胸骨に対して垂直にかかるようにする（図3-1-13 **2**）．

図3-1-13　**胸骨圧迫の実際**

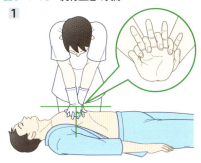

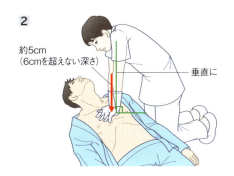

垂直にかかるようにするのは，圧力のすべてが胸骨を通して心臓に伝わるようにするためである．

コツ！　傷病者の身体が大きい，身体の左右のスペースが狭いときなどは，踏み台を利用したり，ベッドに乗る，傷病者にまたがるなどして，胸骨に対して垂直に圧力がかかるように工夫する．

⑨ 手のひらの付け根部分を傷病者の皮膚から離さないようにして，胸骨を約5cmの深さで，6cmを超えない深さで圧迫する．
⑩ 胸骨圧迫後，完全に胸壁がもとの位置に戻るように圧迫解除する．このとき，手のひらが傷病者から離れないように注意する．

根拠　心臓への静脈還流が可能となり，胸骨圧迫により得られる心拍出量をできるだけ増大させるため．また，手のひらが離れると次の圧迫が浅くなったり，場所がずれることがあるためである．

⑪ これを100～120回/分のペースで実施する．
⑫ 胸骨圧迫と人工呼吸の回数比は30：2．これを1サイクルとして自己心拍再開（ROSC：restoration of spontaneous circulation）が確認されるまで繰り返す（人工呼吸の実際は次項）．
⑬ 施術者の交代は1～2分を目安に行う．

根拠　体力消耗により，圧迫の深さが浅くなり，有効な血液還流が得られなくなるためである．

人工呼吸の実際

- 人工呼吸には口対口人工呼吸とバッグバルブマスクを使用した人工呼吸がある．ここでは口対口人工呼吸について述べる（バッグバルブマスクについては後述する）．

① 胸骨圧迫30回終了後，すみやかに気道確保（頭部後屈・顎先挙上法，または下顎挙上法）する．

> ⚠ 注意！
> 感染予防のため，感染防護用具（フェイスシールド，ポケットマスクなど）を使用することが望ましい．

フェイスシールド各種（❶❷❸）とポケットマスク（❹）

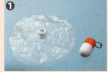 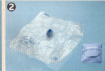 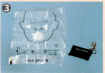 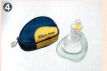

> ⚠ 注意！
> もし口腔内に血液や吐瀉物があるときは，除去後に実施する．多量で除去しきれない場合は胸骨圧迫のみを実施する．除去しないまま人工呼吸を行うと，かえって気道を閉塞させてしまうことがある．

② 傷病者の口を施術者の口で完全に覆う．同時に傷病者の鼻をつまむ（図3-1-14）．

> 🔍 根拠：口の覆いが不十分だったり，鼻をつまみ忘れると送り込んだ空気が漏れ，十分換気ができないためである．

図3-1-14 **口対口人工呼吸**

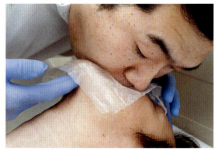

③ 患者の胸部に視線を送り，胸郭の上昇を注視しながら，約1秒かけて空気を送り込む．送り込む空気の量は，傷病者の胸の上がりを確認できる程度でよい．これを2回繰り返す．

> 🔍 根拠：過換気は脳灌流圧を低下，自己心拍再開率，生存率を低下させるとされるためである．

④ 人工呼吸は胸がうまく上がらなくても2回までとする．

> 🔍 根拠：血液循環を保つほうが，救命率は向上するといわれているため．

⑤ 人工呼吸終了後，ただちに胸骨圧迫に戻る．

---

column

一次救命処置（BLS）の中断について

明らかにROSC（心拍再開）と判断できる反応（正常な呼吸の再開，目的のある仕草など）が出現しないかぎり，CPRを中断してはならない．なぜならば，CPR中の胸骨圧迫の中断はROSC率と生存率を低下させるためである．しかし，AEDの心電図解析時や電気的除細動実施時は中断する（電気的除細動はp.583参照）．心電図解析や電気的除細動実施後はすみやかにCPRを再開する．心電図モニタが使用できるときは，心電図上適切なリズムが確認できるときにかぎり，中断して脈拍を確認する．

❺：AED到着後の対応

① CPRを施行中に，AEDが到着したら，すみやかに装着する．AEDは機種により，自動的にスイッチが入るものと，施術者が電源ボタンを押すタイプがある．後者ではまず電源ボタンを押す．
② 基本的にはAEDの指示に従い行動する．
③ AEDの準備や電極パッド（図3-1-15）装着中もCPRは継続して実施する．
  - 電極パッドの貼付位置（図3-1-16）は，右鎖骨直下（第2あるいは第3肋間胸骨右縁）と，左第5肋間左前腋窩線（心電図V_5の位置）上，左乳房外側に貼る（電極パッドの表面に印刷されている）．

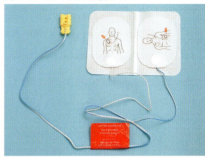

図3-1-15　AEDの電極パッド

図3-1-16　電極パッドの貼付（位置と実際）

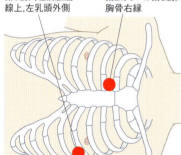

第5肋間左前腋窩線上，左乳頭外側

第2あるいは第3肋間胸骨右縁

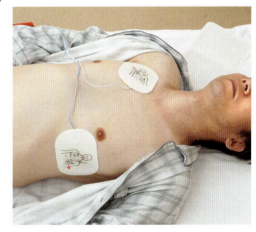

④ AEDによる通電終了後，ただちに胸骨圧迫と人工呼吸を再開する．

AED使用の実際

① 電極パッドを傷病者に貼付する前に，胸部を確認する.
- 水や汗により濡れている場合は拭き取る.

> **根拠** 電気が体表の水分を伝わって流れ，除細動の効果が不十分となるためである.

- 貼付部位に湿布や貼付薬があればはがす.

> **根拠** 湿布や貼付薬の上から電極パッドを貼付し通電すると，除細動の効果が減少し，その部分に熱傷をきたすことがあるためである.

- 胸毛が多い場合，予備の電極パッドを使用して胸毛を脱毛，その後，電極パッドを貼付する（図3-1-16）.

> **根拠** 胸毛の上から電極パッドを貼付すると，皮膚への接触が不十分となり，AEDからエラーメッセージが流れ（「電極パッドを貼ってください」「接触が不良です」など），通電できなくなるためである.

- 植え込み式ペースメーカなどがある場合は，その場所は避けて電極パッドを貼付する.

> **根拠** AEDの電気的エネルギーにより，植え込み式ペースメーカなどを破損することが危惧されるためである.

② AEDの心電図解析時と通電時には，施術者は自分も含めて傷病者に誰も触れていないことを必ず確認する.

> **根拠** 心電図解析時に傷病者に触れていると，正確な心電図解析ができないことがあるため. また，通電時，傷病者に触れていると，その人にも通電してしまうためである.

③ AED通電後，ただちにCPRを再開する.

> **根拠** 通電により，必ずROSCとなるとはかぎらないためである.

④ CPR再開後2分経過すると，AEDが自動的に心電図の解析を始める. その際は②と③の注意点を留意し，AEDの指示に従う.

一次救命処置の継続と終了

- 傷病者に十分な血液循環が回復するまで，あるいは二次救命処置（ALS）の準備が整うまで継続する. CPRはALSに引き継いだあとも継続する.
- 傷病者が目を開ける，応答や目的のある行動をする，自発呼吸が再開した場合には，いったんCPRを中断し，呼吸と血液循環の評価をする（❷）. AEDの電源は入れたまま，電極パッドも貼付したままとする.
- 呼吸はないが脈が触れる場合，気道確保をし，約10回/分の人工呼吸を行いながら，応援が来るのを待つ. その後は少なくとも2分おきに脈を確認し，応援の到着を待つ.
- 呼吸も血液循環も十分に回復した場合は，気道を確保した状態で応援の到着を待つ.

3章 ▶ 診療・処置時の看護技術 ／ 1 ▶ 救命救急処置

2 二次救命処置（ALS）

水準 **3** 　到達度 **Ⅲ**（モデル人形）　到達目標 **Ⅱ**

Point

▶二次救命処置（ALS：advanced life support）は，一次救命処置を含め，それに引き続き行われる，器具や医薬品を用いて行う行為で，医師，または医師監視下で医師以外の医療従事者が施行する.

▶本項では，一次救命処置から引き継いだのちに行われる，バッグバルブマスクを使用した人工呼吸，経口・経鼻エアウェイの挿入方法，気管挿管の介助に関する技術・手順について述べる（電気的除細動は，p.583「除細動器」を参照）.

ALSの流れ（心停止の場合）

① 救命用の器材・薬物，人員（医師や他の看護師など）が到着するまではBLS（一次救命処置）を実施する.

② 人員や器材などが到着したら，医師をはじめ，処置にかかわる医療従事者に，傷病者の病歴や発見したときの様子などを簡潔，的確に伝える.

③ リーダーとなる医師の指示に従い，CPRの方法を1人法から2人法へ，バッグバルブマスクによる人工呼吸に変更する. その間，胸骨圧迫は継続する.

④ モニタ心電図を装着し，心電図の波形を確認する. モニタで心電図波形を確認して必要なら電気的除細動を行う. BLSと同様に電気ショック後は，ただちに胸骨圧迫と人工呼吸を再開する.

⑤ ④と並行して，呼吸状態を確認，必要時，気管挿管を行う.

⑥ ⑤と並行して，薬物投与用の静脈路を確保する（静脈路の確保については，p.387を参照）.

⑦ ①〜⑥の状況を記録しておく（処置と同時に）. いつ，どこで，誰が，何を，どのように，なぜその処置を行ったのか（5W1H）を記録し，処置終了後にカルテや指示書に記録する.

人工呼吸と気道確保

• 急変時（病院内という環境を想定して）に気道確保後，自発呼吸がみられない場合に人工呼吸を行う.

• 人工呼吸には，口対口で行う呼気吹き込み法，アンビューバッグやジャクソンリースのような器具を用いて行うバッグバルブマスク人工呼吸法，人工呼吸器を装着し機械的に換気を行う方法がある（人工呼吸器に関しては，p.566「人工呼吸器」参照）.

• 口対口で行う呼気吹き込み法では，救助者の呼気は傷病者の要求を満たす十分な酸素を含んでいる[3] といわれているが，実際その酸素濃度（F_IO_2）は16％ほどにすぎない[4]. したがって，病院内という環境では，より高濃度の酸素を効果的に供給できる手段があることを把握しておく（施設外で設備，器具などがそろっていない場合は，適切可能な方法で対処する）.

• 本項では，とくに病院内という環境での人工呼吸の基本的手技であるバッグバルブマスク人工呼吸法について述べる.

315

目的
- 呼吸停止または呼吸不全の状態の人に生命維持に必要な酸素を供給する.

適応
- 無呼吸患者
- 自発呼吸が微弱（成人の場合：呼吸数が5回/分以下，または1回換気量が150mL以下）な患者
- 換気不十分と判断される徴候（チアノーゼ，冷感など）がみられる患者

バッグバルブマスク人工呼吸法

バッグバルブマスク人工呼吸法の準備

物品準備

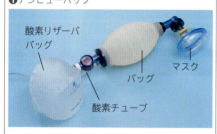

❶アンビューバッグ

〈長所〉
- バッグ内にスポンジが入っており，自動的に膨らむ
- 酸素源がなくても使用できる
- マスクとバッグの接続部には1方向弁があり，呼気と吸気を分離できる

〈短所〉
- 酸素リザーババッグを接続しても酸素濃度は50%程度にしか上昇しない
- 抵抗の強さや患者の肺の柔らかさ（コンプライアンス）がわかりにくい

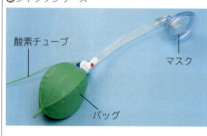

❷ジャクソンリース

〈長所〉
- 100%に近い濃度の酸素を供給できる
- 自動的に再膨張しないが，患者の呼気を直接手で感じることができる
- バッグを押すとき，換気量や抵抗の強さによって患者の肺の柔らかさ（コンプライアンス）を感じることができる

〈短所〉
- バッグを適当な大きさに膨らませるには，かなりの量の酸素（成人では10〜15L/分）が必要である
- 弁がついていないので，バッグを押すときは排気口を閉め，患者の呼気時には開放する必要がある

実施前の準備
① 看護師は手指衛生を行い，ディスポーザブル手袋を着用する.
② 患者の気道が確実に確保されていることを確認する.
- 気道確保の体位，エアウェイ挿入，または気管挿管のいずれかの方法によって確保される.
③ ジャクソンリースを使用する場合，酸素（この場合，酸素ボンベや中央配管設備[p.415「中央配管設備の使用の実際」参照]）を準備する.
④ 器具の換気回路にエアリーク（空気漏れ）や閉塞がないかどうか確認する.

1人で行うバッグバルブマスク人工呼吸法の実際(図3-1-17)

077

① 鼻と口を包み込む位置にマスクを当てる．

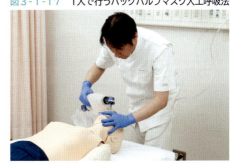
図3-1-17　1人で行うバッグバルブマスク人工呼吸法

② 一方の手の母指と示指でマスク側を顔に密着させ，固定する．
③ 残りの3指は下顎に当て，下顎を挙上する（図3-1-18）．

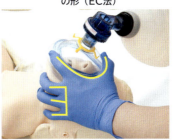
図3-1-18　バッグバルブマスク人工呼吸法時の指の形（EC法）

コツ！　小指，環指，中指を下顎角にかけて下顎を挙上させ，気道を確保した状態で，母指と示指でマスクを顔面に密着させて押さえる方法をEC法という．小指，環指，中指の保持した状態がアルファベットの「E」を，また，母指と示指の保持した状態が「C」の形に似ていることからこうよばれている．

④ もう片方の手でアンビューバッグを加圧し，胸壁の上昇をみながら酸素を吹き込む．

1方向弁付きアンビューバッグを使用する場合の吹き込み量
- 酸素を使用しない（大気）場合：500〜800mL（10mL/kg）の1回換気量を1〜2秒かけて吹き込む．
- 酸素を使用する場合：400〜600mL（6〜7mL/kg）の1回換気量を1〜2秒かけて吹き込む．
- 気管挿管，ラリンゲアルマスクエアウェイ，ラリンゲアルチューブを使用している場合：350〜500mLの1回換気量を1〜2秒かけて吹き込む．

2人で行うバッグバルブマスク人工呼吸法の実際（図3-1-19）

078

① 両手の母指と示指でマスクを保持する．
② 残りの3指で下顎を挙上するとともに頸を伸展させる．
③ このとき，もう1人がアンビューバッグを胸壁の上昇をみながら加圧する．

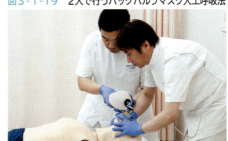
図3-1-19　2人で行うバッグバルブマスク人工呼吸法

経口・経鼻エアウェイの挿入

- 頭部後屈・顎先挙上法などのような用手的方法で気道確保が困難な場合は，以下のエアウェイ挿入法を施行する．

目的

〈経口エアウェイ挿入法〉
- とくに意識のない患者の舌根沈下の防止

〈経鼻エアウェイ挿入法〉
- 気道閉塞患者の気道の開通
- 開口できないときにも使用可能

注意

〈経口エアウェイ挿入法〉
- 意識が残っているときに使用すると，咽頭反射を誘発し，嘔吐や喉頭痙攣を起こすことがある．

〈経鼻エアウェイ挿入法〉
- 経口エアウェイ挿入法より刺激は少ないが，挿入時鼻出血が生じることがある．
- 適切なエアウェイのサイズを選ぶこと，潤滑剤を使用し，慎重に行う．

経口・経鼻エアウェイの挿入の準備

物品準備

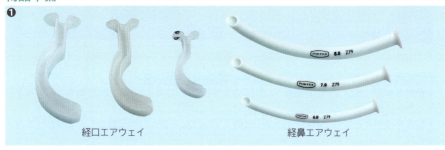

経口エアウェイ　　　　　　　経鼻エアウェイ

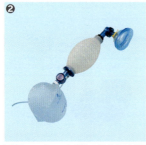

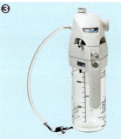
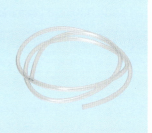

- ❶エアウェイ（経口用または経鼻用）
- ❷アンビューバッグ
- ❸吸引器，吸引用チューブ
- ❹潤滑剤
- ❺舌圧子

実施前の準備

① 看護師は手指衛生を行い,ディスポーザブル手袋を着用する.
② 患者の意識がある場合,エアウェイを挿入することを説明し,同意を得る.意識がない場合,エアウェイを挿入後,家族などに説明し,同意を得る.
③ 義歯がある場合ははずす.口腔内に吐瀉物や血液がないことを確認する(ある場合は吸引).気道確保の体位(仰臥位)をとる.
④ 呼吸停止などを想定して,バッグバルブマスクや酸素,気管挿管の準備をする.吐血や嘔吐を想定して,吸引器や吸引用チューブを準備する.

経口エアウェイの挿入の実際(図3-1-20)

① カーブの山側を下歯列向きにし,先端を硬口蓋に向くようにして挿入する.
② 180°回転させながら,下咽頭まで滑り込ませる.
③ カーブの山側が硬口蓋に向くようにして固定する.

図3-1-20 経口エアウェイの挿入

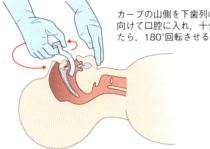
カーブの山側を下歯列のほうに向けて口腔に入れ,十分挿入したら,180°回転させる

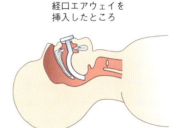
経口エアウェイを挿入したところ

経鼻エアウェイの挿入の実際(図3-1-21)

① 潤滑剤を塗布し,ベッド面に垂直な方向で,エアウェイを鼻孔に挿入する.
② 抵抗がなければ,そのまま挿入する.
③ 抵抗があれば,もう一方の鼻孔からの挿入を試みるか,細いサイズのものを用いる.

図3-1-21 経鼻エアウェイの挿入

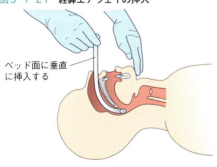
ベッド面に垂直に挿入する

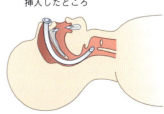
経鼻エアウェイを挿入したところ

気管挿管の介助

- 気道の閉塞を起こしている患者，または起こしそうな患者に対して，気管に直接チューブを挿入することにより，確実に気道を確保する．

気管挿管の介助の準備

物品準備

❶
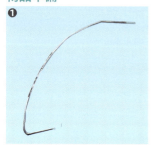

❷
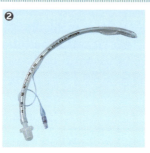

❸
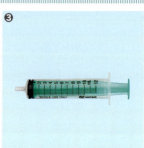

❹
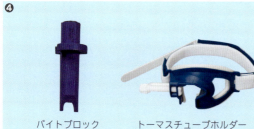

バイトブロック　　トーマスチューブホルダー

❻
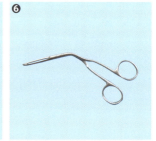

❺
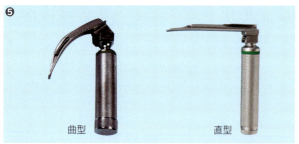

曲型　　　　　　　　直型

- ☑ ❶スタイレット
- ☑ ❷気管内チューブ（成人男性7.5〜8.5mm，成人女性7.0〜8.0mmを目安）
- ☑ ❸カフ用シリンジ（色付き）
- ☑ ❹バイトブロックまたはトーマスチューブホルダー（チューブより太いもの）
- ☑ ❺喉頭鏡（曲型と直型がある）
- ☑ ❻マギール鉗子（経鼻的気管挿管の場合）
- ☑ ⑦吸引器
- ☑ ⑧吸引用チューブ
- ☑ ⑨（緊急時）止血用ボスミン（鼻腔から出血した場合に使用）
- ☑ ⑩固定用テープ
- ☑ ⑪はさみ
- ☑ ⑫油性ペン
- ☑ ⑬潤滑剤
- ☑ ⑭アンビューバッグ

実施前の準備

※事前に患者に同意書を取る．
① 看護師は手指衛生を行い，ディスポーザブル手袋を着用する．
② 挿管前にアンビューバッグなどを用いて十分に換気をする．声門を確認しやすいように口腔内を吸引器と吸引用チューブで吸引する．義歯があれば除去し，保管する．
　※ただし緊急時は救命を優先する．
③ あらかじめ気管内チューブのカフを注射器で膨らませ，カフの空気漏れの有無や，カフが均等に膨らむかどうかを確認する．
④ 気管内チューブにスタイレットを挿入し，チューブの先端がカーブを描くように彎曲させる．

> **根拠** 鼻腔から気管へかけての解剖学的曲線に沿って挿入するためである．

- このとき，スタイレットの先端がチューブの先端から出ないようにする．

⑤ チューブの先端からカフ周囲に潤滑剤を塗布しておく．喉頭鏡のライトが点灯するか，または明るさは十分であるかどうかを確認する．

気管挿管の介助の実際

経口的気管挿管

① 医師が項部を挙上させ，頭部を後屈することで開口を促すあいだ，看護師は喉頭鏡と気管内チューブを保持する．
② 看護師はブレード先端が挿入方向に向くようにして喉頭鏡を医師に手渡す．
③ 医師は喉頭鏡で喉頭を展開し，喉頭鏡の先端で喉頭蓋を押すようにする．
④ 医師は声門を確認する．
- 確認しにくい場合，看護師は甲状軟骨の1～2横指下にある甲状輪状軟骨部を軽く押す．
⑤ 看護師は医師が声門から目を離さないですむように，気管内チューブを確実に手渡す．
⑥ 医師は気管内チューブを声門に向かって挿入する（図3-1-22）．

図3-1-22　気管挿管（医師が行う）

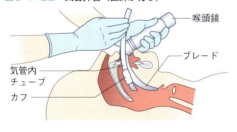
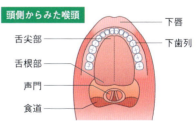

⑦ 気管内チューブ挿入後，医師の指示により，看護師はチューブを片手で固定しながらスタイレットを抜去する（**1**）.

経口的気管挿管の介助

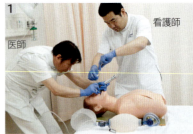

⑧ 医師が喉頭鏡を抜く前に，患者が気管内チューブを無意識にかむのを防ぐために，看護師はバイトブロック（咬合防止用具）を挿入し，その後，喉頭鏡を抜く（**2**）.

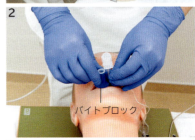

⑨ 看護師はカフ用シリンジを気管内チューブに接続し，規定量のエアをカフに入れて膨らませる（**3**）.

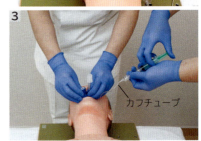

カフ用注射器でカフにエアを注入する

⑩ バッグバルブマスクと気管内チューブを接続する.
⑪ 胸部の動きと呼吸音をチェックし，気管内に挿管されているか，片肺挿管になっていないかどうかを確認する.

> **根拠** 解剖学上，気管支の角度により，深く入れすぎると右肺に入りやすい.

⑫ 確実な気管内への挿入が確認されてから，気管内チューブに挿管の深さの位置にフェルトペンなどで印をつけておく.
⑬ バイトブロックと気管内チューブをテープなどで，口唇を避けて固定（図3-1-23）し，記録を行う.
 ・トーマスチューブホルダーならテープ固定が不要なため，救急場面で使用されることがあるが，長期使用は不可である.

図3-1-23 気管内チューブの固定

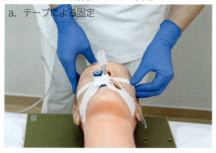
a. テープによる固定

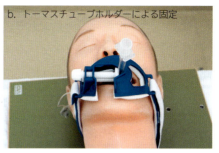
b. トーマスチューブホルダーによる固定

⑭ 気管内に挿管されたかどうか確認する．
⑮ ディスポーザブル手袋をはずし，手指衛生を行う．

経鼻的気管挿管

手順①～⑤は，経口的気管挿管（p.321）に準じる．
⑥ 医師は気管内チューブを鼻腔から挿入し，気管内チューブの先端をマギール鉗子で挟み，声門へと誘導する．
- その際，看護師が気管内チューブを持ち，医師の指示に従って徐々にチューブを進め（図3-1-24），声門に達したら，患者の吸気に合わせてすばやく気管内へ挿管する．

図3-1-24 経鼻的気管挿管の介助

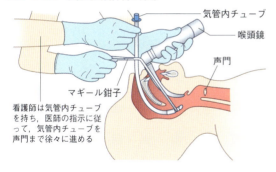

⑦～⑨は，経口的気管挿管の介助「⑨～⑪」（p.322）に準じる．
⑩ 記録を行う．
⑪ ディスポーザブル手袋をはずし，手指衛生を行う．

止血法

3章 ▶ 診療・処置時の看護技術 ／ 1 ▶ 救命救急処置

3

水準 **3** 到達度 **Ⅳ** 到達目標 **Ⅱ**

Point

▶出血は，出血源となる血管の種類によって，動脈性，静脈性，毛細血管性がある．

▶出血の状態で分類すると，表面にみられる傷口から体外に流出する外出血と，胸腔内，腹腔内，骨折部など外部からみえない組織内または体腔への内出血がある．

▶出血は，一般的に体内の血液の20%が急激に失われると出血性ショックをまねき，30%を失えば生命に危険を及ぼすといわれている（表3-1-3）．

▶止血法とは，出血により生命の危機にある傷病者，あるいは，その可能性がある傷病者に対して行われる救急処置である．

出血の種類

● 動脈性出血：動脈の破綻によるもので，鮮紅色で拍動に合わせて吹き出る．大きな血管では瞬間的に多量の血液を失い，失血死のおそれがあるので，緊急に応急手当（止血）の必要がある．

● 静脈性出血：静脈性出血は暗赤色で持続的に流出する．短時間に多量出血になることは少ない．

● 毛細血管性出血：毛細血管性出血は赤色でにじみ出る．大出血に至ることは少なく，通常はそのままにしておいても自然に止血する．

● 骨折は内出血を伴う．骨折時の内出血の目安を図3-1-25に示す．内出血の場合は搬送されるまでに一次的止血法を実施したり，医療施設などで永久的止血法により迅速に止血を行う．

表3-1-3　出血性ショックの重症度と臨床症状

出血量 （mL）	重症度	出血量 （%）	ショック の程度	臨床症状	脈拍数 （/分）	血圧 （収縮期血圧）	尿量 （mL/時）	中心 静脈圧
<750	クラスⅠ	循環血液量の15%まで	なし	無症状，あってもめまい，四肢冷感，顔面蒼白	正常～時に頻脈	不変	正常～時に減少	正常
750～1,500	クラスⅡ	循環血液量の15～30%まで	軽症	呼吸促迫，脱力感，冷汗，不穏～失神，めまい，四肢冷感	頻脈（>100）	拡張期圧↑	乏尿傾向	低下
1,500～2,000	クラスⅢ	循環血液量の30～40%まで	中等症	四肢冷感，蒼白軽度，不穏～意識混濁	頻脈（>120）脈拍微弱	収縮期圧↓拡張期圧↓	乏尿（5～15）	ほぼ0cmH₂O
>2,000	クラスⅣ	循環血液量の40%以上	重症	昏睡，下顎呼吸，虚脱，斑点状チアノーゼ	頻脈（>140）か徐脈脈拍微弱～触知せず	収縮期圧↓拡張期圧↓	無尿	0cmH₂O以下

（日本救急看護学会監：外傷初期看護ガイドライン──JNTEC. 改訂第4版, p.164, へるす出版, 2018）

図3-1-25 骨折部位とそれに伴う出血量

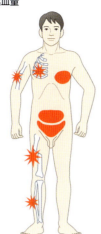

肋骨1本＝約100mL
上腕骨＝約300〜500mL
大腿骨＝約1,000〜2,000mL
下腿骨＝約500〜1,000mL

血胸＝約1,000〜3,000mL
腹腔内＝約1,500〜3,000mL
骨盤＝約2,000〜2,500mL
後腹膜には4,000mLたまる

全血液量は体重の8%

(日本救急看護学会監：外傷初期看護ガイドライン——JNTEC．改訂第4版，p.167，へるす出版，2018)

直接圧迫止血法

- 出血部位を直接圧迫する止血法である．
- 外出血をきたしている患者の出血部位を止血し，出血に伴う障害を最小限にする．

直接圧迫止血法の準備

物品準備

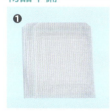
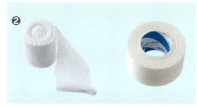

- ❶滅菌ガーゼ
- ❷清潔な包帯や弾性テープ
- ❸はさみ

実施前の準備

① 看護師は手指衛生を行い，ディスポーザブル手袋，エプロン，マスク，ゴーグルを着用する．
② 止血をすることを患者に説明し，同意を得る．患者に声をかけて不安の軽減に努める．保温を行い，バイタルサイン，痛みなどを観察する．

直接圧迫止血法の実際

① 創傷部に厚みのある滅菌ガーゼを当てる．
② 滅菌ガーゼの上から用手的に直接圧迫する（図3-1-26）．
③ 出血が止まるまで圧迫する．片手では圧迫が不十分な場合，両手で圧迫する．
④ 出血がガーゼの上層まで達した場合は，重ねたガーゼの上半分くらいを交換して，新たなガーゼや布で圧迫しなおす（直接創傷部に触れているガーゼはめくったり交換しない）．
  ・傷の状態を目視で確認してはいけない．

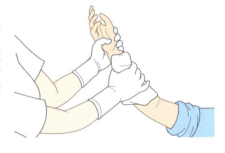

図3-1-26　用手的圧迫固定

⑤ 5分程度を目安に圧迫し続け，創傷部に当てたガーゼを包帯や弾性テープで固定する（図3-1-27）．
⑥ 圧迫固定後は，包帯を巻いた部位より末梢の脈拍を確認する．
⑦ ディスポーザブル手袋をはずし，手指衛生を行う．
⑧ 記録を行う．

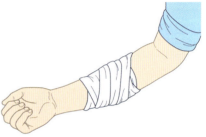

図3-1-27　包帯を用いた圧迫固定

間接圧迫止血法

● 出血部位の中枢側の動脈を手で圧迫して，一時的止血をはかる方法である．
● 直接圧迫止血法でも止血できないような患者や，創部挙上だけでは止血が困難な患者に対して，出血部位に近い中枢側の動脈を圧迫することにより，出血部位への血流を阻害させて止血し，出血量を減少させる．

間接圧迫止血法の準備

物品準備
☑ ①滅菌ガーゼ

実施前の準備
① 看護師は手指衛生を行い，ディスポーザブル手袋，エプロン，マスク，ゴーグルを着用する．
② 強い力で止血をすることを患者に説明し，同意を得る．患者に声をかけて不安の軽減に努める．
③ 保温を行い，バイタルサイン，痛みなどの観察をする．

間接圧迫止血法の実際

① 創傷部と心臓のあいだの動脈を圧迫する（図3-1-28）.

図3-1-28　間接圧迫止血法と止血点（○部分）

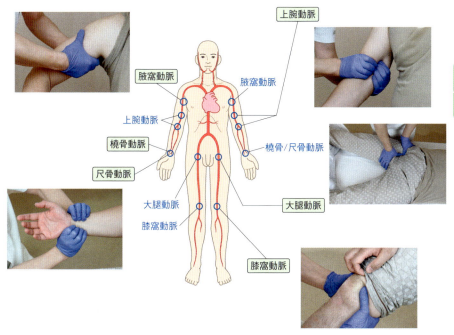

② 動脈を圧迫中は，圧迫点より末梢のチアノーゼ，しびれ，脱力などに注意して観察する.
③ ディスポーザブル手袋をはずし，手指衛生を行う.
④ 記録を行う.

止血帯法（緊縛法）

- 出血部位より中枢側の近位を，エスマルヒ駆血帯やターニケット（空気止血帯）で駆血し，出血をコントロールする.
- 止血帯法（緊縛法）は直接圧迫や間接圧迫で止血不能な四肢の外傷が適応となる．出血部に近い中枢側の部分を強く締めて止血し，出血量を減少させる.

止血帯法（緊縛法）の準備

物品準備

❶　　　　　　　❷

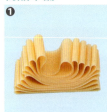
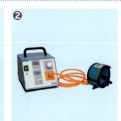

☑ ❶エスマルヒ駆血帯
☑ ❷ターニケット（空気止血帯）
☑ ❸滅菌ガーゼ
☑ ❹三角巾または布（空気止血帯がない場合）と棒（どんなものでもよい）

実施前の準備

① 看護師は手指衛生を行い，ディスポーザブル手袋，エプロン，マスク，ゴーグルを着用する．
② 強い力で止血をすることを患者に説明し，同意を得る．患者に声をかけて不安の軽減に努める．
③ 保温を行い，バイタルサイン，痛みなどを観察する．

止血帯法の実際（ターニケット［空気止血帯］による緊縛法）

① 四肢のどこかで出血した場合，中枢側に血液を戻すために挙上する．さらにエスマルヒ駆血帯により圧迫して血液を中枢に戻し，ターニケットで駆血する．
② エスマルヒ駆血帯を末梢側から巻き上げ，中枢側へ血液を戻した状態でターニケットをセットする（図3-1-29）．
③ ターニケットへ所定の圧を入れる（圧の目安は上肢では250mmHg，下肢では450～500mmHg）．

 空気止血帯は，そのときの傷病者の収縮期血圧の2.5倍の圧があれば外出血を止めることができる．

 中途半端な駆血では，うっ血を起こし，開放創からの出血が助長されることがある．

図3-1-29　エスマルヒ駆血帯とターニケットを用いた止血法

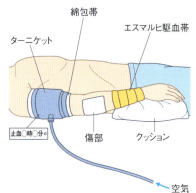

④ エスマルヒ駆血帯をはずす．
⑤ 止血時間を明確にするために止血時間を明記しておく．
⑥ 30～60分ごとに止血帯（ターニケット）をゆるめ，血流の再開をはかる．血流再開の程度は，約10分程度で，四肢の末梢側が赤みをおび，出血部から血液が滲み出る程度とする．このとき出血量が増えないように，出血部位を直接圧迫する．
⑦ 出血が止まらず，その後，再び駆血する場合は，①～⑥を繰り返し行う．

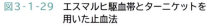 動脈駆血時間が90分以上経つと虚血により障害を生じ，出血，軟部組織障害，神経血管損傷や麻痺などが合併症として起こる．

⑧ ディスポーザブル手袋をはずし，手指衛生を行う．
⑨ 記録を行う．

止血帯法の実際

- 空気止血帯がない場合は，三角巾や布を使って損傷部位より中枢側での駆血を行う（図3-1-30, 31）．

> **コツ！** ディスポーザブル手袋がない場合はビニール袋，ガーゼがない場合はハンカチなどを代用する．

① 創傷部にガーゼを当て，三角巾や布を巻く．細い紐などで緊縛すると，組織の損傷，とくに動脈内壁損傷を生じるため，できるだけ幅の広いもの（3cm以上）を用いる．
② 止血帯のあいだに棒を通して回転させ，出血が止まった時点でその棒を固定する．しばるときは，棒が回転して戻らないように止血帯の両端の残った部分で固定する．
③ 誰が見てもわかるように，止血開始の時間を明記した傷票をつけておく．
④ 30～60分ごとに止血帯を10分程度ゆるめる．
⑤ その後，再び三角巾や布で①～④を繰り返し，駆血する．

図3-1-30 三角巾を用いた止血法（棒を用いる場合）

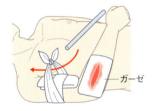

①棒が通る程度のゆるみをもって結ぶ

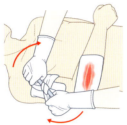

②棒を回転させてしめていく

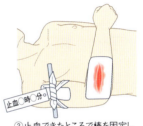

③止血できたところで棒を固定し，傷票をつける

a. 上肢の場合

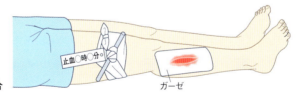

b. 下肢の場合

図3-1-31 三角巾を用いた止血法（棒を用いない場合）

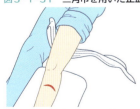

①三角巾を中央から二つに折る

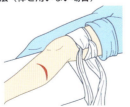

②折り返した輪に両端を交互に通す

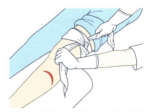

③両端を引き締め出血が止まった時点で結ぶ

引用・参考文献（3章-1-① 一次救命処置［BLS］，②二次救命処置［ALS］）

1）日本救急医療財団心肺蘇生法委員会監：救急蘇生法の指針2015［医療従事者用］．改訂5版，p.2，へるす出版，2017.
2）前掲書1）．p.2.
3）寺野 彰総編：シンプル内科学．p.570，南江堂，2008.
4）日本蘇生協議会・日本救急医療財団監：JRC蘇生ガイドライン2015．へるす出版，2016.
5）杉山 貢監：DVDと写真でわかる心肺蘇生法完全マスター．医学芸術社，2008.
6）古谷伸之編：診察と手技がみえるvol.1．第2版，メディックメディア，2008.
7）Tortora,GJ（桑木共之ほか編訳）：トートラ人体の構造と機能．第4版，丸善出版，2012.
8）平出 敦，小林正直監：BLS写真と動画でわかる一次救命処置［DVD付き］．改訂第3版，学研メディカル秀潤社，2017.
9）平出 敦，小林 正直監：ALS写真と動画でわかる二次救命処置［DVD付き］．改訂第3版，学研メディカル秀潤社，2017.
10）早川弘一ほか編：ICU・CCU看護．医学書院，2013.
11）Marino,PL（稲田英一監訳）：The ICU Book．第4版，メディカル・サイエンス・インターナショナル，2015.
12）笠貫 宏ほか編：心肺蘇生・心血管救急ガイドブック──ガイドラインに基づく実践診療．南江堂，2012.
13）心肺蘇生法とAEDの取扱い方（2015ガイドライン）．（愛西市ホームページ，http://www.city.aisai.lg.jp／contents_detail.php?frmId=141）
14）Carter,MA：Cardiopulmonary Resuscitation（CPR）．（http://www.cardiopulmonaryresuscitation.net/）
15）http://www.aic.cuhk.edu.hk/web8/Modified%20jaw%20thrust.htm

引用・参考文献（3章-1-③ 止血法）

1）一般社団法人 日本救急看護学会監：外傷初期看護ガイドライン──JNTEC．改訂第4版，へるす出版，2018.
2）岡元和文編：救急・集中治療最新ガイドライン2018-19．総合医学社，2018.
3）平出 敦，小林正直監：ALS写真と動画でわかる二次救命処置．改訂版，学研メディカル秀潤社，2012.
4）日本外傷学会，日本救急医学会監：外傷初期診療ガイドライン──JATEC．改訂第5版，へるす出版，2017.
5）中村惠子監：救命救急処置．救急看護QUESTION BOX1，第2版，中山書店，2007.
6）井上大輔，小川武希編著：救命救急．STEP series，海馬書房，2007.
7）一般社団法人 日本救急看護学会監：ファーストエイド──すべての看護職のための緊急・応急処置．補訂版，へるす出版，2013.
8）日本救急医学会監：標準救急医学．第5版，医学書院，2013.
9）小林國男監：決定版・救急ケアマニュアル．第3版，エキスパートナースMOOK SELECT，照林社，2009.
10）矢永勝彦，小路美喜子編：臨床外科看護総論．系統看護学講座別巻，医学書院，2011.
11）山勢博彰ほか：救急看護学．系統看護学講座別巻，医学書院，2013.

与薬とは

与薬の看護の基礎知識

- 与薬とは，疾患の治療・予防および健康の保持・増進を目的として，患者に薬物を投与することを指す．

薬物の体内動態過程と投与経路

- 生体内に投与された薬物は，与薬部位から血液中へ移行し，血液循環にのって体内に分布される．分布した薬物は，吸収・代謝されて，体外へ排泄される．
- 薬物の投与経路には，経口，注射，直腸内，外用などがある．これらの経路は，治療目的と薬物体内動態の特性を考慮して選択される．投与経路に応じた薬物の吸収・排泄経路を図3-2-1に示す．

図3-2-1　薬物の吸収・排泄経路

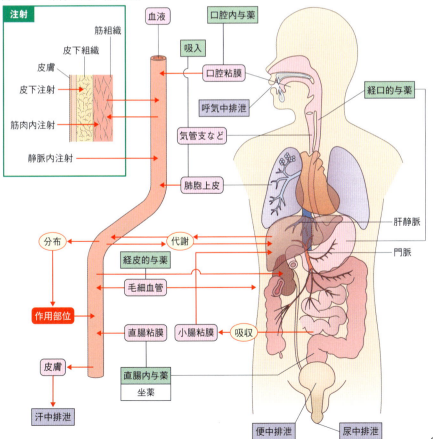

- 経口投与された薬物は，消化管から門脈を経て肝臓を通過する際に，一部が代謝される．代謝されなかった大部分は，全身循環に移行して各組織に作用する．このように，薬物が全身循環に移行する前に消化管や肝臓で代謝されることを，「初回通過効果」という．
- 薬物血中濃度の時間推移は，剤形や投与経路によって異なる．投与経路別にみた血中薬物濃度の時間推移を図3-2-2に示す．

図3-2-2　血中薬物濃度の時間推移

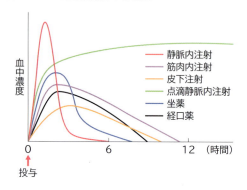

診療補助としての与薬

- 看護師による与薬は，保健師助産師看護師法第5条で示されている看護師の業務のうち，「診療の補助」に含まれる．
- 医療用医薬品の適用は，医療行為であり，医師法第17条によって医師以外の者が行うことは禁止されている．だが，保健師助産師看護師法第37条により，保健師・助産師・看護師・准看護師は診療の補助として医師の指示による限り，薬物の投与を行うことができる．
- なお，看護師などによる静脈内注射の実施については，2002年9月30日付厚生労働省医政局長通知により，「医師又は歯科医師の指示の下に，保健師，助産師，看護師，及び准看護師が行う静脈注射は，保健師助産師看護師法第5条に規定する診療の補助行為の範疇として取り扱うものとする」[1]とされた．

> [保健師助産師看護師法第5条]
> この法律において「看護師」とは，厚生労働大臣の免許を受けて，傷病者若しくはじょく婦に対する療養上の世話又は診療の補助を行うことを業とする者をいう．

> [医師法第17条]
> 医師でなければ，医業をなしてはならない．

> [保健師助産師看護師法第37条]
> 保健師，助産師，看護師又は准看護師は，主治の医師又は歯科医師の指示があった場合を除くほか，診療機械を使用し，医薬品を授与し，医薬品について指示をしその他医師又は歯科医師が行うのでなければ衛生上危害を生ずるおそれのある行為をしてはならない．ただし，臨時応急の手当をし，又は助産師がへその緒を切り，浣腸を施しその他助産師の業務に当然に付随する行為をする場合は，この限りでない．

与薬における看護師の役割

● 看護師は，医師の指示に基づいて薬物を適用し，患者が安全に薬物療法を受けられるよう介助する役割と，薬物を投与された患者の諸反応を観察して，援助する役割を担う．

安全な与薬のための誤薬防止の手順

● 看護師は，医師による投薬の指示（処方箋）を受け，薬剤部から薬物が供給されたのち，与薬の準備・実施・実施後の観察を行う．誤薬はこのプロセスのどこかで発生する．安全に与薬するためには，それぞれのプロセスで，とくに以下の2点を徹底させる．

1）処方箋や処方確認画面から，6R（6つのRight＝正しい）を確認する．

　①正しい患者：Right patient
　②正しい薬：Right drug
　③正しい目的：Right purpose
　④正しい用量：Right dose
　⑤正しい用法：Right route
　⑥正しい時間：Right time

2）処方箋や処方確認画面と薬物を照合して，2人以上の看護師によるダブルチェックと，指差し呼称で確認する．

● 看護師は，与薬のプロセスの【a. 指示を受ける段階】，【b. 与薬の準備をする段階】，【c. 与薬を実施する段階】でかかわる．それぞれの段階で，以下のような誤薬防止の手順を実施する．

【a. 指示を受ける段階での誤薬防止の手順】

　①指示の内容について，6R（患者，薬，目的，用量，用法，時間）を確認する．
　②医師からの口頭での指示は原則として受けない．
　③緊急時など，口頭による指示を受けなければならないときは，必ずメモをとり，復唱して確認する．

【b. 与薬の準備をする段階での誤薬防止の手順】

　①与薬する薬物について，処方箋や処方確認画面と照合して，6Rを確認する．
　②与薬する薬物の確認は，step1：薬物を取り出すとき，step2：薬物を準備するとき，step3：薬物を戻すとき（または，空アンプルや包装を捨てるとき）の3回行う．
　③処方箋や処方確認画面と薬物を2人以上でダブルチェック，指差し呼称で確認する．
　④1人の患者の薬物は1つのトレイで準備する．1つのトレイに複数の患者の薬物を置かない．

【c. 与薬を実施する段階での誤薬防止の手順】

　①患者にフルネームを名乗ってもらい，患者本人であることを確認する．
　②薬物に表示されている氏名とリストバンドを照合し，患者本人であることを確認する（リストバンドと薬物についたバーコードを照合して確認する場合もある）．
　③輸液の場合は，投与速度を確認する．輸液ポンプやシリンジポンプを使用する場合，誤操作を防止するため，指差し呼称で確認を行う．2人以上でダブルチェックすることが望ましい．

1 経口的与薬法

3章 ▶ 診療・処置時の看護技術／2 ▶ 与薬の看護技術

水準 ① 到達度 Ⅱ Ⅳ 到達目標 Ⅰ Ⅱ

Point

- ▶経口的与薬法は，簡便かつ生理的で，通常最も多く用いられる与薬法である．安全で確実な与薬のために，嚥下や消化・吸収の解剖学的・生理学的知識を身につけ，正確に実施しよう．
- ▶経口的与薬法では，薬物は口腔内や消化管の粘膜から吸収され，門脈から肝臓を経て全身の各組織に作用する．消化管からの吸収は緩慢なため，薬理作用を持続させたいときには有利である．だが，注射などの投与方法に比べて薬効の出現が遅く，緊急に症状の改善をはかりたいときには適さない．
- ▶経口的与薬法では，薬物が吸収される際に，胃内容物の量や消化液の影響を受けるため，血中濃度にばらつきが生じやすい．
- ▶経口的与薬法は，①口腔を含む消化器系の機能障害がある患者，②治療・検査等のため禁食中の患者，③意識障害のある患者，④誤嚥のおそれがある患者などには適さない．

剤形の種類と服用時間の分類

- 患者が服用しやすいよう，剤形に留意して薬物を準備する．主な剤形の種類を表3-2-1に示す．
- 吸収・代謝の過程で効力が弱まる薬物や，消化管障害を起こしやすい薬物があるため，それぞれの特性に適した時間帯に服用する必要がある．服用時間の分類を表3-2-2に示す．

表3-2-1 剤形の種類

固形剤	●主な特徴：用量が正確，味やにおいによる刺激を抑えてあり飲みやすい，保管・携帯に便利 ●注意：大きいものの場合は高齢者や乳幼児が嚥下しにくい	
	錠剤	• 医薬品を一定の形状に圧縮したもの
	丸剤	• 医薬品に賦形剤などを加えて球状にしたもの
	口腔内崩壊錠 （OD錠）	• 口腔内で速やかに溶解または崩壊させて服用する錠剤 • 唾液や少量の水で服用できる • 注意点として，吸湿しやすく壊れやすい
	チュアブル錠	• 咀嚼して服用する錠剤 • 水がなくても飲めるので，小児や水分制限のある患者でも容易に服用できる
	カプセル剤	• 粉末，顆粒，液状の薬物をゼラチン質のカプセルに充填したもの，またはカプセル型に成形したもの • 胃では変化せず腸へ移行してから溶解する腸溶性のカプセルなどがある • 注意点として，少ない水で服用すると溶解しにくく，食道に付着する危険がある．さらに，吸湿性があるので保管に注意が必要である

（つづき）

粉末剤		●主な特徴：微量の投与量の調節が容易，他の粉末製薬との混和が容易，分散が速いので固定剤よりも速く体内に吸収される ●注意：服用時に苦味などの不快な味がする，飛散性がある，口腔内や咽頭粘膜に付着しやすい，むせることがある，吸湿性がある
	散剤	・医薬品を粉末または微粒状にしたもの ・散剤のなかでも粒の大きいものを細粒という
	顆粒剤	・医薬品を粒状にしたもので，粒子の大きさがそろったもの ・散剤に比べると飛散性が少なく，口腔内や咽頭粘膜への付着凝集性が少ない ・水中で急速に発泡しながら溶解または分散する発泡顆粒剤も含まれる
液状剤		●主な特徴：他の剤形の薬物と比べて吸収が最も速い，小児や高齢者でも服用しやすい ●注意：薬液を微量内服する場合は量の調整が難しい，変質しやすい，携帯に不便
	懸濁剤	・薬物の有効成分を微細かつ均質に分散させたもの
	乳剤	・薬物の有効成分を微細かつ均質に乳化させたもの
	シロップ剤	・糖類や甘味料を含む粘稠性の液状剤 ・服用時に溶解または懸濁して用いるものもある（ドライシロップ）

（第17改正日本薬局方総則（2016年改正）を参考に作成）

表3-2-2 服用時間の分類

分類	服用時間	適用	例
食前薬	食前約30分〜60分	・空腹時のため吸収が速く，全身作用がすみやかに現れることを期待する薬物	胃液分泌亢進薬，食欲増進薬，制吐薬
食直前	食事を始める少し前	・食物吸収と同時に作用が現れることを期待する薬物	血糖上昇抑制薬
食後薬	食後約30分，食直後	・消化管の粘膜を刺激し，胃腸障害などの副作用を起こしやすい薬物 ・消化・吸収を助ける薬物 ・1日3回定期的に服用する目的の薬物	一般的な多くの薬物
食間薬	食後2〜3時間後（食事と食事の中間くらい）	・吸収が速く，胃を刺激することが少ない薬物 ・胃腸壁に直接作用させたい薬物	消化性潰瘍治療薬
時間薬	定められた時間または間隔	・一定の血中濃度を保持し，作用させたい薬物	ジギタリス製剤，抗不整脈薬
就寝時薬	就寝前約30分〜60分	・入眠時間と効果出現時間を一致させる必要のある薬物	睡眠薬，鎮静薬，緩下薬
随時服用する薬	発熱時，疼痛時，発作時など	・一時的に症状を消失させる目的の薬物	解熱薬，鎮痛薬

3章

2

① 経口的与薬法

335

目的
- 疾患の予防・治療および症状の緩和

知っておくべき情報

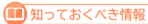

実施するために必要な情報：
- アドヒアランス※
- 全身状態
- バイタルサイン
- 消化吸収機能障害の有無
- 肝機能障害の有無
- 水分制限の有無
- 嚥下状態
- 薬物の剤形
- 内服時間
- 過去の副作用の有無

方法：経口的与薬法

援助の評価：
- 薬物の作用・効果
- 薬物の副作用の有無
- 服薬状況（薬物が飲み込めたかどうか）

※アドヒアランスとは，「患者の行動が医療従事者の提供した治療方針に同意し一致すること」[2]を指し，ここでは患者が治療方針の決定に参加して服薬行動することを意味する．

経口的与薬法の準備

物品準備

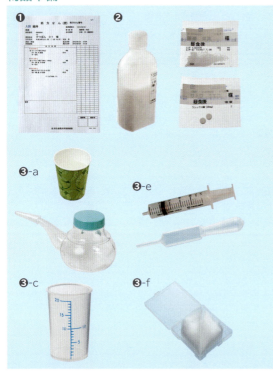

☑ ❶処方箋（指示書）：6R（患者，薬，目的，用量，用法，時間）を確認するために用いる
☑ ❷指示された薬物（例）：指示された薬物を正しく用いる
☑ ❸服薬補助物品：剤形と患者の状態に応じて必要物品を選択する
　a. コップまたは吸い飲み：服用のための水を入れる．吸い飲みは臥床したまま服薬する場合に用いる
　b. ストロー：コップや吸い飲みが使えない場合に用いる
　c. 薬杯：1回量の液剤を薬びんから移すために用いる
　d. はさみ：粉末剤の薬包紙を開封するために用いる
　e. 注射器・スポイト：小児の与薬時などに，粉末剤を溶かして服薬する
　f. オブラート：散剤や刺激性の薬物を服薬するときに薬物を包む
　g. とろみ調整食品・嚥下補助ゼリー：薬剤を飲み込みやすくする
☑ ❹（必要時）タオル：衣服の汚染を防ぐ
☑ ❺トレイ：物品を使用しやすいように配置し，清潔に保つ

実施前の準備

① 患者に経口的与薬の目的と与薬方法を説明し，患者または家族の同意を得る．
② 看護師は手指衛生を行い，必要物品をトレイに準備する．
③ カルテと処方箋（指示書）で，6R（患者，薬，目的，用量，用法，時間）を3回確認する（step 1：保管場所から薬袋を取り出すとき，step 2：薬袋から1回分の薬物シールを取り出し手に持ったとき，step 3：薬袋をもとの場所に戻すとき）．

> **根拠** 誤薬を予防するため3回確認する．

- 薬物の外観を確認する．固形剤の場合は変色・変質，粉末剤の場合は変色・湿潤，液剤の場合は変色・混濁・沈殿などの有無を確認する．異常があれば交換ないしは廃棄する．

④ 薬物を剤形に応じて準備する．
- 固形剤・粉末剤は，1回に服用する量を確認し，トレイに準備する．
- 液剤は，薬びんを上下に静かに振って混和し，均一化する．

> **根拠** 上下に静かに振ることにより，全体を十分に混和させることができる．強く振ると，空気を含んで泡立ち，量が不正確になるため静かに振る．

- 液剤は，目の高さに目盛りを合わせて読む．薬びんはラベルを上にして持ち，1回量を薬杯に入れる（図3-2-3）．

図3-2-3 液剤の目盛りの見方

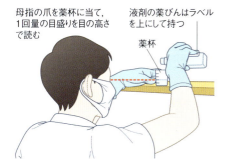

母指の爪を薬杯に当て，1回量の目盛りを目の高さで読む
液剤の薬びんはラベルを上にして持つ
薬杯

根拠 正確に量を測定するため，また，液剤がこぼれてもラベルが汚損されないようにするため，ラベルを上にして持つ．

コツ！ 散剤，固形剤の場合も薬杯に入れて服用することで，薬物がこぼれるのを防ぐことができる．

経口的与薬法の実際

① 患者の本人確認をする．患者氏名をネームバンドと照合し，患者にフルネームを言ってもらう．
② 患者の体位を整える．
- 坐位または半坐位で服用する．
- 坐位または半坐位がとれない場合は，仰臥位のまま服用する．その際，頭部を支えてやや前屈させ，患者に顔を横（看護師側）に向けるように促す．

> **根拠** 誤嚥を防止するため，薬物が食道を通過しやすい坐位または半坐位で与薬する．これらの体位をとれない場合，頭部を支えて頸部前屈位にすることで，食道が広がり，誤嚥しにくくなる．

③ 必要時，胸もとにタオルを当てる．

④粉末剤の場合は，薬包紙を服用しやすい形にはさみで切って整える（図3-2-4）．

図3-2-4　薬包紙の開け方

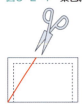 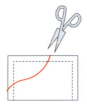

[オブラートを使用する場合]
- 袋状オブラートの場合は，薬物を入れ，丸めるようにして最後に袋の口の部分を水で湿らせて閉じる．
- 円形オブラートの場合は，薬物を包み，最後に袋の口の部分を水で湿らせて閉じる．

⑤粉末剤は，少量の水で口腔内を湿らせてから，薬物を舌の中央部に置く．

 薬物を舌の中央部に置くのは，舌咽神経が支配している舌の奥1/3は不随意に動くことがあり（舌の前2/3は顔面神経支配），奥に入れすぎると誤嚥や咳嗽を誘発するためである．

⑥水を口に含ませ，水とともに薬物を飲み込むように促す．

 水と一緒に飲み込むことで，薬物が咽頭や食道に付着して粘膜を傷つけることを予防するため．散剤の場合は，薬物を散逸させず，薬物の味を口腔内に残さずに内服できる．

⑦患者が薬物を服用し終えたことを確認する．
⑧服用後は十分な飲水（最低30mLは必要とされる）を勧める．

 十分な飲水によって薬物を確実に胃へ送り込むため．薬物が咽頭や食道に停滞すると，粘膜を刺激して傷つけることがある．また，薬物の作用を増強・低下させる飲み物もあるため，水または白湯で飲むとよい．

コツ！　数種類の薬剤を服用する患者や，小児，高齢者，嚥下障害のある患者などの場合は，水にとろみをつけたり，嚥下補助ゼリーを用いることで飲み込みやすくなる．

⑨胸もとのタオルで患者の口周囲を拭き取り，タオルをはずす．
⑩患者に終了したことを告げ，ねぎらいの言葉をかける．
⑪記録して，使用した物品を片づけ，廃棄物を決められた方法で廃棄する．
⑫手指衛生を行う．

注意！　薬剤は作用目的に応じた形状をしているため，経口的与薬の際には，基本的に剤形を変えない．どうしても服用が不可能な場合は，薬剤によっては，薬効の変化をきたさない範囲で剤形を変える場合もある（錠剤をつぶしたり，散剤を水に溶かすなど）．剤形の変更の可否については，薬剤師と相談するとよい．ただし，腸溶剤，徐放剤（徐々に溶け出し効果を持続させる薬物），カプセル剤はつぶしてはいけない．

3章 ▶ 診療・処置時の看護技術 ／ 2 ▶ 与薬の看護技術

2 口腔内与薬法

水準 ❶ 　到達度 Ⅱ Ⅳ 　到達目標 Ⅰ Ⅱ

Point

▶ 口腔内与薬法は，薬物を口腔内にとどめておき，唾液によって溶解した錠剤を口腔粘膜から吸収させて効果を得る方法である．
▶ 口腔内与薬法による薬物には，口腔粘膜の表面から吸収されて直接全身循環に入り全身に作用するものと，口腔内や咽頭粘膜に局所的に作用するものがある．
▶ 口腔粘膜から吸収された薬物は，消化管や肝臓による初回通過効果の影響を受けない．
▶ 口腔内与薬法に用いる薬剤には，舌下錠，バッカル錠，トローチがある．

目的

● 疾患の予防・治療および症状の緩和

知っておくべき情報

実施するために必要な情報	方法	援助の評価
・アドヒアランス※ ・全身状態 ・バイタルサイン ・過去の副作用の有無	口腔内与薬法	・薬物の作用・効果 ・薬物の副作用の有無 ・服薬状況（薬物が口腔内に残っていないか）

※アドヒアランスとは，「患者の行動が医療従事者の提供した治療方針に同意し一致すること」[2]を指し，ここでは患者が治療方針の決定に参加して服薬行動することを意味する．

口腔内与薬法の準備

物品準備

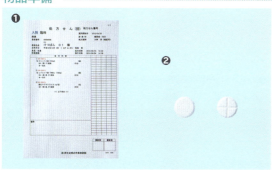

☑ ❶ 処方箋（指示書）：6R（患者，薬，目的，用量，用法，時間）を確認するために用いる
☑ ❷ 指示された薬物（例）：指示された薬物を正しく用いる
☑ ❸ トレイ：物品を使用しやすいように配置し，清潔に持ち運ぶために用いる
☑ ❹ ディスポーザブル手袋

実施前の準備

① 患者に口腔内与薬の目的と与薬方法を説明し，患者または家族の同意を得る．
② 看護師は手指衛生を行い，必要物品をトレイに準備する．

339

口腔内与薬法の実際

① カルテと処方箋（指示書）で，6R（患者，薬，目的，用量，用法，時間）を3回確認する（step1：保管場所から薬袋を取り出すとき，step2：薬袋から1回分の薬物シールを取り出し手に持ったとき，step3：薬袋をもとの場所に戻すとき）．

根拠 誤薬を予防するため3回確認する．

• 変色・変質など薬物の外観と性状を確認する．異常があれば交換，廃棄する．

② 患者の本人確認をする．患者氏名をネームバンドと照合し，患者にフルネームを言ってもらう．

③ ディスポーザブル手袋を装着する．

④ 薬物の種類に応じて，口腔内に薬物を置く．

• 与薬前に口腔内を観察し，乾燥や食物残渣など，薬物の吸収を妨げるものはないか確認する．

コツ! 口腔内が乾燥している場合は，投与前に口腔を水で湿らせる．

• 患者に，噛んだり飲み込んだりせず，自然に溶けるまで待つように説明する．

根拠 飲み込むと肝臓の代謝を受けて効果が弱まるため．

• 口腔内与薬法に用いる薬物の種類と与薬法を図3-2-5に示す．

図3-2-5 **口腔内与薬法に用いる薬物の種類と与薬方法**

	舌下錠	バッカル錠	トローチ
特徴	• 口腔粘膜から吸収されて全身作用を発現させる • 即効性がある • 狭心症治療薬のニトログリセリンが代表的	• 口腔粘膜から吸収されて全身作用を発現させる • 消炎酵素薬やホルモン製剤に適用される	• 口腔内で徐々に溶解または崩壊され，口腔，咽頭などの局所作用を発現させる • 窒息を防止できる形状になっている • 抗菌薬，殺菌薬，消炎薬に適用される
与薬方法	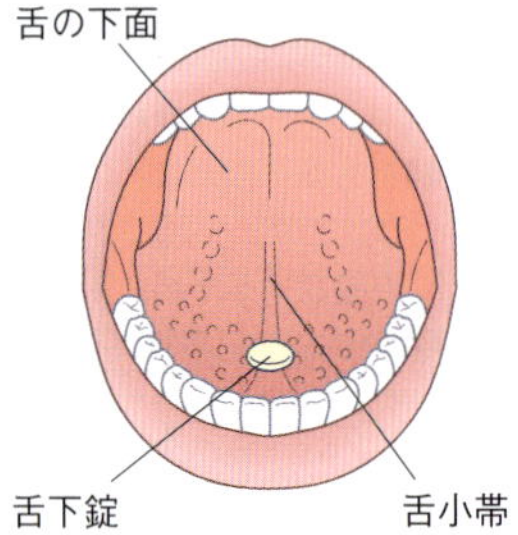 薬物を舌の下で速やかに溶解させる．（舌の下面，舌下錠，舌小帯）	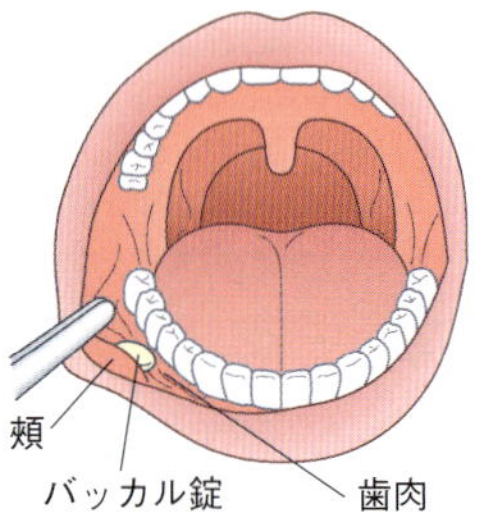 薬物を臼歯と頬の間で徐々に溶解させる．（頬，バッカル錠，歯肉）	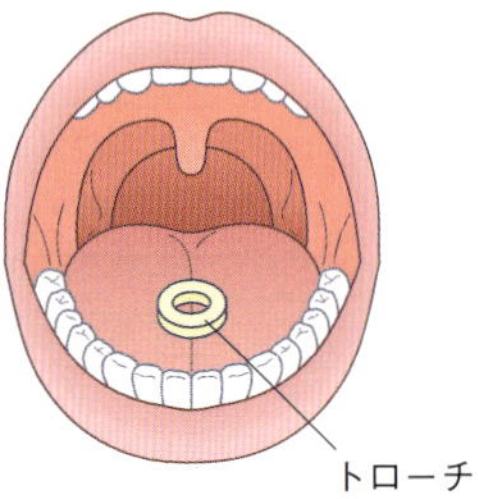 口の中にふくみ，できるだけ長くなめて徐々に溶解させる．（トローチ）
注意点	• 飲み込んだり噛んだりしない • 口腔内に傷があると吸収が速まり，血中薬物濃度が上昇して副作用が現れやすくなる • 口腔内が乾燥していると吸収されにくい • 狭心症発作時に用いる舌下錠は血管拡張作用がある．起立性低血圧などのおそれがあるため，立位で服用させない		

⑤ 患者が薬物を服用し終えたこと（薬物が口腔内に残っていないこと）を確認する.

⑥ ディスポーザブル手袋をはずし，手指衛生を行う.

⑦ 患者のそばにいて薬物の作用と副作用の観察を行う.

🔍 **根拠** 薬物が口腔粘膜の表面から吸収されて直接全身循環に入り，作用・副作用が速く現れるため.

⑧ 患者に終了したことを告げ，ねぎらいの言葉をかける.

⑨ 記録して，使用した物品を片づけ，廃棄物は決められた方法で廃棄する.

⑩ 手指衛生を行う.

3章 ▶ 診療・処置時の看護技術 ／ 2 ▶ 与薬の看護技術

3 直腸内与薬法

水準 **2** 到達度 **Ⅱ Ⅲ** 到達目標 **Ⅰ Ⅱ**

Point

▶ 直腸内与薬法は，坐薬（固形剤や液剤）を肛門から直腸内に挿入し，直腸粘膜から吸収させる方法である．

▶ 坐薬は，直腸粘膜から血管内に移行し，大部分は門脈系を通らずに体循環に入る．そのため，初回通過効果を受けず，的確な効果の発現を期待できる．体内に入った坐薬は，10〜20分後に溶解して吸収され始める．

▶ 吸収時に他剤や食事などの影響を受けないため，効果は比較的一定である．

▶ 高齢者，小児にも安全であり，嘔吐・痙攣がある場合や，味・においの悪い薬物でも与薬できる．

▶ 全身作用と局所作用がある．

▶ 嚥下障害，意識障害，乳幼児など，経口的与薬が困難な場合に適用される．

▶ 下痢や下血がある場合は適用できない．

目的

● 疾患の治療および症状の緩和
- 全身作用：鎮痛，解熱，抗痙攣
- 局所作用：排便促進，肛門部の止血・抗炎・鎮痛

📖 知っておくべき情報

実施するために必要な情報	方法	援助の評価
• アドヒアランス※ • 全身状態 • バイタルサイン • 痔核などの肛門部の疾患の有無 • 下痢・下血の有無 • 過去の副作用の有無	直腸内与薬法	• 薬物の効果 • 薬物の副作用の有無 • 坐薬が確実に挿入されたかどうか

※アドヒアランスとは，「患者の行動が医療従事者の提供した治療方針に同意し一致すること」[2] を指し，ここでは患者が治療方針の決定に参加して服薬行動することを意味する．

直腸内与薬法の準備

物品準備

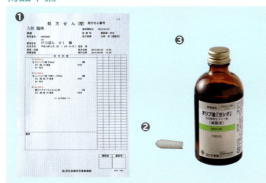

- ☑ ❶処方箋（指示書）：6R（患者，薬，目的，用量，用法，時間）を確認するために用いる
- ☑ ❷指示された薬物（例）：指示された薬物を正しく用いる
- ☑ ❸潤滑剤：オリーブオイルやワセリンなどを塗ることで坐薬を挿入しやすくする
- ☑ ❹ガーゼ：坐薬を把持するときに用いる
- ☑ ❺膿盆：廃棄物を入れる
- ☑ ❻トレイ：物品を使用しやすいように配置し，清潔に保つ
- ☑ ❼タオルケット，毛布：不必要な露出を避けるために用いる
- ☑ ❽ディスポーザブル手袋

実施前の準備

① 患者に直腸内与薬の目的，坐薬の挿入法，挿入時の体位について説明し（意識障害がある患者の場合にも必ず声をかけてから行う），患者または家族の同意を得る．
② 排便促進が目的ではない場合，事前に患者に排便をすませてもらう．

> **根拠** 坐薬を挿入する刺激で排便が誘発されることがあるため．さらに，坐薬が完全に溶けて吸収されるまでに約10〜20分かかるので，それより以前に排便をすると薬物が一緒に排出されてしまうため．

③ 看護師は手指衛生を行い，必要物品をトレイに準備する．

直腸内与薬法の実際

① カルテと処方箋（指示書）で，6R（患者，薬，目的，用量，用法，時間）を3回確認する（step1：保管場所から薬袋を取り出すとき，step2：薬袋から1回分の薬物シールを取り出し手に持ったとき，step3：薬袋をもとの場所に戻すとき）．

> **根拠** 誤薬を予防するため3回確認する．

- 固形剤の場合は変色・変質，液剤の場合は変色・混濁・沈殿など，薬物の性状を確認する．異常があれば交換，廃棄する．

② 患者本人であることを確認する．患者氏名をネームバンドと照合し，患者にフルネームを言ってもらう．
③ カーテンを閉めて，患者の寝衣と下着をずらし肛門部を露出する．タオルケットや毛布を使用し，不必要な露出を避ける．
④ ディスポーザブル手袋を着用する．
⑤ 患者の体位を整える．側臥位が望ましいが，難しい場合は，仰臥位にして膝関節，股関節を屈曲する．

> **根拠** 直腸内与薬は，直腸への挿入深度が浅いため，どのような体位でも挿入可能だが，膝関節を屈曲すると，腹圧がかからず挿入が容易になり，肛門を観察しやすくなるため．

⑥坐薬を包装紙から出して，ガーゼにのせ，先端に潤滑剤をつける（図3-2-6）．

図3-2-6　座薬の取り出し方と持ち方

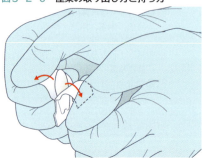

⑦潤滑剤をつけた坐薬をガーゼでくるんで持つ．

> **根拠** 素手で持つと体温で坐薬が溶けてしまうため．

⑧肛門を利き手とは反対側の手で開き，利き手の示指で坐薬を先端のとがった方から肛門に挿入し，直腸壁に沿って挿入する．直腸への挿入の長さは4〜5cm（示指の第2関節まで）とする（図3-2-7）．

図3-2-7　坐薬の挿入方法

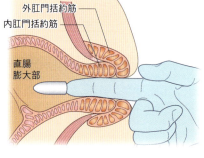

坐薬は，自然に肛門に入りやすく，肛門内に入ると最大径の部分が肛門括約筋の収縮により締めつけられて，排出されない形になっている．坐薬を内肛門括約筋より奥に挿入することで，肛門からの坐薬の排出を防止できる．

奥深くまで挿入しすぎると直腸の下腸間膜静脈に吸収され，門脈を通過して初回通過効果を受ける可能性がある．

・挿入時は，患者に口呼吸をしてもらう．

> **根拠** 口呼吸によって，腹圧をかけず，肛門括約筋を弛緩させることができるため．

[患者が自分で挿入できる場合]
- 膝関節を屈曲した立位（中腰），または側臥位だと挿入しやすい（図3-2-8）．
- 3/4程度挿入してから立ち上がると，肛門括約筋の収縮により排出しにくくなり，比較的簡単に挿入できる．

図3-2-8 坐薬を患者自身が挿入する場合の体位

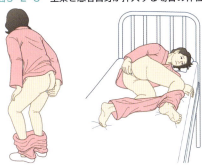

a. 立位（中腰）の場合
b. 臥位の場合

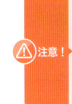

注意！ 患者が自分で挿入する場合，下記のように間違える危険があるため，患者にわかりやすい言葉で説明する．
〈間違えの例〉
・坐薬を「座って飲む薬」と勘違いして内服してしまった．
・個包装のまま内服してしまい，内視鏡で取り出した．
・肛門ではなく，膣に挿入してしまった．

⑨ 挿入後は，肛門部にガーゼを当てて1分程度押さえておく．

根拠 ▶ 坐薬が肛門から押し出されるのを防ぐため．

⑩ 坐薬が押し出されてこないことを確認しながらガーゼを取り，膿盆に入れる．
⑪ ディスポーザブル手袋をはずし，手指衛生を行う．
⑫ 患者に終了したことを告げ，ねぎらいの言葉をかけ，体位と衣服を元に戻す．
- 坐薬は直腸温によって10～20分すれば溶解して吸収されていく．溶解に伴い便意はおさまっていくので，しばらく便意を我慢するように説明する．
- 坐薬が排出された場合は，看護師を呼ぶように説明する．看護師は排出された坐薬の量や，一部吸収された坐薬の効果の有無を確認し，医師に報告する．

⑬ カーテン，毛布などをもとに戻す．
⑭ 記録して，使用した物品を片づけ，廃棄物は決められた方法で廃棄する．
⑮ 手指衛生を行う．

4 吸入法

水準 ① 到達度 Ⅱ 到達目標 Ⅰ Ⅱ

> **Point**
> - 吸入法とは，気体または薬物を微粒子にしたものを吸気とともに経鼻または経口的に肺や気道に作用させる方法である．
> - 吸入法で用いる薬剤には，肺胞から血液中に吸収されて全身に作用するものと，到達した部位で局所的に作用するものがある．
> - 薬剤が気道や肺胞の病変部に直接到達するので，少ない量で効果が得られる．また，経口的与薬法よりもすみやかな作用が期待できる．

薬物の粒子径と到達部位

- 吸入法は，薬液をエアロゾル（微粒子にして浮遊している状態）にして上気道から肺胞まで到達させる．粒子の大きさによって薬液の到達部位が異なる（図3-2-9）．

図3-2-9　薬物の粒子径と到達部位

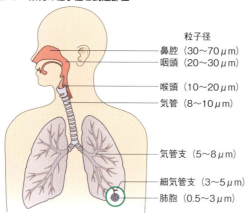

（1μm は 1mm の 1000 分の 1）

吸入器の種類と特徴

- 吸入法では，吸入器を用いて薬剤を吸入する．吸入器の種類と特徴を表3-2-3に示す．
- 本項では，定量噴霧式吸入器（MDI）とドライパウダー式吸入器（DPI）について解説する．超音波ネブライザーについてはp.588，コンプレッサー型（ジェット）ネブライザーについてはp.436を参照のこと．

（MDI：metered dose inhaler，DPI：dry powder inhaler）

表3-2-3　吸入器の種類と特徴

	定量噴霧式吸入器 （MDI）	ドライパウダー式吸入器 （DPI）	超音波ネブライザー	コンプレッサー型 （ジェット） ネブライザー
特徴と注意点	• 薬剤と液化ガスを混合した薬剤が充填された小型ボンベを指で加圧し，噴霧された薬剤を吸入する • 弱い吸気でも吸入しやすい • 携帯に便利 • 薬剤噴霧と呼吸のタイミングを合わせる必要がある．難しい場合は，補助具（スペーサー）を用いる	• 粉末化した薬物を患者の吸気によって吸入する • 自分の呼吸のタイミングで吸入できる • 携帯に便利 • 残量がわかる • 強い吸気を要するので，高齢者や小児では十分に吸入できない場合がある	• 超音波振動により薬液をエアロゾル化して吸入する • 患者の状態に応じてマウスピースまたはマスクを用いる • 構造が複雑なので，吸入器具からの細菌感染が起こらないように衛生管理を徹底させる	• ジェット気流によって発生したエアロゾルを吸入する • 構造が簡単で手入れが容易である
粒子の大きさ	3～8μm	5～10μm	1～5μm	5～15μm

3章

2

④吸入法

目的

●疾患の治療および症状の緩和
- 全身作用：吸入麻酔
- 局所作用：呼吸器疾患の治療および症状の緩和（気管支拡張，気道粘液溶解，消炎，洗浄，湿潤）

知っておくべき情報

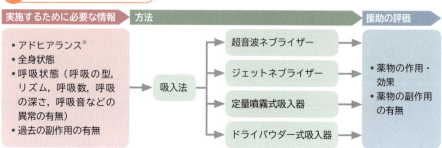

※アドヒアランスとは，「患者の行動が医療従事者の提供した治療方針に同意し一致すること」[2]を指し，ここでは患者が治療方針の決定に参加して服薬行動することを意味する．

吸入剤による吸入の準備

物品準備

① 処方箋（指示書）：6R（患者，薬，目的，用量，用法，時間）を確認するために用いる
② 吸入剤・吸入器：指示された薬剤を正しく用いる．
③ ガーグルベースン：吸入後の含嗽に用いる
④ 水：吸入後の含嗽に用いる
⑤ トレイ：物品を使用しやすいように配置し，清潔に保つ

実施前の準備

① 患者に吸入法の目的，吸入方法，吸入回数について説明し，患者または家族の同意を得る．
② 看護師は手指衛生を行い，必要物品をトレイに準備する．
③ カルテと処方箋（指示書）で，6R（患者，薬，目的，用量，用法，時間）を3回確認する（step1：保管場所から薬袋を取り出すとき，step2：薬袋から1回分の薬物シールを取り出し手に持ったとき，step3：薬袋をもとの場所に戻すとき）．

> **根拠** 誤薬を予防するため3回確認する．

- 散剤の場合は変色・湿潤，液剤の場合は変色・混濁・沈殿など，薬物の性状をできる範囲で確認する．異常があれば交換，廃棄する．

④ 患者の本人確認をする．患者氏名をネームバンドと照合し，患者にフルネームを言ってもらう．
⑤ 患者は坐位または半坐位になり，背筋と頸部を伸ばし，顔を正面に向ける．

> **根拠** 背筋と頸部を伸ばし，顔を正面に向けることで，薬物が気管支に到達しやすくなるため．背筋や頸部が前屈していると，薬物が咽頭に付着しやすい．

吸入剤による吸入の実際（経口薬の場合）

定量噴霧式吸入器を用いた方法
①吸入器のキャップをとり，よく振って薬剤を混ぜる．
②吸入方法（オープンマウス法とクローズドマウス法のどちらか）を選択する（図3-2-10）．

図3-2-10　定量噴霧式吸入器を用いた吸入方法

a．オープンマウス法

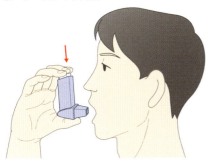

- オープンマウス法：口から3～4cm離した状態で噴霧する方法．噴霧後，口の周囲にある空気と一緒にゆっくり深く吸い込み，5～10秒程度呼吸を止めたのち，静かに鼻から息を吐く．

b．クローズドマウス法

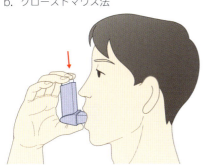

- クローズドマウス法：患者が吸入口をくわえて噴霧する方法．吸入後，数秒間呼吸を止め，吸入口を口から離してゆっくり息を吐き出す．

 注意！ クローズドマウス法では，薬物が口腔内に噴射されるタイミングでうまく吸入できていない場合がある．そのため，どちらの吸入方法でもよい薬物の場合は，オープンマウス法が推奨されている．

③患者は軽く息を吐き出し，舌を下げ，咽頭を広げた状態にする．
④息をゆっくり吸い込みながら，容器のボタンを押して薬液を噴霧する．
⑤オープンマウス法またはクローズドマウス法で薬剤を吸入する．
⑥吸入後に含嗽をする．

 根拠 吸入時に口腔内に付着した薬剤によって起こりうる副作用（口腔カンジダ症や嗄声など）を防ぐため．

 コツ！ 外出先などで含嗽ができない場合，飲み物で口をすすいで飲み込むなどの工夫により，口腔内に付着した薬剤を除去できる．また，吸入前に口腔内を湿らせることで口の中に薬物が付着しにくくなり，洗い流しやすくなる．

⑦吸入後，定量噴霧式吸入器にキャップをつける（吸入口が汚れた場合は乾いたティッシュペーパーなどで拭く）．
⑧患者の呼吸状態を観察する．
⑨記録して，使用した物品を片づけ，手指衛生を行う．

ドライパウダー式吸入器を用いた方法
①ドライパウダー式吸入器のカバーを開け，吸入口を自分に向けて持つ．
②患者は軽く息を吐き出し，吸入器を水平に持ち，吸入口を軽くくわえ，口から速く深く息を吸い込む（図3-2-11）．

図3-2-11　ドライパウダー式吸入器を用いた吸入方法

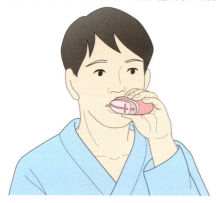

③吸入器を口から離し，そのまま軽く（5〜10秒程度）息を止め，ゆっくりと息を吐く．このとき，吸入口には息を吹き込まない．
④ドライパウダー式吸入器のカバーを閉じる（吸入口が汚れた場合は乾いたティッシュペーパーなどで拭く）．
⑤患者の呼吸状態を観察する．
⑥記録して，使用した物品を片づけ，手指衛生を行う．

3章 ▶ 診療・処置時の看護技術 / 2 ▶ 与薬の看護技術

経皮的与薬法

水準 ① 到達度 Ⅱ Ⅳ 到達目標 Ⅰ Ⅱ

Point

▶ 経皮的与薬法は，薬剤を塗布または貼付することで皮膚から吸収させる方法である．
▶ 炎症や疼痛に対する局所作用を目的としたものと，経皮的に毛細血管に吸収されて全身を循環する全身作用を目的としたものがある．

経皮的与薬法の薬剤の種類

- 経皮的与薬に用いる皮膚外用薬には，塗布剤と貼付剤がある．主な種類と特徴を表3-2-4に示す．

表3-2-4 経皮的与薬に用いる薬剤の種類

	種類	特徴
塗布剤	軟膏剤	・油脂性や水溶性の基剤に，有効成分を溶解または分散させた製剤 ・作用が穏やかで，皮膚刺激性がほとんどない ・皮膚保護作用が強い ・注意点として，表皮から分泌物がある場合は，分泌物が貯留し，汚染源となって悪影響を及ぼすことがある
	クリーム剤	・有効成分を乳化させた製剤 ・効果が速く現れる．一般的に乾燥した患部に用いる ・べたつきが少なく，水で洗い落としやすい ・軟膏類よりも刺激性が強いが，皮膚透過性が高い
	ローション剤	・有効成分を水性の溶液に溶解，乳化，分散させた製剤 ・軟膏やクリームでは塗りにくい頭部などに適用する ・汗で流れ落ちやすく，湿潤面には適さない
貼付剤	テープ剤	・ほとんど水分を含まない基剤に有効成分を混和し，テープに伸ばした製剤．経皮吸収型製剤（TTS：transdermal therapeutic system）を含む ・狭心症治療薬，鎮痛剤，禁煙補助剤などがある ・粘着力が強い ・同じ場所に繰り返し貼ると発赤やかぶれを起こしやすい
	パップ剤	・水分を多く含む基剤に有効成分を混和し，布などに伸ばした製剤 ・テープ剤よりも粘着力が弱い ・同じ場所に繰り返し貼ると発赤やかぶれを起こしやすい

（第十七改正日本薬局方（2016年改正）を参考に作成）

塗布剤の塗布（単純塗擦法）

- 単純塗擦法とは，塗布剤を皮膚・粘膜に塗布したりすり込んだりして，皮膚，粘膜，創面などに局所的に作用させる方法である．

目的

- 外部からの刺激の遮断
- 消炎，鎮痛，消毒，止痒を目的とした薬物の皮膚組織への浸透
- 滲出液の除去
- 痂皮の除去
- びらん・潰瘍面の上皮形成促進
- 増殖角質の除去
- 皮脂膜の補助

知っておくべき情報

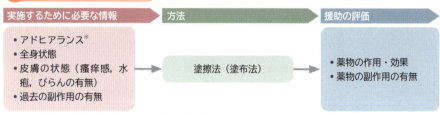

実施するために必要な情報	方法	援助の評価
・アドヒアランス※ ・全身状態 ・皮膚の状態（瘙痒感，水疱，びらんの有無） ・過去の副作用の有無	塗擦法（塗布法）	・薬物の作用・効果 ・薬物の副作用の有無

※アドヒアランスとは，「患者の行動が医療従事者の提供した治療方針に同意し一致すること」[2]を指し，ここでは患者が治療方針の決定に参加して服薬行動することを意味する．

単純塗擦法の準備

物品準備

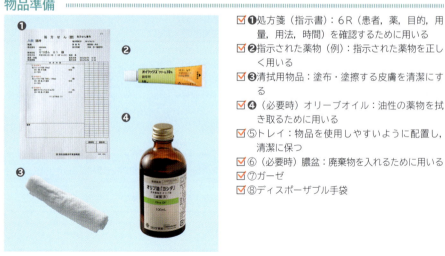

- ❶処方箋（指示書）：6R（患者，薬，目的，用量，用法，時間）を確認するために用いる
- ❷指示された薬物（例）：指示された薬物を正しく用いる
- ❸清拭用物品：塗布・塗擦する皮膚を清潔にする
- ❹（必要時）オリーブオイル：油性の薬物を拭き取るために用いる
- ❺トレイ：物品を使用しやすいように配置し，清潔に保つ
- ❻（必要時）膿盆：廃棄物を入れるために用いる
- ❼ガーゼ
- ❽ディスポーザブル手袋

実施前の準備

① 患者に単純塗擦法の目的と方法，部位を説明し（意識障害がある患者の場合にも必ず声をかけてから行う），患者または家族の同意を得る．
② 看護師は手指衛生を行い，必要物品をトレイに準備する．

単純塗擦法の実際

① カルテと処方箋（指示書）で，6R（患者，薬，目的，用量，用法，時間）を，3回確認する（step1：保管場所から薬袋を取り出すとき，step2：薬袋から1回分の薬物シールを取り出し手に持ったとき，step3：薬袋をもとの場所に戻すとき）．

> **根拠** 誤薬を予防するため3回確認する．

- 軟膏やクリームの場合は変色・変質，ローションの場合は変色・混濁・沈殿など，薬物の性状を確認する．異常があれば交換，廃棄する．

② 部位に応じてカーテン，毛布やタオルケットを使用し，不必要な露出を避ける．
③ 部位に応じて，適切な体位にする．
④ 塗布・塗擦する皮膚を清拭し乾燥させ，前回塗布・塗擦した薬物は拭き取る．
- 前回の薬物が油性の場合は，オリーブオイルを浸したガーゼを用いて拭き取る．

> **根拠** 皮膚に直接薬物を塗布して皮膚から吸収させるため，皮膚を清潔にする．

⑤ ディスポーザブル手袋を着用する（薬物が看護師の皮膚から吸収されないように）．
⑥ 患者の本人確認をする．患者氏名をネームバンドと照合し，患者にフルネームを言ってもらう．
⑦ 薬剤を指先（液剤は手掌）に適量とり，皮膚の走行に沿って塗布する．または軽くすり込む．

 注意！
- 薬剤は軽く塗るだけで皮膚に吸収される．力を入れてすり込むと瘙痒感を誘発したり，病巣を悪化させるおそれがあるので軽くすり込む．
- 虫刺されや湿疹の場合，患部だけに塗り，全体に薄く伸ばす．
- 感染性の病変の場合，感染部を拡大させないために，外側から中心に向かって塗布する．

⑧ ディスポーザブル手袋をはずし，手指衛生を行う．
⑨ 患者に終了したことを告げ，ねぎらいの言葉をかけ，体位と衣服をもとに戻す．
⑩ カーテン，毛布などをもとに戻す．
⑪ 記録して，使用した物品を片づけ，廃棄物は決められた方法で廃棄する．
⑫ 手指衛生を行う．

経皮吸収型製剤の貼付

- 皮膚に直接シート状の薬物を貼ることで，表皮，毛嚢，汗腺，細胞間のすきまなどを通過して薬物が毛細血管に吸収され，全身を循環して，心臓および全身の血管に作用する．
- 効果に持続性があり，一定の血中濃度を保つことができる．また，食事の影響を受けず，消化管に負担がかからない．

目的

- 疾患の治療および症状の緩和
- 全身作用：虚血性心疾患治療，ホルモン補充，喘息治療，禁煙補助，がん性疼痛の鎮痛

知っておくべき情報

実施するために必要な情報	方法	援助の評価
・アドヒアランス※ ・全身状態 ・バイタルサイン ・貼付部位の皮膚状態（発赤，発疹，ただれ，かぶれ，瘙痒感などの有無） ・過去の副作用の有無	貼付法	・薬物の作用・効果 ・薬物の副作用の有無 ・皮膚の異常の有無

※アドヒアランスとは，「患者の行動が医療従事者の提供した治療方針に同意し一致すること」[2)] を指し，ここでは患者が治療方針の決定に参加して服薬行動することを意味する．

経皮吸収型製剤貼付の準備

物品準備

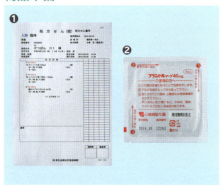

- ❶処方箋（指示書）：6R（患者，薬，目的，用量，用法，時間）を確認するために用いる
- ❷指示された薬物（例）：指示された薬物を正しく用いる
- ❸油性ペン：テープに貼付した日時を記入する
- ❹トレイ：物品を使用しやすいように配置し，清潔に保つ
- ❺（必要時）膿盆：廃棄物を入れるために用いる
- ❻（必要時）清拭用物品：貼付する皮膚を清潔にする
- ❼（必要時）オリーブオイルやベビーオイル：皮膚に残った粘着剤を拭くため
- ❽ガーゼ

実施前の準備

① 患者にテープ剤（経皮吸収型製剤：TTS）を貼付する目的と方法，部位を説明し（意識障害がある患者の場合にも必ず声かけを行う），患者または家族の同意を得る．
② 看護師は手指衛生を行い，必要物品をトレイに準備する．

経皮吸収型製剤貼付の実際

① カルテと処方箋（指示書）で，6R（患者，薬，目的，用量，用法，時間）を，3回確認する（step 1：保管場所から薬袋を取り出すとき，step 2：薬袋から1回分の薬物シールを取り出し手に持ったとき，step 3：薬袋をもとの場所に戻すとき）．

> **根拠** 誤薬を予防するため3回確認する．

- シートの外装，シートの変色・変質などの有無，薬物の性状を確認し，異常なら交換，廃棄する．
② 患者の本人確認をする．患者氏名をネームバンドと照合し，患者にフルネームを言ってもらう．
③ 部位に応じてカーテン，毛布やタオルケットを使用し，不必要な露出を避ける．
④ 部位に応じて，適切な体位にする．

⑤ 貼付してあったテープ（経皮吸収型製剤）があればはがす．
- 皮膚に発赤，発疹，ただれ，かぶれ，瘙痒感などがないかどうかを確認する．
- 皮膚に粘着剤が残っていないかどうかを確認する．皮膚に粘着剤が残った場合，オリーブオイルまたはベビーオイルで拭くと取れやすい．

⑥ 新しいテープ（経皮吸収型製剤）を貼付する部位を選ぶ（図3-2-12）．

- 貼付部位は，各薬物の指示に従い，適切な部位を選ぶ．

経皮的与薬は，皮膚を投与経路としているため，基本的には体毛が多い部位や皮膚の角質層が厚い踵部などを除き，テープと皮膚の密着性が保たれる部位であれば効果に差はない．しかし，薬物ごとに，厚生労働省により承認されている部位があるため，各薬物の添付文書に従って貼付部位を選ぶ．

- 貼付する部位は前回とは異なる部位にする．毎回貼付部位を変えることが望ましい．

根拠　同じ部位に続けて貼付すると，発赤，発疹，ただれ，かぶれ，瘙痒感の原因となるため．

- テープをはがしてしまう可能性のある子どもなどの場合，手の届かない部位に貼付するか，ドレッシング材でカバーする．

図3-2-12　経皮吸収型製剤の貼付部位（例）
a．ニトログリセリン

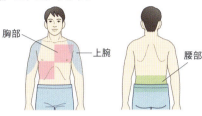

b．硝酸イソソルビド

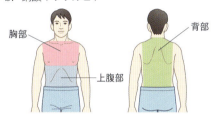

c．ツロブテロール（テープ）

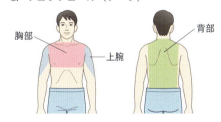

⑦ 貼付する部位を乾いたタオルで拭く．

根拠　汗や水分，皮脂があるとはがれやすくなるため，清潔にしてから貼付する．

⑧ 新しいテープ（経皮吸収型製剤）に油性ペンで，貼付日時を記入する．
- 製品名表示などがない部分に記入する．

⑨ 適切な部位に貼付する．
- しわにならないようにテープを貼り，皮膚にしっかりと密着させる．

⑩ 患者に終了したことを告げ，ねぎらいの言葉をかけ，体位と衣服をもとに戻す．

⑪ カーテン，毛布などをもとに戻す．

⑫記録して，使用した物品を片づけ，廃棄物は決められた方法で廃棄する．

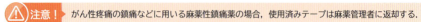
⚠️ 注意！　がん性疼痛の鎮痛などに用いる麻薬性鎮痛薬の場合，使用済みテープは麻薬管理者に返却する．

⑬手指衛生を行う．

知っておこう！　経皮吸収型製剤（TTS）の注意点

- アルミニウムが使用されているTTSは，MRI検査の際に熱傷を起こす危険があるため，検査直前に除去する．
- TTSが除細動器と接触した場合，電極パッドから心臓への電気エネルギーが遮断される可能性があり，さらに小さな熱傷を起こす危険がある．そのため，電気的除細動を行う際や自動体外式除細動器（AED）を使用する際は，TTSを除去する．患者と家族には，AEDの妨げにならない部位に貼付するように説明する．

3章 ▶ 診療・処置時の看護技術 ／ 2 ▶ 与薬の看護技術

6 点眼法

水準 ❶　到達度 Ⅱ Ⅳ　到達目標 Ⅰ Ⅱ

Point
▶ 点眼法は，眼の局所に薬液を滴下して吸収させる方法である．
▶ 点眼された薬物の一部は角膜から吸収され，一部は結膜から強膜を通って吸収され，眼球に入る．
▶ 本項では，点眼法のほか，眼軟膏を結膜嚢内に塗布する点入法についても解説する．

目的
- 眼部の消毒，殺菌，消炎
- 眼部の検査（散瞳，縮瞳）
- 眼部の手術麻酔
- 涙の代用

知っておくべき情報

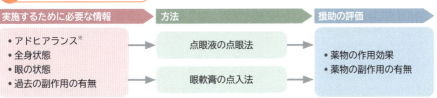

※アドヒアランスとは，「患者の行動が医療従事者の提供した治療方針に同意し一致すること」[2] を指し，ここでは患者が治療方針の決定に参加して服薬行動することを意味する．

点眼法の準備

物品準備

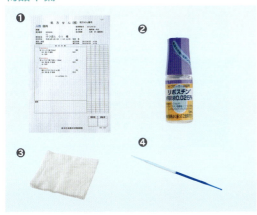

- ☑ ❶処方箋（指示書）：6R（患者，薬，目的，用量，用法，時間）を確認するために用いる
- ☑ ❷指示された薬物（例）：指示された薬物を正しく用いる
- ☑ ❸拭き綿：眼の分泌物やあふれた薬液を拭いたり，点眼時，下眼瞼を引っ張ったり，点眼後，涙嚢を押さえるために用いる．アルコール綿は不可
- ☑ ❹（必要時）ガラス棒：眼軟膏の点入に用いる
- ☑ ❺膿盆：廃棄物を入れるために用いる
- ☑ ❻トレイ：物品を使用しやすいように配置し，清潔に保つ
- ☑ ❼マスク，ディスポーザブル手袋

357

実施前の準備

① 患者に点眼法の目的と方法，投与する眼（左右）を説明し（意識障害がある患者の場合にも必ず声をかけてから行う），患者または家族の同意を得る．
② 看護師は手指衛生を行い，必要物品をトレイに準備する．
③ カルテと処方箋（指示書）で，6R（患者，薬，目的，用量，用法，時間）を3回確認する（step1：保管場所から薬袋を取り出すとき，step2：薬袋から1回分の薬物シールを取り出し手に持ったとき，step3：薬袋をもとの場所に戻すとき）．

> 🔍 **根拠** 誤薬を予防するため3回確認する．

- 変色，混濁，沈殿などの薬物の性状，点眼びんの外観を確認する．異常があれば交換，廃棄する．

④ コンタクトレンズを使用している場合は，薬物によってはレンズをはずす．

> 🔍 **根拠** 薬物がコンタクトレンズに吸収され，少しずつ放出されて持続的に作用する危険があるため．また，レンズの性状に影響を及ぼす可能性がある．

⑤ 眼から分泌物がある場合は，洗眼するか，または拭き綿で拭き取ってから点眼・点入する．
⑥ 体位は仰臥位または坐位にする．

- 坐位の場合は，頸部をすこし後屈してもらう．

点眼法の実際

点眼液の点眼法

① 懸濁性点眼液は，使用時よく振って液を均一化する．
② 患者本人であることを確認する．患者氏名をネームバンドと照合し，患者にフルネームを言ってもらう．
③ 拭き綿を下眼瞼に当てて軽く下に引く（拭き綿は左右別々にする）．
④ 点眼するときは，患者に上方を見てもらう．
⑤ 点眼びんの先端が患部や睫毛に触れないように，点眼びんの薬液の指示量（通常1滴）を下結膜嚢内に滴下する（図3-2-13）．

図3-2-13　点眼液の点眼法

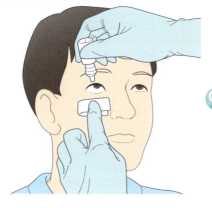

> 🔍 **根拠**
> - 点眼液が細菌により汚染されたり，変質する危険性があるため，点眼びんの先端が患部や睫毛に触れないようにする．点眼薬は無菌製剤なので，細菌が入らないようにしておかなければならない（開封後の使用期限は最大で1か月）．
> - 通常の点眼びんからの1滴の容量は，約40～50μL（0.04～0.05mL）であるが，そのうち結膜嚢内には，約20μL（0.02mL）の液しか入らないため，正確に入れば1滴で十分である．用量以上に点眼すると，薬剤が涙管から涙嚢へ移行して鼻腔内に流れこんだり，眼瞼からあふれて口腔に入り，鼻腔粘膜や口腔粘膜から吸収されてしまう．その結果，全身性の副作用を引き起こす可能性がある．

⑥ 滴下後，約1分間閉眼させ，拭き綿を当てて薬液が涙囊へ入らないように涙管（図3-2-14）を押さえ，あふれた薬液は拭き取る．

図3-2-14　眼の解剖（右眼）

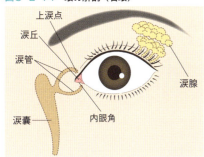

根拠　涙管を押さえることによって，点眼液が涙囊を経て鼻粘膜などから吸収されることを防止できる．そのため，点眼後しばらくは閉眼し，涙管を押さえている必要がある．また，眼から流れ出た点眼液は，眼瞼炎などの原因になるのであふれた薬液は拭き取る．

⑦ 違った種類の点眼薬を同時に使用する場合は，少なくとも5分以上の間隔をあける．

根拠　続けて点眼すると，複数の点眼液が混ざり合う．すると，それぞれの点眼液の十分な濃度・量が与薬されなくなり，効果が減じるためである．

- 眼軟膏が同時に処方されている場合は，効果の発現が点眼液よりゆるやかで効果が長いので（点眼液の吸収はきわめて良好で，通常2～3分で角膜から吸収される），眼軟膏を最後に点入する．

⑧ ディスポーザブル手袋をはずし，手指衛生を行う．
⑨ 患者に終了したことを告げ，ねぎらいの言葉をかける．
⑩ 記録して，使用した物品を片づけ，廃棄物は決められた方法で廃棄する．
- 点眼液は薬物により冷蔵庫で保管するものもあるので確認する．
⑪ マスクをはずし，手指衛生を行う．

眼軟膏の点入法

① 実施前の準備は点眼液と同様だが，薬物の点検に際しては，変色・変質などの薬物の性状やチューブの外観を確認する．異常があれば交換，廃棄する．
② 患者本人であることを確認する．患者氏名をネームバンドと照合し，患者にフルネームを言ってもらう．
③ 拭き綿を下眼瞼に当てて軽く下に引く．
④ 点入するときは，患者に上方を見てもらう．

⑤ 下眼瞼の結膜嚢内に，内眼角よりガラス棒で横に細長く軟膏を入れ，静かにガラス棒を引き抜く（図3-2-15a）.

図3-2-15 **眼軟膏の点入法**
a. ガラス棒を使用した場合　　b. ガラス棒を使用しない場合

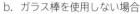
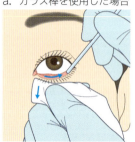
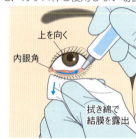

- 両眼に点入する場合は，ガラス棒の両側を片眼ずつ使用する．同じ側で点入しない．
- ガラス棒を使用しない場合は，チューブの先が眼球に触れないように注意しながらチューブをすこし押して軟膏を出す（図3-2-15b）.

⑥ 点入後，閉眼させ，拭き綿で軽くマッサージし，軟膏が全体に広がるようにする．
⑦ 拭き綿で，眼瞼外についた軟膏を拭き取る．
⑧ ガラス棒を使用しなかった場合は，チューブの先を清潔なガーゼかティッシュペーパーで拭く．
⑨ ディスポーザブル手袋をはずし，手指衛生を行う．
⑩ 患者に終了したことを告げ，ねぎらいの言葉をかける．
⑪ 記録して，使用した物品を片づけ，廃棄物は決められた方法で廃棄する．
⑫ マスクをはずし，手指衛生を行う．

7 注射法

3章 ▶診療・処置時の看護技術／2 ▶与薬の看護技術

水準 ② 到達度 Ⅱ Ⅲ（モデル人形または学生間）Ⅳ 到達目標 Ⅰ Ⅱ

Point
- 注射法とは，疾患の予防や治療のために薬液を経皮的に体内に注入する与薬法である．
- 注射法は，他の与薬法に比べて速効性があり，しかも確実に高濃度の薬物を組織へ到達させることができる．

注射法の種類
- 主な注射法には，皮下注射，筋肉内注射，皮内注射，静脈内注射があり，それぞれの用法で薬物の吸収速度や持続性が異なる（図3-2-16）．薬物の効果をどのように期待するかによって，方法が選択される．

図3-2-16 **与薬方法と血中濃度（目安）**

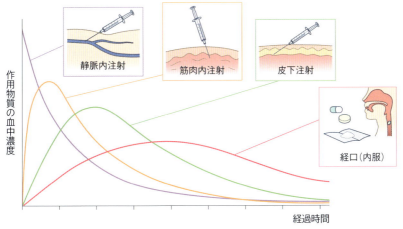

注射器・注射針の構造と用途
- 注射法により，注射針が選択される．注射器の構造と注射針の用途を図3-2-17，18，19に示す．

図3-2-17 **注射器の構造**

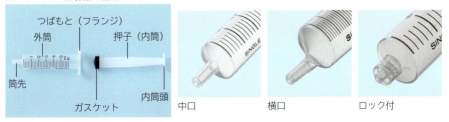

図3-2-18　注射針の構造

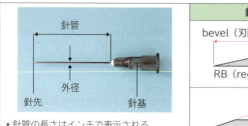

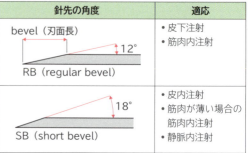

針先の角度	適応
bevel（刃面長）　12°　RB（regular bevel）	・皮下注射 ・筋肉内注射
18°　SB（short bevel)	・皮内注射 ・筋肉が薄い場合の筋肉内注射 ・静脈内注射

- 針管の長さはインチで表示される
- 針管の外径はG（ゲージ）で表示される

図3-2-19　注射針の用途

ゲージ	カラーコード	刃形	用途 皮下	筋肉内	静脈内	皮内	輸血
18G (1.20mm)	pink	RB					
		SB					○
19G (1.10mm)	cream	RB					
		SB					○
20G (0.90mm)	yellow	RB					
		SB					○
21G (0.80mm)	deep green	RB		○(油性薬液)			
		SB			○		
22G (0.70mm)	black	RB	○	○			
		SB			○		
23G (0.60mm)	deep blue	RB	○	○			
		SB			○		
24G (0.55mm)	medium purple	RB	○	○			
25G (0.50mm)	orange	RB	○				
26G (0.45mm)	brown	SB				○	
27G (0.40mm)	medium grey	RB	○				
		SB				○	

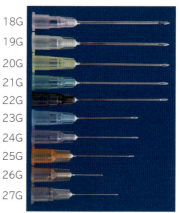

注）メーカーにより色の濃度が異なる

知っておくべき情報

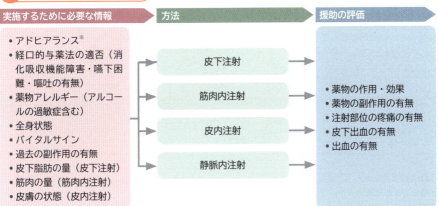

※アドヒアランスとは，「患者の行動が医療従事者の提供した治療方針に同意し一致すること」[2] を指し，ここでは患者が治療方針の決定に参加して服薬行動することを意味する．

皮下注射

- 皮下注射は，皮膚と筋層のあいだの皮下組織（脂肪組織と結合組織）に薬液を注入し，末梢血管の静脈に吸収させる方法である．
- 最も一般的で，安全な注射方法であるが，吸収は遅い．
- 皮下組織は血管に乏しいが，毛細血管に吸収された薬液は末梢静脈に入り右心へ達する．
- 皮下組織はスポンジ状で柔らかいので，痛みが少ない．
- 使用できる薬液は，pH・浸透圧が組織液と同一で刺激がないものである．
- 以下のような場合に適している．
  - ゆっくりした薬液の吸収を望む場合
  - 経口製剤を嚥下することができない場合
  - 嘔吐などによって経口的与薬が不可能な場合
  - 経口製剤によって胃腸障害を起こしている場合

皮下注射の準備

物品準備

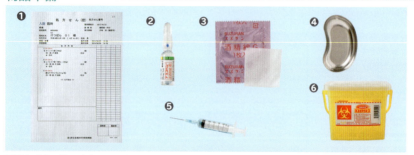

- ☑ ❶処方箋（指示書）：6R（患者，薬，目的，用量，用法，時間）を確認するために用いる
- ☑ ❷指示された薬物（例）：指示された薬物を正しく用いる
- ☑ ❸アルコール綿（70％エタノール綿）：薬液の容器と刺入部の消毒に用いる．アルコール綿でかぶれる患者の場合，他の消毒剤（クロルヘキシジングルコン酸塩など）を用いる．
- ☑ ❹膿盆：使用済みのアルコール綿など廃棄物を入れるために用いる
- ☑ ❺注射器と注射針：薬液の量に合わせて選択する．主に2.5～5mLを用いる．針は22～27G（RB），主に23Gを用いる
- ☑ ❻医療用廃棄容器：使用した注射器・注射針などを廃棄する
- ☑ ⑦トレイ：物品を使用しやすいように配置し，清潔に保つ
- ☑ ⑧（必要時）タオルケット，毛布：保温や羞恥心への配慮のために用いる
- ☑ ⑨ディスポーザブル手袋

実施前の準備

※筋肉内注射（p.372），皮内注射（p.376），静脈内注射（p.378）でも同様の手順で準備する．
① 患者に皮下注射の目的と方法，注射部位を説明し（意識障害がある患者の場合にも必ず声をかけてから行う），患者または家族の同意を得る．
② カルテと処方箋（指示書）で，6R（患者，薬，目的，用量，用法，時間）を，3回確認する（step1：薬品を準備するとき，step2：注射器に薬液を吸い上げるとき，step3：注射薬のアンプルを片づけるとき）．
  - その際，薬液の変色，沈殿，混濁，結晶，異物混入などの性状を確認する．
  - 薬品を取り出してから手指衛生を行い，ディスポーザブル手袋を着用する．
③ 注射器の外装を両開きするように開封し，外筒を持って注射器を無菌操作で取り出す．
④ 注射器の筒先が不潔にならないように片手に持ち，注射針の外装を両開きにする．
⑤ 針先の断面と注射筒の目盛りを上にして接続し，注射針の外装を取る（図3-2-20）．

図3-2-20　注射器と注射針の接続方法

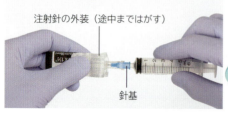

 根拠　目盛りを上にしておくと，アンプルやバイアルから薬液を吸い上げるとき，薬液量を確認しやすいため．また，注射時は，針先の断面を上に向けて針を刺入するため，針先の断面と注射筒の目盛りの向きを合わせておけば，注射時にも目盛りが見やすい．

⑥ 注射器の内筒を動かし，注射器内の空気を完全に押し出す（注射針を接続する前に空気を押し出してもよい）．

> **根拠** 注射器の内筒が問題なく動くかどうか確認するため．また，空気が入っていると薬液を吸い上げるときに注射器の内筒の滑りが悪くなる．

⑦ 薬液を注射器に吸い上げる．

アンプルの場合

1) アンプルの頭部を持ち，体部が円を描くように振って薬液を体部に集める（**1**）．
2) アルコール綿でアンプルの頸部を消毒する．
3) アンプルの頸部に表示されている●印（アンプルをカットする目印）を上にして，●印を中心に頸部をアルコール綿で包み，その上から利き手の母指を●印に当て（**2**），●印の反対方向にアンプルの頸部を折る．

> **コツ！** ●印（薬剤により色が違うことがある）は，カットしやすく加工された部分を表示している．全周カットアンプルの場合はどの方向からもカットできるため，マークはない．

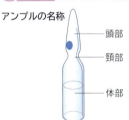

アンプルの名称：頭部／頸部／体部

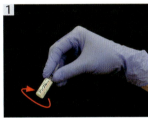

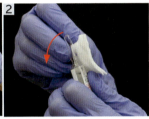

- 注射器の押子とアンプルのカット縁や外側に触れないように注射針を挿入し，薬液を注射器に吸い上げる．
- 利き手でないほうの手でアンプルを持ち，利き手で注射器を持って小指で内筒を移動させながら吸い上げる（図3-2-21）．

図3-2-21　アンプルから薬液を吸い上げる方法

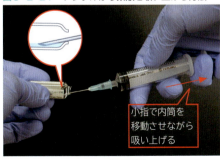

小指で内筒を移動させながら吸い上げる

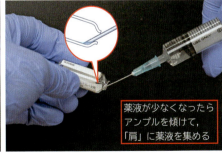

薬液が少なくなったらアンプルを傾けて，「肩」に薬液を集める

バイアルの場合

1) バイアルのゴム栓をアルコール綿で拭く．

> **根拠** バイアルはシールやプルトップなどを付けた状態で滅菌されるが，キャップとゴム栓との間の滅菌状態の検査はされていない．滅菌の保証がないので消毒する．

2）アルコールが乾いたら，注射器に，注入する薬液と同量の空気を入れておく．注射針をゴム栓の指定位置（IN，◎印など）に，垂直にゆっくりと針を刺し込む（**1**）．コアリング（図3-2-22）が発生しないよう注意する．指定位置がない場合は中央部に刺し込む（図3-2-23）．

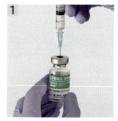

3）注射器の空気をバイアルの中に入れる（**2**）．

根拠 空気を入れることで薬液の吸引が容易になるため．バイアルは密閉されているので，薬液だけを吸引するとバイアル内が陰圧になり，吸い出しにくい．

コツ！ 針先は液面の上に出す．針先が薬液内に入っている状態で注射器の空気をバイアルに入れると，薬液が泡立ってしまう．

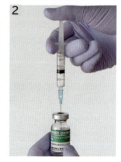

4）バイアルを上にして必要量の薬液を注射器に吸い上げる（**3**）．
5）注射針を途中で回転させない．
6）2回以上，バイアルに注射針を刺す場合は，同一箇所を避ける．

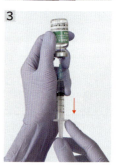

図3-2-22 コアリングの発生（黄色部分）

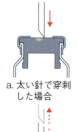
a. 太い針で穿刺した場合

b. ゴム栓に対し，斜めに穿刺した場合

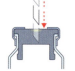
c. 同じ箇所に複数回穿刺した場合

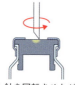
d. 針を回転させながら穿刺した場合

注意！ ゴム栓は，密封性を高めるために容器口部周縁部から圧縮される力を受けている．そのため，注射針をゴム栓に穿刺するとき，注射針のヒール部にゴム栓が削り取られることがある．このゴム片を「コア」といい，この現象を「コアリング」という．

図3-2-23 正しい刺入の方法（バイアル）

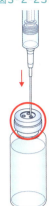
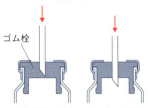

注射針は垂直にゆっくり刺す

注射針は定位置（ない場合は中央部）に刺す

根拠 注射針の先端はななめになっているため，ゴム栓に注射針を斜めに穿刺すると，注射針のヒール部でバイアルのゴム栓が削り取られ，ゴム栓が薬液に混入する（コアリング）危険性があるため，垂直に刺し込む．また，注射針を回転させながら刺し込むことや，同じ場所に何度も注射針を刺すこともコアリングの危険性を高める．

バイアル内の薬物を溶解して用いる場合
1）アンプルの場合と同じ要領で，溶解用の液を注射器に吸い上げる．
2）バイアルのゴム栓をアルコール綿で拭く．
3）アルコールが乾いたら，ゴム栓の中央部に垂直に針を刺し込み，注射器の中の溶解用の液を注入する．
4）バイアル内の薬物と溶解用の液を泡立てないように混和し，溶解したら，針を刺したままでバイアルを上にして必要量の薬液を注射器に吸い上げる．

 根拠 泡立てると，指示量が正確に得られず，薬物の効果が減ずるため（力価が下がる）．

⑧ アンプルやバイアルなどから薬液を吸い上げたら，注射針を上に向けて注射器を垂直に立て，一度内筒を引いて注射針内の薬液を注射器に戻し，すこし空気を入れてから（**1**），押し出す．

根拠 薬液を吸い上げた状態で空気を出すために内筒を押すと，針管の内部にある薬液が出てしまうからである．内筒を引くと針管の薬液が注射器に戻るので，空気を押し出すときに薬液が飛散することを防ぐことができる．

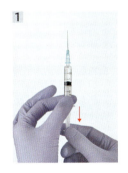

1

⑨バイアルの場合は，薬液の吸い上げに使用した注射針をはずして（医療用廃棄容器に捨てる），新しい注射針につけ替える．
⑩注射器を軽く叩いて筒先に気泡を集める（**2**）．内筒を静かに移動させて空気を出す（**3**）．

根拠 針基は手に触れる不潔部分であるため，針先から出て針管の外側を伝わって針基へと流れた薬液が再び針先に戻ると，注射針が汚染される．

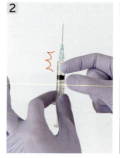

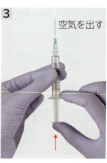

⑪ディスポーザブル手袋をはずし，手指衛生を行う．
⑫トレイの中に必要物品を準備する．
⑬患者の本人確認をする．患者氏名をネームバンドと照合し，患者にフルネームを言ってもらう．
⑭カーテンを閉め，注射部位に応じてタオルケットや毛布を使用して不必要な露出を避ける．

皮下注射の実際

①注射部位に応じて適切な体位にする．
- 上腕伸側および三角筋を使用する場合は，仰臥位または坐位にする．

②正しい部位を選定する．
- 皮下注射には，神経・血管が少なく，皮膚表面の近いところで骨がない場所が適している．
- 通常は，上腕伸側，三角筋部を用いる．
- 皮下脂肪組織が極端に少ない部位や，皮膚が弱くなっている部位を避け，同一部位に繰り返し注射しない．

上腕伸側の刺入部位の選定
- 肘頭と上腕骨頭中央部を結んだ線上で，下から約1/3の部位を選ぶ（図3-2-24）．

根拠 上腕に走行している腋窩神経と橈骨神経への針先の接触を避けるため．

三角筋部の刺入部位の選定
- 肩峰から3横指下と前後腋窩線を結ぶ領域を選ぶ（図3-2-25）．

根拠 注射時に露出しやすく，場所も決定しやすく，臥位でも坐位でも注射可能であるため．ただし，骨や神経，血管に近いため筋肉内注射の際には接触しないように注意する．

図3-2-24　皮下注射部位の選定（上腕）　　図3-2-25　皮下注射部位の選定（三角筋）

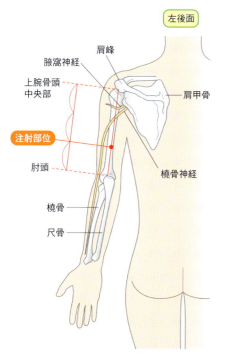
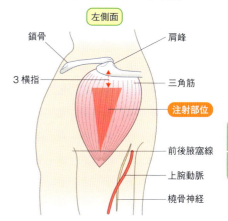

- シャツや袖のきつい衣類を着ている場合は，袖をたくし上げるのではなく片そでを脱いでもらい，肩を露出させて肩峰（図3-2-26：指を当てて肩関節を外転するか上肢を前方に挙上すると，くぼみを生じる部位）を確認する．

図3-2-26　肩峰の探し方

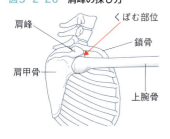
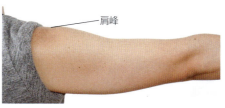

- 三角筋を弛緩させるため，肘関節を屈曲させて手を腰や腹部に置く．

> **根拠**　注射時，肩関節を外転させたままだと，筋肉が緊張して，疼痛が増強するからである．

③ 手指衛生を行い，ディスポーザブル手袋を着用する．
④ 注射部位をアルコール綿で，約7cm×5cmの楕円形を描くように中心から円を描くように拭いて（図3-2-27）消毒し，乾燥するのを待つ．

> **根拠** アルコールは乾燥して初めて消毒効果が生じるため．

図3-2-27 消毒のしかた

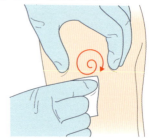

⑤ 注射部位の皮膚を，注射器を持たない手でつまむ（図3-2-28a）．
・皮下脂肪の厚い人の場合は，下から皮膚を引っ張って伸展する（図3-2-28b）．

> **根拠** 注射針を正しい位置（皮下組織）へ刺入し，刺入時の疼痛を緩和するため．また，皮下組織は可動性があるため，つまむことでその厚みが推定できる．

図3-2-28 皮下注射部位の皮膚のつまみ方
a. 普通の人の場合　　b. 皮下脂肪の厚い人の場合

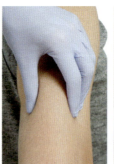 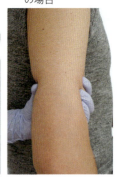

⑥ 針基を固定し（図3-2-29），注射器の目盛りと注射針の切り口を上方に向けて，注射針を皮膚に対して約10〜30°の角度ですばやく皮下に刺入する．

図3-2-29 皮下注射時の持ち方・刺入角度・針先の位置

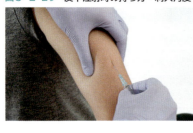 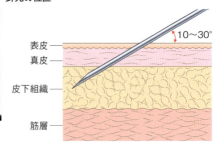

⑦ 注射針を刺入したら，皮膚をつまんでいた指を離し，疼痛や末梢のしびれ感がないかどうか確認する．

> **根拠** 注射針の刺入時に疼痛や末梢にしびれを感じた場合は，神経に影響があると考えられるので，ただちに抜針する．

⑧ 注射器が動かないように固定し（図3-2-30），注射器を持っていないほうの手で押子を引いて血液の逆流がないこと（注射針が血管内に入っていないこと）を確認する．

図3-2-30　皮下注射時の注射器の固定方法

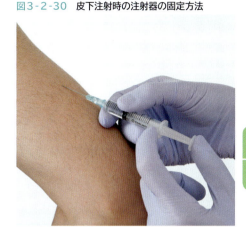

 注意！ 注射器を持ち替えることで，針先が動いて刺入角度や深さが変わり，神経・血管を損傷したり目的部位に薬液を注入できないおそれがある．そのため，注射器を固定させたまま行う．

- 押子を引いて血液が逆流した場合はすぐ注射針を抜去し，注射針を交換して違う部位に再度刺入する．

根拠 皮下注射用の薬液が血管内に入ると，薬効が速くなり危険であるため．

⑨ 薬液をゆっくり皮下に注入する．

根拠 組織内に薬液を拡散させるためゆっくり注入する．

⑩ 注入後，アルコール綿を刺入部に軽く添え，注射針をすばやく抜く．

コツ！ アルコール綿は，すぐに使用できるように，外装の封を切っておくか，外装から取り出しトレイに置いておく．

⑪ 注射部位をアルコール綿で押さえ，軽く静かにマッサージする．

根拠 薬液の浸透・吸収の促進，注射部位の腫脹・硬結の予防のために行う．ただし，薬液によっては，マッサージをしてはいけないもの（薬液の持続的な効果を期待するインスリン注射やホルモン薬など）もあるため，薬物の添付文書で確認しておく．

⑫ 使用した注射器，注射針（リキャップしない）は，医療用廃棄容器に捨てる．

根拠 針刺しを防止するため，使用済みの注射針にはリキャップをせずに，専用の医療用廃棄容器に捨てる．

⑬ ディスポーザブル手袋をはずし，手指衛生を行う．
⑭ 患者に終了したことを告げ，ねぎらいの言葉をかけ，体位と衣服をもとに戻す．
⑮ 注射による異常や変化（しびれや痛み）がないかどうか観察する．
⑯ カーテン，タオルケットや毛布などをもとに戻す．
⑰ 記録して，使用した物品を片づけ，廃棄物は決められた方法で廃棄する．
⑱ 手指衛生を行う．

筋肉内注射

- 筋肉内注射は，筋肉の筋層内に薬液を注入する方法で，薬液の吸収の速さは皮下注射の約2倍である．
- 筋肉内は血管が豊富であるから，薬液は容易に末梢血管内に吸収される．筋束間結合組織から毛細血管に吸収された薬液は，末梢静脈に入り右心に達する．
- 吸収が良好であるため，油性，懸濁液の薬液でも注射可能である．
- 皮下注射か筋肉内注射かの選択は，通常，薬液の性状によって決まる（医師が決定する）．
- 以下の場合に適している．
  - 皮下注射と静脈内注射の中間の作用速度と持続性を期待する場合
  - 薬物による局所の刺激が強いため，皮下注射ができない場合
  - 皮下注射より多くの薬物の注入が必要な場合
  - 非水溶性注射液を用いる場合

筋肉内注射の準備

物品準備

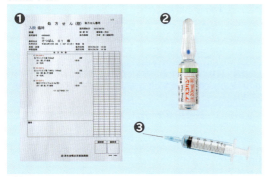

- ☑ ❶処方箋（指示書）：6R（患者，薬，目的，用量，用法，時間）を確認するために用いる
- ☑ ❷指示された薬物（例）：指示された薬物を正しく用いる
- ☑ ❸注射器と注射針：薬液の量に合わせて選択する．主に2.5～5mLを用いる．針は22～24G（RB），主に22Gを用いる．油性薬液の場合は21Gも用いる
- ☑ ❹アルコール綿（70%エタノール綿）：薬液の容器と刺入部の消毒に用いる．アルコール綿でかぶれる患者の場合，他の消毒剤（クロルヘキシジングルコン酸塩など）を用いる．
- ☑ ❺膿盆：使用済みのアルコール綿など廃棄物を入れるために用いる
- ☑ ❻医療用廃棄容器：使用した注射器・注射針などを廃棄する
- ☑ ❼トレイ：物品を使用しやすいように配置し，清潔に保つ
- ☑ ❽（必要時）タオルケット，毛布：保温や羞恥心への配慮のために用いる
- ☑ ❾ディスポーザブル手袋

実施前の準備

※皮下注射（p.364）と同様の手順で準備する．
①〜⑭は皮下注射の準備に準じる．
⑮注射部位に応じて適切な体位にする．
- 中殿筋の場合：腹臥位または側臥位にする（腹臥位の場合は，足部を内旋させ足底を屈曲し，殿筋を弛緩させる）．
- 三角筋の場合：臥位または坐位にし，肘関節を屈曲させて手を腰や腹部に置き三角筋を弛緩させる．
- 大腿四頭筋外側広筋の場合：仰臥位または坐位にする（仰臥位の場合は，足先を内側に向ける）．

筋肉内注射の実際

① 正しい部位を選定する．
- 筋肉内注射の部位として，筋層が厚く，大血管や神経の少ない部位を選ぶ．
- 通常，殿部（中殿筋），上腕（三角筋）がよく用いられる．ただし，小児では，殿筋が未発達であるため，殿部への筋肉内注射は行われない．
- ときに，大腿上部（大腿四頭筋外側広筋）が用いられる．

中殿筋の部位の選定
- 四分三分による方法：腸骨稜最高部と殿溝の中心を結ぶ線と，殿裂と殿部側縁の中心を結ぶ線で殿部を4等分し，その中心点から45°に線を伸ばし，その線の腸骨稜までの長さを3等分した外側1/3の部位（図3-2-31a）
- クラークの点：上前腸骨棘と上後腸骨棘を結んだ線の外前1/3の部位（図3-2-31b）
- ホッホシュテッターの部位：手掌中央部のくぼみを大転子部に合わせ，示指の先端を上前腸骨棘に合わせて中指を広げ，示指と中指を開いたV字型の中央部付近（図3-2-31c）

三角筋の部位の選定
- 皮下注射の項（p.369，図3-2-25）を参照．

大腿四頭筋外側広筋の部位の選定
- 大腿外側の大転子部と膝蓋骨の中央を結んだ線の中央部分（図3-2-31d）

② 手指衛生を行い，ディスポーザブル手袋を着用する．
③ 注射部位をアルコール綿で，約7cm×5cmの楕円形を描くように中心部から外側へ円を描くように拭いて消毒し，乾燥するのを待つ．
④ 注射部位の皮膚を，注射器を持たないほうの手で引っ張るように伸展させる（図3-2-32）．

> **根拠** 皮膚を伸展させるのは，注射針の刺入時に皮膚の通過が容易になるため疼痛が緩和され，また，皮下脂肪を薄くすることで筋肉内に注射針が到達しやすくなるからである．

図3-2-31 筋肉内注射部位の選定

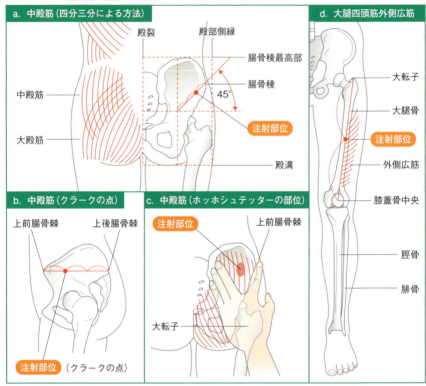

図3-2-32 筋肉内注射部位の皮膚の伸展方法

三角筋の場合　　　中殿筋の場合

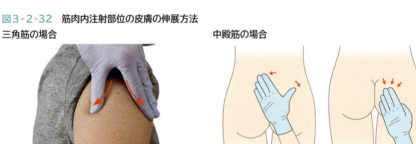

⑤ ペンを持つように注射器を利き手で把持し，針基に指をかけて固定し（図3-2-33），注射器の目盛りと注射針の断面を上方に向け，注射針を皮膚と約45〜90°の角度ですばやく筋肉内に刺入する．

> 🔍 **根拠** すばやく刺入することで刺入時の疼痛を最小限にするため．

- 刺入する深さは，皮下脂肪，筋肉の厚さによる．
- 手先のしびれ感や痛みがないかどうか確認する．

図3-2-33　筋肉内注射時の持ち方・刺入角度

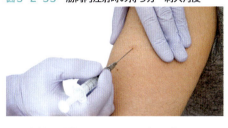
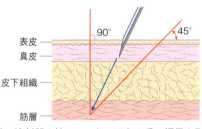

- 注射器が動かないように固定し（図3-2-34），注射器を持っていないほうの手で押子を引いて血液が逆流しないこと（注射針が血管内に入っていないこと）を確認する．
- 皮下注射よりも血管を損傷する危険性があるので注意する．押子を引いて血液が逆流したらすぐ注射針を抜去し，注射針を替えて，違う部位に再度刺入する．

> 🔍 **根拠** 筋肉内注射用の薬液が血管内に入ると，薬効が速くなり危険であるため．

図3-2-34　筋肉内注射時の注射器の固定方法

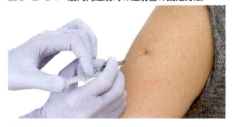

⑥ 薬液をゆっくり筋肉内に注入する．

> 🔍 **根拠** 組織内に薬液を拡散させるためゆっくり注入する．

⑦ 注入後，アルコール綿を刺入部に軽く添え，注射針をすばやく抜く．
⑧ 注射部位をアルコール綿で押さえ，軽く静かにマッサージする．

> 🔍 **根拠** 薬液の浸透・吸収の促進，注射部位の腫脹・硬結の予防のために行う．ただし，薬液によってはマッサージをしてはいけないものもあるため，薬剤の添付文書で確認しておく．

⑨ 使用した注射器，注射針（リキャップしない）は，医療用廃棄容器に捨てる．
⑩ ディスポーザブル手袋をはずし，手指衛生を行う．
⑪ 患者に終了したことを告げ，ねぎらいの言葉をかけ，体位と衣服をもとに戻す．
⑫ 注射による異常や変化がないかどうか観察する．
⑬ カーテン，タオルケットや毛布などをもとに戻す．
⑭ 記録して，使用した物品を片づけ，廃棄物は決められた方法で廃棄する．
⑮ 手指衛生を行う．

皮内注射

◆皮内注射は，表皮と真皮のあいだの皮内に薬物を注入する方法である．
◆以下の場合に適している．
- 抗原抗体反応を調べる場合
- 感受性テスト
- 吸収を遅くして薬効を長く持続したい場合

皮内注射の準備

物品準備

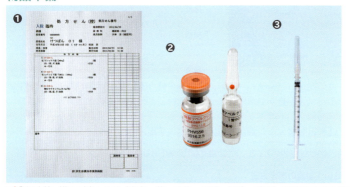

- ☑ ❶処方箋（指示書）：6R（患者，薬，目的，用量，用法，時間）を確認するために用いる
- ☑ ❷指示された薬物（例）：指示された薬物を正しく用いる
- ☑ ❸注射器と注射針：薬液の量に合わせて選択する．主に1mLを用いる．針は26〜27Gを用いる
- ☑ ❹アルコール綿（70%エタノール綿）：薬液の容器と刺入部の消毒に用いる．アルコール綿でかぶれる患者の場合，他の消毒剤（クロルヘキシジングルコン酸塩など）を用いる．
- ☑ ❺膿盆：使用済みのアルコール綿など廃棄物を入れるために用いる
- ☑ ❻医療用廃棄容器：使用した注射器・注射針などを廃棄する
- ☑ ❼トレイ：物品を使用しやすいように配置し，清潔に持ち運ぶために用いる
- ☑ ❽（必要時）肘枕：注射針の刺入部位を安定させる
- ☑ ❾（必要時）タオルケット，毛布：保温や羞恥心への配慮のために用いる
- ☑ ❿ディスポーザブル手袋

実施前の準備

※皮下注射（p.364）と同様の手順で準備する．
① 〜 ⑭は皮下注射の準備に準じる．
⑮ 注射部位に応じて適切な体位にする．
- 上腕内側の場合は，坐位または仰臥位にする．

皮内注射の実際

① 正しい部位を選定する．
- 皮内注射の部位は，皮膚が柔らかく，血管や神経の分布が少なく，発毛の少ない部位を選ぶ（図3-2-35）．
- 最もよく用いられる部位は，前腕内側上から1/3付近である．

根拠 この部位は，衣服で皮膚が摩擦されることが少なく，他の部位より皮膚の色素が少なく白いので，反応を観察しやすいため．

- 前腕内側の皮膚に，炎症などがある場合は，上腕外側の腋窩より上部や前上胸部，背部を選択する．

② 手指衛生を行い，ディスポーザブル手袋を着用する．

③ 注射部位をアルコール綿で，約7cm×5cmの楕円形の範囲を中心部から円を描くように拭いて消毒し，乾燥するのを待つ．

④ 注射部位の皮膚を，注射器を持たない手の母指で引っ張るように伸展する（図3-2-36a）．

⑤ 針基を固定し（図3-2-36b），注射器の目盛りと注射針の断面を上方に向け，注射針を皮膚に沿わせるように平行に皮内に刺入し，刃断面が全部入ってから約0.5～1mm挿入する（図3-2-37）．

⑥ 注射針が表皮と真皮のあいだに入ったら，注射器を持っていないほうの手で薬液をできるだけゆっくりと注入する．
- 皮内に正しく注入できれば，膨疹ができる（図3-2-37）．1回の薬液量は0.02～0.1mLを目安とする．0.1mLの薬液が正しく皮内に入ると，皮膚にできる白い膨疹の直径は約6mmである．

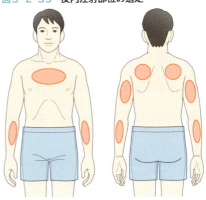
図3-2-35 皮内注射部位の選定

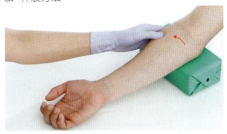
図3-2-36 皮内注射時の皮膚の伸展方法・持ち方
a. 伸展方法

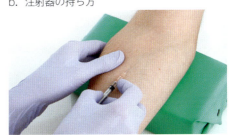
b. 注射器の持ち方

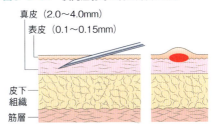
図3-2-37 皮内注射時の刺入角度と膨疹

真皮（2.0～4.0mm）
表皮（0.1～0.15mm）
皮下組織
筋層

⑦ 注入後，アルコール綿を刺入部に軽く添え，注射針は押さえないですばやく抜き，アルコール綿では押さえず，滲み出した薬液を拭くのみとする．

• 注射部位はマッサージをしたり，衣服でこすらない．

> **根拠** マッサージをすると，薬液が皮下組織に移行したり，毛細血管に早く吸収されてしまうため．また，薬液の吸収部分が広がって反応を確認しにくくなる．

⑧ 使用した注射器，注射針（リキャップしない）は，医療用廃棄容器に捨てる．

⑨ ディスポーザブル手袋をはずし，手指衛生を行う．

⑩ 患者に終了したことを告げ，ねぎらいの言葉をかけ，体位と衣服をもとに戻す．

⑪ 注射による異常や変化を観察する．

⑫ カーテン，タオルケットや毛布などをもとに戻す．

⑬ 記録して，使用した物品を片づけ，廃棄物は決められた方法で廃棄する．

⑭ 手指衛生を行う．

静脈内注射

◆ 静脈内注射とは，静脈内に直接薬液を注入する方法である．血液中に直接薬物を注入することで，迅速に効果を得られる．

◆ 薬物は末梢静脈より右心に達し，肺循環→左心→体循環という経路をたどる．

◆ 全身に薬物がいきわたるのに要する時間は5〜10分ときわめて迅速で，排泄も速い．

◆ 薬効作用は速く強力で，薬物の投与方法では最も効果的である．その一方，副作用を起こす危険性も高いので，十分に注意する．

◆ 使用できる薬液は，発熱物質を含まないもの，ショック誘発物質を含まないもの，塞栓を起こす物質を含まないもの，血管刺激性がないもの，などである．

◆ 以下の場合に適している．

• 救急時の緊急処置

• すみやかに血中濃度を上昇・正常化させる場合

• 造影剤使用時の過敏テスト

• 静脈内注射以外に投与方法がない薬物

静脈内注射の準備

物品準備

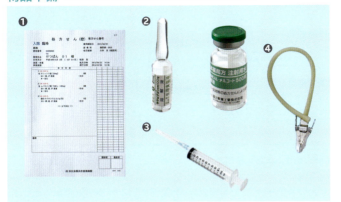

- ☑ ❶処方箋（指示書）：6R（患者，薬，目的，用量，用法，時間）を確認するために用いる
- ☑ ❷指示された薬物（例）：指示された薬物を正しく用いる
- ☑ ❸注射器と注射針：薬液の量に合わせて選択する．針は21〜23G（主に21G）を用いる．翼状針を用いることもある
- ☑ ❹駆血帯：静脈の還流を遮断し，静脈を怒張させる
- ☑ ❺アルコール綿（70%エタノール綿）：薬液の容器と刺入部の消毒に用いる．アルコール綿でかぶれる患者の場合，他の消毒剤（クロルヘキシジングルコン酸塩など）を用いる．
- ☑ ❻膿盆：使用済みのアルコール綿など廃棄物を入れるために用いる
- ☑ ❼肘枕：注射針の刺入部位を安定させる
- ☑ ❽医療用廃棄容器：使用した注射器・注射針などを廃棄する
- ☑ ❾トレイ：物品を使用しやすいように配置し，清潔に持ち運ぶために用いる
- ☑ ❿（必要時）タオルケット，毛布：保温や羞恥心への配慮のために用いる
- ☑ ⓫ディスポーザブル手袋

実施前の準備

※皮下注射（p.364）と同様の手順で準備する．
①〜⑭は皮下注射の準備に準じる．
⑮注射部位に応じて適切な体位にする．

静脈内注射の実際

① 正しい部位を選定する．
- 表在性の静脈すべてに静脈内注射できるが，最もよく用いられるのは，前腕肘窩，手背の表在静脈である（図3-2-38）．

🔍 根拠　前腕肘窩の血管は，太くて弾力性があり，前腕は平らであるため注射器が固定しやすい．

図3-2-38　静脈内注射に使用される血管

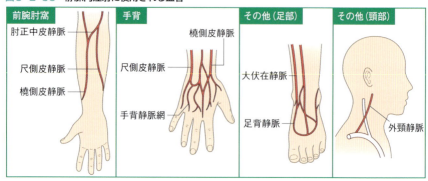

② 手指衛生を行い，ディスポーザブル手袋を着用する．
③ 血管を怒張させる．
- 注射予定部位から7～10cm中枢側で駆血帯を締める．肘窩部またはその末梢の静脈の場合は，肘窩の下に肘枕を置き，駆血帯を上腕の腋窩より肘窩の長さの1/2よりやや肘窩に近い位置で締め，患者に母指を中にして手を握らせる．

> **根拠** 駆血帯を締めると，静脈の還流を遮断することにより血液がうっ滞し，静脈が怒張するため．

④ 注射部位をアルコール綿で，約7cm×5cm程度の楕円形の範囲を中心部から円を描くように拭いて消毒し，乾燥するのを待つ．
⑤ 注射部位より数cm末梢部の皮膚を，注射器を持たない手の母指で，手前にやや引っ張るように伸展する（図3-2-39）．
⑥ 針基に利き手の指をかけて固定し，注射器の目盛りと注射針の断面を上方に向け，注射針を皮膚と約15～20°の角度（図3-2-40）で穿刺する．

> **根拠** 皮膚を伸展させるのは，血管が動かないように固定するためである．

> **コツ** 皮膚を強く引っ張りすぎると，静脈の怒張がわかりにくくなるため軽く引っ張る．

図3-2-39　静脈内注射部位の皮膚の伸展方法

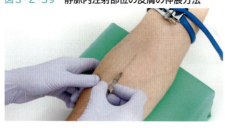

図3-2-40　静脈内注射時の刺入角度

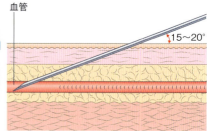

⑦注射針が静脈内に入ったら，血液の逆流がみられるため，駆血帯をはずし，患者に手を開いてもらい，手先のしびれ感や痛みがないかどうか確認する．

> **根拠** 薬液注射前に駆血帯をはずすのは，血管内圧上昇による血管外漏出を防ぐためである．

⑧注射器が動かないように固定し，注射器を持っていないほうの手で，薬液をゆっくり注入する（図3-2-41）．

図3-2-41　静脈内注射時の注射器の固定方法

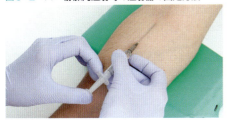

⑨注入が終わったら，注射針を抜き，注射部位をすばやくアルコール綿で押さえる．
⑩注射部位からの出血に注意し，止血するまで圧迫する．
⑪使用した注射器，注射針（リキャップしない）は，医療用廃棄容器に捨てる．
⑫ディスポーザブル手袋をはずし，手指衛生を行う．
⑬患者に終了したことを告げ，ねぎらいの言葉をかけ，体位と衣服をもとに戻す．
⑭注射による異常や変化がないかどうか観察する．

> **根拠** 静脈内注射後10～30分で薬物の血中濃度は最高になるため，観察を続ける．

⑮カーテン，タオルケットや毛布などをもとに戻す．
⑯記録して，使用した物品を片づけ，廃棄物は決められた方法で廃棄する．
⑰手指衛生を行う．

8 輸液法

3章 ▶ 診療・処置時の看護技術 ／ 2 ▶ 与薬の看護技術

水準 ❷ 到達度 Ⅱ Ⅲ（モデル人形）Ⅳ 到達目標 Ⅰ Ⅱ

Point

- ▶輸液法は，薬液を持続的に末梢静脈内に注入する方法である．輸液法では，薬液の重力を原動力とし，点滴筒によって速度を調節しながら静脈内に注射液を滴下する．
- ▶持続して入れる注入量が微量の場合や，正確を期する場合は，輸液ポンプやシリンジポンプ（p.592参照）が用いられる．
- ▶輸液法には，末梢血管を使用する方法（点滴静脈内注射）と，静脈内留置カテーテルを心臓の右心房近くの上大静脈まで到達させる方法（中心静脈カテーテル法）がある．

輸液ルートの概要

● 輸液ルートの確認事項を図3-2-42に示す．

図3-2-42　輸液ルートの確認事項

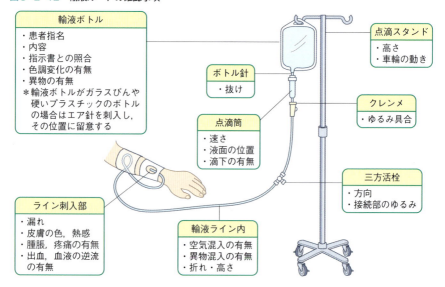

知っておくべき情報

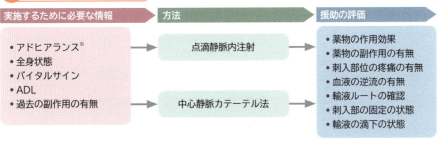

※アドヒアランスとは，「患者の行動が医療従事者の提供した治療方針に同意し一致すること」[2] を指し，ここでは患者が治療方針の決定に参加して服薬行動することを意味する．

点滴静脈内注射

- 経口・経腸的に摂取困難な電解質，栄養素，薬物などを，通常，経静脈的に点滴注射することで，薬物の速やかな効果を期待する．
- 以下の場合に適している．
  - 大量の薬物投与を必要とする場合
  - 薬物を持続的に投与する必要がある場合
  - 重症患者や救急患者の静脈路確保
  - 輸液を行う場合
  - 術前・術中・術後の処置
  - 抗生物質など一時的な薬液の注入
  - 経口摂取不足分を補う場合

点滴静脈内注射の準備
物品準備

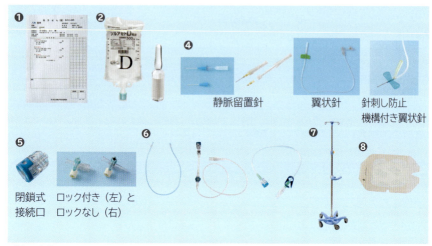

- ☑ ❶処方箋（指示書）：6R（患者，薬，目的，用量，用法，時間）を確認するために用いる
- ☑ ❷指示された薬物（例）：指示された薬物を正しく用いる
- ☑ ❸輸液セット（図3-2-43）：持続的に静脈内注射をするために用いる
- ☑ ❹静脈留置針・翼状針：21～23G（主に21G）SBを用いる．翼状針を用いることもある
  〈静脈留置針〉
  - 抗血栓性に優れている
  - プラスチックチューブの外筒のみを血管内に留置するため，長時間の使用が可能である
  〈翼状針〉
  - 静脈針に翼状の突起物がついて，把持しやすく固定しやすい
  〈針刺し防止機構付き翼状針〉
- ☑ ❺三方活栓：輸液セットと連結させ薬液の流れる方向を調整したり，複数の薬物を与薬する場合に用いる
  〈ロック付き（左）とロックなし（右）〉
  〈閉鎖式接続口〉
  シュアプラグ
  〈その他（二連型，三連型がある）〉
  - 輸液セットの途中に挿入し，他の輸液を同時に入れる場合や側管注射する場合に使用する
  - 便利ではあるが，活栓口や薬液注入の際の操作で汚染することが多く，感染の原因になる場合があるので，必要最小限の使用とする
- ☑ ❻延長チューブ：輸液セットだけでは長さが足りない場合に，接続してルートを延長する．必要なタイプを用意する
- ☑ ❼点滴スタンド：薬液ボトルを吊るす．安定感のあるものを用いる
- ☑ ❽透明フィルムドレッシング：注射針を固定し，清潔に保つとともに，刺入部の観察をしやすくする
- ☑ ❾アルコール綿（70％エタノール綿）：刺入部の消毒に用いる．アルコール綿でかぶれる患者の場合，他の消毒剤（クロルヘキシジングルコン酸塩など）を用いる．
- ☑ ❿膿盆：使用済みのアルコール綿など廃棄物を入れるために用いる
- ☑ ⓫肘枕：注射針の刺入部位を安定させる
- ☑ ⓬駆血帯：静脈の還流を遮断し，静脈を怒張させる
- ☑ ⓭固定用テープ：延長チューブをループにして固定する

- ☑ ⑭はさみ：固定用テープを切る
- ☑ ⑮医療用廃棄容器：使用した注射器・注射針などを廃棄する
- ☑ ⑯トレイ：物品を使用しやすいように配置し，清潔に持ち運ぶために用いる
- ☑ ⑰（必要時）輸液ポンプ：精密な輸液を行うために，自然滴下ではなく，機械によるポンプの力で行うための器具（p.593輸液ポンプの使用方法）
- ☑ ⑱（必要時）シリンジポンプ：輸液ポンプより正確かつ微量を投与する必要がある薬液の輸液を，自然滴下ではなく機械によるポンプの力で精密に行う器具（p.597シリンジポンプの使用方法）
- ☑ ⑲（必要時）注射器・注射針：アンプルなどから薬物を吸い上げる
- ☑ ⑳（必要時）輸液フィルタ：チューブ内に混入した細菌や異物，空気を除去する
- ☑ ㉑（必要時）タオルケット，毛布：保温や羞恥心への配慮のために用いる
- ☑ ㉒ディスポーザブル手袋

図3-2-43 輸液セットとその種類

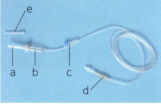

〈スタンダードタイプ〉
a．ボトル針，b．点滴筒：滴下数を確認する，c．クレンメ：滴下数を調節する，d．ゴム管：薬液を注入する，e．エア針

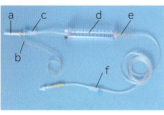

〈定量輸液セット〉
a．ボトル針，b．補助バンド，c．クレンメ，d．定量チャンバー：輸液量を1mL単位で測定する，e．点滴筒，f．クレンメ

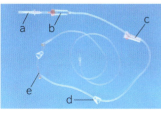

〈閉鎖式輸液ライン〉
a．ボトル針，b．点滴筒，c．クレンメ（ローラー），d．クレンメ（ワンタッチ），e．カニューラ挿入部

	分類	特徴
タイプ	スタンダードタイプ	・通常用いられるタイプ ・目的に応じて多種多様な品種がある ・20滴/1mLとなっている
	定量輸液セット	・微量持続注入用の輸液セット ・輸液速度や輸液量を厳密にする必要のある場合に用いる ・60滴/1mLとなっている
種類	PVCフリー輸液セット	・塩化ビニル樹脂（PVC）を使用していないタイプ ・ニトログリセリンの吸着が少ない
	DEHPフリー輸液セット	・フタル酸ジ-2-エチレンヘキシル（DEHP）を使用していないタイプ ・脂溶性の高い薬剤を使用する場合に用いる

実施前の準備

① 患者に点滴静脈内注射の目的，方法，注射する静脈の部位を説明し（意識障害がある患者の場合にも必ず声をかけてから行う），患者または家族の同意を得る．
② 看護師は手指衛生を行い，必要物品を準備する．細かいものはトレイに入れる．
③ 患者に，事前に排尿を済ませてもらう．

> **根拠** 点滴静脈内注射は，長時間にわたり大量の薬液を持続的に静脈内に注入するため，尿意を感じることが多い．点滴静脈内注射施行中に排尿したり，尿意を我慢するなどの苦痛を患者に与えないため．

④ カーテンを閉め，注射部位に応じてタオルケットや毛布を使用して不必要な露出を避ける．
⑤ 注射部位に応じて適切な体位にする．
⑥ 輸液ポンプ，シリンジポンプを使用する場合は，輸液ルートに薬液を満たした状態でセットしておく．
⑦ 薬液ボトル（ソフトバッグ，プラスチックボトル）に入っている薬液のほかにアンプルやバイアルの薬液を混合する場合は，皮下注射の準備②〜⑪（p.364）に準じて，薬液ボトルの中に混入する薬液を注射器に吸い上げる．
⑧ 薬液ボトルの栓カバーをはずし，ゴム栓をアルコール綿で消毒する．
⑨ 薬液ボトル（ソフトバッグ，プラスチックボトル）に入っている薬液のほかにアンプルやバイアルの薬液を混合する場合は，薬液ボトルのゴム栓の部分に，⑦で吸い上げた薬液の注射針を刺して薬液を混入し，十分に混和する．
⑩ 輸液ルートを準備する．

スタンダードタイプの輸液セットを使用する場合

- クレンメを点滴筒下約10cmのところに移動させ，クレンメをとめる．
- 三方活栓を正しい向き（図3-2-44）にし，延長チューブを接続する（翼状針を使用する場合は，翼状針も接続する）．

図3-2-44　三方活栓の向き

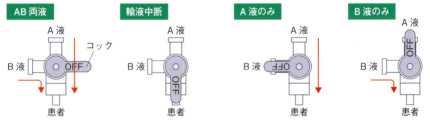

- ルートが正しく接続されているか確認する．

> **根拠** 接続が不十分で輸液ルート各部がはずれたりゆるんだりすると，薬液が確実に与薬されないだけでなく，出血や空気塞栓の原因にもなるため．

⑪ 薬液ボトルが硬いプラスチックボトルやガラスびんの場合は，エア針を刺入する．
⑫ 輸液セットのボトル針を，ゴム栓に直角に刺し入れる（薬液を混入した場合は，ゴム栓をアルコール綿で消毒する）．
⑬ 点滴スタンドに薬液ボトル（ソフトバッグ，プラスチックボトル）をかける．

⑭ 薬液を点滴筒の1/3〜1/2まで入れる．

> **根拠** 1/3〜1/2とすると，滴下の状態を目で確認しやすく，滴下数の調節に便利であるため．

- 輸液セットの点滴筒が軟質の場合や中間チューブがないタイプの輸液セットの場合は，点滴筒を指で押して，薬液を点滴筒の1/3〜1/2まで入れる（図3-2-45a）．
- 輸液セットの点滴筒が硬質の場合（軟質の場合も含む）は，輸液セットの中間チューブを点滴筒を逆向きにしたU字型にして，クレンメを徐々に開いて，薬液を点滴筒の1/3〜1/2まで入れる（図3-2-45b）．

図3-2-45　**点滴筒に薬液をためる方法**

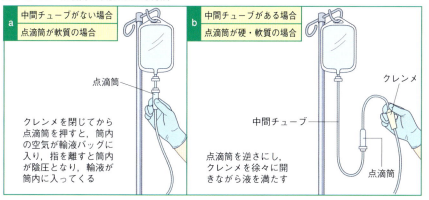

⑮ 導管チューブ以下を下垂させ，クレンメを開けて空気を出しながら薬液を輸液ルートに通す．
⑯ 患者本人であることを確認する．
⑰ ディスポーザブル手袋をはずし，手指衛生を行う．

点滴静脈内注射の実際

① 正しい部位を選定する．
- 点滴静脈内注射に使用される血管：静脈内注射に使用される血管に準じる（p.380，図3-2-38参照）．
- 注射針を固定しやすい，比較的平坦で関節運動の影響を受けにくい部位がよい．
- 点滴静脈内注射は長時間を要するので，できるだけ患者がリラックスできるように体位を配慮して注射部位を決める．
- 下肢に行うと，歩行に支障をきたしたり静脈炎を起こしやすいので，上肢に行うことが望ましい．
② 手指衛生を行い，ディスポーザブル手袋を着用する．
③ 血管を怒張させる．
- 駆血帯で注射部位より7〜10cm中枢側を締める．肘窩部またはその末梢の静脈の場合は，肘窩の下に肘枕を置き，駆血帯は上腕の腋窩より肘窩の長さの1/2よりやや肘窩に近い位置で締め，患者に母指を中にして手を握ってもらう．
④ 注射部位をアルコール綿で，約7cm×5cm程度の楕円形の範囲を中心部から外側へ円を描くように拭いて消毒し，乾燥するのを待つ．
⑤ 注射部位の皮膚を，注射器を持たない手の母指で，静脈を手前にやや引っ張るように伸展する．

⑥ 針基を固定し，針の断面は上方に向け，静脈留置針または翼状針を皮膚と約15〜20°の角度で穿刺し，静脈に刺入する．
⑦ 穿刺針が静脈内に入ったら（血液の逆流を確認），駆血帯をはずす．
⑧ 患者に穿刺が終わったことを告げ，そのまま動かないように説明する．
⑨ 施行者は，介助者が⑩〜⑪を行うあいだ，刺入された注射針を手で固定しておく．
⑩ 静脈留置針を使用した場合は，介助者が，刺入された静脈留置針に輸液セットを接続する．
⑪ 介助者が，クレンメを開き輸液を開始する．
⑫ 介助者は，刺入部を透明フィルムドレッシングで固定する．

コツ！ 周囲に補強用テープがついていない透明フィルムドレッシングの場合は，末梢側の1辺を固定用テープで固定すると，固定がより強化できる．

- カテーテルの抜去を予防するために，ルートの長さを十分に保ち，延長チューブをループにして確実に固定する（図3-2-46）．

根拠 体動などによってルートが引っ張られることがある．ループにすると，注射針や留置針に直接力が加わることで起こる，ルートの抜去や血管の損傷が防止可能となる．

図3-2-46　静脈留置針・延長チューブの固定方法

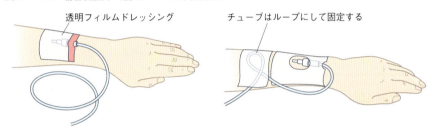

透明フィルムドレッシング　　チューブはループにして固定する

⑬ 輸液速度を指示どおり正確に調節する．
- 輸液ポンプ，シリンジポンプを使用する場合は，指示の滴下数に設定する．
- 1分間の滴下数の計算式＝［総量(mL)×セットの1mLの滴下数］÷［時間(時)×60(分)］
⑭ 輸液速度の調節後，しばらく観察を続け，輸液速度に変化がないか，注射部位や患者の状態に異常や変化がないか，輸液ルートに異常がないかどうか観察する（表3-2-5）．

表3-2-5　滴下速度に影響を与える原因

滴下速度が速すぎる場合	①体位変換により静脈のうっ滞が解消された ②輸液セットクレンメの不良（ゆるみやすい） ③留置針と輸液ラインの接続がはずれた ④留置針の針先が安定していない ⑤患者がクレンメを動かした
滴下速度が遅すぎる場合	①エア針の刺し忘れ ②輸液残量の減少による滴下圧の低下 ③点滴スタンドが低い ④クレンメの圧迫によるチューブの閉塞変形 ⑤三方活栓の方向ミス ⑥輸液ラインの圧迫・屈曲 ⑦点滴漏れ ⑧輸液薬の粘稠度変化 ⑨針先が血管壁に当たり閉塞状態となっている ⑩体位による静脈のうっ滞

根拠 患者の姿勢や輸液ボトルの高さなどにより，輸液圧力が変化し，輸液速度が変化することがあるため．また，輸液によるリスクには，循環血液量の変化，電解質バランスの変化，薬物の副作用，ライン挿入による機械的な傷害，感染や皮膚の傷害，静脈炎などの異常が考えられる．ルート内に血液が停滞していると血栓を起こす可能性もある．

※自然落下注入では，滴下速度は注射薬液面の高低とクレンメの操作によって調節されている

⑮ ディスポーザブル手袋をはずし，手指衛生を行う．

⑯ 輸液中はどの程度動いてよいのか，飲食の可否，トイレを使用する際の注意事項，輸液終了予定時間などを説明する．

⑰ ナースコールを患者の届く範囲に置き，血液の逆流や，刺入部位や全身に変化がみられたらナースコールを押して看護師を呼ぶように説明する．

⑱ 輸液終了時にはクレンメを止めて，チューブをテープで固定していた場合ははがす．

⑲ 留置針の穿刺部が動かないように注意しながら，固定用のドレッシング材を周囲からはがす．

> **コツ！** 点滴終了後にテープ類をはがすときは，針が抜けないように押さえ，体毛の流れに沿って皮膚を押さえながらゆっくりはがす．

⑳ 針の近くまではがし，ドレッシング材とともに針を抜いたらアルコール綿で押さえて止血する．

㉑ 止血が確認できたら，ガーゼや絆創膏でとめる．

㉒ 患者に終了したことを告げ，ねぎらいの言葉をかけ，体位と衣服をもとに戻す．

㉓ カーテン，タオルケットや毛布などをもとに戻す．

㉔ 記録して，使用した物品を片づけ，廃棄物は決められた方法で廃棄する．

㉕ 手指衛生を行う．

ヘパリンロック／生食ロック

◆ 輸液の過剰投与を起こさず血管を確保したい場合や，間欠的に輸液療法を行う場合，末梢の静脈ルートを輸液ルートや輸液薬と連結したままにせずにルートを確保する方法として，ヘパリンロックと生食ロックがある．

◆ 静脈内にルートを維持しながら，輸液ルートや点滴スタンドから離れられることや，与薬のつど，静脈を穿刺する必要がなくなる利点がある．

◆ ヘパリンロックと生食ロックは，それぞれ利点と欠点があり，どちらがより適切な方法であるかは，現在検討されている．

ヘパリンロック

- ヘパリン加生理食塩液でルート内を満たすことにより，血液の凝固を防ぎ，ルートを閉塞することなく維持できる．
- 一方で，血小板減少症や血栓症，または出血の合併症を引き起こすことがあるといわれている．

生食ロック

- 生理食塩液でルート内を満たす方法で，溶血による合併症がない．

ヘパリンロック／生食ロックの準備

物品準備

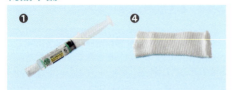

- ☑ ❶ヘパリン加生理食塩液（プレフィルドタイプ）：シリンジに充填されている
- ☑ ❷アルコール綿（70%エタノール綿）：接続部の消毒に用いる．アルコール綿でかぶれる患者の場合，他の消毒剤（クロルヘキシジングルコン酸塩など）を用いる．
- ☑ ❸固定用テープ：ルートを固定する
- ☑ ❹伸縮糸チューブ包帯：テープで固定されたルートを保護する
- ☑ ❺トレイ：物品を使用しやすいように配置し，清潔に持ち運ぶために用いる
- ☑ ❻医療用廃棄容器：使用したシリンジなどを廃棄する
- ☑ ❼(必要時) シェアプラグ：閉鎖式の接続口
- ☑ ❽はさみ：固定用テープを切る
- ☑ ❾ディスポーザブル手袋

実施前の準備

① 静脈内注射，点滴静脈内注射終了後，患者にヘパリンロックの目的と方法を説明し（意識障害がある患者の場合にも必ず声かけを行う），患者または家族の同意を得る．
② 看護師は手指衛生を行い，必要物品をトレイに準備する．
③ プレフィルド製剤のヘパリン加生理食塩液を用いない場合は，注射器でヘパリンと生理食塩液を吸い上げて準備する（生理食塩液：ヘパリン＝1mL：10単位〜1mL：100単位）．生食ロックの場合は，生理食塩液を準備する．

 コツ！ プレフィルド製剤は，あらかじめ薬物がシリンジの中に充填されており，アンプルやバイアルのように，使用の際に薬液を注射器に吸い上げる必要がない．薬物の調合を必要としないため，薬物の取り間違え，細菌汚染や異物混入の防止につながる．

ヘパリンロック／生食ロックの実際

① 注入口（輸液ルートの接続部である三方活栓，閉鎖式の三方活栓や閉鎖式のキャップを使用している場合はゴム部分）をアルコール綿で消毒する．

コツ！ 閉鎖式の三方活栓，閉鎖式の延長チューブ，閉鎖式のキャップを使用すると，輸液回路が開放されることがないため，感染が防止される．また，針を使用しないため，針刺し事故が防止できる．

② ヘパリン加生理食塩液（生理食塩液）を入れた注射器を注入口に接続する．
③ 静脈と注射器が通じるように三方活栓の向きを変え，注射器を少し引いて空気を抜くと同時に，血液の逆流を確認する．
- 三方活栓を使用していない場合は，注射器を注入口に接続したら，そのまま，注射器を少し引いて空気を抜くと同時に，血液の逆流を確認する．

④ 抜いた空気を注入しないように，ヘパリン加生理食塩液（生理食塩液）を注入する．
⑤ ヘパリン加生理食塩液（生理食塩液）が残り0.5〜1mL程度になったら，注入しながら（陽圧をかけながら）三方活栓を閉じる（または，注射器を抜く）．

根拠 注入中および注入終了時にカテーテル内に陽圧をかけることで，カテーテル内への血液の逆流を防ぐことができる．

⑥ 注射器をはずして，三方活栓に保護キャップをつけて，コックを患者側に向け遮断する（閉鎖式の三方活栓の場合は不要）．
⑦ 延長チューブをループにして確実に固定する（p.388，図3-2-46参照）．
⑧ ルート全体を伸縮糸チューブ包帯で保護，固定する（図3-2-47）．
⑨ ディスポーザブル手袋をはずし，手指衛生を行う．
⑩ 患者に終了したことを告げ，ねぎらいの言葉をかける．
⑪ 血液の逆流や，刺入部位に変化がみられたら看護師を呼ぶように説明する．
⑫ 使用した注射器は，医療用廃棄容器に捨てる．
⑬ 記録して，使用した物品を片づけ，廃棄物は決められた方法で廃棄する．
⑭ 手指衛生を行う．

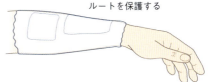

図3-2-47 伸縮糸チューブ包帯によるヘパリンロックの保護

中心静脈カテーテル法

◆ 中心静脈カテーテル法は，末梢静脈からは投与できない高濃度，高浸透圧の薬物を投与することが可能である．
◆ 高濃度・高浸透圧の薬物を投与する場合，高カロリー輸液を行う場合（中心静脈栄養法/IVH：intravenous hyperalimentation），中心静脈圧測定を行う場合や，末梢静脈の確保が困難な場合に用いられる．
◆ 中心静脈カテーテルの種類を図3-2-48に示す．

図3-2-48 中心静脈カテーテルの種類

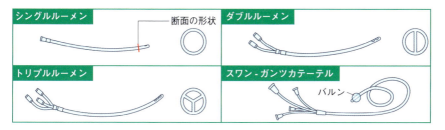

中心静脈カテーテル法の準備

物品準備

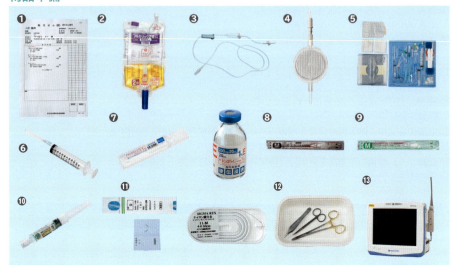

- ☑ ❶処方箋（指示書）：6R（患者，薬，目的，用量，用法，時間）を確認するために用いる
- ☑ ❷指示された薬物（例）：指示された薬物を正しく用いる
- ☑ ❸輸液セット：持続的に静脈内注射するために用いる
- ☑ ❹輸液フィルタ：チューブ内に混入した細菌や異物，空気を除去する
- ☑ ❺中心静脈注射用カテーテルフルキット：長さ，内腔（ルーメンの数）の違いにより，種類がある．穿刺部位，留置部位によって選択する
  ※内訳：カテーテル，ガイドワイヤ，導入針2本，注射針（22G，23G），分注針（18G），シリンジ4本，Yハブ，切皮メス，クレンメ，キャップ，固定具，ビーカー，覆布，針受け，柄付きスポンジ2本，針付き縫合糸（曲針），持針器，消毒用トレイ，ダイレータ，導入補助具，穴あきドレープ，粘着フィルム，ガーゼ6枚，三方活栓3個
- ☑ ❻注射器・注射針：局所麻酔薬を吸い上げるために用いる
- ☑ ❼局所麻酔薬：1％キシロカインなど，指示された薬剤を用いる
- ☑ ❽消毒薬（ポビドンヨードまたはクロルヘキシジンアルコール）：穿刺部位を消毒する
- ☑ ❾アルコール綿（ハイポアルコールに浸漬したもの）：ポビドンヨードを使用した場合，着色による汚染を予防するために使用する
- ☑ ❿ヘパリン加生理食塩液（プレフィルドタイプ）：シリンジに充填されている
- ☑ ⓫（必要時）縫合セット：縫合糸と縫合針でカテーテルを皮膚に固定する
- ☑ ⓬（必要時）持針器
- ☑ ⓭モニタリング機器：バイタルサイン測定，心電図のモニタリング，経皮的動脈血酸素飽和度測定に用いる
- ☑ ⓮（医師用）滅菌手袋，滅菌ガウン，サージカルマスク，サージカルキャップ：感染予防のために用いる
- ☑ ⓯膿盆：使用済みのアルコール綿など廃棄物を入れるために用いる
- ☑ ⓰透明フィルムドレッシング：カテーテルを固定し，清潔に保つとともに，刺入部の観察をしやすくする
- ☑ ⓱固定用テープ：延長チューブをループにして固定する
- ☑ ⓲はさみ：固定用テープを切る
- ☑ ⓳点滴スタンド：薬液ボトルを吊るす．安定感のあるものを用いる
- ☑ ⓴医療用廃棄容器：使用した注射器・注射針などを廃棄する

- ☑ ㉑滅菌穴あきドレープ
- ☑ ㉒処置用シーツ：血液や消毒薬による汚染を防ぐ
- ☑ ㉓トレイ：物品を使用しやすいように配置し，清潔に持ち運ぶために用いる
- ☑ ㉔（必要時）輸液ポンプ
- ☑ ㉕（必要時）シリンジポンプ：薬物を皮下外に微量かつ持続的に注入する
- ☑ ㉖（必要時）タオルケット，毛布
- ☑ ㉗（必要時）砂嚢：頭部を固定する
- ☑ ㉘マスク，ディスポーザブル手袋，プラスチックエプロン

実施前の準備

① 医師から患者に中心静脈カテーテル法の説明がされていることを確認する．
② 医師から説明された内容を患者が理解できているかどうかを確認する．
③ これから中心静脈カテーテルの挿入を行うことを説明し（意識障害がある患者の場合にも必ず声かけを行う），患者または家族の同意を得る．
④ 患者に，事前に排尿を済ませてもらう．

> **根拠** 中心静脈カテーテルの挿入には長時間かかる．処置中に排尿したり，尿意を我慢するなどの苦痛を患者に与えないため．

⑤ 手指衛生を行い，必要物品を準備する．細かいものはトレイに入れる．
⑥ バイタルサインを測定し，モニタリング機器（血圧，心電図など）を装着する．
⑦ カーテンを閉め，刺入部位に応じてタオルケットや毛布を使用し，不必要な露出を避ける．
⑧ 体位は仰臥位にする（内頸静脈を使用する場合は，ベッドを水平にする）．
⑨ 上肢または頸部が穿刺部位として選択された場合は，患者の顔を穿刺部位と反対側に向け，頭部を砂嚢で固定する．

- 中心静脈カテーテル法に使用される血管として，鎖骨下静脈，内頸静脈，外頸静脈，橈側皮静脈，尺側皮静脈，大腿静脈がある（図3-2-49）．
- 鎖骨下静脈が用いられる場合が多い．鎖骨下静脈は，固定もしやすく感染の危険性も少ないので，第一に選択すべき部位であるが，気胸を起こしやすいという欠点がある．
- 大腿静脈は，ルートとしては確保しやすいが，便などで汚染される危険性があり，また，歩行できる患者には適していない．

図3-2-49　中心静脈カテーテル法に使用される血管

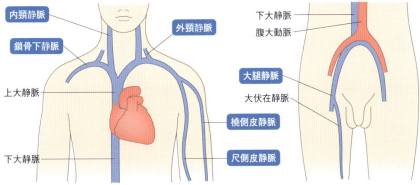

⑩ プレフィルド製剤のヘパリン加生理食塩液を用いない場合は，注射器でヘパリンと生理食塩液を吸い上げて準備する（生理食塩液：ヘパリン＝1mL：10単位〜1mL：100単位）．

⑪ 輸液ポンプ，シリンジポンプを使用する場合は，輸液ルートに薬液を満たした状態でセットしておく．
⑫ 必要物品を患者のベッドサイドに運び，患者の視野の外で，医師の操作のしやすい位置に配置する．
⑬ ベッドに処置用シーツを敷く．

中心静脈カテーテル法の実際

①～⑮は点滴静脈内注射の準備（p.386）に準じる．
⑯ 医師が穿刺部位を中心に円を描くようにポビドンヨードで消毒するのを介助する．
⑰ 医師が滅菌手袋，滅菌ガウン，サージカルマスク，サージカルキャップを着用し，穿刺部位に滅菌穴あきドレープがかけられたら，無菌操作で消毒の介助を行う．
⑱ 医師による局所麻酔の介助を無菌操作で行う．
  • アンプルを傾け，医師が注射器に吸い上げやすいようにする．
⑲ 医師が局所麻酔，試験穿刺を行う．
⑳ 医師が導入針で本穿刺を行う．血液の逆流を確かめたら，ガイドワイヤが挿入され，その後，カテーテルが挿入される．
㉑ ガイドワイヤを抜去したのち，カテーテルの逆血が確認され，カテーテル内にヘパリン加生理食塩液が注入される．
㉒ 医師による穿刺がされているあいだ，患者に，針の刺入やカテーテルの挿入など，処置の進行を適宜知らせ，不安を軽減する．
㉓ 皮膚にカテーテルを縫合糸で固定する処置を無菌操作で介助する．
  • 刺入部をポビドンヨード（またはクロルヘキシジンアルコール）で消毒し，透明フィルムドレッシングで固定する．
  • 透明フィルムドレッシングの上を，刺入部が見えるように穴を開けた固定用テープで固定すると，固定がより強化できる（図3-2-50）．
  • カテーテルの抜去を予防するために，ルートの長さを十分に保ち，延長チューブをループにして確実に固定する．
  • この間，カテーテル内にヘパリン加生理食塩液などを注入し続け，血液で閉塞しないようにする．

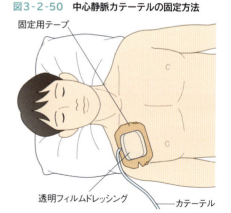

図3-2-50　中心静脈カテーテルの固定方法

㉔ 挿入後，X線撮影でカテーテルの位置が確認される（輸液が開始されてからの場合もある）．
  • 確認が終わるまでは，ヘパリンロックまたは生食ロックをすることが多い．

> **根拠** カテーテルの先端が内頸静脈に入ったり，屈曲していたり，深く心臓まで入るなどの位置の異常があると，血栓形成，穿孔，フィブリン（線維素）形成などの原因になるからである．

㉕ 輸液ルートを接続する（p.386参照）．
㉖ 輸液速度を指示どおり正確に調節する．
  • 輸液ポンプ，シリンジポンプを使用する場合は，指示の滴下数に設定する．
㉗ 輸液速度の調節後，しばらく観察を続け，輸液速度に変化がないか，刺入部位や患者の状態に異常や変化がないかどうかを観察する．

㉘ 皮膚の余分なポビドンヨードは，ハイポアルコール綿で拭き取るなど，挿入部位を清拭する．
㉙ 使用した注射器，注射針（リキャップしない）は，医療用廃棄容器に捨てる．
㉚ ディスポーザブル手袋をはずし，手指衛生を行い，プラスチックエプロンをはずして再度手指衛生を行う．
㉛ 患者にルート確保が終了したことを告げ，ねぎらいの言葉をかける．
㉜ 体位と衣服をもとに戻す．
㉝ 処置用シーツ，カーテン，タオルケットや毛布などをもとに戻す．
㉞ ナースコールを患者の届く範囲に置き，刺入部位や全身に変化を感じたらナースコールを押して看護師を呼ぶように説明する．
- 薬物の副作用や起こりうる輸液ルートのトラブルについて（表3-2-6）は，必要に応じて事前に説明しておく．
- 患者にカテーテルを引っ張らないように注意を促す．
㉟ 記録して，使用した物品を片づけ，廃棄物は決められた方法で廃棄する．
㊱ 手指衛生を行う．

表3-2-6 中心静脈カテーテル挿入時・留置中の合併症

合併症	観察項目
動脈穿刺	穿刺部の腫脹，血圧低下
気胸・血胸	呼吸困難，チアノーゼ，咳嗽，胸痛，呼吸音消失
静脈空気塞栓	呼吸困難，血圧低下，意識レベル低下
静脈内血栓	点滴の滴下不良，上肢の腫脹および疼痛，カテーテル挿入部付近の硬結，腫脹
カテーテルの血管外逸脱	血圧低下，脈拍増加，呼吸困難（心タンポナーデの症状）
カテーテルの位置異常・抜去	点滴の滴下不良，挿入部からの出血
感染	CRP・WBC値上昇，悪寒・戦慄，38℃以上の発熱，倦怠感，カテーテル挿入部の炎症

※CDCガイドラインでは，カテーテル関連感染の予防を目的として，中心静脈カテーテルを定期的に交換しないように推奨されている．

column

皮下埋め込み型ポート（CVポート）

- 中心静脈カテーテルの一種で，皮膚の下に埋め込んで薬物を投与するために使用する．高カロリー輸液や化学療法の輸液路として，必要時に専用針で穿刺する．
- CVポートのルート挿入部位には鎖骨下静脈，大腿静脈，内頸静脈がある（一般的に鎖骨下静脈）．身体の中に埋め込むため，目立たない．
- CVポートを身体に埋め込むには，手術が必要となる．
- 利点としては，静脈経路の注入がいつでも可能，カテーテル挿入による感染が予防できる，長期留置が可能，外来通院での化学療法が可能などがある．

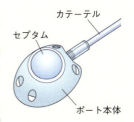

3章 ▶ 診療・処置時の看護技術／2 ▶ 与薬の看護技術

持続硬膜外麻酔

水準 ③　到達度 Ⅳ　到達目標 Ⅱ

Point

- 持続硬膜外麻酔は，穿刺によって硬膜外腔にカテーテルを留置して，局所麻酔薬や麻薬の持続注入を行う方法である．
- 硬膜外腔は豊富な脂肪血管網であるため，注入された薬物は延髄に及ぶことはなく，また脊髄損傷もないので，合併症が少なく，麻酔を持続注入できる．
- 主な副作用として，血圧，徐脈，局所麻酔薬中毒がある．
- 容器に入った風船に薬液を入れ，その風船が縮む力で薬液を少量ずつ注入する風船式以外に，真空式やスプリング式の持続注入器が開発されている．
- 医師が決定した1回投与量，投与可能時間（ロックアウト時間）などの制約のなかで，患者自身が自己投与の可能な専用の輸液ポンプを操作して，少量の鎮痛薬を短い投与可能間隔で自己投与する方法（PCA：patient controlled analgesia）もある[3]．
- 以下の場合には適さない．
  - 患者の協力が得られない場合
  - 穿刺部位の皮膚に感染がある場合
  - 頭蓋内圧が亢進している場合

目的

- 脊髄神経の遮断，疼痛除去
- 術後の疼痛除去
- がん性疼痛の除去

知っておくべき情報

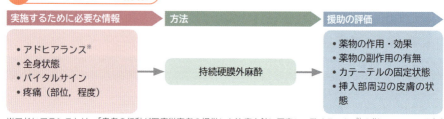

※アドヒアランスとは，「患者の行動が医療従事者の提供した治療方針に同意し一致すること」[2]を指し，ここでは患者が治療方針の決定に参加して服薬行動することを意味する．

持続硬膜外麻酔の準備

物品準備

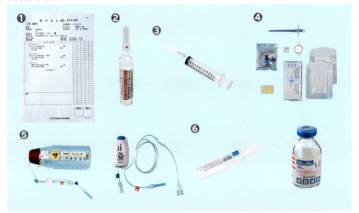

- ☑ ❶処方箋（指示書）：6R（患者，薬，目的，用量，用法，時間）を確認するために用いる
- ☑ ❷指示された薬物（例）：指示された薬物を正しく用いる（ここでは硬膜外腔に注入する麻酔薬）
- ☑ ❸注射器・注射針（各2本）：局所麻酔薬を吸い上げるために用いる（穿刺時の痛み軽減用と局所麻酔薬のテスト用）
- ☑ ❹硬膜外麻酔セット：硬膜外カテーテル，硬膜外針，フィルター，滅菌穴あきドレープ，ガーゼ付きドレッシング材，スポンジ，接続器
- ☑ ❺注入ポンプまたはPCA用装置：注入ポンプは薬物を硬膜外に微量かつ持続的に注入する．PCA用装置は患者自身がボタンを押して鎮痛薬を投与する
- ☑ ❻局所麻酔薬：穿刺する部位の痛みを軽減する．1％キシロカインなど，指示された薬物を用いる
- ☑ ⑦膿盆：使用済みのアルコール綿など廃棄物を入れるために用いる
- ☑ ⑧ガーゼ：止血や血液の除去に用いる
- ☑ ⑨（医療用）滅菌手袋，滅菌ガウン，サージカルマスク，サージカルキャップ：感染予防のために用いる
- ☑ ⑩消毒薬（ポビドンヨード，またはクロルヘキシジンアルコール）：穿刺部位を消毒する
- ☑ ⑪アルコール綿（ハイポアルコールに浸漬したもの）：ポビドンヨードを使用した場合，着色による汚染を予防するために使用する
- ☑ ⑫固定用テープ：カテーテルを固定する
- ☑ ⑬透明フィルムドレッシング：カテーテルを固定し，清潔に保つとともに，刺入部の観察をしやすくする
- ☑ ⑭はさみ：固定用テープを切る
- ☑ ⑮医療用廃棄容器：使用した注射器・注射針などを廃棄する
- ☑ ⑯処置用シーツ：血液や消毒薬による汚染を防ぐ
- ☑ ⑰トレイ：物品を使用しやすいように配置し，清潔に持ち運ぶために用いる
- ☑ ⑱モニタリング機器：バイタルサイン測定，心電図のモニタリング，経皮的動脈血酸素飽和度測定に用いる
- ☑ ⑲（必要時）タオルケット，毛布
- ☑ ⑳マスク，ディスポーザブル手袋，プラスチックエプロン

実施前の準備

① 医師から患者に持続硬膜外麻酔の説明がされていることを確認する．
② 医師から説明された内容を患者が理解できているかどうかを確認する．
- 手術を受ける患者の場合は，術前に確認しておく．

③ 施行前30分～1時間は絶飲食とする．

> **根拠** 実施に伴い，交感神経系の遮断による血圧低下により，嘔吐を誘発する可能性があるため．

④ これから持続硬膜外麻酔のためのカテーテルの挿入を行うことを説明し，患者または家族の同意を得る．
⑤ 患者に，事前に排尿を済ませてもらう．
⑥ 看護師は手指衛生を行い，必要物品を準備する．細かいものはトレイに入れる．
⑦ バイタルサインを測定し，モニタリング機器を装着する．
⑧ カーテンを閉め，タオルケットや毛布を使用して不必要な露出を避ける．
⑨ ベッドに処置用シーツを敷く．
⑩ 必要物品を患者のベッドサイドに運び，患者の視野の外で，医師が操作しやすい位置に配置する．
⑪ 注入用の局所麻酔薬をテスト用として注射器に用意しておく．
⑫ 体位は，患者が自分の臍部をのぞき込むように前屈し，膝を外側からかかえ込む側臥位にする（図3-2-51）．

図3-2-51 硬膜外カテーテル挿入時の体位

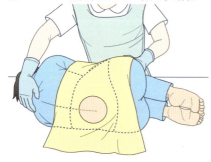

 背部を丸めるような感じで脊柱を屈曲させることにより椎間が広がり，針を穿刺しやすくなるため．

 看護師は，患者から離れずに変化がないか観察する．穿刺時には患者が固定した体位から腰を引かないように穿刺前から説明しておく．

持続硬膜外麻酔の実際

① 医師が穿刺部位を中心に円（半径5cm以上）を描くようにポビドンヨード（またはクロルヘキシジンアルコール）で消毒するのを介助する．
② 医師が滅菌手袋，滅菌ガウン，サージカルマスク，サージカルキャップを着用し，穿刺部位に滅菌穴あきドレープがかけられたら，無菌操作で局所麻酔の介助を行う．
  ・アンプルを傾け，医師が注射器に吸い上げやすいようにする．
③ 医師が穿刺することを患者に告げ，看護師は患者の肩と殿部に手をかけ，体位を固定する．
④ 看護師は患者の顔側に位置し，気分不快などがないかどうか患者に声をかけるとともに，針の刺入やカテーテルの挿入など，処置の進行を適宜知らせ，不安を軽減する．
⑤ 医師により，正中線上，椎間の中央から針が刺入され，硬膜外腔への刺入が確認されれば，カテーテルの挿入を行うので，穿刺針の位置や，患者の体位がくずれないように介助する．
  ・針先が硬膜外腔に達したかどうかは，硬膜外腔の陰圧を確認することで知ることができる．さらに，血液や髄液が流出しないことでクモ膜下腔に刺入されていないことを確認したら，局所麻酔薬をテストとして注入し，その効果をみる．

⑥ 局所麻酔薬のテスト注入後，血圧測定や呼吸状態の観察をする．

> 交感神経系が遮断されるために末梢血管が拡張し，末梢血管抵抗・静脈還流が減少することにより血圧が低下することがある．しかし，多くの場合は安静保持により回復する．また，局所麻酔薬が正しく硬膜外腔に注入されていれば呼吸・循環に対して顕著な影響は与えないが，クモ膜下腔（図3-2-52）に注入されると顕著な血圧低下，呼吸抑制，意識消失が出現するおそれがある．

⚠ 注意！

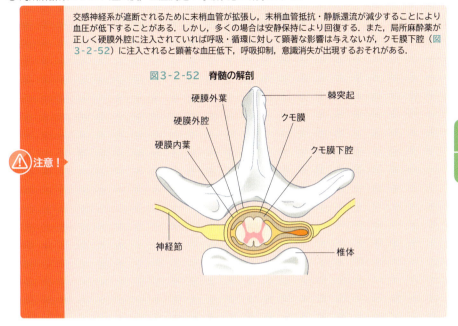

図3-2-52　脊髄の解剖

⑦ カテーテルが挿入されたら，医師がポビドンヨード（またはクロルヘキシジンアルコール）で消毒するのを介助する．
⑧ 穿刺部を透明フィルムドレッシングで保護し，カテーテルを背部正中線に沿わせて固定用テープで固定する（図3-2-53）．

図3-2-53　硬膜外カテーテルの固定方法

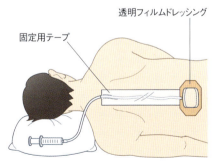

⑨ 皮膚の余分なポビドンヨードは，アルコール綿で拭き取る．
⑩ 使用した注射器，注射針（リキャップしない）は，医療用廃棄容器に捨てる．
⑪ ディスポーザブル手袋をはずし，手指衛生を行う．
⑫ 終了後，体位を整え，バイタルサインを観察する．
⑬ 注入ポンプの薬液の注入前および注入後15～30分は，血圧を測定し，変動に注意する．

⑭ 医師により注入ポンプの薬液が準備・接続されたら，カテーテルの抜去がないかどうか，挿入部位周辺の皮膚の変化など患者の背部や疼痛の有無などを観察する．

⑮ 患者に終了したことを告げ，ねぎらいの言葉をかけ，体位と衣服をもとに戻す．

⑯ 処置用シーツ，カーテン，タオルケットや毛布などをもとに戻す．

⑰ ナースコールを患者の届くところに置き，注入ポンプから麻酔が持続注入されることや，挿入部位に変化を感じたら看護師を呼ぶように説明する．また，挿入後もふだんと変わらず体動が可能であることを説明する．

⑱ 記録して，使用した物品を片づけ，廃棄物は決められた方法で廃棄する．

⑲ プラスチックエプロン，マスクをはずし，手指衛生を行う．

10 持続皮下注入法

3章 ▶ 診療・処置時の看護技術 ／ 2 ▶ 与薬の看護技術

水準 3　到達度 IV　到達目標 I II

Point

- 持続皮下注入法は，翼状針を皮下に刺入し，小型のシリンジポンプやバルン型のポンプを用いることによって，薬液を持続的に少量ずつ皮下に注入する方法である．
- 従来インスリン注入に用いられてきた方法であるが，近年は，持続的な効果が得られ，薬物血中濃度を一定にできることから，経口的与薬法が困難ながん患者の症状コントロール，とくに疼痛の除去に用いられている．

持続皮下注入法の特性

- 経過のイメージを示す（図3-2-54）．
- 「持続皮下注入時の薬物血中濃度は，経口的与薬法とは異なり，図3-2-54にあるように，常に鎮痛有効域内で一定であり，薬物の使用量も最小限に抑えられ，かつ副作用の出現を予防することも可能となる．鎮痛作用が現れない無効域および副作用が現れる中毒域に至ることなく，鎮痛有効域の薬物血中濃度が維持される」[4]．

図3-2-54　モルヒネ持続皮下注入時の薬物血中濃度

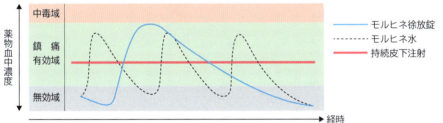

目的

- 安定した血中インスリン濃度の維持
  - 1型糖尿病
  - 2型糖尿病のうち，インスリン分泌能が著明に低下している場合
  - 糖尿病合併妊娠など，より厳格な血糖コントロールを必要とする場合
- がん性疼痛の除去
  - 薬物の内服が困難な場合
  - 痛みが非常に強く，短時間での疼痛コントロールが必要な場合
  - 薬物の副作用が強く，投与量の減量が必要な場合

知っておくべき情報

実施するために必要な情報	方法	援助の評価
・アドヒアランス※ ・全身状態 ・バイタルサイン ・血糖コントロールの状態または疼痛の状態	持続皮下注入法	・薬物の作用・効果 ・薬物の副作用の有無 ・カテーテルの固定状態 ・挿入部周辺の皮膚の状態

※アドヒアランスとは,「患者の行動が医療従事者の提供した治療方針に同意し一致すること」[2]を指し,ここでは患者が治療方針の決定に参加して服薬行動することを意味する.

持続皮下注入法の準備

物品準備

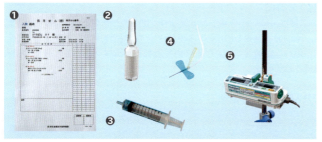

- ☑ ❶処方箋(指示書):6R(患者,薬,目的,用量,用法,時間)を確認するために用いる
- ☑ ❷指示された薬物(例):指示された薬物を正しく用いる
- ☑ ❸注射器:小型シリンジポンプに使用できる10mLまたは5mLとする
- ☑ ❹翼状針:主として27Gを用いる
- ☑ ❺シリンジポンプ:薬物を皮下外に微量かつ持続的に注入する
- ☑ ❻膿盆:使用済みのアルコール綿など廃棄物を入れるために用いる
- ☑ ❼アルコール綿(70%エタノール綿):薬液の準備と刺入部の消毒に用いる.アルコール綿でかぶれる患者の場合,他の消毒剤(クロルヘキシジングルコン酸塩など)を用いる
- ☑ ❽延長チューブ:注射器に接続してルートを延長する
- ☑ ❾透明フィルムドレッシング:カテーテルを固定し,清潔に保つとともに,刺入部の観察をしやすくする
- ☑ ❿固定用テープ:カテーテルを固定する
- ☑ ⓫はさみ:固定用テープを切る
- ☑ ⓬医療用廃棄容器:使用した注射器・注射針などを廃棄する
- ☑ ⓭トレイ:物品を使用しやすいように配置し,清潔に持ち運ぶために用いる
- ☑ ⓮(必要時)タオルケット,毛布
- ☑ ⓯ディスポーザブル手袋

実施前の準備

① 医師から患者に持続皮下注入法の目的と方法,刺入部位が説明されていることを確認する.
② これから持続皮下注入法を行うことを説明し(意識障害がある患者の場合にも必ず声かけを行う),患者または家族の同意を得る.
③ 看護師は手指衛生を行い,必要物品を準備する.細かいものはトレイに入れる.
④ カーテンを閉め,注射部位に応じてタオルケットや毛布を使用して不必要な露出を避ける.

⑤ 注射部位に応じて適切な体位にする.
⑥ 皮下注射の準備②〜⑪（p.364）に準じて薬液を注射器に吸い上げる.
⑦ 薬液を吸い上げた注射器の注射針をはずし，延長チューブ，翼状針を接続し，針先まで薬液を満たす.
⑧ シリンジポンプにセットする.

持続皮下注入法の実際

① 正しい部位を選定する（図3-2-55）.
- 持続皮下注射の部位としては，固定しやすく体動による緊張がかかりにくい部位が適している.
- 前胸部，腹部，鎖骨下などが代表的である.

② 手指衛生を行い，ディスポーザブル手袋を着用する.
③ 注射部位をアルコール綿で，約7cm×5cm程度の楕円形の範囲を，中心から外側へ円を描くように拭いて消毒し，乾燥するのを待つ.
④ 注射部位の皮膚を，翼状針を持つ手と反対側の母指と示指でつまむ（p.370，図3-2-28参照）.
⑤ 翼状針の翼部分を母指と示指でつまんで持つ（図3-2-56）.
⑥ 翼状針を，切り口は上方に向けて皮膚と約10〜30°の角度ですばやく刺入する.
⑦ 刺入したら皮膚をつまんでいた指を離し，疼痛や末梢のしびれ感がないかどうか確認する.
⑧ 患者に刺入が終わったことを告げ，そのまま動かないように説明する.
⑨ 刺入部を透明フィルムドレッシングで固定する.
- カテーテルの抜去を予防するために，ルートの長さを十分に保ち，延長チューブをループにして確実に固定する（p.388，図3-2-46参照）.

⑩ シリンジポンプの注射速度を指示どおり正確に設定する.
⑪ ディスポーザブル手袋をはずし，手指衛生を行う.
⑫ 患者に持続皮下注入が開始されたことを告げ，ねぎらいの言葉をかけ，体位と衣服をもとに戻す.
⑬ カーテン，タオルケットや毛布などをもとに戻す.
⑭ ナースコールを患者の届くところに置き，刺入部位に疼痛や濡れた感じなどの変化が生じたら看護師を呼ぶように説明する．また，挿入後もふだんと変わらず体動が可能であることを説明する.
⑮ 記録して，使用した物品を片づけ，廃棄物は決められた方法で廃棄する.
⑯ マスクをはずし，手指衛生を行う.
⑰ 持続皮下注入の終了時は，使用した注射器，注射針（リキャップしない）は，医療用廃棄容器に捨てる.

図3-2-55　持続皮下注射の部位

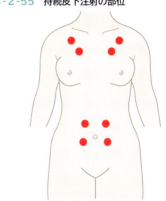

図3-2-56　翼状針の持ち方

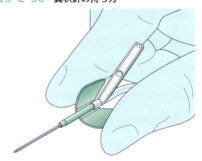

11 輸血法

3章 ▶ 診療・処置時の看護技術 ／ 2 ▶ 与薬の看護技術

水準 ③ 到達度 Ⅳ 到達目標 Ⅱ

Point

▶輸血とは，血液および血液成分を静脈内に注入することである.
▶輸血には，受血者本人からの自己血輸血と，他人からの同種血輸血がある.
▶同種血輸血には，血液の全成分をそのまま投与する全血輸血，血液中の特定成分のみを補充する成分輸血がある.
▶輸血は血液成分を体内に入れる臓器移植の一種である.

輸血用血液の種類・適応・副作用

● 輸血用血液の種類と適応を表3-2-7に，輸血の主な副作用を表3-2-8に示す.
● 供血者の血液のリンパ球が，受血者組織を異物と認識して攻撃すること（輸血後移植片対宿主病）を予防するため，輸血用血液に放射線照射を行う.

表3-2-7　輸血用血液の種類と適応

	販売名（略号）	貯法・有効期間	効能または効果
全血製剤	人全血液-LR「日赤」（WB-LR）	2～6℃ 採血後21日間	一般の輸血適応症に用いる
	照射人全血液-LR「日赤」（lr-WB-LR）		
赤血球製剤	赤血球濃厚液-LR「日赤」（RBC-LR）	2～6℃ 採血後21日間	血中赤血球不足またはその機能廃絶に適する
	照射赤血球濃厚液-LR「日赤」（lr-RBC-LR）		
	洗浄赤血球-LR「日赤」（WRC-LR）	2～6℃ 製造後48時間	貧血症または血漿成分などによる副作用を避ける場合の輸血に用いる
	照射洗浄赤血球-LR「日赤」（lr-WRC-LR）		
	解凍赤血球-LR「日赤」（FTRC-LR）	2～6℃ 製造後4日間	貧血または赤血球の機能低下に用いる
	照射解凍赤血球-LR「日赤」（lr-FTRC-LR）		
	合成血-LR「日赤」（BET-LR）	2～6℃ 製造後48時間	ABO血液型不適合による新生児溶血性疾患に用いる
	照射合成血-LR「日赤」（lr-BET-LR）		
血漿製剤	新鮮凍結血漿-LR「日赤」（FFP-LR）	−20℃以下 採血後1年間	血液凝固因子の補充
血小板製剤	濃厚血小板-LR「日赤」（PC-LR）	20～24℃（要振盪）採血後4日間	血小板減少症を伴う疾患に適応する
	照射濃厚血小板-LR「日赤」（lr-PC-LR）		
	濃厚血小板HLA-LR「日赤」（PC-HLA-LR）		血小板減少症を伴う疾患で,抗HLA抗体を有するため通常の血小板製剤では効果がみられない場合に適応する
	照射濃厚血小板HLA-LR「日赤」（lr-PC-HLA-LR）		

（※日本赤十字社HP（輸血情報，添付文書）を参考に作成（2019年3月現在））

表3-2-8 輸血の主な副作用

	副作用	原因	症状
輸血後短時間で現れる副作用	溶血反応 • ABO式不適合輸血（輸血中・輸血直後） • ABO式以外の不適合輸血（輸血後・数時間後）	患者の血漿中の抗体と輸血赤血球が反応して溶血が起こる．ABO式不適合では主に血管内溶血，ABO式以外の不適合では主に血管外溶血が起こる	血管痛，不快感，胸痛，腹痛，呼吸困難，胸部圧迫感，頻脈，呼吸促迫，頭痛，背部痛．進行するとチアノーゼ，ショックを引き起こす
	発熱	輸血中の白血球の抗原抗体反応によるものが多い	悪寒，1℃以上の体温の上昇，頭痛，背部痛．進行するとチアノーゼ，ショック
	アレルギー反応	患者の血漿タンパクと輸血中のタンパクとの抗原抗体反応による．アナフィラキシーショックは，Ⅰ型アレルギー反応（IgE抗体）に含まれる	蕁麻疹，浮腫，めまい，頭痛をきたす．重篤になると，全身紅潮，血管浮腫（顔面浮腫，喉頭浮腫など），急性の呼吸困難，血圧低下，チアノーゼ，末梢循環障害などのアナフィラキシーショックを引き起こす
輸血後時間が経過してから現れる副作用	移植片対宿主病（GVHD）	免疫学的機序によるもので，製剤中に含まれるリンパ球が患者の体内で増殖して，体組織を攻撃する反応	輸血後1〜2週間後に，発熱，紅斑，下痢，貧血，肝機能障害などを生じる
	遅延型溶血反応	輸血後数日経過してから抗体が産出され，供給者赤血球に溶血が起こる	輸血後7〜10日後に発熱，黄疸，溶血，ときに血色素尿の所見を示す
	輸血後肝炎	汚染された血液からの病原体感染による（HCV感染，HBV感染）	発熱，倦怠感，食欲不振などを生じる
	ヒト免疫不全ウイルス（HIV）感染	汚染された血液からの病原体感染による（HIV感染）	感染後2〜8週間で，一過性の感冒様症状が出現することがあるが，多くは無症候性に経過する

目的

● 循環血液量の回復・維持
● 血液の酸素運搬能力の改善
● 血液成分の補充
● 凝固因子の補充
● 血漿タンパクの補充

適応

● 特殊な治療法としての交換輸血・血漿交換
● 大量出血時の血液量の補給
● 栄養失調時の血漿タンパクの補給
● 骨髄疾患時の造血臓器の刺激
● 手術前の体力の補強

知っておくべき情報

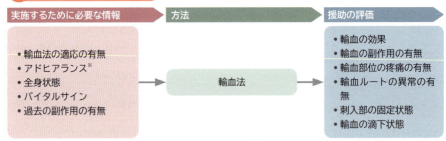

※アドヒアランスとは、「患者の行動が医療従事者の提供した治療方針に同意し一致すること」[2]を指し、ここでは患者が治療方針の決定に参加して服薬行動することを意味する。

輸血法の準備

物品準備

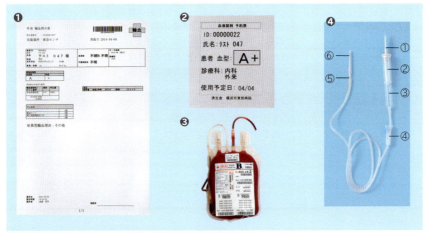

- ☑ ❶交差試験適合票：患者と製剤の確実な照合を複数名で行う
- ☑ ❷添付伝票：患者と製剤の確実な照合を複数名で行う
- ☑ ❸輸血用溶液バッグ：①血液バッグ，②採血用チューブ，③輸血口（輸血セットのボトル針を差し込む）：指示された血液製剤を用いる
- ☑ ❹輸血セット：①ボトル針，②濾過筒，③点滴筒，④クレンメ，⑤ゴム管，⑥輸血針：使用する血液製剤に適したものを用いる
- ☑ ❺アルコール綿（70％エタノール綿）：刺入部を消毒する．アルコール綿でかぶれる患者の場合，他の消毒剤（クロルヘキシジングルコン酸塩など）を用いる．
- ☑ ❻膿盆：廃棄物を入れる
- ☑ ❼肘枕：輸血針の刺入部位を安定させる
- ☑ ❽駆血帯：静脈の還流を遮断し，静脈を怒張させる
- ☑ ❾点滴スタンド：血液バッグを安定した状態で吊り下げる
- ☑ ❿透明フィルムドレッシング：針先を固定して観察する
- ☑ ⓫固定用テープ：輸血針の刺入部を固定する

- ☑⑫はさみ：固定用テープを切る
- ☑⑬医療用廃棄容器：使用した輸血用血液バッグや輸血セットなどを廃棄する
- ☑⑭トレイ：輸血セットが接続された血液製剤を入れる
- ☑⑮（必要時）静脈留置針または翼状針：輸血用の静脈留置針は，大人では18G以上16G以下（小児では21G以上）の太さのものが適している．血管が細く穿刺が困難な場合は，これより細い針を用いる．延長チューブ，輸液ポンプ：輸液ポンプを使用する場合は，血液を輸血セットのルートに通した状態でセットしておく
- ☑⑯滅菌ガーゼ
- ☑⑰（必要時）タオルケット，毛布
- ☑⑱マスク，ディスポーザブル手袋，プラスチックエプロン

実施前の準備

① 患者（または家族）は，医師から輸血の目的とリスクに関する説明を受け，輸血同意書に署名する．看護師は，医師から説明された内容を患者が理解できているかどうか確認する．意識障害がある患者の場合にも必ず声をかけてから行う．
② 患者に，事前に排尿を済ませてもらう．
③ 看護師は手指衛生を行い，必要物品を準備する．
④ 輸液ルートに閉塞などの異常がないか確認する．
⑤ マスク，ディスポーザブル手袋，プラスチックエプロンを装着する．
⑥ 輸血針の刺入部位に応じて，カーテンとタオルケット・毛布などを使用し，不必要な露出を避ける．
⑦ バイタルサインと経皮的動脈血酸素飽和度（SpO$_2$）を測定し，輸血前の全身状態を観察する．

 患者が輸血可能な状態であることを確認し，また，輸血の副作用を早期発見するため．

輸血法の実際

① 「輸血用血液の受け渡し時」，「輸血準備時」，「輸血実施時」のタイミングで，「交差試験適合票の記載事項」と「輸血用血液バッグ」および「添付伝票」を照合し，下記項目が該当患者に適合していることを確認する．
　1）患者氏名（同姓同名に注意）
　2）血液型
　3）血液製造番号
　4）有効期限
　5）交差適合試験検査結果
　6）放射線照射の有無など

 輸血後移植片対宿主病の予防のため，リンパ球を含む輸血用血液に放射線照射をして用いることが有効である．照射後1週間以上経過すると赤血球（全血を含む）が壊れやすくなり，カリウムイオンが上昇することから，新生児・未熟児・乳児，腎不全患者および急速大量輸血患者については，照射後すみやかに使用することが望ましい．

- 確認する場合，看護師2名が上記の各項目を交互に声を出し合って読み合わせ，患者と適合していることを記録する．
- 麻酔時など患者本人による確認ができない場合，当該患者に相違ないことを必ず複数の者と確認（ダブルチェック）する．

 事務的な過誤による血液型不適合輸血を防ぐため．

② 血液バッグ内の血液の色調変化，溶血，凝固，血液バッグの破損の有無などを観察する．
- 血液バッグの外観に異常を認めた場合は使用しない．

③ 凍結している輸血用血液を，指定の温度で溶解する．
- 凍結していないものは温めずに室温で輸血して問題ない．しかし，急速・大量に輸血が必要な場合，体温と同様の温度（37℃を超えない範囲）まで温めて使用する．

根拠 低温（2〜6℃）で保存されている輸血用血液を，そのまま急速・大量に輸血すると，体温低下による心停止や赤血球の機能低下を引き起こす危険があるため．

④ 輸血セットと血液バッグを準備する．
- 輸血セットを開封し，クレンメを点滴筒下約10cmのところに移動させて止める．
- 血液バッグを静かに上下または左右に反転し，内容物を混和させる．
- 血液バッグを開封し，輸血口を露出させる（p.409，「知っておこう！」参照）．
- 血液バッグを平坦な場所に置き，輸血口に輸血セットのボトル針を真っすぐ挿入し，根もとまで十分に差し込む．

根拠 平坦な場所でなく，輸血セットを点滴スタンドに吊り下げて差し込むと血液が漏れ出すことがあるため．

- 必要に応じて，輸血針を静脈留置針または翼状針と交換する．
- 血液バッグを点滴スタンドにつるす．
- 輸血セットのクレンメを閉じた状態で，濾過筒（濾過網のある部分）を指でゆっくり押しつぶして離し，濾過筒内に血液を満たす．
- 輸血用血液を輸血セットのルートに通す．

⑤ 患者本人であることを確認する．
- 患者に氏名と血液型を聞く．
- リストバンドの氏名と血液型が，血液バッグの血液型および適合票の氏名・血液型と一致していることを確認する．

⑥ 静脈ルートを確保する（点滴静脈内注射の実際①〜⑬p.387に準じる）．
- 血管が細く穿刺が困難な場合は，通常よりも細い静脈留置針を用いる．その場合は加圧せず，ゆっくりした速度で輸血する．
- 輸血は，原則として単独ルートで投与する．

⑦ 静脈ルートが確保できたら，クレンメを徐々に緩め，点滴筒を観察しながら速度を調節し，輸血を開始する．
- 通常，最初の10〜15分間は1mL/分程度で行い，その後は5mL/分程度の速度で行う．

⑧ 輸血開始後5分間は，刺入部位や患者の状態に異常や変化がないこと，輸血速度に変化がないことを観察し続ける．

注意！ 不適合輸血による溶血反応は，患者の生命に関わる副作用である．その症状は輸血開始直後から現れるため，とくに輸血開始後5分間の患者の状態変化に十分注意する．

⑨ ナースコールを患者の届く範囲に置き，刺入部位の疼痛や体調の変化を感じたらナースコールを押して看護師を呼ぶように説明する．
- 患者に輸血ルートを引っ張らないように注意を促す．
- 輸血の副作用や起こりうる輸血ルートのトラブルについて，必要に応じて事前に説明しておく．

⑩ マスク，ディスポーザブル手袋，プラスチックエプロンをはずし，手指衛生を行う．

⑪ 輸血中の患者の状態を適宜観察し，輸血開始15分後と輸血終了時の副作用の有無・内容を記録する．

⑫ 輸血が終了したら手指衛生を行い，穿刺部にアルコール綿をあてながら輸血針を抜く．

⑬ 抜針後に滅菌ガーゼで3〜5分程度圧迫し，確実に止血したことを確認する．

⑭ 患者氏名，血液型，製造番号を再度確認し，製造番号を記録する．

⑮ 患者に終了したことを告げ，ねぎらいの言葉をかける．

⑯ 患者の体位と衣服を整え，カーテンとタオルケットや毛布などを元に戻す．
⑰ 使用した輸血セットと輸血針（リキャップしない）を，医療用廃棄容器に捨てる．
⑱ 使用した物品を片づけ，廃棄物を決められた方法で廃棄する．
⑲ 手指衛生を行う．
⑳ 輸血終了後も継続的に患者を観察する．

> **根拠** 輸血後，時間が経過してから副作用が起こることがあるため（p.405，表3-2-8参照）．

知っておこう！ 血液バッグの各部名称と開封方法

● 血液バッグの輸血口の形態には，ピールタブ型，タブ型，プロテクター型がある．形態に応じて開封方法が異なる．

a. ピールタブ型　開封方法

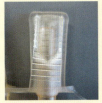 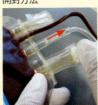 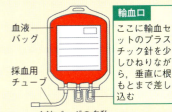

ピールタブを強く引き，輸血口を露出させる

輸血口：ここに輸血セットのプラスチック針を少しひねりながら，垂直に根もとまで差し込む

血液バッグの名称（血液バッグ，採血用チューブ）

b. タブ型　開封方法　　c. プロテクター型　開封方法

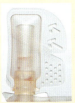 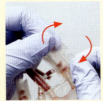 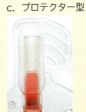 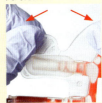

上側タブ（バッグから遠い側）と下側タブ（バッグに近い側）のあいだの切り込み部分を裂き，輸血口を露出させる

羽根部分とプロテクター下部をしっかり持ち，切り込み部分を裂き，輸血口を露出させる

（資料提供/［ピールタブおよび開封方法］は日本赤十字社：「輸血用血液製剤の輸血口の形態追加のお知らせ．平成25年9月」）

引用参考文献（3章-2　与薬の看護技術）

1）厚生労働省医政局長通知：看護師等による静脈注射の実施について（医政発第0930002号），2002年9月30日．https://www.nurse.or.jp/nursing/education/tokuteikenshu/document/pdf/0930002.pdf（日本看護協会HPより，最終閲覧日2019年6月24日）

2）World Health Organization: Adherence to Long-Term Therapies: Evidence for Action, 2003. https://www.who.int/chp/knowledge/publications/adherence_full_report.pdf?ua=1（最終閲覧日2019年3月24日）

3）粕田晴之監，首藤真理子ほか編：PCAとは．こうすればうまくいく！　在宅PCAの手引き．p.6～14，中外医学社，2013．

4）ターミナルケア編集委員会編：わかる できる　がんの症状マネジメントⅡ．ターミナルケア，11（10）：p.341，2001．

5）阿曽洋子ほか：薬の管理と適用，基礎看護技術 第8版．p.340～351，医学書院，2019．

6）阿曽洋子ほか：注射薬の管理と適用，基礎看護技術第8版．p.352～369，医学書院，2019．

7）安藤郁子ほか：皮内注射，根拠と写真で学ぶ看護技術2．p.143～145，中央法規出版，2011．

8）安藤郁子ほか：ヘパリンロック・生食ロック ロック用のシェアプラグが接続されている場合，根拠と写真で学ぶ看護技術2．p.171～174，中央法規出版，2011．

9）石塚睦子ほか：わかりやすい与薬 第6版．テコム，2019．

10）伊藤芳久ほか：薬物の生体内運命と薬効．わかりやすい薬理学―薬の効くプロセス 第12版．p.26～33，創風社，2018．

11）医療情報科学研究所編：与薬．看護がみえる vol.1 基礎看護技術．p.244～283，メディックメディア，2018．

12）医療情報科学研究所編：注射，輸液，輸血．与薬．看護がみえる vol.1 基礎看護技術.p.30～153，メディックメディア，2018．

13）岩田健太郎ほか：アレルギーのしくみ．成人看護学11 系統看護学講座 専門分野Ⅱ 第14版．p.21～25，医学書院，2016．

14）大鹿哲郎ほか：治療．成人看護学13 系統看護学講座 専門分野Ⅱ 第13版．p.59，医学書院，2017．

15）厚生労働省：第十七改正日本薬局方（2016年改訂）電子．http://jpdb.nihs.go.jp/jp17/（最終閲覧日2019年4月2日）

16）厚生労働省医政局帳通知：看護師等による静脈注射の実施について（医政1930002号），2002年9月30日．https://www.nurse.or.jp/nursing/education/tokuteikenshu/document/pdf/0930002.pdf（日本看護協会HPより，最終閲覧日2019年4月6日）

17）香春知未ほか編：与薬にかかわる技術．看護学テキストNiCE 基礎看護学―看護過程のなかで技術を理解する 改訂第3版．p.165～193，南江堂，2018．

18）鈴木洋史ほか編：薬物動態の理論と演習．看護師特定行為研修　共通科目テキストブック　臨床薬理学．p.8～43，メディカルビュー社，2018．

19）鈴木正彦：処方せんと薬の剤形 新訂版，クイックマスター薬理学 第2版．p.41～45，サイオ出版，2014．

20）鈴木玲子ほか：輸液の実際．最新 輸液管理.Nursing Mook41，p.2～25，学研メディカル秀潤社，2007．

21）日本赤十字社：輸血用血液製剤取り扱いマニュアル 2017年4月改訂版．日本赤十字社，2017．

22）日本麻酔学会・周術期管理チーム委員会：硬膜外麻酔．周術期管理チームテキスト 第3版．p.236～242，日本麻酔科学会，2016．

23）深井喜代子ほか編：与薬・輸血の技術．新体系 看護学全書 基礎看護学③ 基礎看護技術Ⅱ 第4版．p.277～347，メヂカルフレンド社，2017．

24）前田平生ほか編：輸血の手順．輸血学 改訂第4版．p.841～848，中外医学社，2018．

25）丸尾敏夫：治療．Newエッセンシャル眼科学 第8版．p.155～156，医歯薬出版，2014．

26）三上れつほか編：与薬の技術．演習・実習に役立つ基礎看護技術 第3版．p.199～248，ヌーヴェルヒロカワ，2008．

27）弓削孟史監，古屋仁ほか編：硬膜外麻酔．標準麻酔科学 第6版．p.113～122，医学書院，2011．

28）渡辺晋一ほか：治療・処置．系統看護学講座 専門分野Ⅱ 成人看護学12 第14版．p.64～78，医学書院，2016．

29）満田年宏訳・著：血管内留置カテーテル関連感染予防のためのCDCガイドライン．ヴァンメディカル，2011．

3章 ▶ 診療・処置時の看護技術 ／ 3 ▶ 呼吸・循環を整える看護技術

1

酸素吸入療法

水準 **1** 到達度 **I Ⅱ Ⅲ Ⅳ** 到達目標 **Ⅰ**

Point

▶ 低酸素血症をきたしている患者に空気中の酸素濃度（約21％）より高濃度の酸素を投与し，動脈血中の酸素分圧を上げ，低酸素血による組織傷害を軽減させる.

▶ 酸素投与は医師の指示によりなされるものであり，一種の薬ともいえる.

▶ 適切な酸素投与量は有効であるが，高濃度の酸素は酸素中毒症やCO_2ナルコーシスを引き起こすことがある.

▶ 酸素療法はあくまでも対症療法であり，根本的な治療ではない.

目的

● 動脈血の酸素化をはかり，末梢の組織細胞に十分な酸素供給を行うことによる低酸素血症の改善および予防

● 換気仕事量・心筋仕事量の軽減

適応

● 動脈血ガス分析で低酸素血症をきたしている場合

● ショック状態や心不全による全身循環不全に陥った場合（酸素療法の絶対的適応）

● 手術後や重度外傷直後など，低酸素血症に陥る危険性がある場合

動脈血ガス分析値による評価（ルームエア吸入時）

• 相対的適応：PaO_2 60〜70mmHg

• 適応：PaO_2 50mmHg前後

• 絶対的適応：PaO_2 40mmHg以下

📖 知っておくべき情報

実施するために必要な情報	方法	援助の評価
• 年齢 • 鼻閉の有無 • 患者の違和感（努力呼吸の有無，呼吸困難感）の訴え • 呼吸パターン（口呼吸・鼻呼吸） • 動脈血ガス分析（PaO_2，$PaCO_2$），動脈血酸素飽和度（SaO_2），経皮的動脈血酸素飽和度（SpO_2），F_IO_2（酸素濃度分画） ※酸素供給方法は医師が決定する. 看護師のみの判断で選択，または変更をしてはならない. 上記の情報は，鼻カニューレかフェイスマスクかなどの判断基準となる	ベンチュリーマスクによる酸素吸入 鼻カニューレによる酸素吸入 フェイスマスクによる酸素吸入 酸素テントによる酸素吸入	〈酸素療法を評価するため，酸素の流量変更または酸素濃度の変更を判断するための情報〉 • 一般状態：顔色，爪床色，チアノーゼの有無，呼吸パターン（数，深さ，リズム） • 肺音（聴診） • 動脈血ガス分析値（PaO_2，$PaCO_2$），動脈血酸素飽和度（SaO_2）など ※酸素流量変更・酸素濃度変更は看護師のみの判断で行うことはできない

酸素供給方式

- 酸素供給方式として，酸素ボンベを使用する場合と，中央配管設備を使用する場合がある．

酸素ボンベ

- 圧縮された酸素を入れた容器（図3-3-1）で，病棟では500Lのボンベが使用される．
- ボンベには，酸素を充填した時点での圧力（単位MPa）と容積（単位m^3 [$1.0m^3=1,000L$]）を示すラベルが貼ってあるか，刻まれている．たとえば，図3-3-1のラベルには「14.7MPa」「$0.5m^3$」と表示されている．
  - MPaは「メガパスカル」，Paは「パスカル」と読む圧力の単位で，$1MPa=1,000kPa=1,000,000Pa$である．
  - PaとmmH_2O，mmHg，atm（気圧）との関係は，$1Pa=約0.1mmH_2O$，$1mmH_2O=約0.074mmHg$，$1atm=760mmHg$，$1mmHg=約133Pa$という形で表すことができる．
  - MPaやatmなど，酸素療法や吸引でよく使用される単位は，正しく把握しておくことが必要である．
- 酸素ボンベ使用時は，酸素調節器（酸素圧力計と酸素流量計），加湿器，滅菌水が必要である．

中央配管設備

- 病棟と離れた場所に設置されている液化酸素タンクや酸素ボンベから，供給用配管を通って，病棟の各室のベッドサイドにあるアウトレット（壁や天井にある供給口）へ酸素が送られる（図3-3-2）．
- 中央配管設備を使用する場合は，酸素流量計，加湿器，滅菌水が必要である．

図3-3-1 酸素ボンベによる酸素供給システム

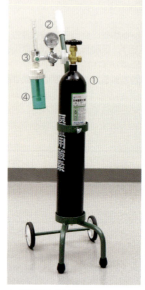

a. 酸素ボンベと付属品

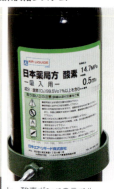

b. 酸素ボンベのラベル

①酸素ボンベ
②酸素圧力計 ┐酸素調節器
③酸素流量計 ┘
④加湿器（滅菌水入り）

図3-3-2 中央配管設備による酸素供給システム

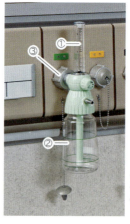

①酸素流量計
②加湿器（滅菌水を入れる）
③酸素供給用アウトレット（酸素供給口）

| 知っておこう！ | **医療安全上欠かせないフールプルーフ** 085 |

- フールプルーフ（fool proof）とは，使用者が誤った操作をしても危険な状況をまねかないように，あるいはそもそも誤った操作をさせないように，配慮した設計のことをいう．
- 中央配管設備には，複数の医療ガスや吸引といった接続口が備え付けられており，一見するとすべて同じようにみえる．しかし，この中央配管設備の接続口もフールプルーフ対応がなされており，接続する機器側にピンがついている．たとえば酸素は時計の0時・6時，圧縮空気は0時・4時・8時，吸引は0時・9時にピンがついており，酸素のつもりで間違って圧縮空気の接続口に接続してもピンの穴が合わないので接続不可になっている．
- このように，使用者が誤った操作をしても事故を未然に防げるように工夫されている．

酸素供給用アウトレットの接続口の形の違い

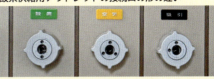

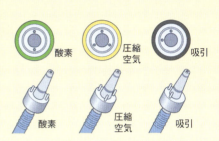

酸素ボンベの使用の準備

物品準備

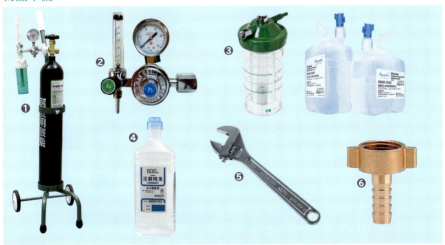

- ❶酸素ボンベ
- ❷酸素調節器（圧力計と流量計）
- ❸加湿器またはディスポーザブル式加湿器
- ❹滅菌水
- ❺スパナ
- ❻ナット付きホースニップル（加湿器未使用時）

実施前の準備

① 看護師は手指衛生を行う．

酸素ボンベの使用の実際（図3-3-3）

 086　 087　 088

① 酸素調節器（a.酸素圧力計とb.酸素流量計）を，スパナを用いて酸素ボンベに取りつける（**1**）．

 根拠 酸素ボンベは高圧なため酸素調節器を用いて適正な圧にする．

② 加湿器（c）に滅菌水を入れ，酸素流量計に接続する（**2**）．

根拠 加湿により気道内粘膜の乾燥を避ける．

コツ！ 加湿用の水に関しては，感染の観点から，ディスポーザブルタイプの酸素加湿用閉鎖式専用ボトルが使われている施設も多い．

※加湿は酸素流量3L/分以下では不要とされてきている．加湿器を用いない場合は流量計から加湿器をはずし，そのはずした接続口にナット付きホースニップルを直接，流量計に接続する．

根拠 日本呼吸器学会・日本呼吸管理学会の酸素療法ガイドラインでは「鼻カニュラでは3L/分まで，ベンチュリーマスクでは酸素流量に関係なく酸素濃度40％まではあえて酸素を加湿する必要はない」とある．ちなみに米国呼吸療法協会（AARC）では，「4L/分以下の場合，加湿は必ずしも必要ない」，米国胸部学会（ATS）のCOPDガイドラインでは「5L/分以下ではあえて加湿を行う根拠はない」とある．

③ 酸素ボンベのハンドルをゆっくりと回し全開にして，圧力計で酸素の残量を確認する（**3**）．

根拠 ボンベを全開にしないとボンベ内の適正な圧を反映しない．

④ 使用後はまず酸素ボンベを閉め，圧力計の指針が「0」になるまで酸素を流し切り，「0」になった時点で最後に酸素流量計を閉める．

根拠 酸素ボンベを先に閉めることで回路内に圧縮された酸素が残らない．

図3-3-3　酸素ボンベの残量と流量の計測のしかた

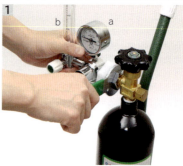

1

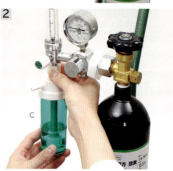

2

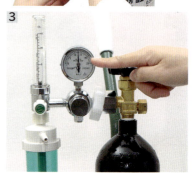

3

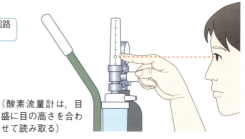

（酸素流量計は，目盛に目の高さを合わせて読み取る）

> **知っておこう!** 酸素ボンベの使用時間の計算
>
> - 酸素ボンベの使用時間を計算する場合は，充填時の酸素容積（500L）と圧力（14.7MPa），そして，使用時の酸素圧力（酸素圧力計で示されている数字），医師が指示している酸素流量の4つの数字が必要となる．
>   [例] 使用時の酸素圧力7MPa，医師が指示している酸素流量4L/分の場合
>   ①まず残量（L）を計算する．②それを酸素流量で割る．
>   ①（7MPa/14.7MPa）×500L＝約238L（残量）
>   ②238L÷4（L/分）＝約59分

中央配管設備の使用の準備

物品準備
- ☑ ①酸素流量計（ダイヤル式）と加湿器またはディスポーザブル式加湿器
- ☑ ②滅菌水
- ☑ ③ナット付きホースニップル（加湿器未使用時）

実施前の準備
① 看護師は手指衛生を行う．
② 酸素吸入や口腔内吸引に必要な酸素流量計や吸引装置が確実に使用可能となるために，中央配管設備に患者の頭側がくるようにベッドを配置する．

中央配管設備の使用の実際

① 加湿器に滅菌水を水位ラインまで入れ，酸素流量計に接続する．

> **根拠** 適正量でないと，加湿が不十分であったり加湿器から水分が吹き出し，適正な酸素量とならないため．

※加湿は酸素流量3L/分以下では不要とされてきている．加湿器を用いない場合は，ナット付きホースニップルを酸素流量計に接続する．

② 中央配管供給口の「OXYGEN」または「酸素」の表示があるアウトレット（供給口）のリングを奥に押して（右に回すものもある）中央の栓を抜く．

> **根拠** 使用していないときは差込口にごみなどの混入を避けるために栓がしてある．

③ 酸素流量計の接続部を，中央配管供給口に「カチン」と音がするまでしっかり押し込むように挿入する（図3-3-4）．

> **根拠** 音がしないと接続が不完全となりリーク（漏れ）が生じ，適正な流量とならない．

> **コツ！** 中央配管に酸素流量計が正しく挿入された場合，「プシュ」という音が一瞬聞かれる．この音が聞かれないと，確実に差し込まれていないことが多い．力を入れて，一気に差し込むとよい．

図3-3-4 酸素流量計の接続

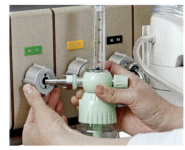

酸素流量計の接続部を，中央配管供給口に「カチン」と音がするまで挿入する

④酸素流量計がしっかり固定されたことを確かめてから酸素流量計の開閉口を開き，酸素の流量状態を点検したら，再度開閉口を閉める．

> **根拠** 患者にマスク，あるいはカニューレを装着する前に適正に酸素が流れるか最終確認が必要であるため．

⑤酸素マスクまたは鼻カニューレを接続し，指示された流量を投与する．
- 流量計により目盛りを読む位置が異なるので，使用前に確認が必要である．

[酸素流量計の見方（図3-3-5）] 089

図3-3-5 酸素流量計の見方

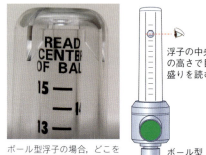

ボール型浮子の場合，どこを読めばいいか表記されている

ボール型　ロタ型　ダイヤル型

- ボール型浮子の場合は，浮子の中心と同じ目の高さで目盛りを読む．
- ロタ型浮子の場合は，浮子の上面と同じ目の高さで目盛りを読む．
- ダイヤル型の場合は，設定量の数字に合わせる．

⑥酸素の必要がなくなった場合は，流量計の開閉口を閉め，中央配管供給口の酸素のリングを奥に押して（右に回すものもある）流量計を取りはずす．

> **根拠** 流量計の閉めが不完全で起こる酸素の漏れを避けるため流量計を取りはずすことを勧める．再度，酸素療法が必要になる場合もあるので，しばらくはベッドサイドに置く．

酸素吸入方法　水準 ❶　到達度 Ⅰ Ⅱ Ⅳ　到達目標 Ⅰ

● 酸素供給方法としては，ベンチュリーマスク，鼻カニューレ，フェイスマスク，酸素テントなどがある．これらは供給できる酸素流量により，高流量酸素療法と低流量酸素療法に分けられる．
- 高流量酸素療法：ベンチュリーマスク
- 低流量酸素療法：鼻カニューレ，フェイスマスク，酸素テント

● 酸素療法時の注意点を以下に示す．

> ● 酸素を使用している患者のそばに，火気および引火性または発火性の物を置かないように注意する．
> - 患者本人だけでなく家族にも説明し，理解を得る．
> ● 酸素は乾燥ガスのため，酸素吸入時は必ず加湿器を接続する．
> - 加湿器の滅菌水は，最低水位ライン以下にならないように補充する．
> - 1日1回は新しい滅菌水に交換し，感染予防に努める．
> - 酸素濃度40％未満と鼻カニューレで酸素流量3L/分未満の場合は，加湿しなくてよい．
> ● カニューレ内や蛇管に水分が貯留しやすいので，適宜排水をする．

ベンチュリーマスクによる酸素吸入の準備

物品準備

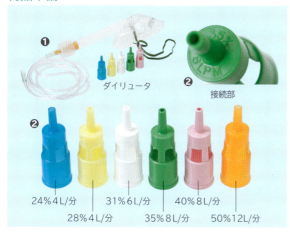

- ❶ベンチュリーマスク
  - 高流量であるため，換気パターンに左右されにくく，吸入酸素濃度を一定に保つことができる．
  - 酸素流量に合わせてダイリュータ（アダプタ）が分けられており（24％，28％，31％，35％，40％，50％），指定してある酸素流量に合わさなければ，一定の酸素濃度が得られない．
  - 50％以上の吸入酸素濃度にすることは困難であり，50％以上の酸素濃度が必要な場合は不向きである．
  - 加湿が十分されているかどうか注意する．
- ❷ダイリュータ（アダプタ）

実施前の準備

① 看護師は手指衛生を行う．
② 本人に説明し同意を得る．患者が小児の場合，家族に説明し，同意を得る．
③ 顔面や耳に創傷などがないか確認する．顔面とマスクのサイズが合っているか確認する．患者本人のフィット感や違和感を確認する．開始前にトイレを済ましてもらう．
④ 周辺に火気および引火性・発火性のものがないか確認する．手が届くところへティッシュペーパーやナースコールなどを準備する．酸素ボンベの場合，残量を確認する．加湿器の水量を確認する（酸素濃度40％未満は不要）．

ベンチュリーマスクによる酸素吸入の実際

① 加湿器の酸素吹き出し口に，ベンチュリーマスクにつながっているチューブを接続する．
② ベンチュリーマスクを患者に手渡し，装着してもらい，装着具合をゴムで調節する．
③ 指示された酸素濃度のダイリュータを準備する．

 ダイリュータは酸素と空気が混合する構造となっており，酸素濃度の違いにより色分けしてあるため．

④ マスク側の蛇管とダイリュータ，ダイリュータと加湿器側とを接続する．

 マスクとダイリュータは直接つなぐことができないため蛇管を挟む．

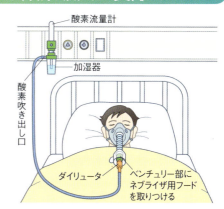

⑤ ベンチュリー部（ダイリュータ）に患者が手を触れると正しい酸素濃度が得られないこともあるので，ネブライザ用フードをベンチュリー部に装着する．
⑥ ダイリュータに書かれている推奨酸素流量（24％と28％の場合は4L/分，31％の場合は6L/分，35％と40％の場合は8L/分，50％の場合は12L/分）どおりに酸素を流す．

> **根拠** 流量を適正にしないと指示どおりの酸素濃度にならないため．

⑦ ベンチュリー部に触れないこと，マスクをはずさないことを患者に説明する．

> **根拠** 正確な酸素濃度を保つために必要である．

⑧ 手指衛生を行う．
⑨ 記録を行う．

鼻カニューレによる酸素吸入の準備

物品準備

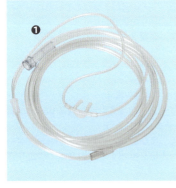

❶

☑ ❶鼻カニューレ
- 両鼻腔から酸素が吸入されるように，鼻孔に1cmほどカニューレを入れ，酸素を投与する方法である．
- 眼鏡のように耳にかけて使用する．
- 酸素は100％酸素を低流量（1～5L/分程度）で流す．
- 取り扱いが簡単で，酸素投与中でも会話や食事ができ，不快感が比較的少ない．
- カニューレが鼻腔付近の粘膜を刺激してびらんを生じることがあり，また，換気量が変化したり，口呼吸になると吸入酸素濃度が変化することがある．
- 鼻閉があると効果はないので，使用前に鼻閉がないことの確認と，口呼吸ではなく鼻呼吸の指導が必要である．

☑ ❷固定用テープとはさみ

実施前の準備

① 看護師は手指衛生を行う．
② 本人に説明し，同意を得る．患者が小児の場合，家族に説明し同意を得る．
③ 顔面や耳に創傷などがないか確認する．鼻腔内にカニューレが入るか確認する．事前に患者本人のフィット感や違和感を確認する．開始前にトイレを済ませてもらう．
④ 周辺に火気および引火性・発火性のものがないか確認する．手が届くところへティッシュペーパーやナースコールなどを準備する．酸素ボンベの場合，残量を確認する．加湿器の水量を確認（3L/分未満は不要）する．

鼻カニューレによる酸素吸入の実際

① 加湿器の酸素吹き出し口に鼻カニューレを接続する．
- 接続忘れ，接続不十分のヒヤリ・ハットが多いので注意する．

② カニューレを両鼻腔に差し込み，耳に眼鏡のようにかけ，顎もとで輪を固定する．

> **根拠** 鼻腔に確実にカニューレが入っていないと酸素が十分供給されないため．

③ はずれやすい場合は，カニューレをテープで頬部に固定する．
④ 指示量の酸素をゆっくり流す．

> **根拠** 急激に鼻腔内に酸素が流れると患者に苦痛を与えることになるため．

⑤ 口呼吸しないように，患者に説明する．

> **根拠** 口からは酸素が供給されないため，口呼吸では酸素療法の効果がなくなる．

⑥ 手指衛生を行う．
⑦ 記録を行う．

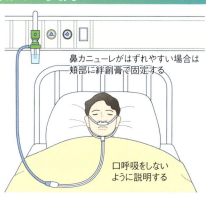

鼻カニューレがはずれやすい場合は頬部に絆創膏で固定する．

口呼吸をしないように説明する．

フェイスマスクによる酸素吸入の準備

物品準備

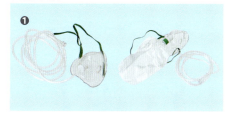

☑ ❶ フェイスマスク（リザーバー付き：右）
- 鼻の彎曲に合うように金属性のプレートがついており，また，呼気が出ていくための穴がマスクの両側についている．
- マスクが顔に密着することから圧迫感を伴う．
- 酸素流量が少ないと，呼気（炭酸ガス）がマスク内に滞留する．
- 吸入酸素濃度はマスクの密着具合で変化するので，しっかり装着するように患者に指導する．

実施前の準備

① 看護師は手指衛生を行う．
② 本人に説明し，同意を得る．患者が小児の場合，家族に説明し同意を得る．
③ 顔面や耳に創傷などがないか確認する．顔面とマスクのサイズが合っているか確認する．事前に患者本人のフィット感や違和感を確認する．開始前にトイレを済ましてもらう．
④ 周辺に火気および引火性・発火性のものがないか確認する．手が届くところへティッシュペーパーやナースコールなどを準備する．酸素ボンベの場合，残量を確認する．加湿器の水量を確認する（3L/分未満は不要）．

フェイスマスクによる酸素吸入の実際

① 加湿器の酸素吹き出し口に，フェイスマスクにつながっているチューブを接続する．
- 接続忘れ，接続不十分のヒヤリ・ハットが多いので注意する．

② フェイスマスクを患者に手渡し，装着してもらい，装着具合をゴムで調節する．

 顔にマスクがフィットしないと適正量の酸素がいかないため．

③ 指示量の酸素をゆっくり流す．

 急激にマスク内に酸素が流れると患者に苦痛を与えることになるため．

④ マスクをはずさないように，患者に説明する．

⚠️注意！ 装着の違和感からはずす患者が多い．治療上必要であることをよく説明し理解を得る．

⑤ 手指衛生を行う．
⑥ 記録を行う．

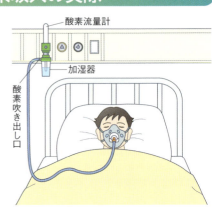

酸素テントによる酸素吸入の準備

物品準備

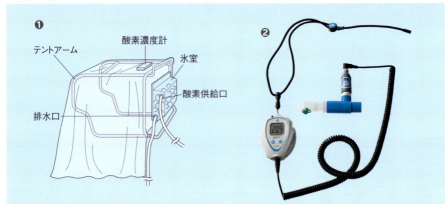

- ❶酸素テント
  - 上半身または頭部を，酸素を吹き込んだビニール製のテントで覆い，酸素を投与する方法である．
  - 酸素マスクや鼻カニューレが使えない患者やこれらをはずすおそれのある小児に用いられる．
  - テント内の温度や湿度を保つ目的で，氷を使って冷却するテントが多く用いられている．

- マスクのような圧迫感はないが，閉塞感や不安を伴うことがある．
- テントのすそを密着密閉し，酸素の漏れを防ぐ必要がある．そのため，一定の酸素濃度を維持するのは困難で，不経済でもある．
- テントのすそが密閉されていなかったり，一度開かれると，酸素濃度が著明に低下する．

- ☑ ❷酸素濃度計
- ☑ ③湿温度計
- ☑ ④氷（氷枕に使用する氷でよい）
- ☑ ⑤砂囊
- ☑ ⑥酸素流量計と加湿器
- ☑ ⑦加湿器と酸素テントをつなぐチューブ
- ☑ ⑧防水シーツ
- ☑ ⑨排水用バケツ

実施前の準備

① 看護師は手指衛生を行う．
② 本人に説明し，同意を得る．患者が小児の場合，家族に説明し，同意を得る．
③ 閉所恐怖症の有無を確認する．テント内の空気を冷却することによる患者の寒気を確認し，必要時寝具などで保温する．開始前にトイレを済ましてもらう．
④ 周辺に火気および引火性・発火性のものがないか確認する．酸素テントから漏れがないように，また，酸素テントを固定する意味で砂囊を準備する．結露によるシーツや寝衣の汚染を防ぐために防水シーツを準備する．手が届くところへティッシュペーパーやナースコールなどを準備する．精神的負担も強いことから，理想的には個室管理が望ましい．

酸素テントによる酸素吸入の実際

① ベッドの頭部に防水シーツを敷く．

根拠 冷却（水を使用する）による結露でベッドが濡れないようにするために行う．

② 酸素テントを組み立てる（主にテントアームとテントフードから構成される）．
③ 酸素テントと酸素供給口とを接続し，酸素流量計を指示された酸素流量と濃度になるように調整する．
- 患者の口もとの酸素濃度がポイントとなる．

④ 氷室に氷を入れ，テント内部の環境に配慮する．

根拠 テント内は密閉された空間であり，体温による温度上昇を避け，温度・湿度を一定に保てるようにするためである．

⑤ 排水ルートをセッティングする．

根拠 温度調節用の氷が解けるため．

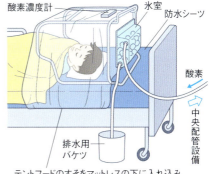
テントフードのすそをマットレスの下に入れ込み，酸素が漏れないようにする

⑥ テントから酸素が漏れやすいので，マットレスの下にテントフードの裾を入れ込んだり，砂囊を使用したり，掛け布団で圧迫したりして，酸素の漏れを防ぐ．
⑦ 酸素テント使用中の注意事項を患者とその家族に説明する．
⑧ テントで頭部が覆われるため患者は不安や圧迫感を感じやすいので，酸素投与中も適宜声かけをし，不安の軽減に努める．
⑨ 手指衛生を行う．
⑩ 記録を行う．

酸素療法中の観察ポイント

装着器具・機器の観察
- 指示された酸素流量や濃度であるかを確認する．
- カニューレやマスクが正しく装着されているか，チューブ類の屈曲や閉塞がないか確認する．

一般状態の観察
- 顔色，爪床色，チアノーゼの有無
- 呼吸パターン（数，深さ，リズム），肺音（聴診）
- バイタルサインの変化
- 検査データ：動脈血ガス分析値（PaO_2，$PaCO_2$），動脈血酸素飽和度（SaO_2）など
    - パルスオキシメータを用いると，非観血的かつ連続的におおよその経皮的動脈血酸素飽和度（SpO_2）を推定できる．

 注意！ パルスオキシメータで低い値が出る場合，プローブが確実に装着されていないか，末梢循環不全が考えられる．示指，中指，薬指のいずれかに差し替えてみるか，指先の保温やマッサージなどを行い，しばらくして測定しなおすと正しい値が測れることがある．

- SpO_2が90％を超えていれば，PaO_2が60mmHg前後である（図3-3-6）．

図3-3-6 酸素飽和度と酸素分圧（Dillによる）

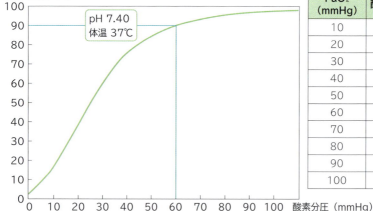

PaO_2 (mmHg)	酸素飽和度（％）
10	13.5
20	35.0
30	57.0
40	75.0
50	83.5
60	89.0
70	92.7
80	94.5
90	96.5
100	97.4

- 低酸素症状および高炭酸ガス症状の観察

低酸素症状	高炭酸ガス症状
・脈拍上昇，血圧上昇から徐脈，血圧低下へ変化 ・頻呼吸 ・呼吸困難 ・チアノーゼ ・発汗 ・頭痛，悪心・嘔吐 ・消化器症状 ・精神不安，眠気，意識障害	・脈拍上昇，血圧上昇 ・発汗 ・皮膚，とくに頬の紅潮 ・呼吸困難 ・頭重感，頭痛 ・不眠 ・手の振戦 ・意識障害

- 精神的ケア
    - 呼吸困難を自覚している患者は，生命の危機を感じ不安に陥ることが多い．したがって，酸素療法中は患者の心理状態の観察を密にして精神的サポートに努めることが重要である．

3章 ▶ 診療・処置時の看護技術 ／ 3 ▶ 呼吸・循環を整える看護技術

2 吸引

水準 **1 2 3** 到達度 **Ⅲ**（モデル人形）**Ⅳ** 到達目標 **Ⅰ**

Point

▶吸引とは，管腔臓器内や体腔内などに病的に貯留した分泌物や血液，滲出液，空気などを，圧力差や重力を用いて人為的に体外に排出させる方法をいう．

▶吸引には，いろいろな種類や方法がある．通常行う吸引は，気道内の分泌物を排出させる一時的吸引と，体腔，器官内に貯留した血液，体液などについてドレーンを挿入して一定期間低圧にすることで体外へ排出させる持続的吸引がある．

▶本項では，一時的吸引として口腔内・鼻腔内吸引と気管内吸引（気管内挿管患者に行う）を取り上げ，持続的吸引として胸腔ドレナージを取り上げる．

一時的吸引（口腔内・鼻腔内・気管内吸引）

目的

● 口腔内・鼻腔内・気管内の貯留物や分泌物の除去
● 気道閉塞の予防，肺換気の改善
● 呼吸器合併症（無気肺，肺炎など）の予防・改善

適応

● 口腔内・鼻腔内・気管内に分泌物が多く，粘稠度が高い場合
● 痰喀出力の低下，または喀出不可能な場合

（全身衰弱，意識レベル低下，呼吸筋麻痺，手術に伴う麻酔未覚醒時など）
● 気管切開・気管挿管中の場合

📖 知っておくべき情報

実施するために必要な情報

• 分泌物の状態（過剰，粘稠度，うっ滞）
• 咳嗽反射抑制
• 非効果的な咳嗽
• 身体の不動状態
• 手術または外傷
• 倦怠感
• 疼痛，恐怖，不安
• 感覚・認知障害
• 意識状態

→ 自己喀出が可能かどうか

可能 → 自己喀出

不可能 → 気管挿管の有無

なし → 口腔内・鼻腔内吸引

あり → 気管内吸引

方法

自己喀出
口腔内・鼻腔内吸引
気管内吸引

援助の評価

• 分泌物の色
• 分泌物の性状
• 分泌物の粘稠度
• バイタルサイン
• 呼吸回数
• 呼吸の深さ
• 呼吸のリズム
• 呼吸音
• チアノーゼ

〈援助の時期〉
• 咳嗽や喘鳴出現時
• 痰貯留音出現時
• 呼吸困難時
• 2時間ごと
• SpO_2（PaO_2，SaO_2）低下

〈喀出促進のためのその他の援助〉
• 気管内加湿法（p.436参照）
• 体位ドレナージ（p.441参照）
• スクイージング（p.445参照）
• ハフィング（p.448参照）

423

口腔内・鼻腔内吸引の準備

物品準備

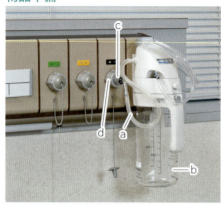

- ☑ ❶吸引器：吸引ボトルに少量の水道水を入れる
    - a. 吸引用ゴム管
    - b. 吸引ボトル（水道水）
    - c. アダプタ
    - d. 吸引用アウトレット
- ☑ ❷吸引用ゴム管
- ☑ ❸吸引用カテーテル（12Frまたは14Fr各1本）
- ☑ ❹吸引用カップ（水道水入り）1個
- ☑ ❺アルコール綿
- ☑ ❻タオル
- ☑ ❼聴診器
- ☑ ❽膿盆
- ☑ ❾ガーグルベースン
- ☑ ❿パルスオキシメータ

参考　吸引用カテーテルの種類

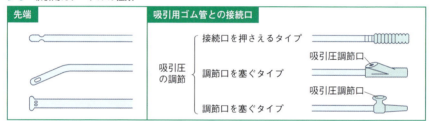

実施前の準備

① 看護師は手指衛生を行い、マスク、ゴーグル、プラスチックエプロン、ディスポーザブル手袋を着用する。

> **根拠** ケアの前には必ず手洗いを行うのが原則である。目に見える汚染がある場合には適切に手洗いをする。目に見える汚染がない場合には手洗いをせず、擦り込み式アルコール製剤による手指消毒でもよい。

> **根拠** 吸引者自身の感染を予防する。吸引の際には常にマスクとゴーグルを着用することが望ましい。とくに、感染症患者の場合はこれらの着用を推奨する。

> **コツ！** 手洗い、手指消毒とディスポーザブル手袋着用の意義を十分に理解する。医療従事者は院内感染、つまり患者-患者間の感染を媒介する可能性が非常に高い。手洗い、手指消毒とディスポーザブル手袋着用は患者からの感染、患者への感染を予防するうえでたいへん重要である。手洗いと手指消毒についてはCDCの「医療現場における手指衛生のためのガイドライン」に準拠して行う。

② 患者に吸引の説明を行い（意識障害がある場合にも必ず声をかけてから行う）、患者または家族の同意を得る。吸引の際、患者に苦痛が生じたり、開口などの協力が必要となる。

③ 吸引ボトルには水道水を入れる。

> **根拠** 吸引ボトルへの痰のこびり付きを防止する。洗浄者の感染予防かつ吸引物を固形化し廃棄しやすくするためディスポーザブルタイプの「凝固剤付き吸引びん」を使う施設もある。

④吸引器を壁掛けハンガーに垂直に接続し，アダプタをアウトレット（陰圧供給口）に差し込む（図3-3-7）．
⑤吸引用ゴム管を吸引器に接続して吸引圧調節ダイヤルで吸引圧を確認し，また，吸引用ゴム管の先端を指でふさぎ，真空圧力計が上昇しているかどうかを確認する．

中央配管が正しく機能しているか，吸引器が閉塞を起こしていないか確認するため．

⑥吸引用ゴム管にカテーテルを接続し，水道水を少量吸引して確実に吸引できるか確認する．

図3-3-7　吸引用アウトレットへの接続

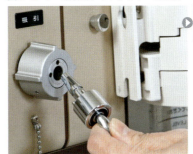

口腔内・鼻腔内吸引の実際

●口腔内吸引の場合には，顔を左右いずれかに向け，意識のある患者には舌を前に出してもらうと咽頭腔が広がり，カテーテルを挿入しやすくなる．鼻腔内吸引の場合にも，左右いずれかに向いてもらい，2～3cm顔面と平行に挿入し，その後は顔面と直角にすると挿入しやすい．
- 吸引で嘔吐が誘発されることもあるが，顔を横に向けると気道が閉じ，吐物の誤嚥を防げる．
- 嘔吐反射のある患者の場合はセミファウラー位で行う．
- 仰臥位よりセミファウラー位のほうが誤嚥のリスクが低い．

カテーテルをいったん水道水で濡らしておくと，鼻腔内への挿入はしやすくなる．また，2～3cm挿入後，突き当たる感じがあれば，顔面とやや直角になるように角度をつけて進めると挿入しやすくなる．患者の咳嗽反射が誘発されるので，そこであわてて抜かず，吸引を最長10秒程度実施することが，患者にとっては最短で吸引が終わることにつながる．カテーテル表面に着いた痰を拭き取るアルコール綿は，最初から開封し取り出しておく．両手がふさがっているために，この一工夫がスムーズな吸引につながる．

●咳き込みができる患者の場合は，何回か咳嗽をしてもらい，排痰を促す．
- 咳き込みにより呼気流速が早まり，気道内の痰が出やすくなる．
●吸引を効率的に行うため，体位ドレナージ，呼吸理学療法（深呼吸，スクイージングなど），吸入などを併用する．
- 吸引のみに頼らず，体位ドレナージ，呼吸理学療法，吸入を組み合わせることで効果が増す．

口腔内・鼻腔内吸引の実際
①吸引用ゴム管接続口に，吸引用カテーテルを接続する．
②カテーテル接続部を折り曲げ，吸引圧調節ダイヤルを回し，最大で吸引圧は20kPa（150mmHg）とし，これを超えないように調節する．

鼻腔から気管支までは（咽頭の一部を除いて）粘膜と粘液で覆われており，20kPa（150mmHg）以上の高い吸引圧にするとこれら粘膜にカテーテル先端が吸着し，損傷する危険性があるため．

⚠️注意！　痰が粘性の場合でも吸引圧を上げてはいけない．吸引圧を上げると，粘膜や気道組織も一緒に吸引されるため，気道が損傷し危険である．粘稠度を下げるためには，ネブライザあるいは水分摂取で水分を補給する．

③カテーテルの滑りをよくするため，最初に水道水を少量吸引する．

🔍根拠　カテーテル表面は乾燥しているため，粘膜でのすべりが悪く，粘膜損傷につながる．

425

④ カテーテル接続部を,利き手(多数は右手)とは反対の手の母指で押さえて吸引圧を中断し,利き手はカテーテルを挿入しやすいように先端から5cm付近を持つ(図3-3-8).
- 吸引開始直前までカテーテルを曲げ,陰圧がかからないようにする.

図3-3-8 吸引用カテーテルの鼻腔への挿入

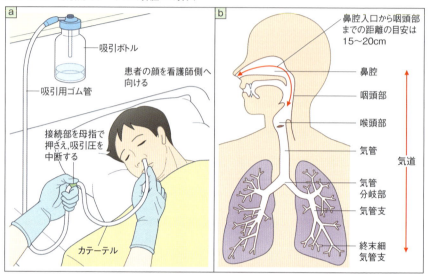

⑤ カテーテルを口腔内または鼻腔内に挿入する.

> **注意!** 患者の全身状態を観察しながら実施する.吸引時は,気管内の酸素も吸引されるため,低酸素血症を生じやすいのでSpO₂の低下に注意する.

口腔内吸引 (図3-3-9a)
- カテーテルを口腔内から咽頭部まで挿入し,痰および唾液を吸引する.

鼻腔内吸引 (図3-3-9b)
- カテーテルを鼻腔内のカーブに合わせ,折り曲げたまま15~20cm挿入し,先端を咽頭部まで進める.

 コツ! 気道とは,鼻腔から咽頭・喉頭を経て気管・気管支に至り,さらに分岐した終末細気管支までをいう.15~20cmは,成人の鼻腔入口から咽頭部までの距離の目安である.また,一般に,気道内の線毛は咽頭部に向かって運動し,異物を排出しようとしているため,咽頭部に分泌物が最もたまりやすい.

図3-3-9 口腔内吸引,鼻腔内吸引

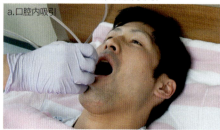
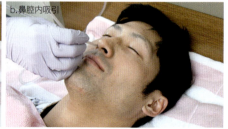

⑥ カテーテル接続口を押さえている母指を離し，回転させながら吸引する（図3-3-10）．

図3-3-10 **鼻腔内吸引の挿入のしかた**

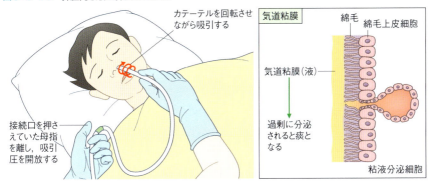

> 🔍 **根拠** 回転させることでカテーテル先端の粘膜への吸着を予防でき，分泌物をまんべんなく吸引できる．

⑦ 1回の吸引操作の中で10秒以上の陰圧をかけないように注意する．

> 🔍 **根拠** 患者の苦痛，低酸素状態を回避するため．

⑧ カテーテルを抜き取ったら，付着した分泌物をアルコール綿で拭き，水道水をカテーテルに通す．

> 🔍 **根拠** 水道水を通すことでカテーテル内の閉塞を予防する．

・カテーテル表面の拭き取りは，1回処置が終わるごとに行う．

⑨ 吸引を数回繰り返して行う場合は，SpO₂ の回復，患者の一般状態の安定を確認して行う．その際はアルコール綿で拭いたカテーテル表面全部が浸るように水道水に浸漬し，アルコール分を洗い落としてから挿入する（図3-3-11）．

図3-3-11 **アルコール分の洗い落とし方**

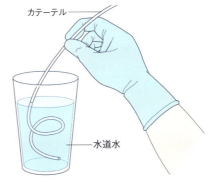

⑩ 終わったらカテーテルを吸引管からはずして，吸引圧ダイヤルを0に戻す．マスク，ゴーグル，プラスチックエプロン，ディスポーザブル手袋（はずしたら手指衛生も行う）とともに廃棄する．

> 🔍 **根拠** 感染予防の観点からカテーテルに付着した痰が吸引者の手に触れないようにする．また，吸引時以外は吸引圧を0にしておく．

⑪ 患者にねぎらいの言葉をかけ，患者の呼吸状態，バイタルサイン，SpO₂，分泌物の量や性状（色，粘稠度）などを確認し，聴診器で副雑音や呼吸音を観察する．

> 🔍 **根拠** 患者にとって吸引は負担である．今後の吸引を拒否されないためにもねぎらいの言葉かけは重要である．吸引物の観察は，感染症などの観察にもなるので必ず行う．

⑫ さらに吸引が必要な場合は，患者の呼吸状態が整ってから，もう一度行う．
⑬ 記録を行う．

気管内吸引の準備

物品準備

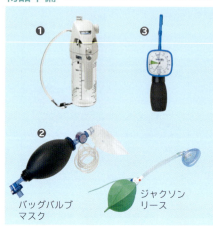

- ☑ ❶吸引ボトル：少量の水道水を入れる
- ☑ ❷バッグバルブマスクまたはジャクソンリース
- ☑ ❸カフ圧測定器
- ☑ ❹吸引用ゴム管
- ☑ ❺気管内吸引用カテーテル：12Frまたは14Fr各1本（カテーテルの太さは，気管内チューブのサイズに合わせて選択）
- ☑ ❻吸引用コップ（滅菌水入り）1個
- ☑ ❼アルコール綿
- ☑ ❽滅菌手袋と（必要時）ディスポーザブル手袋
- ☑ ❾膿盆
- ☑ ❿ガーグルベースン
- ☑ ⓫固定用テープ
- ☑ ⓬はさみ：固定用テープを切る

バッグバルブマスク　ジャクソンリース

実施前の準備

① 看護師は手指衛生を行い，マスク，ゴーグルまたはシールド付きマスク，滅菌手袋，ディスポーザブル手袋，プラスチックエプロンを着用する．
② 患者に吸引の説明を行い（意識障害がある患者の場合にも必ず声をかけてから行う），患者または家族の同意を得る．

 根拠　吸引の際，患者に苦痛が生じたり，咳き込みなどがあるので，同意と協力が必要になる．

③ 効率的に吸引を行うため，体位ドレナージを併用する．

 根拠　吸引のみに頼らず，体位ドレナージを組み合わせることで効果が増す．

④ 気管内吸引に先立ち，鼻腔内，口腔内，カフ上部の吸引を済ませておく．

 根拠　気管内チューブを留置している場合，カフ上部には唾液や鼻汁などの分泌物が貯留している．そのために，気管内から吸引を行うと肺や気管が陰圧となり，口腔側から気管内に流れ込んでしまうため，まずは，鼻腔と口腔，そしてカフ上部を吸引し，その後，気管内吸引を行う．

⑤ 酸素流量計にバッグバルブマスクまたはジャクソンリースを接続し，15L/分程度，酸素を流しておく．

 根拠　ジャクソンリースは酸素が供給されることによりバッグが膨らむ構造になっている．酸素が供給されないとバッグがしぼんだ状態であり加圧できない．

 コツ！　吸引前の酸素化は，状態が安定しており，患者の酸素分圧，酸素飽和度が許される範囲にある場合には必ずしも必要ない．安定した状態とは，平素持続的に酸素投与が必要でなく，十分な自発呼吸がある状態を指す．吸引の際には経皮酸素飽和度モニターを装着しSpO_2が安全な範囲にあることを確認することが望ましい（日本呼吸療法医学会）．

気管内吸引の実際（気管挿管している患者の場合）

094　　095　　096

① 吸引用カテーテルの封を前もって開封しておく．
- 吸引用カテーテルの太さ（外径）は，気管内チューブの内径の1/2を超えないものがよい（1/2を超えると，気管内の酸素分圧が著しく低下する）．通常，多く使用される吸引用カテーテルのサイズは12Frまたは14Frである．

コツ！ カテーテルのサイズは外径（Fr），気管内チューブのサイズは内径（mm）で表される（3Frが約1mm）．

② 利き手に滅菌手袋を着用する．

根拠 気管内吸引は無菌的な操作となるため．

- コスト面で，カテーテルを把持する方にしか滅菌手袋を着用しない施設においては，感染予防の目的でもう一方の手にはディスポーザブル手袋を着用することが望ましい．

③ 吸引用カテーテルを無菌操作で取り出し，吸引管（ゴム管）と吸引用カテーテルを接続する．
④ 利き手側でカテーテルを清潔に把持しながらカテーテル接続部を折り曲げ，もう一方の手で吸引圧調節ダイヤルを回し，吸引圧を20kPa（150mmHg）以下に調節する．

根拠 陰圧の確認は回路を閉鎖しないと確認できないために，カテーテルを折り曲げて一時的に閉鎖させる．

根拠 鼻腔から気管支までは（喉頭の一部を除く）粘膜と粘液で覆われていて，急に高い吸引圧にすると粘膜にカテーテル先端が吸着し損傷する危険性がある．吸引圧は『AARC（米国呼吸療法学会）ガイドライン』によるが，適切な吸引圧のデータは乏しいと述べられている．

⑤ 吸引前に，ジャクソンリースまたはバッグバルブマスクを気管内チューブと接続し，数回換気する（図3-3-12）．

図3-3-12　気管内吸引前の換気

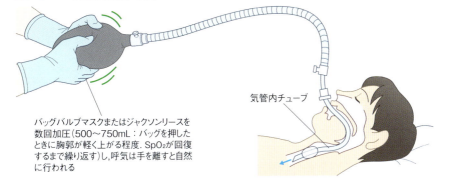

バッグバルブマスクまたはジャクソンリースを数回加圧（500～750mL：バッグを押したときに胸郭が軽く上がる程度．SpO₂が回復するまで繰り返す）し，呼気は手を離すと自然に行われる

気管内チューブ

根拠 吸引中は無呼吸となるので，低酸素血症を予防する．なお，肺を過膨張させることによって胸腔内圧が上昇し，血圧が低下するおそれ，気道内圧の上昇により肺傷害をきたす可能性がある．過換気のみと過換気に加え過酸素化を付加した方法とでは差がないとされ，ルーティンに行うべきではない（日本呼吸療法医学会）．

⑥ 吸引作動の確認の意味とカテーテルのすべりをよくするために，最初に滅菌蒸留水を吸引し，同時にカテーテル表面を濡らす．

根拠 カテーテル表面は乾燥しているために，粘膜でのすべりが悪く，そのままだと粘膜損傷につながる．

⑦ カテーテル接続部を利き手の反対の手で押さえ，利き手はカテーテルの先端から5cm付近を持つ（p.426図3-3-8a参照）．

> **根拠** カテーテルを把持する位置を5cm以上のところにするとカテーテルのコシが弱くなり，挿入しにくくなるため．

- 陰圧がかかるとカテーテルが粘膜に吸着し先に進まないので，カテーテルを折り曲げ，陰圧をかけない状態でカテーテルを気管内チューブに挿入する．

⑧ ジャクソンリースまたはバッグバルブマスクを気管内チューブからはずし，気管内チューブにカテーテルを挿入する．
- 気管分岐部よりも数cm気管内チューブ側，つまり，カテーテルが気管分岐部に当たったら1～2cm引き抜いてから吸引する．

⑨ カテーテルの接続部を押さえている指を離し，カテーテルを回転させながら吸引する（図3-3-13，14）．

図3-3-13 気管内吸引の挿入のしかた

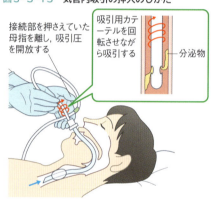

図3-3-14 気管内吸引の実際

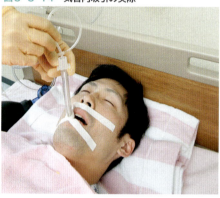

> **根拠** 回転させることで同じ箇所に吸引圧がかかりすぎないため，カテーテルによる気道粘膜（線毛）の損傷を防ぐ．

⑩ 1回の吸引時間は長くても10秒以内とする．SpO$_2$，患者の一般状態をみながら，痰の吸引される音が消失するまで2～3回行う．

> **根拠** 吸引は分泌物のみならず，気道内・肺胞内の酸素も吸引するため，長時間の吸引は低酸素状態になる危険性がある．

⑪ 吸引用カテーテルを抜いたら，ジャクソンリースまたはバッグバルブマスクを気管内チューブに装着し，数回換気する．
- 患者の自発呼吸がある場合は，それに合わせて換気する．
- パルスオキシメータなどでモニタリングしている場合は，吸引前の数値に回復するまで換気する．
- 通常換気量の約1.5倍の換気量を送り，過膨張させる．

> **根拠** 気管吸引では分泌物の吸引と合わせて気道内のガスも吸引されるので，低酸素血症や無気肺を生じるおそれがあるため過膨張させる．ただし，肺を過膨張させることによって胸腔内圧が上昇し，血圧が低下するおそれや気道内圧の上昇により肺傷害をきたす可能性があることから，酸素化のために過換気，過膨張を行うことは特別な理由がない限り必要なく，推奨しないという考えもある（日本呼吸療法医学会）．

> **根拠** 吸引により低酸素血症となることがあるので，十分な観察が必要となる．

⑫ 分泌物が付着し，吸引カテーテルの表面が汚染していたら，アルコール綿で拭き，最後に必ず滅菌水でカテーテル内腔と表面を洗浄する．
  • カテーテル内の閉塞を予防する意味で滅菌水を通す．
  • カテーテル表面の拭き取りは痰の付着が多い場合のみでよい．
  • カテーテルはディスポーザブル製品が望ましい．
⑬ カテーテルを吸引用ゴム管からはずして滅菌手袋にカテーテルを包んで廃棄する．マスク，ゴーグル，プラスチックエプロン，手袋（はずしたら手指衛生を行う）とともに廃棄し，吸引圧ダイヤルを0に戻す．

> **根拠** 感染予防の観点からカテーテルに付着した痰が触れた可能性のある手袋ははずす．また，吸引時以外は吸引圧は0にしておく．

> **コツ！** 吸引は，痰の除去のみが目的ではない．吸引された痰の性状を観察することで，感染状態についてアセスメントできる．吸引後は滅菌水で流す前に，カテーテル内の痰の色や粘性，においなどの観察が重要である．

⑭ 吸引が終了したら，気管内チューブが正確に固定されているか，挿管の長さ，カフ圧の確認を行う．カフ圧の確認の方法は，まず，カフチューブをカフ圧測定器に接続し，カフ圧（正常なカフ圧：15〜25mmHg［20〜30cmH$_2$O］）が正しく保たれているかどうか確認する（図3-3-15）．

図3-3-15　気管内吸引後のカフ圧の確認

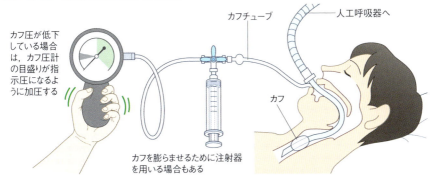

> **根拠** カフ圧が適正圧以下であると，口腔内や鼻腔内の分泌物が気管内に流れ込む危険性がある．また，25mmHg以上加圧すると気管粘膜の血流を阻害するといわれている．

• カフ内の空気圧（カフ圧）が低下している場合は，指示圧に戻す．
⑮ 患者にねぎらいの言葉をかけ，患者の呼吸状態，バイタルサイン，分泌物の量，性状（色，粘稠度）などを観察する．

> **根拠** 患者にとって吸引は負担である．今後の吸引を拒否されないためにもねぎらいの言葉かけは重要である．吸引物の観察は，感染症などの観察にもなるので必ず行う．

⑯ 記録を行う．

持続的吸引（胸腔ドレナージ）

- 何らかの原因で胸腔（臓側胸膜と壁側胸膜で密閉された本来陰圧の体腔）内に滲出液や分泌液，血液や空気が貯留した場合，胸腔内にドレーンを挿入し，人為的に体外へ排出（排液，排気）させ，胸腔内の生理的陰圧を回復し，虚脱した肺の再膨張を図る方法を胸腔ドレナージという．

> ⚠️ 注意！　胸腔ドレナージは，外科的（内科で行われることもある）に行われ，胸腔にトロッカーで穿刺し，ドレーンを留置する．

- 排液の場合と排気の場合では，胸腔ドレーンの挿入部位や使用されるドレーンサイズが異なる．
  - 挿入部位：排液の場合は，体液が胸腔内の最下部に貯留するため，中腋窩線上の第5肋間か第6肋間から挿入する．排気の場合は，空気が胸腔内の上部に貯留するため，中腋窩線上の第2肋間か第3肋間から挿入する（図3-3-16）．

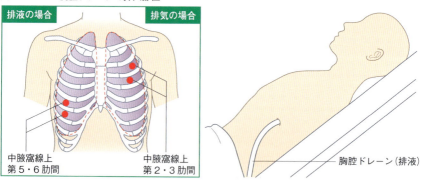

図3-3-16　胸腔ドレーンの挿入部位

  - ドレーンの大きさ：排液の場合，血液では凝固してドレーンが閉塞する可能性があるので，サイズの大きいドレーン（20～24Fr）を選択する．排気の場合は，排液の場合より細いドレーン（12～18F）を選択する．

- 胸腔ドレナージのシステムとして，主に三連結式（排液ボトル，水封室，吸引圧制御ボトル）での吸引システムが使われている（図3-3-17）．

図3-3-17　胸腔ドレナージの三連結式システム

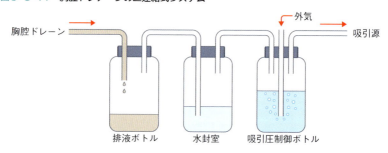

- 最近,臨床では,排液ボトル,水封室,吸引圧制御ボトルを一体化したチェストドレーンバッグ,低圧持続吸引器などの持続吸引装置が使われることが多い(図3-3-18).

図3-3-18 臨床の現場で汎用されている持続吸引装置

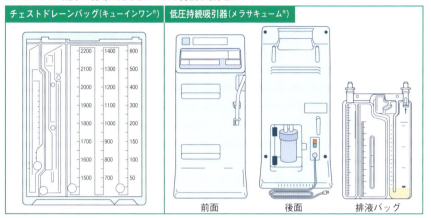

目的
- 胸腔内に貯留した滲出液や分泌液,血液や空気を体外に排出させる.
- 通常は陰圧を回復させ,陰圧に保たれている胸腔内から吸引装置を用いて一定の圧で貯留液や空気を吸引することにより肺の膨張を促す.

適応
- 気胸,血胸,膿胸,乳び胸,胸水
- 結核性胸膜炎,肺炎等,炎症に伴う反応性胸水
- がん性胸膜炎
- 心不全に伴う胸水
- 開胸術(肺,胸腺,食道,心臓等の手術)後

知っておくべき情報

実施するために必要な情報	方法	援助の評価
〈胸腔ドレナージの適応時期を判断するための情報〉 ・保存的治療や穿刺による排液や排気では不十分な場合 ・開胸術後 ・気胸,血胸,膿胸,乳び胸,胸水の発生時など ※胸腔ドレナージは医師により指示されるものであり,看護師のみの判断で選択,または変更はできない	胸腔ドレナージ 〈胸腔ドレナージの連結式システムについての知識〉 ・排液の量:開胸術直後や外傷性血胸では,100~200mL/時の排液では止血術の検討が必要である ・排液の性状:血性,膿性,胸水 ・吸引圧制御ボトル:正しい設定圧になっているか ・水封室に気泡が生じている場合:エアリーク(空気の漏れ)の有無 ・吸引圧制御ボトルに気泡が生じていない場合:チューブの捻転・閉塞の有無	〈胸腔ドレナージの効果を評価するために必要な情報〉 ・胸部X線による胸腔内のエア・貯留液の量 ・呼吸音 ・呼吸回数 ・呼吸パターン ・呼吸困難感

胸腔ドレナージ中の看護

- 胸腔内は陰圧である．そのような胸腔内から空気や血液などを抜くために，胸腔内圧以上の陰圧をかけて吸引している．
- 受け持ち時は，吸引装置から患者のドレーン刺入部までを順次指でたどり，吸引装置の正常作動，リークの有無，閉塞の有無，排液バッグの高さなど，必ず確認して事故の防止に努める．
- ドレーン処置にかかわる際には，手指衛生を行い，ディスポーザブル手袋を着用し，記録を行う．

① 排液の性状，排液量の観察
- 胸腔ドレーン内および排液ボトル，ドレーンバッグの排液槽（図3-3-19ⓐ）に貯留している排液の性状・色を観察する．
- 排液が血性の場合，100～200mL/時の排液が持続すると再手術や止血術を考慮しなければならないので，頻回な観察が必要となる．とくに200mL/時を超すような血性の出血の場合は，ただちに医師に報告が必要である．

② 吸引圧の観察
- 吸引圧は－12～－15cmH₂Oで設定される．
- ドレーンバッグの吸引圧は吸引圧調整槽（図3-3-19ⓑ）の水面の高さで決まる．水位が下がっている場合は，水を補充し，医師の指示どおりの吸引圧が維持されるようにする．

③ エアリークの有無と程度の観察
- 肺からのエアリークがあると，ドレーンバッグの水封室（図3-3-19ⓒ）に気泡が発生し，確認できる．

④ 脱落や進入の予防
- ドレーンが引っ張られたり，逆に体腔内へ押し込まれると，ドレーンの先端の位置が変化し，目的の吸引が達成されないので，絆創膏による固定は最低2か所とし（図3-3-20），ドレーンのある部位と身体にフェルトペンでマークし，その位置がずれていないかどうかを日々確認する．

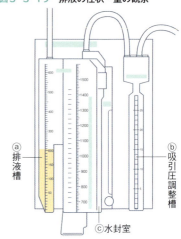

図3-3-19 排液の性状・量の観察

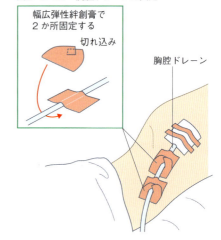

図3-3-20 胸腔ドレーンの固定

⑤ 屈曲・閉塞の予防
- 粘稠度の高い排液や組織片などの混入がある場合は，ドレーン内腔の閉塞が起こりやすいので，チューブ内を観察し，必要時はドレーンの詰まりを防ぐためにチューブをしごく，すなわちミルキング（図3-3-21）を行い，閉塞を予防する．

図3-3-21　胸腔ドレーンのミルキングの手技

a. 指を用いた方法

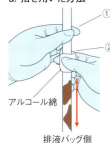

①ドレーンが抜けないようにチューブを指で挟んで固定する
②①の位置より排液バッグ側をアルコール綿などを介して指で挟んで，排液バッグ側にずらしていく．ドレーン内が陰圧になる

アルコール綿
排液バッグ側

b. ミルキングローラーを用いた方法

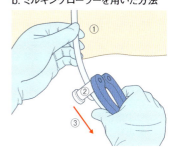

- チューブの折れ曲がりや捻転があると有効な陰圧がかからなくなる．ドレーンバッグの位置や，絆創膏によるドレーンの固定時に注意する．

⑥ 感染・皮膚のトラブルの予防
- ドレーン挿入部位の清潔保持が最も重要であるので，刺入部位の観察と消毒をこまめにし，清潔を保持する．
- ドレーンを固定する絆創膏による皮膚損傷も感染の原因となるので，固定の位置を変えたり，皮膚への直接的な接触を和らげるためにガーゼや絆創膏をドレーンに巻くなどして皮膚を保護する．
- ドレーンバッグからの逆行性感染の危険性があるので，ドレーンの先端の位置よりドレーンバッグが高い位置にならないように注意する．とくに，患者を搬送する場合は，鉗子でドレーンをクランプして逆流を防ぐ．

⑦ 皮下気腫の有無と程度の観察
- 皮下気腫は胸腔内の空気が皮下に侵入することで，ドレーン刺入部周辺に起こる．
- ドレーン刺入部周辺の皮膚を指先で触ると，握雪感（雪をつかんだときのようなキリキリした感触）により皮下気腫の存在を確認できる．皮下気腫があれば，その範囲をフェルトペンで印をつけ，継続的に観察する．

⑧ 患者への指導
- ドレナージ中は活動の制限を強いられたり，ボディイメージの障害をまねくため，心理的なサポートが必要である．
- 患者に胸腔ドレナージの必要性，留置期間，注意事項（ドレーン挿入部に触れない，ドレーンを引っ張らない，身体でドレーンを圧迫しない）などについて説明する．
- 患者の安全・安楽を第一に考え，患者の苦痛が最小限になるように努める．

3 気管内加湿法

水準 ① 到達度 Ⅱ 到達目標 Ⅰ Ⅱ

Point

▶気管内加湿法とは，水や薬液をエアゾル粒子（浮遊粒子）として吸入することにより，気道分泌物の除去をはかったり，あるいは気道病変部へ薬物を直接投与する吸入療法のことである．

▶吸入療法は病変部への局所療法であることから，全身的薬物投与法と比較し，より少量の薬用量で効果が得られ，速効性もあり，副作用の発現も少ないという利点がある（p.346「吸入法」参照）．

- エアゾル粒子の沈着部位および沈着量は，粒子の大きさ（粒径）と患者の吸入のしかたに影響される（図3-3-22）．

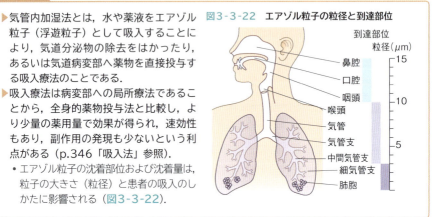

図3-3-22 エアゾル粒子の粒径と到達部位

吸入装置
〈ジェットネブライザ〉

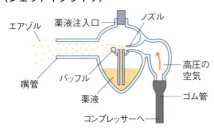

▶最も簡便で広く使用されている．
▶高圧の空気を送ることで高速ジェット気流が生じ，ベルヌーイの定理により毛細管内に薬液を吸い上げ，それをエアゾル化して噴霧するものである．

[ベルヌーイの定理]

- 気体や液体が非圧縮性で粘性のない定常流で流れている場合，流速，圧力，密度，高さのあいだに運動エネルギー保存の法則が成り立つ．すなわち，流体（液体や気体の流れ）の速度が速くなればなるほど流体内の圧力は低下する現象が起こる．
- たとえば，駅に電車が止まっているとき，その脇を急行電車が通り過ぎる際に，止まっている電車は通過する電車側に引き寄せられることを体験する．これは，電車間に速い空気の流れが発生して電車間の圧力が低下し，その結果，ホーム側に押し出されず，逆に通過する電車側に引き寄せられるということである．ノズルに速い気流を発生させると，バッフル部分の圧が低下し，そのために薬液を吸い上げるという現象が生じる．

▶ジェット気流の速度が速いほど小さな粒径のエアゾルを発生できるが，一般には粒径がふぞろいとなるため，球状のバッフルを設けて粒子を衝突させることにより，粒径を3～10μm前後にそろえている．

〈超音波ネブライザ〉

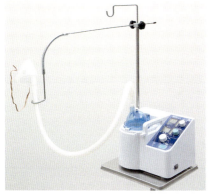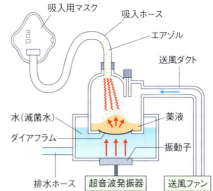

▶超音波発振器により薬液を振動させ，エアゾルを発生させる装置である．
▶粒径1～5μmの比較的均一な小粒子を発生させることができる．
▶作動時も音が静かな点が特徴である．

〈加圧噴霧式定量吸入器（MDI）とドライパウダー式吸入器（DPI）〉

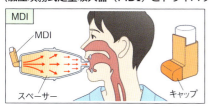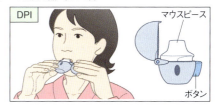

▶吸入器には，加圧噴霧式定量吸入器（MDI：metered dose inhaler）と，ドライパウダー式吸入器（DPI：dry powder inhaler）の2種類がある．
▶MDI（エアゾール型）：エアゾール缶を押すと，1回分の薬液がエアゾールとなって瞬時に噴出するしくみ．薬剤の噴霧と吸入を同じタイミングで行う必要があり，吸入のときには3秒を目安に「ゆっくり深く吸う」必要がある．薬剤の噴霧と吸入を同じタイミングでできない場合，吸入補助具（スペーサー）を使用することで，自分のタイミングで吸入することができる．
▶DPI（ドライパウダー型）：専用の器具にセットされた粉末状の薬を，自分で吸入するしくみ．自分で息を吸うことによって器具のなかで乱気流を発生させて吸入するため，MDIに比べると簡単に吸入することができる．息を吐いてから吸入器をくわえ，速く深く息を吸い込む．

吸入薬液

▶ 吸入薬液は，刺激性の少ない生理食塩液あるいは1/2希釈の生理食塩液が用いられる．
▶ 水分の供給だけでは効果の得られない場合は，粘溶解薬，界面活性剤などを用いる．
▶ 患者により吸入の刺激で気管支攣縮を生じる場合があり，予防的に少量の気管支拡張薬を吸入薬に混ぜたり，直前に吸入させたりすることもある．
▶ 使用薬液例：生理食塩液，ブロムヘキシン塩酸塩（ビソルボン®），サルブタモール硫酸塩（ベネトリン®），チロキサポール（アレベール®），トリメトキノール塩酸塩水和物（イノリン®）
※組成（薬物の混合比）は各病院により異なるので，必ず医師の処方を確認する．

目的

● 気管内の加湿により，分泌物を軟らかくして痰喀出を促す．
● 去痰薬や気管支拡張薬などの薬物を直接気道に作用させ，痰喀出を促す．
● 気道の消炎をはかる．
● 抗生物質を局所に作用させ，細菌感染の治療を行う．

適応

● 痰の粘稠による喀出困難
● 手術前後の気道洗浄
● 気道の炎症や気管支痙攣
● 気管切開，気管内挿管中の加湿
● 疾患の対症療法（慢性閉塞性肺疾患など）

知っておくべき情報

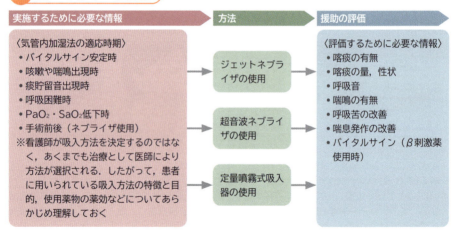

ジェットネブライザ使用の準備

物品準備

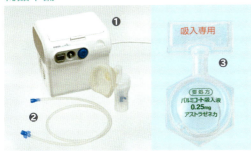

- ☑ ❶ジェットネブライザ本体とマスク
- ☑ ❷ゴム管
- ☑ ❸指示された薬液（例）
- ☑ ❹処置用シリンジ：薬液を混合する場合
- ☑ ❺吸い飲み
- ☑ ❻ガーグルベースン
- ☑ ❼タオル
- ☑ ❽ティッシュペーパー

実施前の準備

① 看護師は手指衛生を行い，マスク，ディスポーザブル手袋を着用する．
② 患者の氏名を確認後，患者に吸入の目的を説明し，同意を得る．

> **根拠** 患者誤認を防止するため．また，医師の処方によるものであること，吸入法などについて患者の理解と協力が必要である．

③ ジェットネブライザのエアゾルで襟元や寝衣などが濡れないように，襟元にタオルを巻く．
④ 医師の処方（患者氏名，薬物名，薬液量）を確認し，必要物品を準備する．看護師側で複数の薬液をジェットネブライザ内で調合する場合は，処方箋に従い，患者氏名，薬物名，薬液量を必ず確認する．また，混合前にそれぞれの薬液に混濁などが認められた場合は使用しない．注射器は処置用シリンジを用い，必ずシリンジに「ネブライザ」または「吸入」と記載する．ジェットネブライザのゴム栓を抜き，薬液を注入する．

ジェットネブライザ使用の実際

① 吸入時間，吸入方法について説明する．

> **根拠** 正しい吸入法をしないと効果が薄れるため．

② 吸入前に呼吸音を聴診し，副雑音の部位，呼吸音の強さを観察しておく．

> **根拠** 吸入後の効果を判定するためには吸引前の観察が重要である．

③ 吸入の姿勢は，患者の一般状態に問題がなければ，基本的には坐位とする．

> **根拠** 坐位では，横隔膜運動が容易であり，十分な吸気が得られ，薬液のエアゾルが気道の末梢まで届き，効果的な吸入が期待できるため．

④ 吸入前に以下のことを指導する．
- 吸気は，ゆっくり，できるだけ深く息を吸い込み，吸気終末で2～3秒間，息をこらえる．

> **根拠** 薬液のエアゾルが気道の末梢まで届き，効果的な吸入となるため．

- 呼気は，口をすぼめてゆっくり吐く（口を開けて一気に吐き出さない）．
- ネブライザ本体を横に傾けたりしない．

⑤ ネブライザの嘴管を口にくわえてもらう．その際，歯で嘴管を噛んだり，舌で塞がないように指導する（図3-3-23）．

図3-3-23 ジェットネブライザの使い方

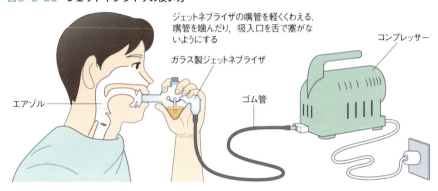

> **根拠** エアゾルが外に逃げないようにするために行う．

⑥ コンプレッサーの電源を入れ，吸入を開始する．
⑦ 吸入途中，咳嗽や排痰がみられる場合があるので，その際は，がまんせずに口から痰や唾液を出すように指導する．ティッシュペーパーを患者の手もとに置く．

> **根拠** 咳嗽を誘発し排痰を促すことも目的の1つであるため，患者にがまんをさせないように指導する．

> **コツ！** 患者にとって，薬液の入ったネブライザ吸入は，薬液のにおいや鼻への刺激で苦痛である．このような場合は，口呼吸をしてもらい，落ち着いて大きな呼吸を心がけてもらうとよい．また，咳が誘発された場合は，咳をがまんせず，途中であっても，咳や排痰を促すとよい．

⑧ 吸入中に患者のそばから離れる際は，異変時に連絡してもらうためにナースコールの位置を患者とともに確認する．

> **根拠** 患者のそばから離れる際の原則である．

⑨ 吸入が終わったら，コンプレッサーの電源を切る．
⑩ 吸入実施後は，排痰をスムーズに行うために，含嗽を数回行い，咳嗽，ハフィング（p.448参照）などの排痰補助動作をしてもらったり，または，看護師により体位ドレナージ（次項参照）やスクイージング（p.445参照）を実施する．

> **コツ！** 「超音波ネブライザの使用」については，第5章 2-4超音波ネブライザ（p.588）参照．「定量噴霧式吸入器」については，第3章 2-4吸入法（p.346）参照．

⑪ 最終的に排痰の有無，量，性状，呼吸音の観察を行い，吸入の評価を行う．
⑫ ディスポーザブル手袋をはずし，手指衛生を行い，マスクをはずして再度手指衛生を行う．
⑬ ジェットネブライザ，ゴム管を，使用ごとに0.03％の次亜塩素酸ナトリウムで消毒する．
  ・1日に数回吸入を行う場合は，1日ごとに消毒する．
⑭ 記録を行う．

3章 ▶ 診療・処置時の看護技術 ／ **3** ▶ 呼吸・循環を整える看護技術

4 体位ドレナージ

水準 **2** 　到達度 **Ⅲ**（モデル人間あるいは学生間）　到達目標 **Ⅱ**

Point

▶体位ドレナージとは，気道内分泌物の貯留している部位が高くなるような体位をとることで，重力により痰を中央気道のほうに移動させる方法である．
▶胸部X線検査や聴診所見により，肺のどの部分をターゲットにして体位ドレナージを行うかを検討する．
- ターゲットとする肺葉の気管支が垂直になるような体位をとることが体位ドレナージの基本である．

目的

●気道分泌物の貯留による無気肺や肺炎などの発症を防ぐ．
●発症してしまった無気肺や肺炎などの病変を治療する．

適応

〈予防的体位ドレナージ〉
●人工呼吸器使用中の患者
●長期臥床中の患者
●喀痰の多い患者
●疼痛などで十分咳嗽ができない患者　など

〈治療的体位ドレナージ〉
●無気肺患者
●肺膿瘍患者
●肺炎患者　など

禁忌

●術後患者
- 体位変換により頭蓋内圧への影響が危惧される脳外科手術後の患者や，胃内容物が吻合部に逆流してはならない食道吻合を行った患者など
●体力の低下した患者
- 体位ドレナージはかなりエネルギーを消耗する．

注意

●緊張性気胸患者
- 胸腔ドレーンが挿入され，バイタルサインが安定してから再開する．
●血痰がある患者や膿胸患者
- 健側肺に血液や膿が流入しないように注意する．
●心筋梗塞患者
- 体位変換に伴って循環系が変動するので，状態が安定するまで控える．

知っておくべき情報

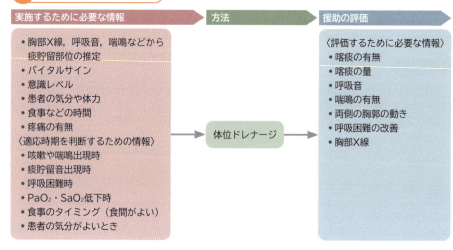

実施するために必要な情報
- 胸部X線，呼吸音，喘鳴などから痰貯留部位の推定
- バイタルサイン
- 意識レベル
- 患者の気分や体力
- 食事などの時間
- 疼痛の有無

〈適応時期を判断するための情報〉
- 咳嗽や喘鳴出現時
- 痰貯留音出現時
- 呼吸困難時
- PaO_2・SaO_2低下時
- 食事のタイミング（食間がよい）
- 患者の気分がよいとき

方法
体位ドレナージ

援助の評価
〈評価するために必要な情報〉
- 喀痰の有無
- 喀痰の量
- 呼吸音
- 喘鳴の有無
- 両側の胸郭の動き
- 呼吸困難の改善
- 胸部X線

体位ドレナージの準備

実施前の準備

① 看護師は手指衛生を行う．
② 体位ドレナージの目的や方法について患者に説明し，同意を得る．

> **根拠** 患者の協力が不可欠であるため．

③ 患者のバイタルサインや意識レベルについてアセスメントする．
④ 適切な時間を選ぶ．
- 食直後は避ける．

> **根拠** 胃が口より高位になる体位をとった場合，嘔吐を誘発しやすいため．

- 疼痛のある患者は事前に鎮痛薬を投与し，鎮痛がはかられてから行う．

> **根拠** 疼痛がある患者が創部を圧迫される体位をとると，疼痛を誘発させる可能性が高いため．

- 覚醒直後に体位変換を行うと効果的である．

> **根拠** 睡眠中は同一体位をとりやすいので，分泌物が肺の末梢へたまりやすくなる．

⑤ 点滴ルート（動脈ライン，中心静脈ライン，末梢静脈ライン），気管内チューブ挿管中の患者においては，チューブの固定や人工呼吸器の回路，膀胱留置カテーテルなどをチェックする．

> **根拠** 閉塞，抜去などを回避するため．

体位ドレナージの実際

① バイタルサインをチェックし，記録する．

> **根拠** 体位ドレナージの前提はバイタルサインの安定であるため．体位によっては循環動態に影響をきたす．

② 体位ドレナージを行う前にネブライザを用いて吸入させ，排痰をしやすくしておく．
- バイブレーション（振動法）やスクイージング（次項参照）を併用すると，いっそう排痰効果がある．

③ それぞれの患者に適したドレナージ体位にする（図3-3-24，25）．

> **根拠** 痰が貯留した気管支を垂直にすることで，粘性の高い痰を重力を利用して効率よく中心気道へ移動させることができる．

図3-3-24　肺葉の区分

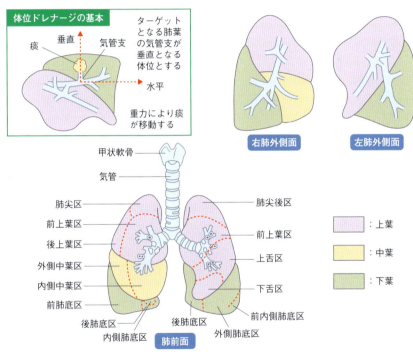

図3-3-25 体位ドレナージの例

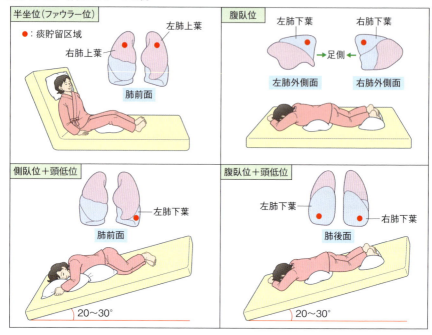

④ ドレナージは1つの体位を15分程度とし，1回の体位ドレナージは30分程度にとどめる．その際，体位ドレナージ中の患者の一般状態の観察を怠らない．
⑤ 体位ドレナージ中に咳嗽がみられる場合は，排痰を促し，飲み込まないように指導する．
⑥ 体位ドレナージ終了後は，排痰のために咳嗽を促し，痰の喀出をはかる．
⑦ その後，体位ドレナージの評価として，一般状態，呼吸状態（呼吸回数，呼吸パターン，胸郭の動き，喘鳴の有無，呼吸困難感などの自覚症状の有無），呼吸音の聴診を行う．
⑧ 手指衛生を行う．
⑨ 記録を行う．

コツ！ 体位ドレナージは，痰のある肺区域を気管支より上部に位置するものである．つまり，盲目的に体位ドレナージをしてはならない．必ず実施前に呼吸器の聴診を行い，痰貯留のアセスメントを行う．そして，実施後は，排痰を促す援助と，その後の呼吸音聴診による評価が重要である．また，体位ドレナージを行うと循環器系への影響がある．よって，一般状態を観察し，問題がないかを確認してから実施する．なお，体位ドレナージは2回/日程度で，1回につき30分以内，1つの体位を5～15分行う．

5 スクイージング
（呼気胸郭圧迫法）

3章 ▶ 診療・処置時の看護技術 ／ 3 ▶ 呼吸・循環を整える看護技術

Point
- スクイージングとは，呼気に合わせて胸郭を圧迫することにより，排痰および換気促進をはかる方法である．
- スクイージングを実施する際は，ターゲットとなる肺葉の位置を正確に理解しておく．

肺葉の位置
胸郭と肺葉の位置関係を示す（図3-3-26）．

図3-3-26　側面から見た胸郭と肺葉

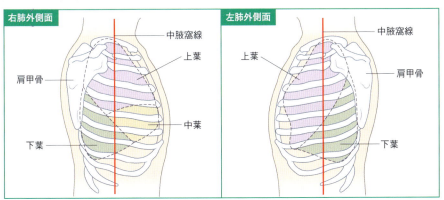

目的
- 虚脱した肺胞へのair entry（空気の流入）の改善と呼気流速の増大
- 排痰

適応
- 特定の肺葉や肺区域に痰が貯留している患者
- 体位ドレナージなどの呼吸理学療法中の患者で，患者自らの排痰が非効果的であり，末梢気道にある痰が中心気道へ移動しきれない患者

知っておくべき情報

実施するために必要な情報	方法	援助の評価
・胸部X線，呼吸音，喘鳴などから痰貯留部位の推定 ・バイタルサイン，意識レベル ・患者の気分や体力，食事などの時間 ・疼痛の有無 〈適応時期を判断するための情報〉 ・咳嗽や喘鳴出現時 ・痰貯留音出現時 ・呼吸困難時 ・PaO_2・SaO_2低下時 ・食事のタイミング（食間がよい） ・患者の気分がよいとき	スクイージング （呼気胸郭圧迫法）	〈評価するために必要な情報〉 ・喀痰の有無 ・喀痰の量 ・呼吸音 ・喘鳴の有無 ・両側の胸郭の動き ・呼吸困難の改善 ・胸部X線

スクイージングの実際

① 痰が貯留していると思われる部位（肺葉単位）に看護師の手（必ず手指衛生を行う）を当てる（図3-3-27）．

 根拠　肺は細かな肺区域で形成されており，肺葉単位をターゲットとする．

図3-3-27　スクイージングの手の当て方

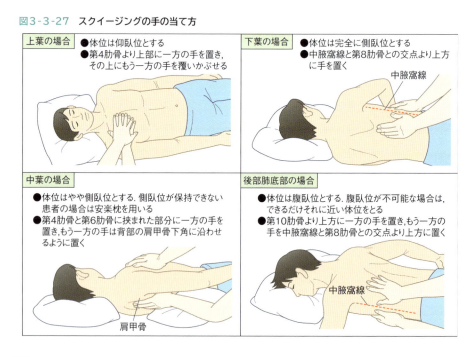

②呼気のはじめは軽く圧迫し，患者の呼気に合わせて，すこしずつ強く圧迫していく．

根拠 呼気流速を高めるため．

③呼気終末時には，最大呼気位までしぼり出すような感じで強く圧迫する．

根拠 肺胞内の空気をしぼり出すことで，④の手技の際の空気の流入が高まる．

④吸気になったら，手の力を抜く（解除）．

根拠 肺胞内への空気の流入を起こさせるため．

⑤呼吸回数が多い場合は，2回に1回の割合で行う．

根拠 患者の負担を避けるため．また，実施者のペースに患者側を合わせると患者が呼吸困難を訴えることにつながる．

⑥手指衛生を行う．
⑦記録を行う．

スクイージングのポイント

●患者の呼吸に逆らわずに実施する．
  • 呼気時に加圧することを厳守する．
  • スクイージングの重要な点は，患者の呼吸パターンに胸部の圧迫・解除を合わせることである．患者に呼気吸気の声掛けをしながら実施するとよい．
●患者の呼気をしぼり出すような感じで圧迫する．

根拠 肺胞内の空気をしぼり出すことで空気の流入が高まるため．

●局所的に力が加わり骨折などを起こさないように，部分的な圧迫ではなく，手を置いている領域全体を圧迫する感じで行う．
●一般状態が悪い患者（循環動態の不安定な患者，胸部手術を受けた患者，骨転移や骨粗鬆症の患者など）や小児の場合は，まず弱い力から始め，様子をみながら日ごとにすこしずつ強くしていく．

根拠 スクイージングは胸部への圧迫，体位ドレナージを併用するため，身体への影響が大きい．

スクイージングで痰が移動しない場合のその他の方法

ハフィング
① 呼気流速を高め，気管支付近まで移動してきた痰を咽頭付近まで移動させるために行う．
② 最大吸気のあと，声門と口を開け，一気に「ハー」と強制呼出する（図3-3-28）．

図3-3-28　ハフィング

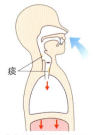
大きく深く息を吸い込む

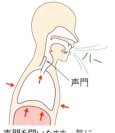
声門を開いたまま一気に「ハー」と強制呼出する

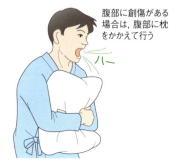
腹部に創傷がある場合は，腹部に枕をかかえて行う

バイブレーション
① バイブレーターを胸壁に当て，その振動で気管に付着している痰が移動しやすくなる方法
② スクイージングだけでは痰が上がってこない場合に，分泌物を気道から遊離させるために行う．
③ 圧迫部位と手の置き方はスクイージングと同じである．

スプリンギング
① スプリンギングの適応は，呼吸音の低下した部位や無気肺を起こしている肺葉に対して行う．
② スクイージングだけでは痰が上がってこない場合，空気の流入の改善をはかる目的で行う．
③ スプリンギングを行うと，吸気流速が急に高まり，咳が出やすく，また，呼吸音も副雑音が聞き取れるようになる．
④ 呼気中はスクイージングと同じように圧迫をしだいに強くしていき，呼気終末時にしばらく息をとめてもらい，患者に「息を吸ってください」と声をかけてから，一気に手を離す．この一気に手を離すことがポイントである．

6 体温調整

3章 ▶ 診療・処置時の看護技術 ／ 3 ▶ 呼吸・循環を整える看護技術

水準 ❶　到達度 Ⅰ　到達目標 Ⅰ

Point

▶ 体温調節中枢（視床下部にある）の機能が異常となり，体温調節レベルが通常の体温以上に設定されるために生じる体温上昇を「発熱」という．
▶ これに対し，熱射病のように体外からの熱吸収，体表からの熱放散が妨げられて体温が上昇することを「高体温」とよび，発熱とは区別される．

体温調節と発熱の基礎知識

- なんらかの原因により体温調節レベルが高温に移行すると，体熱の放散を減少させるために（体温を上昇させるために）末梢血管の収縮，立毛，アドレナリンの分泌増加などが生じる．この間は悪寒を感じ，震えがみられる．体温上昇の原因が消失すると，体温調節レベルが正常に移行し，血管が拡張して熱の放散が起こり，発汗が起こる．体温調節レベルが高温から正常に切り替わることを熱の「分利」といい，このカーブを体温曲線（図3-3-29）という．

図3-3-29　**発熱と体温曲線**

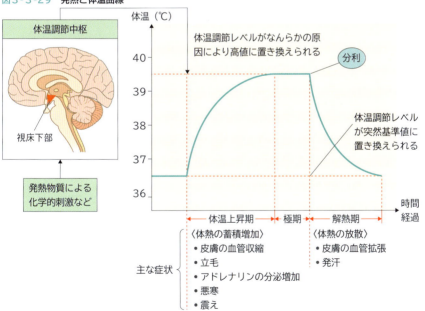

- 発熱は，その程度により平熱（36〜37℃），微熱（37〜38℃），中等熱（38〜39℃），高熱（39℃以上）に分類される．
- 発熱の様相には一定のパターンがあり，稽留熱，弛張熱，間欠熱などに分類され（図3-3-30），原因は表3-3-1のように分類される．

図3-3-30　熱型の分類

熱型	稽留熱	弛張熱	間欠熱
特徴	日差1℃以内 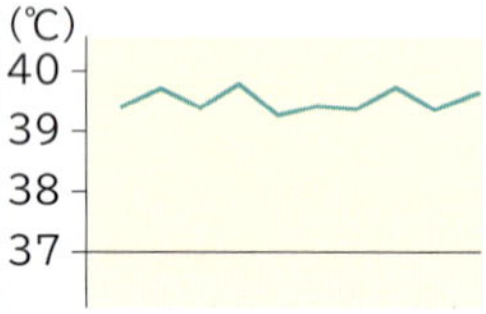	日差1℃以上で，最低でも37℃以上 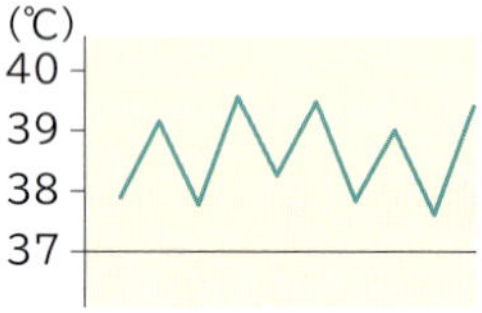	日差1℃以上で最低が37℃以下．有熱期と無熱期を1日のうちや，日ごとに繰り返す 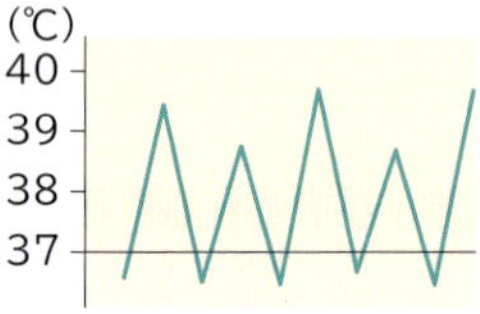
疾患	腸チフスが有名であるが，今日ではむしろ大葉性肺炎，白血病，悪性リンパ腫，髄膜炎などでみられる	敗血症や化膿性の疾患，ウイルス性感染症，悪性腫瘍でこのような熱型を示す	マラリアや回帰熱でこのような熱型がみられることが知られている

表3-3-1　発熱の原因

発熱物質による化学的刺激	・感染症 ・膠原病：リウマチ熱，関節リウマチ，全身性エリテマトーデス，皮膚筋炎，結節性動脈周囲炎，汎発性硬皮症など ・悪性腫瘍，白血病，悪性リンパ腫など
体温調節中枢への機械的刺激	・脳梗塞など ・脳内出血 ・脳腫瘍 ・脳外傷など
その他	・脱水，熱中症 ・外部環境 ・精神的要因：ヒステリー，神経症など ・薬物（抗生物質，抗結核薬，降圧薬，麻酔薬，鎮静薬，抗甲状腺薬など）の反応

- 発熱の原因をさぐるためには，血液や尿によるスクリーニング検査，細菌検査，理学検査などが行われる（表3-3-2）．

表3-3-2 体温の正常・異常所見

所見		特徴
正常	腋窩温	36.8±0.34℃（健常日本人，午後1～4時，安静時に30分間測定した平均値）
	生理的変動	日内変動として夜中から明け方（午前2～6時）の早朝が最も低く，午後遅くから夕方（午後2～6時）が最も高い（1℃以内） 排卵から月経開始までが排卵前より約0.3℃～0.5℃高くなる（女性） 外的要因として運動，食事，精神的緊張などがある
	測定部位による違い	直腸温＞鼓膜温＞口腔温＞腋窩温 直腸温－鼓膜温＝0.2～0.3℃　直腸温－口腔温＝0.4～0.6℃ 直腸温－腋窩温＝0.8～0.9℃ 口腔温－腋窩温＝0.2～0.3℃（臥床時），0.3～0.5℃（起坐位時）
高体温	微熱 高熱 過高熱	37～38℃　発熱の経過を示す熱型も確認する 38～39℃　　　稽留熱：発熱が持続し，日内変動幅が1.0℃以下，かつ高熱38℃以上 39℃以上　　　　　　（腸チフス，発疹チフス，大葉性肺炎，感染性心膜炎などを疑う） 　　　　　　　弛張熱：日内変動幅が1.0℃以上，低いときでも平熱にならない 　　　　　　　　　　　（敗血症，ウイルス感染，化膿性疾患などを疑う） 　　　　　　　間欠熱：体温の変動が1.0℃以上で，最低体温は平熱まで下がる 　　　　　　　　　　　（マラリア，粟粒結核，尿路感染症などを疑う）
低体温	軽度低体温 中等度低体温 高度低体温 超低体温	35～32℃　35℃で健忘，構音障害，33℃で洞性徐脈，心房細動が生じる 32～28℃　30℃で昏睡，瞳孔散大，28℃で刺激による心室細動が生じる 28～20℃　25℃で心室細動，23℃で角膜反射消失が生じる 20℃以下　20℃で心停止が生じる

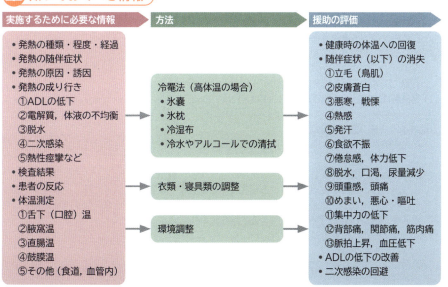

発熱時の看護

① 熱型（図3-3-30参照）や全身状態（随伴症状など）の観察

［発熱の随伴症状］
- 脈拍上昇，心悸亢進，血圧低下
- 発汗，熱感，口渇，尿量減少，倦怠感
- 食欲低下，下痢または便秘，悪心・嘔吐
- 頭痛，めまい
- 関節痛，筋肉痛など

② 冷罨法の施行
- 発熱の初期は，体温の放散を減少させるために皮膚の末梢血管が収縮し，立毛，震えが起こる．このとき，患者は悪寒を訴えるので，氷枕を貼付するとさらに悪寒を増強することになる．
- 氷枕を貼付するタイミングは，熱が下がり出し，発汗がみられるころが適当である．

③ 衣類や寝具・環境の調整
- 発熱時の初期（「体温曲線の分利」に達するまで）は悪寒を伴うので，その場合は，衣類や寝具，電気毛布，温罨法を用い，保温に努める．
- 体温が分利に達し，発汗がみられるようになったら，電気毛布，温罨法を除去し，衣類や寝具を調整して体温調節する．
- 発汗の状態に応じて，タオルで拭いたり，衣類を交換する．
- 患者の悪寒や熱感に応じて，室温も調節する．

④ 水分摂取の促進
- 発熱時には不感蒸泄の増加のため脱水や電解質のアンバランスをきたすので，適宜，水分補給を促す．
- 発熱時は代謝が増し，エネルギー消費が増大する．また，食欲も低下して食事摂取量が減少し，体重低下をまねく．したがって，高エネルギー・高タンパクの食事を心がける．また，ビタミンの摂取を促し，嗜好品を取り入れた食事を工夫する．

⑤ 清潔の保持
- 全身または陰部などの局部は，発汗により不快感を生じやすいので，解熱して患者の悪寒がない時期を見計らって，全身清拭を実施する．
- 口腔内は細菌の温床となるため，口渇への対処も含めて含嗽を促す．

⑥ 安静の保持と日常生活行動への援助
- 発熱によりエネルギーの消耗が増大するため，安静を保持し，体力が回復するまでは日常生活行動に関することも部分的に援助する．
- 発熱時は，倦怠感や関節痛などの症状を伴っていることが多いので，安楽な体位がとれるように，安楽枕などを用いて工夫する．

⑦ 薬物療法・輸液療法の管理
- 解熱鎮痛薬使用時は，疾患に特有の熱型が示されず，熱型から原因を推定することが困難となる．
- 解熱鎮痛薬は熱型をくずすため，原因を特定する際の障害となる．したがって，基本的にはある程度発熱の原因が推定できてから使用すべきである．原則39℃以下で熱による苦痛が強くなければ使用しない．38℃前後でもさらに解熱したほうがよい場合は，まず冷罨法により対処する．解熱鎮痛薬の安易な使用は避けるべきである．
- 血圧低下や消化性潰瘍などの多岐にわたる副作用もあり，解熱鎮痛薬などの薬物療法の副作用の観察も重要である．
- 発熱によるエネルギー消耗，水分の喪失，電解質バランスの乱れを補正する目的で，輸液療法が行われる場合もある．その場合は，滴下数や末梢ラインの閉塞などのチェックが必要となる．

⑧ 記録を行う.

知っておこう！ 低体温の症状と対処法

● 低体温とは，外気温の低下，溺水などで深部体温が35℃以下になったもの．また，頭部外傷，脳卒中，低血糖，中毒，重症感染症などで長時間倒れていたり，高齢者や乳幼児においても低体温症になりやすい.

● 対処方法としては，軽症の場合，体表面からの保温が主である．毛布，電気毛布，メディサーム（循環式の温水マット），暖房，手浴，足浴などを行う.

表　低体温の症状

重症度	深部体温	神経系	心循環系	呼吸	その他
軽症	＞34℃	• 運動失調 • 構音障害 • 腱反射亢進	• 高血圧 • 頻脈	• 頻呼吸	• 悪寒 • 寒冷利尿 • 脱水
中等症	30〜34℃	• 意識障害 • 腱反射低下	• 徐脈J波 • 心房細動	• 徐呼吸	
重症	＜30℃	• 昏睡 • 腱反射消失	• 低血圧 • 心室細動 • 収縮不全	• 徐呼吸 • 呼吸停止	

引用・参考文献（3章-3　呼吸・循環を整える看護技術）

1) 城所扶美子：胸腔ドレナージ．看護実践の科学，25（7）：82～86，2000.
2) 緒方久美子，延近久子：持続的吸引法（胸腔内）と看護．エキスパートナース，17（5）：68～73，2001.
3) 斎藤明子，丸山公子：胸腔穿刺・ドレナージ．看護技術，48（5）：618～622，2002.
4) 髙木永子監：看護過程に沿った対症看護——病態生理と看護のポイント．第5版，学研メディカル秀潤社，2018.
5) 坂口けさみほか：バイタルサイン——体温．臨牀看護，27（13）：1879～1891，2001.
6) 中西睦子編：看護・医学事典．第6版，医学書院，2002.
7) 日本呼吸器学会肺生理専門委員会，日本呼吸管理学会酸素療法ガイドライン作成委員会編：酸素療法ガイドライン．メディカルレビュー社，2006.
8) 日本呼吸ケア・リハビリテーション学会呼吸リハビリテーション委員会ワーキンググループ編：呼吸リハビリテーションマニュアル——運動療法．第2版，照林社，2012.
9) 福井次矢ほか監訳：ベイツ診察法．第2版，Bates' Guide to Physical Examination and History Taking 11th Edition. p.105～120，241～277，473～496，メディカル・サイエンス・インターナショナル，2015.
10) 古谷伸之編：診察と手技がみえるvol.1．第2版，p.22～41，68～91，メディックメディア，2007.
11) Sandra FS, Donna D, Barbara M：Clinical Nursing Skills：Basic to Advanced. 6th Edition, p.233～325, Prentice Hall, 2003.
12) 日野原重明ほか：フィジカルアセスメント［聴診音CD-ROM付］——ナースに必要な診断の知識と技術．第4版，p.38～69，医学書院，2006.
13) 深井喜代子：Q&Aでよくわかる！看護技術の根拠本——エビデンスブック．p.12～17，141～145，146～147，メヂカルフレンド社，2004.
14) アメリカ合衆国国立疾病対策センター編（大久保憲，小林寛伊監訳）：医療現場における手指衛生のためのCDCガイドライン．メディカ出版，2003.
15) Boyce, JM, Pittet, D：Guideline for Hand Hygiene in Health-Care Settings. Recommendations of the Healthcare Infection Control Practices Advisory Committee and the HIPAC/SHEA/APIC/IDSA Hand Hygiene Task Force. Am J Infect Control, 30（8）：S1～S46, 2002.
16) 日本呼吸療法医学会コメディカル推進委員会：気管吸引のガイドライン．日本呼吸療法医学会，2007.
17) AARC Clinical Practice Guideline：Nasotracheal Suctioning-2004 Revision & Update. Respir Care, 49（9）：1080～1083, 2004.
18) AARC Clinical Practice Guideline：Suctioning of the Patient in the Home. Respir Care, 44（1）：99～104, 1999.
19) AARC Clinical Practice Guideline：Endotracheal Suctioning of Mechanically Ventilated Adults and Children with Artificial Airways. Respir Care, 38（5）：500～504, 1993.
20) 塩谷隆信，高橋仁美編：呼吸ケア．第3版，リハ実践テクニック，メジカルビュー社，2011.
21) Urden, LD, et al：Critical Care Nursing：Diagnosis and Management. 6th ed, p.554～665, Mosby, 2009.
22) 清水敬樹編：ICU実践ハンドブック——病態ごとの治療．管理の進め方，p.358～359，羊土社，2011.
23) 日本呼吸療法医学会気管吸引ガイドライン改訂ワーキンググループ：気管吸引ガイドライン2013（成人で人工気道を有する患者のための）．人工呼吸，30（1）：75～91，2013.
24) Brooks D, Anderson CM, Carter MA, et al：Clinical practice guidelines for suctioning the airway of the intubated and nonintubated patient. Can Respir J, 8（3）：163～181, 2001.
25) Day T, Farnell S, Wilson-Barnett J：Suctioning: a review of current research recommendations. Intensive Crit Care Nurs, 18（2）：79～89, 2002.
26) Maggiore SM, Lellouche F, Pigeot J, et al：Prevention of endotracheal suctioning-induced alveolar derecruitment in acute lung injury. Am J Respir Crit Care Med, 167（9）：1215～1224, 2003.
27) Dyhr T, Bonde J, Larsson A：Lung recruitment manoeuvres are effective in regaining lung volume and oxygenation after open endotracheal suctioning in acute respiratory distress syndrome. Crit Care, 7（1）：55～62, 2003.
28) 太田祥一，鈴木昌，西川正憲：シリーズ：内科医に必要な救急医療，手技：胸腔穿刺およびドレナージ．日本内科学会雑誌，102（5）：1243～1247，2013.

3章 ▶ 診療・処置時の看護技術 ／ 4 ▶ 創傷管理の看護技術

1 包帯法

水準 ❷ 到達度 Ⅲ（学生間） 到達目標 Ⅱ

Point

▸ 包帯とは，疾病治療や創傷部の保護などを目的にして患者に装着する各種衛生材料の総称で，装着のしかたを包帯法とよぶ．巻軸帯（巻き包帯）は包帯のなかでも代表的なもので，一般的には巻軸帯による包帯法をさして「包帯法」とよぶことが多い．

▸ 包帯の目的は，被覆，支持，圧迫，固定など多岐にわたっており，最近では弾力性包帯による圧迫圧を利用した苦痛緩和の効果が注目されている．一方，包帯材料の研究開発もめざましく，目的，使用部位，使用場面に応じて，特殊な形状や材質，ドレッシング材と一体化した多機能なものなど，多様な包帯が医療現場で用いられている．どのような包帯を選択するかは，簡便さとともにコスト面も考慮し，最少の材料で最大の効果をあげられるように努める．

▸ 包帯法の技術における看護師の役割は，目的に応じた包帯の選択と，施行中の患者の管理にある．包帯法の技術を駆使し，患者のQOLや安全・安楽を考えて創意工夫できることが求められる．

包帯法施行上の留意点

● 目的・部位に適した材質・幅・長さの包帯を選ぶ（図3-4-1）．

● 創傷を伴う場合が多いので，創部が汚染されないように留意する．

● 観察しやすいように，できるだけ末梢部分を露出し，循環障害（表3-4-1）の早期発見に努める．

　• 伸縮性のものは，きつく巻けてしまうので，とくに循環障害に気をつける．

● 摩擦や湿潤を避けるため，皮膚の2面が接しないようにする．

● 関節を含む部位は，良肢位とする．

● 運動可能な部位の動きを妨げない．

● 患部（傷）の真上から巻き始めない，また結び目が患部の上にならないようにする．

● 外観を美しく整える．

図3-4-1　包帯の種類

名称	材質・形状		特徴
巻軸帯	巻き包帯，ローラーバンデッジなどいろいろな幅や素材がある 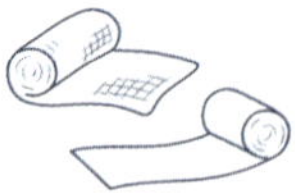	綿・ガーゼ包帯	• 堅く伸縮性がないため，屈曲や紡錘形の部位では折転帯や亀甲帯など特殊な巻き方が必要となる
		自着性伸縮包帯	• 適度な伸縮性があってずれにくいため，綿包帯に代わって用いられることが多い
		弾力性包帯，エラスティックバンデッジなど	• 圧迫帯として使用する • 被覆目的には通常使用しない
布帛包帯	• 幅の広い布をそのまま包帯として用いる • 代表的なものは三角巾で，その他，四角布，腹帯，胸帯などがある 腹帯 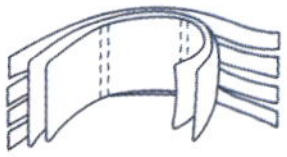	三角巾 四角布の応用 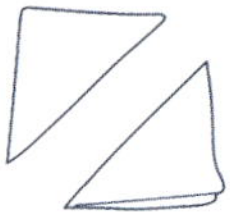	• 三角巾は二等辺三角形の布で，応急処置の際に巻軸帯の代用となる「たたみ三角巾」として用いられるほか，巻軸帯では巻きにくい頭部や肩，胸などの部位に使用する • 吊り包帯法は，三角巾を用いて上肢を支持挙上（腕吊り：アームスリング）する方法で，片麻痺のある患者の麻痺性上肢の肩関節亜脱臼防止，肘関節屈曲位で肩関節を内転内旋位に保持する場合などに用いる • 今日では，応急処置以外には，伸縮糸チューブ包帯や胸帯などそれぞれの部位に適した包帯が一般化したことで，三角巾は肩や肘の安静固定に使われることが多くなっている
絆創膏包帯	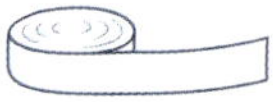		• 被覆，固定，圧迫するなどの目的に応じて使用する
伸縮糸チューブ包帯 弾力性チューブ包帯 伸縮ネット包帯 など	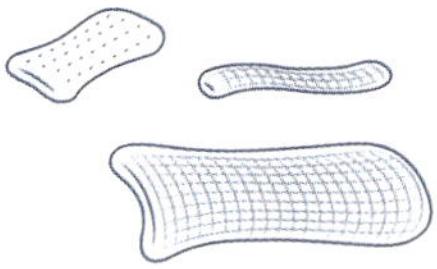		• 巻軸帯では巻きにくい部位の創傷の被覆，固定の目的で用いる • 形状がネット状で伸縮性があるため，すばやく簡便に利用できる • 指から体幹までサイズが大小あり，切り込みを入れる（穴を開ける）ことによりさまざまな部位に対応できる

表3-4-1　包帯がきつすぎる場合の循環障害の徴候

• 爪の色が青白くなる
• 皮膚の色が白くなる
• 手足が冷たくなる
• しびれや痛みを自覚する
• 皮膚の感覚が鈍くなる
• 手指や足趾を動かすことができなくなる

目的

〈被覆〉

●創の縫合後，ガーゼ保護のみでは不十分な場合や創部からの滲出液が多い場合，創傷を覆い保護する．

　［被覆の意味・役割］
　・創からの分泌物を吸収させる．
　・細菌による創の感染を予防する．
　・接触など外界の刺激から創を保護する．
　・直接目にふれないことで心理的安寧をはかる．

〈支持〉

●体動などにより，挿入されているカテーテルや装着しているドレッシングが患部からずれたり，はずれたりしないように，支持固定するために用いる．

〈圧迫〉

●創出血のある患者の場合，出血をコントロールするためにドレッシングの上から直接圧迫する．

●下肢静脈瘤やリンパ浮腫などがある患者への，浮腫や腫脹の軽減と苦痛の緩和をはかる．

●ヘルニア（臍ヘルニア，鼠径ヘルニア）患者の予防と保護に用いる．

〈固定〉

●骨折や捻挫，脱臼のある患者の場合，患部の運動を制限し，安静を保つ．

●手足や関節を固定し，サポートするために使用する．

●手術部位の固定，患部の運動制限による安静保持，手術創の離開を予防する．

●骨・筋疾患による変形を矯正する．

📖 知っておくべき情報

実施するために必要な情報 ▶	方法 ▶	援助の評価 ▶
〈患者の全身状態，患部の状態〉 ・身体のどの部位に用いるのか ・範囲はどれくらいか ・状態変化はないか 〈目的・装着時間〉 ・被覆か，支持か，圧迫か，固定か ・どれくらいの時間装着している必要があるか	・包帯の種類・方法（巻軸帯，布帛包帯，絆創膏包帯，伸縮糸チューブ包帯など） ・包帯のサイズ ・次の包帯交換の予定	・包帯の目的が達せられているか ・患部の状態はどうか ・循環障害の有無 ・感染の有無 ・運動障害の有無 ・痛みの有無 ・包帯のずれ，巻き直しの有無 ・包帯部位の皮膚の異常 ・見た目の美しさ

巻軸帯による包帯法の準備

物品準備

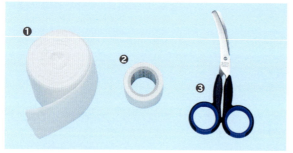

- ☑ ❶巻軸帯
- ☑ ❷絆創膏
- ☑ ❸はさみ

参考　巻軸帯各部の名称

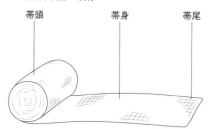

帯頭　帯身　帯尾

実施前の準備
① 看護師は手指衛生を行う．
② 患者に包帯法について説明し，同意を得る．包帯を巻く患部を露出してもらう．巻いたあとの衣類の着脱について相談しておく．

巻軸帯による包帯法の実際

① 患者の体位を整え，良肢位を保持する．
② 巻軸帯を固定する絆創膏をあらかじめ切って準備しておく．
③ 巻軸帯は体表面に沿って巻けるように，帯頭を外側にして持つ．
④ 帯尾を長く引き出さず，帯頭を皮膚に密着させる．
⑤ 巻き始めは，環行帯で巻く．
- 巻軸帯による包帯法の種類を図3-4-2に示す．
⑥ 引き続き，部位に応じた巻き方で，帯頭を転がすように巻いていく．
- 巻軸帯を斜めに巻くと，縦横両方向に力が加わるのでずれにくい．
⑦ 途中で巻軸帯をつなぐ場合は，最初の包帯の下側に新しい包帯の帯尾を5cmほど重ねて入れ，環行帯で1回巻く．
⑧ 巻き終わりは，環行帯で巻く．
⑨ 巻き終わったら，きつくないかどうかを聞き，痛みや関節の動きを確認し，支障がなければ用意しておいた絆創膏でとめる．
- 支障があれば巻き直す．
⑩ 末梢の循環状態，知覚神経の異常など，患者の状態を観察する．
⑪ 実施時間，部位，包帯材料，患部の状態を記録する．
⑫ 手指衛生を行う．

図3-4-2 巻軸帯による包帯法の種類

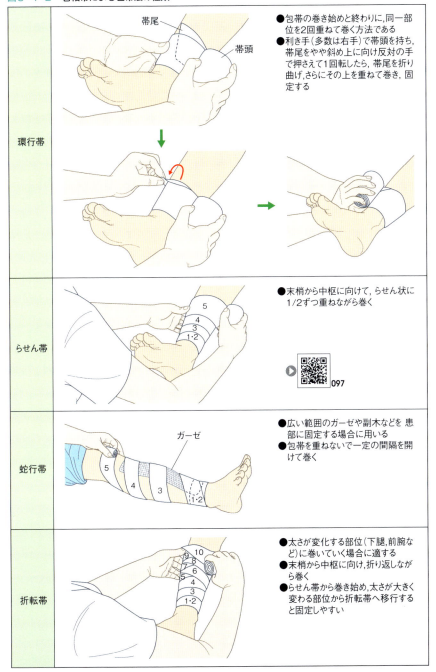

(つづき)

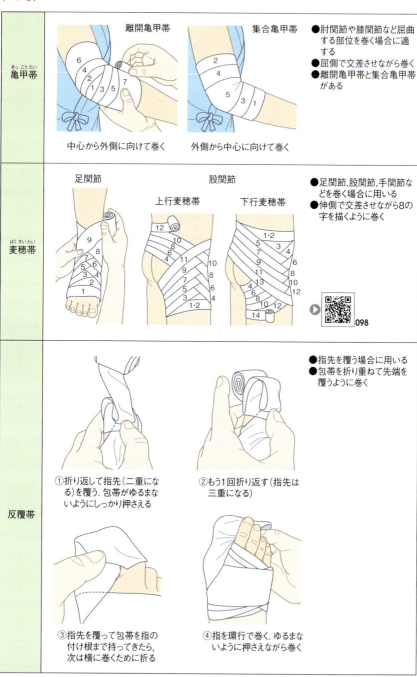

三角巾による包帯法の準備

物品準備

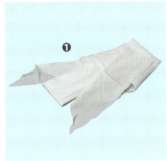

❶三角巾

参考　三角巾の名称

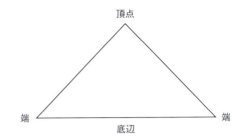

実施前の準備

① 看護師は手指衛生を行う．
② 三角巾を使用することを患者に説明し，同意を得る．
③ 使用部位，患者の体格に適する大きさの三角巾を準備する．

三角巾による包帯法の実際

三角巾による吊り包帯法（図3-4-3）

① 三角巾の頂点が患側の肘のうしろ，底辺が身体と上下に平行に沿うように当てる（**1**）．
   ・三角巾の各部の名称は物品準備欄を参照のこと．
② 底辺の下側になった端を，患側上肢を覆うように患側の肩上方まで持ち上げる（**2**）．
③ 底辺の両端を首のうしろへ回し，肘関節が90°よりやや小さくなるように調節して結ぶ（**3**）．
④ 三角巾の頂点，肘の部分を整える（内側へ折り返す，安全ピンでとめる，結ぶ，など）．
⑤ 手指衛生を行う．
⑥ 記録を行う．

図3-4-3　三角巾による吊り包帯法

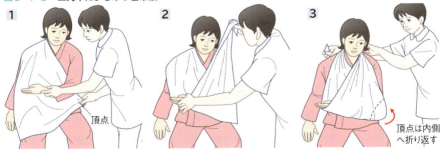

三角巾による巻き包帯法

- 簡単に解ける結び方を図3-4-4に,「たたみ三角巾」のつくり方を図3-4-5に,三角巾による巻き包帯法の種類を図3-4-6に示す.
- 簡単に解ける結び方や,たたみ三角巾のつくり方は,災害時などに役立つ包帯法である.
- とくに「たたみ三角巾」は,床などに広げることなく準備できるため,周囲の衛生状態が悪い場合でも,三角巾から包帯代わりの物品をつくることが可能である.

図3-4-4 簡単に解ける結び方

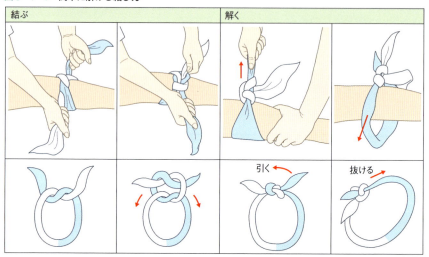

図3-4-5 「たたみ三角巾」のつくり方

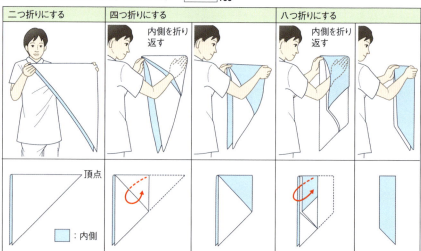

図3-4-6　三角巾による巻き包帯法の種類

頭部に巻く方法

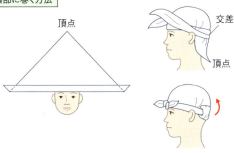

① 三角巾の底辺を3〜5cm折り返し,折り返した側を外側にする
② 患者と向き合った位置に立つ
③ 患者が頭をうしろに引かないように後頭部を手で固定し,三角巾の底辺中央を患者の前額部(眉間)に当てる
④ 頭部を包むように三角巾を後頭部(後頭結節の下部)で交差させ,三角巾の両端を回して前額部で結ぶ
⑤ 後頭部に垂れた三角巾の頂点は,広げて折り返し部分に巻き込む

胸部に巻く方法

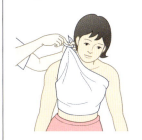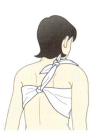

① 三角巾の底辺を折り返し,三角巾の頂点が肩にくるようにして,底辺折り返し部分を胸部の下に当てがう
② 両端を背部に回し,片方の端が長くなるようにして結ぶ
③ 肩から背部に回した三角巾の頂点と,②で結んだ片端の長いほうを結ぶ

肩に巻く方法

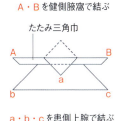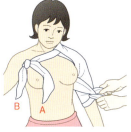

① 三角巾を2枚準備し,1枚を「たたみ三角巾」にする
② もう1枚の三角巾の頂点から3分の1の場所に「たたみ三角巾」を置いて折り返す
③ 折り返して重なった部分を患部側の肩に当て,「たたみ三角巾」の両端(A,B)を健側の腋窩に回して結ぶ
④ 肩を覆った三角巾の底辺の両端(b,c)を上腕で交差させ,頂点部分(a)とともに結ぶ

足に巻く方法

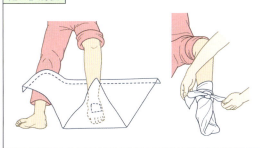

① 三角巾の底辺を5cm折り返し,三角巾の底辺が踵側,頂点が爪先側になるように三角巾を置き,中央に足を置く
② 足全体を包むように頂点を折り返し,折り返した部分の両端を足首で交差させて結ぶ

伸縮糸チューブ包帯法の準備

物品準備

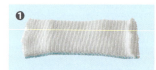

- ☑ ❶伸縮糸チューブ包帯
- ☑ ❷はさみ

実施前の準備

① 看護師は手指衛生を行う．
② 患者に伸縮糸チューブ包帯で創部を保護することを説明し，同意を得る．患部の処置が終わっていることを確認する（ガーゼ保護など）．

伸縮糸チューブ包帯法の実際（図3-4-7）

- 伸縮糸チューブ包帯については，p.456 図3-4-1を参照
- 処置終了後は手指衛生を行う．
- 記録を行う．

図3-4-7　伸縮糸チューブ包帯法①

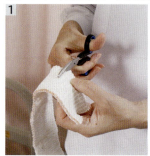

①顔が出る部分に横に切り込みを入れる

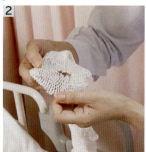

②切り込み部分がわかるように持つ

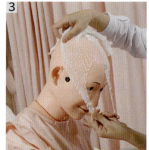

③チューブ包帯を首までかぶり，切り込み部分から顔を出す

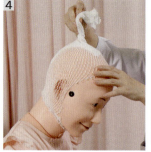

④頭の上でひねる

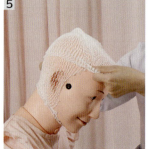

⑤折り返す．耳の部分に切り込みを入れてもよい

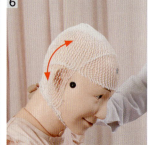

⑥長さを整える

図3-4-7 伸縮糸チューブ包帯法②

肩に使用する場合
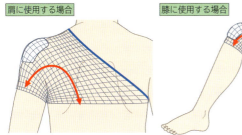

膝に使用する場合
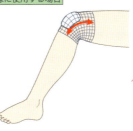

手に使用する場合
指先は折り返す
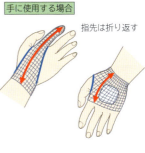

チューブの縦（赤矢印）に沿って切り込み（青色の縁）を入れる

足に使用する場合
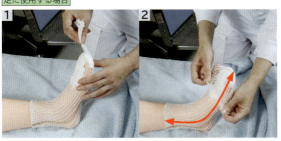
余った部分をひねって折り返す

腰に使用する場合
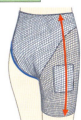

3章 ▶ 診療・処置時の看護技術 ／ 4 ▶ 創傷管理の看護技術

2 創傷処置

水準 **2** 到達度 Ⅱ Ⅲ Ⅳ 到達目標 Ⅱ

Point

▶創傷とは，物理的な外力によって皮膚や軟部組織などの体表組織に起こった損傷をいう．

▶創傷には，さまざまな分類の仕方があるが，その1つに機械的損傷，非機械的損傷，内因性損傷という分け方がある．

▶創傷の正常な治癒過程は止血期，炎症期，増殖期，成熟期で構成される

▶創傷の癒合形式は，創傷の種類，深度，範囲，清潔創か汚染創かなどによって異なり，一次治癒，二次治癒，三次治癒に分類される．

▶創傷の治癒過程にはさまざまな因子が影響を与える．

▶創傷管理では，創傷の状態をよく観察し，治癒環境を整えることと，物理的な刺激を除去し創傷の安静を保つこと，感染を起こさないことが重要である．

▶看護師の役割には，苦痛の緩和，精神的援助，患者への情報提供，治療・処置時の配慮，無菌操作，観察と記録，自立への援助などがある．

▶本項では，手術切開創管理（ドレッシング，包帯交換）の介助について解説する．

創傷の分類

創傷には，①機械的損傷，②非機械的損傷，③内因性損傷という分類の仕方がある．

①機械的損傷（図3-4-8）

◆開放性損傷：体表皮膚・粘膜の連続性の離断を伴う．
- 創傷の形態に基づく切創，裂創，割創，挫創，刺創，杙創，剝皮創など

◆非開放性損傷：体表皮膚・粘膜の連続性の離断を伴わない．

◆表在性皮下損傷：挫傷，皮下剝離，皮下出血

◆深在性皮下損傷：筋膜の皮下断裂，筋肉の挫傷

②非機械的損傷

◆温熱による熱傷，凍傷，電撃傷，放射線性損傷，化学的損傷など

③内因性損傷

◆褥瘡，潰瘍，壊疽など

創傷の治癒過程

創傷の正常な治癒過程は止血期，炎症期，増殖期，成熟期で構成される（図3-4-9）．

図3-4-8 機械的損傷

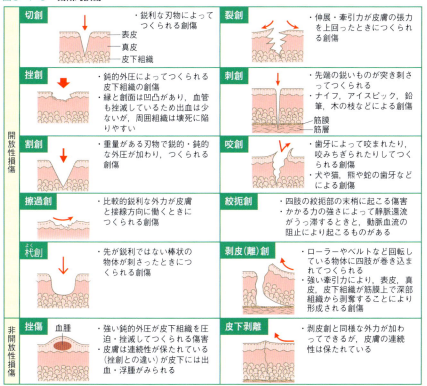

図3-4-9 創傷の治癒過程

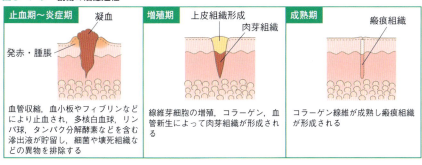

創傷治癒形式

● 創傷の癒合形式は，創傷の種類，深度，範囲，清潔創か汚染創かなどによって異なり，一次治癒，二次治癒，三次治癒に分類される（図3-4-10）．

図3-4-10 創傷の治癒形式

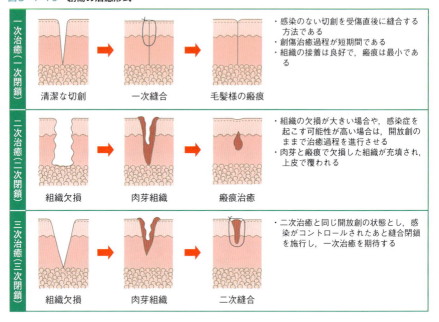

● 一次縫合の適応は，創が清潔，止血が完了，異物や壊死組織が存在せず組織の欠損が少なく縫合可能なことである．
● 受傷後，組織内で細菌が繁殖するには6～8時間（ゴールデンタイム：細菌が繁殖する前の創閉鎖に望ましい時間）必要とされているため，この時間を経過した創や，汚染が著明で組織の挫滅も高度な創の場合は，一次縫合せず開放創とする．創が清浄化したのちに創閉鎖を行う．

創傷治癒に影響を与える因子

● 創傷の治癒過程にはさまざまな因子が影響を与える．とくに，治療を障害する因子をもった患者に対しては，創傷治療が遅れる危険性があるので注意深く観察・対処する．

①局所的因子
・湿潤，温度，感染，酸素濃度，pH，異物，壊死組織など

②全身的因子
・加齢，低栄養状態，ビタミン欠乏，貧血，
・低酸素血症，末梢循環障害，代謝疾患（糖尿病，尿毒症，肝硬変など）
・免疫機能の低下（白血球減少症など），血液凝固障害（血小板減少症，血友病など）
・特殊な薬物投与（免疫抑制薬，副腎皮質ステロイド薬，抗炎症薬，抗がん薬など）
・神経学的因子，精神的因子など

創傷処置

- 創傷管理では，創傷の状態をよく観察し，治癒環境を整えることと，物理的な刺激を除去し創傷の安静を保つこと，感染を起こさないことが大切である．
- 看護師の役割には，苦痛の緩和，精神的援助，患者への情報提供，治療・処置時の配慮，無菌操作，観察と記録，自立への援助などがある．
- 本項では，病院で頻回に実施される創傷管理である手術切開創管理（ドレッシング，包帯交換）の介助について述べる．
- ドレッシングとは，創傷を被覆することによる局所的管理法のことである．
- 手術切開創は，手術終了時に縫合する一次閉鎖創と，開放したままにして後日閉鎖する三次閉鎖創に分けられる．大部分は一次閉鎖創である．
- 手術で縫合閉鎖した創部は24～48時間ドレッシング材で被覆して保護する．創は閉鎖後約48時間で上皮化し，それ以降は被覆の必要はない．また，基本的に創部を消毒する必要はない．この間に出血や滲出液が染み出てきた場合は，ガーゼを足し，被覆してあるドレッシング材は交換しないほうが望ましい．
- ドレッシング材を交換しなければならない場合は，無菌操作で行う．

目的

- 創傷部の感染防止
- 滲出液の吸収
- 外力からの保護
- 圧迫止血
- 創傷治癒に最適な環境の形成と維持（湿潤環境，保温，低酸素環境，適切なpH）
- 軟膏などの薬物の投与
- 創部の遮蔽による精神的な保護

適応

- 損傷・創傷を受けた患者
- 術後患者

手術創のドレッシング・創処置の準備

物品準備

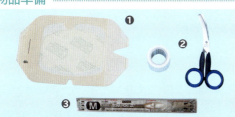

- ☑ ❶ドレッシング材またはガーゼ
- ☑ ❷絆創膏とはさみ
- ☑ ❸（必要時）消毒セット：スティック一体型タイプ
- ☑ ❹（必要時）処置用シーツ（ディスポーザブルシーツ）
- ☑ ❺医療用廃棄容器

実施前の準備

① 看護師は手指衛生を行い，マスク，ディスポーザブル手袋を着用し，ドレッシング材を貼付する際は滅菌手袋を着用する．
② 患者にこれから行う処置と内容を説明し，患者の協力を得る．患者の体位を整える．創傷処置が行いやすいように必要な部分の寝衣を脱衣しておく．
③ 創傷処置を行うときは，カーテンを閉めたり，スクリーンなどを使用し，環境を整える．

> 🔍 **根拠** 創傷周囲の露出が必要になるので，患者のプライバシーを守る．

④ 寝衣や寝具を汚さないように創部の下に処置用シーツ（ディスポーザブルシーツ）などを敷く．

手術創のドレッシング・創処置の実際

① ディスポーザブル手袋を着用し，片手で皮膚を軽く押さえ，ドレッシング材をはがす（図3-4-11）．介助者がいる場合は，感染予防のため，不潔操作は処置者が行い，介助者は無菌操作に徹する．

> **コツ** 皮膚を軽く押さえることで，創部およびその周辺の皮膚が引っ張られないように保護する．

図3-4-11　ドレッシング材や絆創膏のはがし方

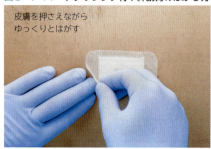
皮膚を押さえながら
ゆっくりとはがす

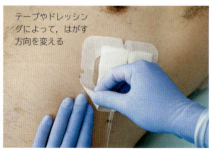
テープやドレッシングによって，はがす方向を変える

② 汚染されたドレッシング材（ガーゼ類）は医療用廃棄容器に廃棄する．またドレッシング材に触れたディスポーザブル手袋は交換する．
③ 創部を観察する．

【観察のポイント】
- 創部の位置，色，滲出液の有無
- 滲出液がある場合は量，臭気
- 創部や周囲の皮膚のくぼみやひきつれの有無

④ ドレッシング材の貼付前に洗浄または消毒を行う場合は以下の手順で行う．
- 消毒は，創傷治癒に欠くことができない上皮化を促す細胞を死滅させてしまう可能性があるため，創部への消毒は禁忌とされ，生理食塩液による洗浄を行う．
- 消毒は，二次的創感染が疑われる場合や，ドレーンなどによる逆行性感染の危険性がある場合などに行う．

【ドレッシング材の貼付前に洗浄または消毒を行う場合】

a) 洗浄または消毒の準備をする．
- 洗浄をする場合は，洗浄液（生理食塩液）または洗浄液（生理食塩液）を浸漬した滅菌綿球と，水受け用膿盆を準備する．
- 綿棒と消毒液がセットされたスティック一体型製品を使用する場合は，外装から消毒薬を圧迫し，綿棒にしみ込ませ，外装を開いて綿棒を取り出す．
- 洗浄液または消毒薬と滅菌綿球を使用する場合は，清潔操作で所定容器に入れる．

b) 洗浄をする場合は，創部の下に膿盆を置き，生理食塩液などの洗浄液で洗浄を行う．
- 洗浄液に浸漬した滅菌ガーゼまたは綿球を使用した場合は創部周囲を拭く．
- 綿棒と消毒液がセットされたスティック一体型製品を使用する場合は，創部を中心から外側へと円を描くように消毒する．

c) 使用済み綿球やガーゼなどは，医療用廃棄容器に捨てる．

⑤ ディスポーザブル手袋をはずし，手指衛生を行い，滅菌手袋を着用する．
⑥ 創部に適したドレッシング材を，装着面が不潔にならないように貼付する．
- 医師の介助をしている場合は，医師に手渡す．

【ドレッシング材の貼付のポイント（図3-4-12, 13）】

- 創側のシールを一部はがし，適切な箇所に貼る．
- 体表に沿って，ゆっくり残りのシールをはがしながら貼っていく．無理に伸ばさず，多少しわになっても負荷がかからないように貼る．
- 表面のシールがある場合は，最後にはがす．

図3-4-12　ドレッシング材の貼り方（縫合部の場合）

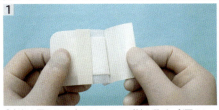

①創部を覆うサイズのドレッシング材を選び，創面のシールをはがす

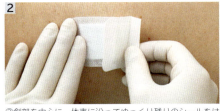

②創部を中心に，体表に沿ってゆっくり残りのシールをはがしながら貼っていく

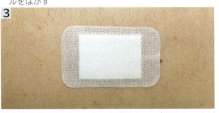

③皮膚が引っ張られていないか確認する．表面にシールがあるタイプの場合は，ここではがす

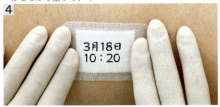

④貼付面を軽く押さえ皮膚に密着させる．油性ペンで貼布した日時を記す

図3-4-13　ドレッシング材の貼り方（ドレーン挿入部の場合）

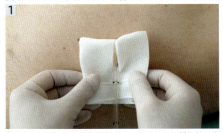

①Y字型に切り込みを入れたガーゼをドレーン挿入部に当てる

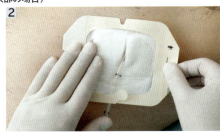

②創面のシールをはがし，ドレーンの上から貼っていく

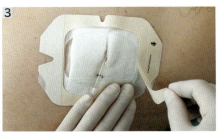

③表面のシールをはがす

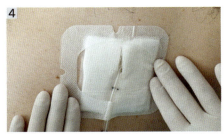

④貼付面を軽く押さえる

⑦ ドレッシング材で創部を被覆したあと，必要時ドレッシング材がはがれないように絆創膏を貼る．

【絆創膏を貼る場合（図3-4-14）】
- 皮膚のしわや突っ張りができないように貼る．
- 絆創膏を貼る面積は必要以上に大きくしない．

図3-4-14　絆創膏の貼り方

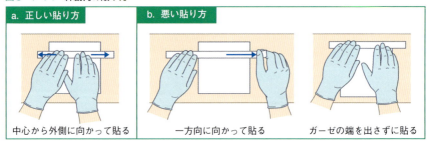

⑧ 滅菌手袋をはずし，手指衛生を行う．
⑨ 終了後，患者の寝衣・寝具を整える．
⑩ ドレッシング材交換に使用した物品は，医療器材と処理方法（p.85 表1-5-2参照）に沿って取り扱う．
⑪ 手洗いまたは摩擦式手指消毒で手指衛生を行う．
⑫ 記録を行う．

【主な記録内容】
- 実施した日時と内容
- 創部の状態
- 治癒の状況
- 使用したドレッシング材の種類
- 創部痛の有無と程度，性状

ドレッシング・創処置時の注意点

- 糖尿病患者，抗がん薬使用患者，放射線治療中の患者などは，創部の治癒が障害されるので，十分な観察を行う．
- とくに正常な治癒過程から逸脱している徴候（発赤などの感染徴候）がみられたときは，早期に問題の解決につながる介入が必要である．

3 ドレーン管理

3章 ▶ 診療・処置時の看護技術 / 4 ▶ 創傷管理の看護技術

水準 ② 到達度 Ⅲ 到達目標 Ⅱ

Point

- ドレナージとは，体内に異常に貯留した血液，膿，滲出液，消化液などの排液を，感染原因の除去や減圧目的などで患者の体外に誘導，排泄することである．
- ドレナージは，治療的に行うほか，術後合併症の予防，術後の病態把握のために行われる．
- ドレナージ方法には開放式と閉鎖式がある．
- ドレナージの管理方法は，ドレナージの目的・方法・挿入部位によって多少異なる．また，滲出液や挿入部の痛みの有無など，ドレーンの状態を記録しておくことも大切である．本項では，ドレナージ管理のポイントとして，ドレーンの固定方法，ドレーンの閉塞防止，排液管理，感染防止，患者の安楽への支援について述べる．

ドレナージの目的別分類

1. 治療的ドレーン	治療を目的としてドレーンを挿入	・体内に貯留した体液を排出すること，あるいは洗浄などを行う ・腹膜炎や炎症創部など感染創に留置することが多い ・閉塞性黄疸での胆汁の排出や，イレウスの腸管内減圧を目的とするドレナージも含まれる ・洗浄液を注入して体液の排出を促したり，薬液を注入したりするために用いることもある
2. 予防的ドレーン	手術後の管理として予防的に挿入	・手術創の縫合部が開いていたり，体腔内に滲出液の貯留が予想されたりする場合に，感染予防のために行う ・ダグラス窩や横隔膜下など，胸腔・腹腔内の体液が貯留しやすい部位に留置する
3. 情報ドレーン	手術後の出血，縫合不全などの早期発見のために挿入	・排液を観察することで異常を察知する．術後の出血や縫合不全など術後の異常状態を早期に発見する ・術後の出血，消化液や胆汁・膵液漏など，手術施行に伴い引き起こされた異常を早期に発見したり，貯留物の存在を知ることなどを目的に留置する

開放式ドレナージと閉鎖式ドレナージ

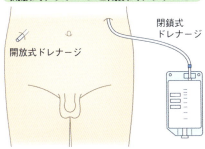

開放式ドレナージ

開放式ドレナージ
- ドレーンの端を開放したままガーゼなどで覆い，毛細管現象を利用してドレナージする
- 滲出液の性状を細かく観察できる
- 感染が起こりやすい

閉鎖式ドレナージ
- ドレーンを排液バッグや吸引器につないで陰圧をかけてドレナージする
- 排出を促す方法に，サイフォンの原理を利用して排液を促す受動的ドレナージと，吸引圧をかけることによって排液を排出させる能動的ドレナージがある
- 感染が起こりにくい
- ドレーン圧を調整しやすい

目的

- 瘻孔の貯留液排出促進
- 滲出液貯留や膿瘍時の排出
- 通過障害の減圧
- 情報収集
- 滲出液貯留防止

ドレーン管理のポイント

ドレーンの固定方法

- ドレーンの固定は，効果的にドレナージできる位置から先端が動かないようにする，事故・自己抜去や体内へのドレーン迷入を防ぐ，屈曲を防ぐなどを目的に行う．
- 排液が常に流れやすいようにドレーンの固定を工夫することが，ドレナージの効果を得るうえで重要となる．
  - ドレーンの固定部位は，2～3か所とする．位置は，体動によって屈曲する部位を避ける．
  - はがれにくいように，粘着テープを皮膚の上に1枚貼り，その上にドレーンを走らせ，さらにその上からドレーンの丸みに沿ってもう1枚貼るとよい（図3-4-15）．

図3-4-15　閉鎖式ドレーンの固定の仕方

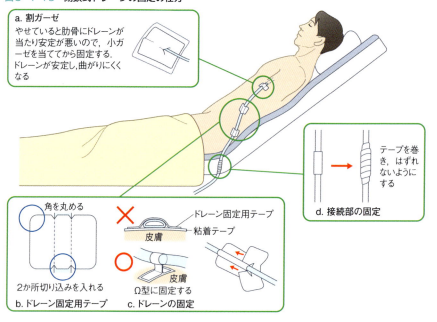

- 開放式ドレナージにおけるペンローズドレーンは，体内への迷入を防ぐため糸で固定したり，安全ピンなどを使って入り込まないようにする（図3-4-16）．

図3-4-16 ペンローズドレーンの迷入防止策

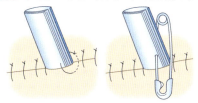

a. 固定糸　　　b. 安全ピン

- 胸腔ドレーンなどの接続部では，布製テープで固定するか（図3-4-15d参照），タイガンを用いてはずれないように固定する（図3-4-17）．

図3-4-17 タイガン，タイガンバンド

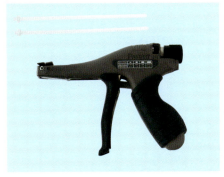

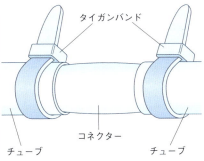

- 排液バッグはベッド本体や柵に，ルートにゆとりをもたせて固定する．
- ドレーンキーパー（マグネット式チューブ固定器，図3-4-18）があれば活用する．
- ドレーンや排液バッグは，それぞれ種類などを記入し，ベッド周囲で整理整頓しておく．

図3-4-18 ドレーンキーパー

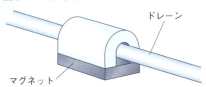

ドレーンの閉塞防止

- 体位変換時や移動時にチューブのねじれや屈曲がないか注意し確認する（図3-4-19）.

図3-4-19　ドレーン管理時のチェックポイント

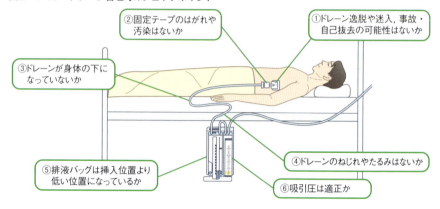

①ドレーン逸脱や迷入，事故・自己抜去の可能性はないか
②固定テープのはがれや汚染はないか
③ドレーンが身体の下になっていないか
④ドレーンのねじれやたるみはないか
⑤排液バッグは挿入位置より低い位置になっているか
⑥吸引圧は適正か

- ドレーンの閉塞防止には，ドレーン開通の確認を頻回に行うことが大切である.
  - 胸腔ドレーンの場合は水封室の水面で，ドレーンの閉塞の有無を確認する.
  - とくに粘稠度が高い排液や，血性の排液，凝血塊などは閉塞の原因になるので，ミルキングを行って排液を促す（図3-4-20）.
  - 排液量の急な減少や性状の変化を観察し，適時ドレーンチェックおよびミルキングを行う（次頁「排液管理」参照）.

図3-4-20①　ミルキング

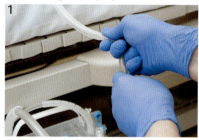

①ドレーンを指ではさみ圧迫する

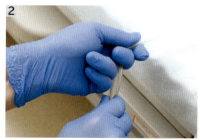

②ドレーンを指ではさみ圧迫してから離す（右手と左手を交互に）ことを，ドレーン挿入部から排液バッグのほうへ順次数回繰り返す

図3-4-20② ミルキング

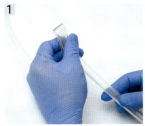

①ドレーンを二つに折り指でつまむ

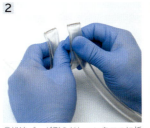

②排液バッグ側のドレーンを二つに折り指でつまむ

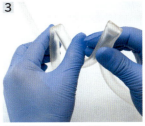

③挿入部側のドレーンを離す

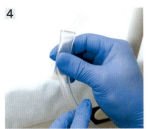

④排液バッグ側のドレーンを二つに折り指でつまむ

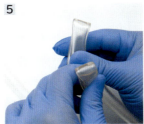

⑤さらに排液バッグ側のドレーンを二つに折り指でつまみ，挿入部側のドレーンを離すことを繰り返す

排液管理

- ドレーンからの排液量，性状の観察は，術後の出血，縫合不全，感染の徴候をアセスメントするために重要である．
- 術後の経過によって排出液の性状や量が異なるので，一概に述べるのは困難であるが，急激な排液量の減少や停止はドレーンの閉塞が考えられる．また，排液の性状からは，漿液性のものから血性のものへの変化は出血を示唆し，浮遊物の混入や排液の悪臭は感染を示唆する．
- 閉鎖式ドレナージの場合，効果的な圧がかかっているかどうか確認し，それを妨げる因子があれば除去する．

感染防止

- 最も注意すべき感染は，ドレーン刺入部からの感染と排液ルートからの逆行性感染である（図3-4-21）．
  - 排液バッグを創部より高い位置に固定しない（図3-4-22）．
  - 外部からの細菌の侵入を避けるため，接続部がゆるまないようにする．
  - バイタルサイン，全身状態の観察により，感染徴候の有無を観察する．

図3-4-21 ドレーン・チューブによる感染経路

●汚染源
- 医療従事者の手指
- 患者の手指，着衣
- 患者の皮膚常在菌
- 排液，血液付着のガーゼ

●内因性の原因
- 身体機能の低下
- 免疫抑制
- 易感染状態

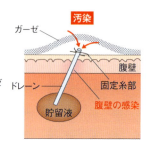
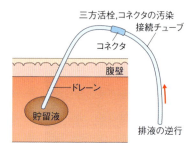

図3-4-22 排液バッグの位置

a. 歩行時

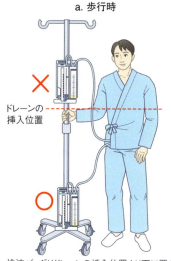

排液バッグはドレーンの挿入位置より下に置く

b. 臥床時

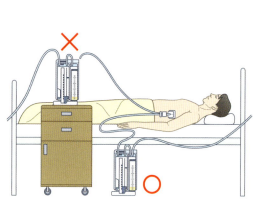

排液バッグはドレーンの挿入位置より上になる台などに置かない

患者の安楽への支援

●ドレーン挿入中の患者は，身体的・心理的に拘束感を感じるため，以下のような支援を行う．

身体的苦痛への支援

●身体的には，ドレーン挿入部の痛み，固定や体動に伴う痛み，処置に伴う不快感などがある．痛みを訴えた場合は，どこが痛いのか，どのように痛いのか，いつもと同じ痛みなのか，痛みの程度を観察し，痛みの原因の除去に努める．

●ドレーンのずれによる痛みを防止するためには，確実な固定を行い，安楽な体位や，ドレーンの固定方法，位置を工夫する．

●鎮痛薬を使用する場合は，使用前の痛みの程度と使用後の薬効のアセスメントを正確に行う．

心理的苦痛への支援

●挿入している期間や，排液，体動可能な範囲など，未知なことへの不安や拘束感などの心理的苦痛に対して，看護師は術後の経過，留置日数，安静度拡大などの計画を患者に説明することで，不安の軽減をはかる．

●ドレーン挿入によるボディイメージの変化，家族・他人からの視線が気になるなどの心理的苦痛を最小限にできるように，患者からの苦痛の訴えや心理状態を聞き，それを改善するために支援する．

褥瘡予防ケア

3章 ▶ 診療・処置時の看護技術 / 4 ▶ 創傷管理の看護技術

水準 1　到達度 I II　到達目標 I

Point

- 褥瘡に関するケアは，褥瘡の発生を予防することと，褥瘡の治癒を促進することの2つであるが，褥瘡の発生や悪化には，局所的な要因だけでなく全身的な要因も影響し，いったんできてしまうと治りにくく，感染症などの合併症を引き起こす危険性もある．
- そのため，褥瘡の発生リスクをアセスメントして適切な予防ケアを実施することが重要となる．また，適切な評価スケールを用いた記録を経時的に行うことも大切である．

褥瘡とは

- 身体に加わった外力（圧力，ずれ，摩擦力）は，骨と皮膚組織の間の軟部組織の血流を低下，あるいは停止させる．褥瘡とは，このような状況が一定時間持続され，組織が不可逆的な阻血性障害に陥った状態である（図3-4-23）．
- 褥瘡の主たる発生要因は，①体重などによる圧力の部分的集中，②圧迫の時間的継続である．しかし，褥瘡の発生には局所的な要因だけでなく，さまざまな全身的な要因がある（図3-4-24）．とくに高齢者は，組織の弾力性の低下やアルブミンの低下などによって圧迫に対する抵抗力が低下し，褥瘡が発生しやすい．
- 褥瘡の好発部位は，体圧が集中する部位であり，体位によりさまざまな部位に発生する（図3-4-25）．

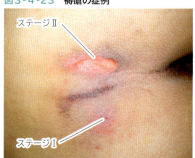

図3-4-23　褥瘡の症例

（写真提供：田中秀子氏［淑徳大学看護栄養学部教授］）

図3-4-24　褥瘡発生の要因

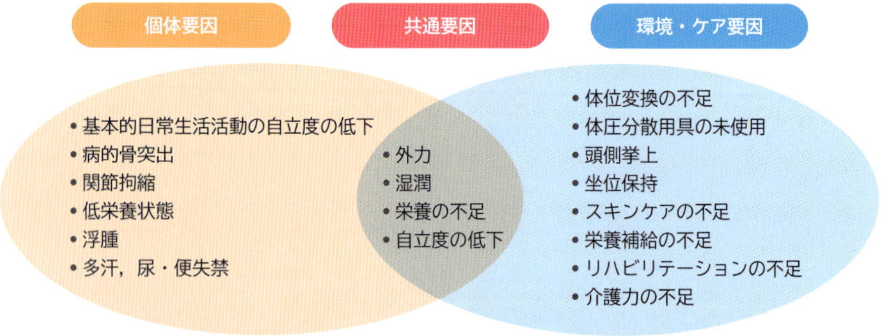

個体要因
- 基本的日常生活活動の自立度の低下
- 病的骨突出
- 関節拘縮
- 低栄養状態
- 浮腫
- 多汗，尿・便失禁

共通要因
- 外力
- 湿潤
- 栄養の不足
- 自立度の低下

環境・ケア要因
- 体位変換の不足
- 体圧分散用具の未使用
- 頭側挙上
- 坐位保持
- スキンケアの不足
- 栄養補給の不足
- リハビリテーションの不足
- 介護力の不足

（日本褥瘡学会学術教育委員会：褥瘡発生要因の抽出とその評価．日本褥瘡学会誌，5（1-2）：139，2003より改変）

図3-4-25　体位別褥瘡発生部位

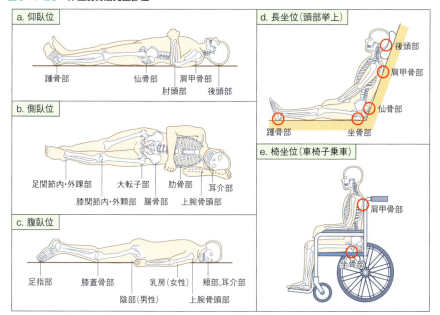

褥瘡発生のリスクアセスメント

● 褥瘡ケアの基本は予防であり，そのためには個々の褥瘡発生のリスクを予測することが必要となる．一般的には，ブレーデンスケール（Braden scale）を用いることが奨励されている[1]．

ブレーデンスケール（表3-4-2）

● ブレーデンスケールは，看護師が観察できる，①知覚の認知，②皮膚の湿潤，③活動性，④可動性，⑤栄養状態，⑥摩擦とずれ，の6項目から構成され，それぞれのリスクを点数化して判定する．ブレーデンスケールの使用方法[2,3]を表3-4-3に示す．

栄養指標

● 低栄養は褥瘡の発生や治癒に大きく関与しているため，栄養状態のアセスメントが重要になる．

- 体重は栄養状態を表す最も簡便な指標であるとされ，体重変化率により摂取エネルギーの過不足が確認できる．とくに，1か月に5％以上あるいは3か月で7.5％以上の体重減少が起こっている場合は，低栄養状態のリスクがあると判断すべきである[4]．
- 臨床検査値については，血清アルブミン（Alb）値やヘモグロビン（Hb）値などが重要である（表3-4-4）．これらの検査値が低いほど褥瘡発生リスクが高い[5,6]．
- 喫食率については，食事摂取量が普段の1/2以下が数日続くときには低栄養状態の可能性がある[7]．食事については，必要栄養量を充足する内容であるかを評価する必要がある．
- 低栄養状態を早期に発見するためには，主観的包括的評価（SGA：subjective global assessment, p.115参照）や，簡易栄養状態評価表（MNA：mini nutritional assessment, p.115参照）などの栄養評価ツールの活用が有用である．

コツ！　主観的包括的評価（SGA）は，特別な器具や装置を使用しなくても，患者の病歴と身体所見から実施可能な栄養アセスメントツールである．簡易栄養状態評価表（MNA）は，65歳以上の高齢者のための問診表を主体とする簡便な栄養アセスメントツールである．

表3-4-2 ブレーデンスケール 〈記入例〉

患者氏名：	評価者氏名：		評価年月日	10/1	10/8
①知覚の認知 圧迫による不快感に対して適切に対応できる能力	1．全く知覚なし 痛みに対する反応（うめく，避ける，つかむなど）なし．この反応は，意識レベルの低下や鎮静による．あるいは，身体のおおよそ全体にわたり痛覚の障害がある	2．重度の障害あり 痛みのみに反応する．不快感を伝えるときには，うめくことや落ち着きなく身体を動かすことしかできない．あるいは，知覚障害があり，身体の1/2以上にわたり痛みや不快感の感じ方が完全ではない	3．軽度の障害あり 呼びかけに反応する．しかし，不快感や体位変換のニードを伝えることが，いつもできるとはかぎらない．あるいは，いくぶん知覚障害があり，四肢の1，2本において痛みや不快感の感じ方が完全ではない部位がある	4．障害なし 呼びかけに反応する．知覚欠損はなく，痛みや不快感を訴えることができる	3	3
②湿潤 皮膚が湿潤状態にさらされる頻度	1．常に湿っている 皮膚は汗や尿などのために，ほとんどいつも湿っている．患者を移動したり，体位変換するごとに湿気が認められる	2．たいてい湿っている 皮膚はいつもではないが，しばしば湿っている．各勤務時間中に少なくとも1回は寝衣寝具を交換しなければならない	3．ときどき湿っている 皮膚はときどき湿っている．定期的な交換以外に，1日1回程度，寝衣寝具を追加して交換する必要がある	4．めったに湿っていない 皮膚は通常乾燥している．定期的に寝衣寝具を交換すればよい	2	3
③活動性 行動の範囲	1．臥床 寝たきりの状態である	2．坐位可能 ほとんど，または全く歩けない．自力で体重を支えられなかったり，椅子や車椅子に座るときは，介助が必要であったりする	3．ときどき歩行可能 介助の有無にかかわらず，日中ときどき歩くが，非常に短い距離にかぎられる．各勤務時間中にほとんどの時間を床上で過ごす	4．歩行可能 起きているあいだは少なくとも1日2回は部屋の外を歩く．そして少なくとも2時間に1回は室内を歩く	2	2
④可動性 体位を変えたり整えたりできる力	1．全く体動なし 介助なしでは，体幹または四肢を少しも動かさない	2．非常に限られる ときどき体幹または四肢を少し動かす．しかし，しばしば自力で動かしたり，または有効な（圧迫を除去するような）体動はしない	3．やや限られる 少しの動きではあるが，しばしば自力で体幹または四肢を動かす	4．自由に体動する 介助なしで頻回にかつ適切な（体位を変えるような）体動をする	3	2
⑤栄養状態 普段の食事摂取状況	1．不良 決して全量摂取しない．めったに出された食事の1/3以上を食べない．タンパク質・乳製品は1日2皿（カップ）分以下の摂取である．水分摂取が不足している．消化態栄養剤（半消化態，経腸栄養剤）の補充はない．あるいは，絶食であったり，透明な流動食（お茶，ジュースなど）なら摂取したりする．または，末梢点滴を5日間以上続けている	2．やや不良 めったに全量摂取しない．ふだん出された食事の約1/2しか食べない．タンパク質・乳製品は1日3皿（カップ）分の摂取である．ときどき消化態栄養剤（半消化態，経腸栄養剤）を摂取することがある．あるいは，流動食や経管栄養を受けているが，その量は1日必要摂取量以下である	3．良好 たいていは1日3回以上食事をし，1食につき半分以上は食べる．タンパク質・乳製品は1日4皿（カップ）分摂取する．ときどき食事を拒否することもあるが，勧めれば通常補食する．あるいは，栄養的におおよそ整った経管栄養や高カロリー輸液を受けている	4．非常に良好 毎食おおよそ食べる．通常はタンパク質・乳製品は1日4皿（カップ）分以上摂取する．ときどき間食（おやつ）を食べる．補食する必要はない	3	4
⑥摩擦とずれ	1．問題あり 移動のためには，中程度から最大限の介助を要する．シーツでこすれず身体を動かすことは不可能である．しばしば床上や椅子の上でずり落ち，全面介助で何度ももとの位置に戻すことが必要となる．痙攣，拘縮，振戦は持続的に摩擦を引き起こす	2．潜在的に問題あり 弱々しく動く．または最小限の介助が必要である．移動時，皮膚はある程度シーツや椅子，抑制帯，補助具などにこすれている可能性がある．たいがいの時間は，椅子や床上で比較的よい体位を保つことができる	3．問題なし 自力で椅子や床上を動き，移動中に十分に身体を支える筋力を備えている．いつでも，椅子や床上でよい体位を保つことができる		1	1
				Total	14	15

＊Copyright: Braden and Bergstorm 1988

訳：真田弘美（東京大学大学院医学系研究科）/大岡みち子（North West Community Hospital IL. USA）に一部加筆

表3-4-3　ブレーデンスケールの使用方法

採点の仕方	・項目①～⑤は1点〔最も悪い〕～4点〔最も良い〕，項目⑥は1点〔問題あり〕～3点〔問題なし〕とする. ・合計点は6～23点となり，点数が低いほど褥瘡発生の危険性が高い
褥瘡発生予測点（危険点）	・米国では16点以下 ・日本では比較的看護力の大きい病院では14点以下，看護力の小さい施設では17点以下を目安とする
採点開始時期	・入院後24～48時間以内に行う．寝たきりの状態，つまり可動性・活動性が低下し，いずれかが2点以下になったときから開始するとよい
採点頻度	・急性期は48時間ごと，慢性期は1週間ごとに行う ・高齢者の場合は，入院後1か月間は1週ごと，その後状態に変化がない場合は3か月に1回を目安に実施する

表3-4-4　褥瘡に関する栄養指標

	血中濃度	1日の必要量		
血清アルブミン	3.0g/dL以上	（タンパク質として）	1.1～1.2g/kg	注1
ヘモグロビン値	11g/dL以上			
空腹時血糖	80～110mg/dL			
血清鉄	80～160μg/dL		15mg	
血清亜鉛	70～150μg/dL		15mg	
血清銅	80～130μg/dL		1.3～2.5mg	
血清カルシウム	8.5～10.3mg/dL		600mg	
血清ビタミンA	400～1,200ng/dL		2,000IU	
血清ビタミンC	2～15μg/dL	（褥瘡発生時）	150～500mg	
血清ナトリウム	137～147mEq/L	（食塩として）	10g以下	
摂取エネルギー			25～30kcal/kg	
水分	適量（体重，全身状態，発熱，尿量により異なるが，飲料として1L/日が目安	（維持水分量として）	25～40mL/kg以上	注2

注1）NPUAP/EPUAPガイドラインでは，栄養リスク・褥瘡発生リスクがある場合は，1.25～1.5g/kg/日としている．入院時はおおむね1.0～1.2g/kg/日程度とし，モニタリングしながら補正する

注2）一般的な必要量を投与した場合，維持水分量は年齢により異なるが，25～40mL/kg/日である．NPUAP/EPUAPガイドラインでは，少なくとも1mL/kcal/日としている

（厚生省老人保健福祉局保健課監：褥瘡の予防・治療ガイドライン．p.43，照林社，1998より改変）

褥瘡の評価

- 褥瘡が発生した場合は，褥瘡の状態やその経過を正確に評価し，適切なケアを実施する．
- 褥瘡の分類・評価スケールは，日本褥瘡学会が開発した褥瘡状態判断スケール「DESIGN」と，米国褥瘡諮問委員会（NPUAP：National Pressure Ulcer Advisory Panel）の「NPUAP分類」が代表的である．

DESIGN-R（デザインアール）

- 褥瘡の程度と重症度の評価については，日本看護協会が2008年にDESIGN経過評価用を改訂して作成したDESIGN-R（表3-4-5）の使用が奨励されている．
  - DESIGN-Rは，深さ（D：depth），滲出液（E：exudate），大きさ（S：size），炎症・感染（I：inflammation/infection），肉芽組織（G：granulation tissue），壊死組織（N：necrotic tissue），ポケット（P：pocket）の7項目から構成されている．
  - DESIGN-R（R：rating/評価・評点）は，褥瘡の経過を評価するだけでなく，重症度を正確に判定するために，各項目の点数に差をつける重みづけ（滲出液：6，サイズ：15，炎症/感染：9，肉芽組織：6，壊死組織：6，ポケット：24）が行われている．
  - DESIGN-Rでは，D（深さ）を除くEからPまでの6項目を点数化し，0〜66点の合計点を算出する．この合計点が高いほど重症と判断する．
  - 表記方法は，「D点-E点S点I点G点N点P点：合計（点）」とする．項目ごとに軽度と重度の2つを区別し，軽度はアルファベットの小文字（d.e.s.i.g.n.），重度はアルファベットの大文字（D.E.S.I.G.N.）を用いて記載する．D（深さ）と他の項目のあいだには「-（ハイフン）」を入れる．
    記載例 $D_3 - e_3 s_9 i_1 G_4 N_3 p_0$：20点
- 褥瘡の治療経過を評価し，適切なケアを選択するためには，DESIGN-Rを1〜2週間に1回採点する[8]．
- DESIGNの適応は慢性期褥瘡であり，病態変化の早い急性期褥瘡には原則使用しない．

NPUAP分類

- 褥瘡の深達度を表す分類の1つである．2007年の新分類では，「ステージⅠ」「ステージⅡ」「ステージⅢ」「ステージⅣ」「判定不能」「疑DTI」（suspected deep tissue injury）の6期に区分されている（図3-4-26）．

> **コツ！** DTI（deep tissue injury：深部組織損傷）は，圧力による負荷，虚血による代謝障害から，体表面の変化では推察できない組織壊死（褥瘡）が起こっている状態である．

表3-4-5 **DESIGN-R**

カルテ番号 （ ）
患者氏名 （ ）

						月日	／	／	／
Depth 深さ		創内の一番深いところで評価し，改善に伴い創底が浅くなった場合，これと相応の深さとして評価する							
d	0	皮膚損傷・発赤なし	D	3	皮下組織までの損傷				
	1	持続する発赤		4	皮下組織を超える損傷				
	2	真皮までの損傷		5	関節腔，体腔に至る損傷				
				U	深さ判定が不可能の場合				
Exudate 滲出液									
e	0	なし	E	6	多量：1日2回以上のドレッシング交換を要する				
	1	少量：毎日のドレッシング交換をしない							
	3	中等量：1日1回のドレッシング交換を要する							
Size 大きさ		皮膚損傷範囲を測定：〔長径（cm）×長径と直交する最大径（cm）〕							
s	0	皮膚損傷なし	S	15	100以上				
	3	4未満							
	6	4以上　16未満							
	8	16以上　36未満							
	9	36以上　64未満							
	12	64以上　100未満							
Inflammation/Infection 炎症/感染									
i	0	局所の炎症徴候なし	I	3	局所の明らかな感染徴候あり（炎症徴候，膿，悪臭など）				
	1	局所の炎症徴候あり（創周囲の発赤，腫脹，熱感，疼痛）		9	全身的影響あり（発熱など）				
Granulation tissue 肉芽組織									
g	0	治癒あるいは創が浅いため肉芽組織の評価ができない	G	4	良性肉芽が創面の10%以上50%未満を占める				
	1	良性肉芽が創面の90%以上を占める		5	良性肉芽が創面の10%未満を占める				
	3	良性肉芽が創面の50%以上90%未満を占める		6	良性肉芽が全く形成されていない				
Necrotic tissue 壊死組織		混在している場合は全体的に多い病態をもって評価する							
n	0	壊死組織なし	N	3	柔らかい壊死組織あり				
				6	硬く厚い密着した壊死組織あり				
Pocket ポケット		毎回同じ体位で，ポケット全周（潰瘍面も含め）〔長径（cm）×短径（cm）〕からの潰瘍の大きさを差し引いたもの							
p	0	ポケットなし	P	6	4未満				
				9	4以上16未満				
				12	16以上36未満				
				24	36以上				
					合計				

部位 〔仙骨部，坐骨部，大転子部，踵骨部，その他（ ）〕　　　　　　Ⓒ日本褥瘡学会/2008

図3-4-26　NPUAP分類

ステージⅠ：消退しない発赤	ステージⅡ：部分欠損	ステージⅢ：全層皮膚欠損
・通常，骨突出部位に限局する消退しない発赤を伴う損傷のない皮膚 ・暗色部位は明白に消退せず，その色は周囲の皮膚と異なることがある	・真皮の部分欠損は，スラフ（粘性壊死組織）を伴わない赤色または薄赤色の創底をもつ浅い開放潰瘍として現れる ・破損していないまたは開放した/破裂した血清が充満した水疱として現れることがある	・全層組織欠損 ・皮下脂肪は確認できるが，骨，腱，筋肉は露出していないことがある ・スラフ（水分を含んだ軟らかい黄色調の壊死組織）が存在することがあるが，組織欠損の深度が判別できないほどではない ・ポケットや瘻孔が存在することがある
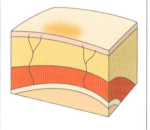	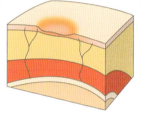	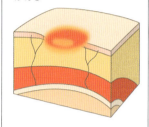
ステージⅣ：全層組織欠損	判定不能： 皮膚または組織の全層欠損	疑DTI（深さ不明） （深部組織損傷の疑い）
・骨，腱，筋肉の露出を伴う全層組織欠損 ・黄色または黒色壊死が創底に存在することがある ・ポケットや瘻孔を伴うことが多い	・創底で潰瘍の底面がスラフ（黄色，黄褐色，灰色，または茶色）および/またはエスカー（黄褐色，茶色，または黒色）で覆われている全層組織欠損	・圧力および/または剪断力で生じる皮下軟部組織の損傷による限局性の紫色または栗色の皮膚変色，または血疱
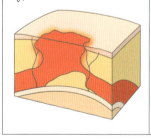	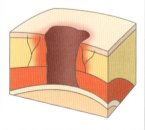	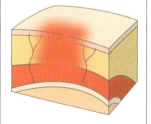

褥瘡予防ケア

- 褥瘡予防ケアの目的は，褥瘡発生の危険性をアセスメントし，褥瘡を誘発する局所的・全身的な要因をできるかぎり取り除いて皮膚の正常な機能を維持することである．
- 褥瘡予防ケアには，体圧分散ケア，栄養ケア，スキンケア，および患者・家族教育が必要である[9]（図3-4-27）．

図3-4-27 褥瘡予防に必要な要素

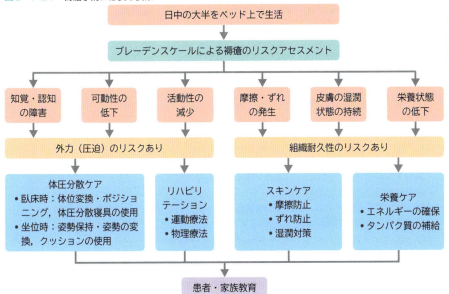

知っておくべき情報

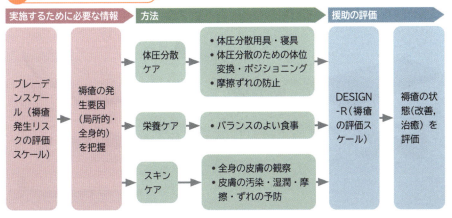

体圧分散ケア

体圧分散用具・寝具

- 体圧分散用具とは，ベッドや椅子などに接触しているときに体表面に受ける圧力を，接触面積を広くすることで減少させる，もしくは体圧が加わる場所を時間で移動させることにより減少させるための用具である[10]．つまり，体圧分散用具は，特定の骨突出部位に集中していた圧を周辺組織や他の骨突出部位に分配（圧再分配）し，1点に加わる圧を低くする機能をもつ[11]．
- 一般的に毛細血管内圧は30mmHg前後といわれており，毛細血管にこれ以上の力が加わると血管は閉塞し循環障害を起こす．そのため，身体に加わる圧力（＝体圧）を30mmHgよりも下げることを目標に体圧分散を行う[12]．

〈体圧分散マットレス〉

- 体圧分散マットレスの使用は，褥瘡予防には効果的である[13]．自力体位変換能力や骨突出の有無などを評価し，適切な体圧分散寝具を選択する．
- 体圧分散マットレスは，素材や作動様式などの組み合わせにより，その種類は多い．
  - 体圧分散用具に用いられる材質には，エア，ウォーター，ウレタンフォーム，ゲル，ゴムなどがある．
  - マットレスや布団と入れ替えて使用する交換マットレス（図3-4-28a），マットレスや布団に重ねて使用する上敷きマットレス（図3-4-28b）がある．
  - 圧切り替え型エアマットレス（図3-4-28c）は，「経時的な接触部分の変化」の機能があり，自力で体位変換ができない人の場合，標準マットレスやフォームマットレスに比べて褥瘡予防効果が期待できるといわれている[14, 15]．
- 体圧分散用具の使用時には，常に適切な状態であるように管理することが重要である．
  - エアマットレス使用時には，1回/日はマット内圧（底づき現象の有無）を確認する．
  - ウレタンフォームマットレス使用時は，劣化により起こる「へたり」（マットレスのひずみ）がないかを確認する[16]．へたりがあると体圧値が上昇する[17]．
- 褥瘡予防用具として，円座は使用しない．

根拠　ビーズや空気などの円座は，その周囲の皮膚軟部組織を圧迫し，血流を阻害する[18]．また，踵部への円座の使用も皮膚が引っ張られ，円座との接触部位が虚血状態となる．したがって現在では，褥瘡予防に円座は用いない．

図3-4-28　マットレスの例

a. 交換ウレタンフォームマットレス（ストレッチグライドマットレス®）

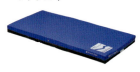
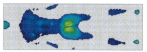

b. 上敷きエアマットレス（エアマスタートライセルE）

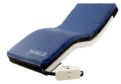
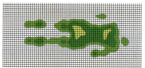

c. 圧切り替え型エアマットレス（オスカー®）

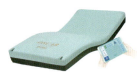

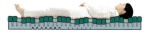

（資料提供/a：パラマウントベッド株式会社，b：株式会社ケープ，c：株式会社モルテン）

体圧分散のための体位変換・ポジショニング

- 同一部位への体圧の集中を避け，寝具との接触面における病床内の温度・湿度を調整するために，体位変換を行う．
  - 褥瘡予防の観点から，仰臥位では基本的に2時間以内の間隔で体位変換を行うことが奨励されている[19]．
  - 2時間ごとの体位変換による睡眠障害などを考慮し，適切な体圧分散用具を使用している状況では3時間ごとの体位変換を検討してもよいが[20) 21)]，その際は必ず患者の状態や皮膚の状態をアセスメントして決定する．
- 体位変換により，圧迫されている身体の部位を移動させるだけでなく，姿勢保持用クッションや体位変換枕などを活用して身体各部位の位置関係を整え，安全で安楽な姿勢（体位）を保持する（ポジショニング）（表3-4-6）．

表3-4-6 安全・安楽な姿勢（体位）のポイント

①局所に圧力が加わらず，マットレスとの接触面に加わる圧力が分散されている
②基底面積が広く，身体全体が安定した状態になっている
③解剖学的に無理のない，自然な体位・肢位になっている．原則として良肢位である
- 頭部が軽度前傾し，後屈・側屈していない
- 脊柱は生理的な彎曲を保持し，回旋（ねじれ），屈曲，伸展がない
- 上半身と下半身の中心線の方向が一致している
- 上肢・下肢（手部・足部を含む）の位置・肢位が自然である

④患者が安楽であると感じている

〈側臥位での体圧分散〉

- 完全な側臥位にせず，30°に保つことによって，骨突出部（とくに大転子部）にかかる体圧を分散する．姿勢保持用クッションなどを用いて背部を支え，同時に殿部にずれが生じないようにする[22, 23)]（図3-4-29）．
  - るい痩（やせ）が著明な場合は殿筋が乏しく骨突出部の圧迫が避けられないことから，必ずしも30°側臥位が奨励される体位とはいえないので注意する[24)]．

図3-4-29　30°側臥位

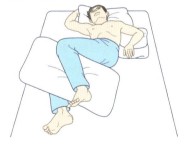
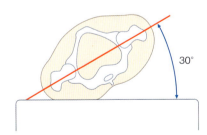

〈坐位での体圧分散〉
- 車椅子や椅子の坐位では,「90°ルール」(股関節90°,膝関節90°,足関節90°)が保持できるように,患者の体型に合わせて背部や両体側にクッションを入れ,体位を安定させる(図3-4-30).

図3-4-30　90°ルール

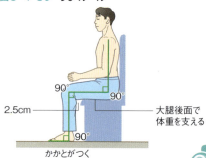

(厚生省老人保健福祉局老人保健課監:褥瘡の予防・治療ガイドライン. p.18,照林社,1998より改変)

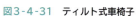

根拠　「90°ルール」で座ると,圧力は殿部から大腿後面に移動する. 大腿後面は骨突出もなく,殿部より支持面積が広いことから褥瘡が予防できる[25) 26)].

- 車椅子や椅子に座る場合に,脊柱を後彎させて背もたれに寄りかかると,殿部や大腿部が前方に滑り,股関節が伸展し,仙骨(尾骨)に大きな体圧がかかる「仙骨座り」となる. 高齢者に起こりやすい座り方で,褥瘡が生じやすくなる[27)].
- 褥瘡のリスクや坐位保持時間を考慮し,体圧分散クッションを使用する.
- 車椅子上の姿勢変換の方法としては,以下の4点がある.
  ①両手で肘かけにつかまり,殿部を浮かせる(プッシュアップ).
  ②上体を左右どちらかに倒し,倒した反対側の殿部に間隙を与える.
  ③上半身を前に屈め,殿部を突き出すように座って上半身を起こす.
  ④坐面ごと後方に倒すティルト(tilt)式車椅子(図3-4-31)の使用

図3-4-31　ティルト式車椅子

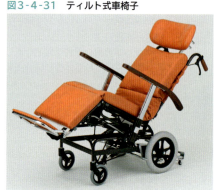

(資料提供:日進医療機器株式会社)

[車椅子上の姿勢の変換の目安]
- 自力で姿勢変換ができる場合は,15分ごとに姿勢変換を行う[28)].
- 自力で姿勢変換できない高齢者は,連続坐位時間の制限をしたほうがよい[29)].

⚠️注意!　連続坐位時間を2時間以下に制限する報告もあるが,皮膚の状態をみながら決める.

摩擦・ズレの防止
〈ベッド上での上半身挙上〉 101

- 臥床状態にある患者の上半身をギャッチベッドにより挙上する場合は，できるだけ挙上角度を低くして（30°以上挙上しない），膝を上げる姿勢をとる。

> **根拠** 上半身を挙上すると，上半身の体重が殿部に集中し，同時に下半身のほうにずれ落ちる力は45°で最大になる．30°以上挙上しないことで，仙骨部への圧迫とずれを最小限にすることができる[30]．

- ギャッチベッドで上半身を挙上する場合は（図3-4-32），①大転子とリクライニングポイント（折れ曲がる場所）を合わせ[31]，②上半身は30°まで，膝は20°程度（頭部より低い角度）になるまで，膝→上半身→膝→上半身の順に交互に徐々に挙上する．ベッドを下げるときは，その逆の順で徐々に行う．

> **根拠** 徐々に行うことでずれを少なくすることができ，褥瘡予防となる．

図3-4-32 ずれない上半身挙上の方法

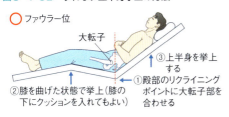
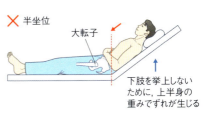

- 上半身を挙上したり下げたりしたら，背部・仙骨とベッドのあいだに手を差し入れたり，身体を左右に傾けたりして，背部・仙骨部とベッド面の密着を一時的に離して「ずれ」を解放する（背抜き）．頭部や脚部後面，踵部の「ずれ」にも注意する．
- ナイロンなどの素材の滑りやすさを活用したポジショニンググローブ（図3-4-33）を使用すると，「背抜き」が比較的楽にできる．
- 体位変換時に患者の身体を引っ張らないですむように，ポジショニンググローブやスライドシート（図3-4-34）を使用するのもよい．

図3-4-33 背部の背抜きの方法

a. ポジショニンググローブ
b. ポジショニンググローブを使用した背抜きの方法

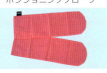
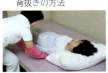

手のひらを上にして背部に手を差し入れる

図3-4-34 スライドシート

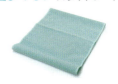

栄養ケア（栄養状態の管理）

- 必要な栄養素と十分な水分の補給に注意し，全身状態の改善をはかる．
- 患者の日々の食事摂取状況を把握し，糖質，タンパク質，脂質の3大栄養素とともに，野菜などのビタミンをバランスよく摂取するように援助する．
  - 高エネルギー・高タンパク質食[32]：低タンパク・低栄養状態は，全身状態の悪化・組織耐久性の低下をもたらし，褥瘡発生の危険性が高まるため，十分量を確保する．

- ビタミンC・亜鉛などの微量栄養素[33]：組織を形成しているコラーゲン生成やタンパク質合成に関与しているといわれており，欠乏しないように補給する．
- 高齢者が通常の食事でバランスよく必要な栄養素を摂取することは難しいため，必要に応じて各種栄養素，ビタミン，ミネラルなどが調整された栄養剤，栄養補助食品を利用する．

スキンケア（湿潤，摩擦，ずれの予防）

- 全身の皮膚の観察を1日1回以上行う．褥瘡好発部位の皮膚の変化のほか，皮膚の乾燥状態にも注意する．
- 褥瘡発生の全身的誘因の1つである尿失禁，便失禁，多汗などによって皮膚組織の耐久性を低下させないために，皮膚の洗浄と皮膚を保護するケアを行う．
- とくに，皮膚の機能が脆弱化している高齢者は，皮膚を湿潤状態にしないこと，摩擦やずれの発生を極力排除し皮膚表面を傷つけないようにする．
- 皮膚の発赤部や骨突出部のマッサージは禁忌である．

根拠 従来，マッサージは血液循環を促進し，心地よい刺激を与えるということから褥瘡の予防に行われていた．しかし，毛細血管が拡張した結果として発生した発赤は，マッサージすることでさらに毛細血管が破壊され，発赤が悪化するので避ける．また，骨突出部のマッサージは摩擦と皮膚組織のずれを起こし，褥瘡の発生誘因となるため避ける．

スキンケアの実際

スキンケアの準備

物品準備

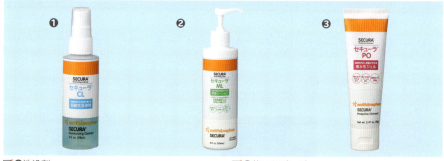

- ☑ ❶洗浄剤
- ☑ ❷保湿剤（低硬度の乳液タイプ）
- ☑ ❸保護剤（尿失禁がある場合）
- ☑ ❹シャワーボトル（微温湯を入れる）
- ☑ ❺乾いたガーゼ
- ☑ ❻処置用シーツ
- ☑ ❼吸水パッド

実施前の準備

① 看護師は手指衛生を行い，マスク，ディスポーザブル手袋，プラスチックエプロンを着用する．
② 患者にスキンケアの必要性，体位，方法を説明し，同意を得る．
③ カーテンを閉めるなどプライバシーに配慮する．

スキンケアの実際（殿部の例）（図3-4-35）

① 患者の体位を整え，スキンケアを行う皮膚を露出し，他の部位はタオルで覆い，プライバシーと保温に配慮する．
  - ケアによる患者の寝具の汚染を防ぐために，処置用シーツや吸水パッドなどを敷く（**1**）．
② ディスポーザブル手袋を着用し，微温湯をかける．洗浄剤をよく泡立てる．

 根拠 洗浄剤に含まれる界面活性剤は汚れを落とす成分であり，泡を立てることで水と油が混ざり合い，汚れが落ちる[34]．

③ 洗浄したい皮膚面に泡を置き，手掌で圧を加えないで広げる[35]．泡で包み込むようにして汚れを取り除く（**2**）．

④ 微温湯（37℃前後）で洗浄剤と汚れを洗い流す（**3**）．
⑤ 乾いたガーゼなどで軽く押さえるようにしながら水分を拭き取る（こすらない）．
⑥ 皮膚を観察する．
  - 骨突出部などの褥瘡好発部位の発赤に注意する．

⑦ 皮膚が乾燥していると，寝衣や寝具とこすれて皮膚が傷つきやすくなるので，保湿剤を手掌に伸ばし，優しく皮膚に塗布する（**4**）．
  - 保湿剤は，その硬度によっては塗布時に摩擦やずれが加わるため，硬度の低い乳液タイプがよい[36]．
  - 尿失禁などがある場合は撥水性の保護剤を塗布し，皮膚を排泄物に含まれる消化酵素から保護する．

図3-4-35 **スキンケアの実際**

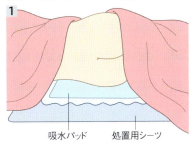
1　吸水パッド　処置用シーツ

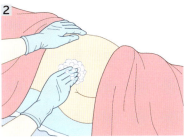
2

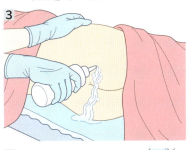
3

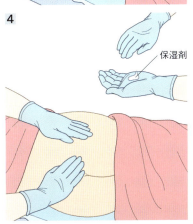
4　保湿剤

⑧ 処置用シーツや吸水パッドなどを片づける．
- ディスポーザブル手袋をはずし，手指衛生を行う．
- プラスチックエプロン，マスクをはずして手指衛生を行う．

⑨ 下着や寝衣を整え，シーツなどのしわがないことを確認する．シーツは強く引かない．

根拠 臨床で多く使用されている綿平織100％の伸縮性のないシーツの場合，シーツを強く引いてピンと張ろうとすると，体圧分散寝具に身体が沈む距離が減少し，その結果，接触面が減って骨突出部などの圧が上昇（ハンモック現象）してしまう[37, 38]．

3章

4

④褥瘡予防ケア

引用・参考文献（3章-4-②　創傷処置）

1）日本救急医学会監：標準救急医学．第5版，医学書院，2014．
2）村中陽子ほか編著：学ぶ・試す・調べる 看護ケアの根拠と技術．第2版，医歯薬出版，2013．
3）鶴田早苗ほか編：改訂版 よくわかる術後処置マニュアル．エキスパートナースMOOK10，照林社，2009．
4）本庄恵子ほか監：写真でわかる臨床看護技術②アドバンス，写真でわかるアドバンスシリーズ，インターメディカ，2009．
5）竹末芳生，藤野智子編：術後ケアとドレーン管理．エキスパートナース・ガイド，照林社，2012．
6）加藤治文監：標準外科学．第13版，医学書院，2013．
7）日本手術医学会：手術医療の実践ガイドライン（改訂版）．2013．

引用・参考文献（3章-4-③　ドレーン管理）

1）永井秀雄，中村美鈴編：見てわかるドレーン＆チューブ管理――最新知識が見てわかる!．Nursing Mook36，p.19，学研メディカル秀潤社，2006．
2）竹末芳生，藤野智子編：術後ケアとドレーン管理．エキスパートナース・ガイド，照林社，2012．
3）佐藤憲明編：ドレナージ管理＆ケアガイド．ベスト・プラクティスコレクション，中山書店，2008．
4）窪田敬一編：ナースのための最新全科ドレーン管理マニュアル．照林社，2008．
5）鶴田早苗，長谷川泰子編：改訂版よくわかる術後処置マニュアル．エキスパートナースMOOK10，照林社，2009．
6）村上美好監：写真でわかる臨床看護技術――看護技術を徹底理解！．改訂第2版，インターメディカ，2009．
7）道又元裕監，小松由佳編：ドレーン管理デビューはじめてでもすぐできるすぐ動ける．学研メディカル秀潤社，2015．

495

引用・参考文献（3章-4-④　褥瘡予防ケア）

1) 日本褥瘡学会編：褥瘡ガイドブック──褥瘡予防・管理ガイドライン＜第4版＞準拠. p.116, 照林社, 2015.
2) 真田弘美, 宮地良樹編著：NEW 褥瘡のすべてがわかる. p.40, 永井書店, 2012.
3) 前掲書1）. p.116.
4) 前掲書2）. p.175.
5) 前掲書2）. p.176.
6) 前掲書2）. p.181.
7) 前掲書1）. p.134.
8) 前掲書1）. p.23.
9) 前掲書2）. p.60～61.
10) 前掲書1）. p.238.
11) 前掲書2）. p.85～86.
12) 前掲書2）. p.15～16.
13) 前掲書1）. p.172.
14) 前掲書1）. p.173.
15) National Pressure Ulcer and Advisory Panel and European Pressure Ulcer Advisory Panel：Prevention and treatment of pressure ulcers, clinical practice guideline. Washington DC, National Pressure Ulcer Advisory Panel：2009.
16) 前掲書1）, p.179
17) 松原康美：ウレタンマットレスのヘタリと体圧分散効果の調査. ナーシング, 27（11）：88～93, 2007.
18) 前掲書1）. p.171.
19) 前掲書1）. p.163.
20) 前掲書1）. p.163.
21) Gillespie BM, Chaboyer WP, McInnes E, Kent B, Whitty JA, Thalib L,：Repositioning for pressure ulcer prevention in adults. The Cochrane Database Systematic Review. 2014.
22) Seiter, WO, Stahehn, HB：Decubitus ulcers. Preventive techniques for elderly patient, Geriatrics, 40（7）：56, 1985.
23) 厚生省老人保健福祉局老人保健課監：褥瘡の予防・治療ガイドライン　付録/褥瘡の予防・治療指針策定のための研究報告書. p.14, 照林社, 2002.
24) 前掲書1）. p.165～166.
25) 前掲書1）. p.23.
26) 山崎泰宏：高齢者離床患者の車椅子上での褥創を防ぐ. 月刊ナーシング, 19（9）：91～97, 1996.
27) 前掲書1）. p.236.
28) 前掲書1）. p.189.
29) 前掲書1）. p.188.
30) 前掲書1）. p.234.
31) 任　和子ほか：基礎看護学3. 系統看護学講座 専門分野Ⅰ, p.270, 医学書院, 2016.
32) 前掲書2）. p.177～180.
33) 前掲書2）. p.181.
34) 田中秀子：ナースのためのスキンケア実践ガイド. p.5, 照林社, 2008.
35) 前掲書2）. p.155.
36) 前掲書2）. p.155.
37) 前掲書2）. p.95～96.
38) 市岡　滋, 須釜淳子編：治りにくい創傷の治療とケア. p.82, 照林社, 2011.
39) 石川　治, 田村敦志：創傷治癒プラクティス──皮膚潰瘍・褥瘡・熱傷・小外傷. 南江堂, 2006.
40) 大浦武彦著：不適切なケアが褥瘡を悪くする！　新しい体位変換. 中山書店, 2013.
41) 日本褥瘡学会編：科学的根拠に基づく褥瘡局所治療ガイドライン. 照林社, 2007.
42) 日本褥瘡学会編：在宅褥瘡予防・治療ガイドブック. 第2版, 照林社, 2012.
43) 真田弘美ほか：日本語版Braden Scaleの信頼性と妥当性の検討. 金沢大学医療技術短期大学紀要, 15：101～105, 1991.
44) 田中秀子監：見直そう, 褥瘡ケア──"ポジショニング＆シーティング"と"スキンケア". 日本看護協会出版会, 2013.
45) 田中マキ子編：エビデンスに基づく褥瘡対策ケーススタディ. 月刊ナーシング, 23（5）：44～56, 2003.

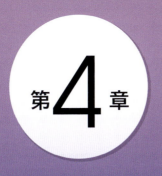

第4章

検査時の看護技術

1 検体の採取法

1. 尿の採取
2. 血液（静脈血）の採取
3. 糞便の採取
4. 喀痰の採取
5. 胸水の採取（胸腔穿刺）
6. 腹水の採取（腹腔穿刺）
7. 髄液の採取（腰椎穿刺）
8. 骨髄液の採取（骨髄穿刺）

2 検査法

1. 尿検査
2. 血糖検査
3. 皮内テスト
4. 動脈血ガス分析
5. 中心静脈圧（CVP）測定

尿の採取

4章 ▶ 検査時の看護技術 ／ 1 ▶ 検体の採取法

水準 ① 到達度 Ⅱ 到達目標 Ⅰ

Point

▶ 検体としての尿採取における重要な点は，①検査目的別で採尿時間および採尿方法が異なること，②正確な検査値を得るための条件，③尿検体の取り扱いについての知識，の3点である．

▶ 本項では，一般検査用新鮮尿の採取，細菌検査用新鮮尿の採取（患者自身が採取する場合，看護師が採取する場合［導尿］），24時間蓄尿を取り上げる．

①検査目的別の採尿時間および採尿方法（図4-1-1，表4-1-1）

図4-1-1 採尿時間の違いによる尿検体の種類

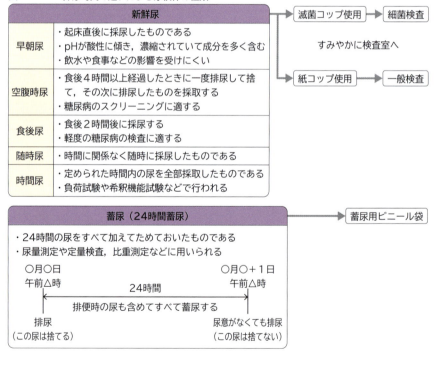

表4-1-1 採尿方法の違いによる尿検体の種類

分割尿 （2杯分尿法）	・1回の排尿を2～3個の容器に分割して採取したものである ・尿路の障害部位のスクリーニング検査に用いられる ・導尿による採尿とほぼ同程度の評価ができる ・一般検査の場合は，排尿開始直後の尿は捨てて，その後の尿の一部を検体として扱う
中間尿	・排尿の中間部分を採取したものである ・細菌検査に用いられる
導尿	・無菌操作でカテーテルを挿入し，採尿するものである ・尿路感染の可能性や尿道損傷の危険性もあるので，注意する
膀胱穿刺尿	・尿閉時に導尿カテーテルが膀胱に入らないなど，特殊な場合に行われる ・微生物検査に用いられる

②正確な検査値を得るための条件
- 女性の生理時は血液が混入する可能性があるので，生理日は避ける．
- 検査値に影響する内服薬（副腎皮質ステロイド薬など）や造影剤の使用などは，検査前に医師と相談し調整する．
- 尿検体は患者自身が採取することが多いので，患者が検査の目的や採取法を理解して採尿できるように説明する．

③尿検体の取り扱いの知識
- 検体取り扱い前後の手洗い，ディスポーザブル製品の使用，正しい廃棄方法などを厳守する．

> **根拠** 尿中に病原微生物などを含んでいる場合があるので，周囲や医療従事者自身を汚染から守る意味でも重要である．

目的
- 全身性疾患（糖尿病などのスクリーニング），腎疾患の診断
  - 尿一般検査：尿タンパク，尿糖，尿潜血など
  - 尿培養検査：細菌感染の有無
  - 尿病理検査：サイトメガロウイルス感染症でみられる巨細胞封入体の出現の有無

一般検査用新鮮尿の採取の準備

物品準備

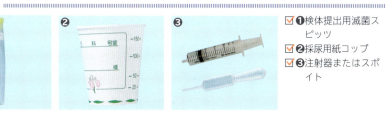

- ❶検体提出用滅菌スピッツ
- ❷採尿用紙コップ
- ❸注射器またはスポイト

実施前の準備
① 看護師は手指衛生を行い，ディスポーザブル手袋を着用する．
② 患者に検査の目的，採取方法，注意事項について説明し，同意を得る．とくに採尿時間，採尿量などの説明が大切である．
③ コップやスピッツに患者の氏名が正しく明記されているか確認する．落ち着いて採尿できるトイレを案内する．

一般検査用新鮮尿の採取の実際

① 患者自身に採尿してもらう場合は，理解できるように手順を説明する．
- 出始めの尿は捨て，その後の尿（中間尿）を紙コップに約1/3採取してもらう．

> **根拠** 尿自体は無菌だが，出始めの尿には尿道口などに付着している雑菌が混ざることがあるため．

② ディスポーザブル手袋を着用し，提出された尿を十分撹拌して，注射器またはスポイトで滅菌スピッツへ移す．
③ 使用した物品は，所定の場所へ廃棄する．
④ 検体はすみやかに検査室へ提出する．
⑤ ディスポーザブル手袋をはずし，手指衛生を行う．
⑥ 記録を行う．

※検査項目についてはp.535「尿検査」を参照のこと

細菌検査用新鮮尿の採取の準備（患者自身が採取する場合）

物品準備

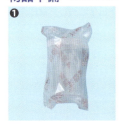
❶

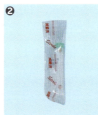
❷

- ☑ ❶蓋付き滅菌コップ
- ☑ ❷検体提出用滅菌スピッツ
- ☑ ❸消毒綿球：0.025%塩化ベンザルコニウム液に浸漬したもの
- ☑ ❹注射器またはスポイト
- ☑ ❺滅菌ガーゼ（コップに蓋がない場合）

実施前の準備

① 看護師は手指衛生を行い，ディスポーザブル手袋を着用する．
② 患者に検査の目的，方法，注意事項について説明し，同意を得る．とくに採尿時間，採尿量，無菌操作などの説明が大切である．
③ コップやスピッツに患者の氏名が正しく明記されているか確認する．

細菌検査用新鮮尿の採取の実際（患者自身が採取する場合）

① 患者自身に採尿してもらう場合は，理解できるように手順を説明する．
- 石けんを使用して手洗いをしてもらい，消毒綿球で外尿道口を中心に陰部を十分に拭いてもらう．
- 出始めの尿は捨て，その後の尿（中間尿）を滅菌コップに約1/3採取してもらう．

> **根拠** 出始めの尿には尿道口などに付着している雑菌が混ざることがあるため．

- 採取後，すみやかに蓋をしてもらうか，または滅菌ガーゼをかけてもらう．

> **根拠** 検体へ埃や不純物が混入することを防ぐため．

② 滅菌コップのまま検査室へ提出しない場合は，ディスポーザブル手袋を着用し，提出された尿を十分撹拌して，注射器またはスポイトで滅菌スピッツへ移す．

③ 使用した物品は，所定の場所へ廃棄する．
④ 検体はすみやかに検査室へ提出する．
⑤ ディスポーザブル手袋をはずし，手指衛生を行う．
⑥ 記録を行う．

細菌検査用新鮮尿の採取の準備（看護師が採取する場合[導尿]）

物品準備

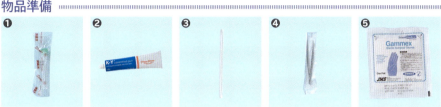

- ☑ ❶検体提出用滅菌スピッツ　☑ ❷水溶性潤滑剤　☑ ❸12～14Frカテーテル1本　☑ ❹鑷子　☑ ❺滅菌手袋（実施者用）　☑ ❻消毒綿球：0.025%塩化ベンザルコニウム液に浸漬したもの　☑ ❼膿盆
- ☑ ❽処置用シーツ

実施前の準備

① 看護師は手指衛生を行う．実施者は滅菌手袋，介助者はディスポーザブル手袋を着用する．
② 患者に検査の目的，方法，注意事項について説明し，同意を得る．導尿の場合，苦痛を伴うことも説明し協力を得る．処置台（ベッド）に仰臥位になってもらう．女性の場合は，陰部が診察しやすいように膝を立てる．
③ ベッドの下部に処置用シーツを敷き，スクリーンまたはカーテンを閉める．下半身を露出する必要があるため，室温に配慮する．事前に陰部の洗浄を行う．スピッツに患者の氏名が正しく明記されているか確認する．

細菌検査用新鮮尿の採取の実際（看護師が採取する場合[導尿]）

① 尿道口を洗浄する．
② 鑷子を使用し，0.025%塩化ベンザルコニウム液に浸漬した消毒綿球で陰部の消毒を行う．
［男性の場合］
- 外尿道口を中心に円を描くようにその周囲を消毒する（p.191参照）．
［女性の場合］
- 外尿道口を前からうしろへ消毒する．その左右も同様に前からうしろへ，消毒綿球を1つずつそのつど新しいものに替えて消毒する（p.191参照）．
③ 実施者は滅菌手袋を着用し，介助者もディスポーザブル手袋を着用する．
④ 介助者はカテーテルを開封し，カテーテルの尿が出る側を鑷子で持つ．
- 実施者はカテーテルの挿入する側に近い部位を持つ．
⑤ 実施者は，潤滑剤をカテーテルの先に少量つける．
⑥ 実施者は，カテーテルを持たないほうの手で外尿道口が見えやすいように陰部を押さえながら，カテーテルを挿入する．
⑦ 介助者は，カテーテルの先から尿が出てきたら，滅菌スピッツに採取する．
⑧ 必要量が採取できたら，実施者は静かにカテーテルを抜く．

⑨ 使用した物品は，所定の場所へ廃棄する．
⑩ 検体はすみやかに検査室へ提出する．
⑪ ディスポーザブル手袋をはずし，手指衛生を行う．
⑫ 記録を行う．

24時間蓄尿の準備

物品準備

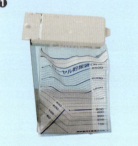

- ❶蓄尿用ビニール袋
- ②注射器
- ③検体提出用滅菌スピッツ（p.499参照）
- ④紙コップ（必要数）

実施前の準備

① 看護師は手指衛生を行い，ディスポーザブル手袋を着用する．
② 患者に検査の目的，方法，注意事項について説明し，同意を得る．
［説明のポイント］
- 排尿ごとに全量を紙コップ（紙コップは毎回新しくする）に採取し，蓄尿用ビニール袋（または蓄尿びん）に入れる．
- 尿の中にトイレットペーパーなどを入れない．
- 排便時の尿も採取する．
- 尿を誤って捨ててしまった場合は，看護師に知らせる．
③ 蓄尿用ビニール袋やスピッツに患者の氏名が正しく明記されているか確認する．蓄尿用ビニール袋の置き場所に配慮する．蓄尿びんを使用する場合は，防腐剤としてトリオール，またはキシロールを1～2mL入れて準備する．

24時間蓄尿の実際

① 開始時刻に患者に排尿してもらい，その尿は捨てる．
② 次回からの排尿は，排便時の尿も含めてすべて蓄尿する．
③ 24時間後の終了時刻に患者に排尿してもらい，その尿は蓄尿する（尿の全量の数値を確認しておく）．
④ ディスポーザブル手袋を着用し，蓄尿用ビニール袋を撹拌したあと，注射器を使用して一部を滅菌スピッツへ採取する．
⑤ 使用した物品は，所定の場所へ廃棄する．
⑥ 検体はすみやかに検査室へ提出する．
⑦ ディスポーザブル手袋をはずし，手指衛生を行う．
⑧ 記録を行う．

4章 ▶ 検査時の看護技術 ／ 1 ▶ 検体の採取法

2

血液（静脈血）の採取

水準 **2** 到達度 **Ⅲ**（モデル人形または学生間）**Ⅳ** 到達目標 **Ⅰ**

Point

▶ほとんどすべての血液学的検査に用いられる静脈血採血は，表在静脈（p.380 図3-2-38参照）から行われる．

▶血液検査では，血清（血液をガラス管にとって室温に放置して完全に凝固させたあと遠心した上清）や血漿（血液に抗凝固剤を加えて遠心した上清）により，血液成分（電解質，タンパク質，脂質，糖質，酵素，ホルモンなど）の検査や血液凝固系の検査が行われる．

採血用試験管の種類

• 検査目的により，抗トロンビン作用や脱カルシウム作用などを利用した抗凝固薬を封入したさまざまな採血用試験管が用いられている（表4-1-2）．

表4-1-2 主な採血用試験管の種類とその用途

採血用試験管	抗凝固薬	用途
一般用	なし	血清
血球成分	EDTA（エチレンジアミン四酢酸）2K	血球検査，血液像
凝固検査*	3.2%クエン酸ナトリウム	血液凝固系
血糖	フッ化ナトリウム	血糖測定
内分泌	EDTA 2K	ホルモン測定
アンモニア	除タンパク液	アンモニア測定
アミノ酸	ヘパリンナトリウム	アミノ酸測定
染色体	ヘパリンナトリウム	染色体検査
遮光用	ヘパリンナトリウム	ビタミン

＊全血と抗凝固薬の比率9：1で採血する

臨床血液検査値への影響因子

• 臨床血液検査値に影響を与える因子（表4-1-3）について把握しておく．

表4-1-3 臨床血液検査値に影響を与える因子

生理的因子	①食事の影響	• 食事後に上昇するものとして，血糖，中性脂肪，インスリン，胆汁酸，β-リポプロテインなどがある
	②運動の影響	• 運動後に上昇するものとしては筋肉から産生されるクレアチンホスホキナーゼ（CPK），アルドラーゼ，AST（GOT），LDH（乳酸脱水素酵素），乳酸などがある
	③日内変動がみられるもの	• ビリルビン，ヘモグロビン，血清鉄，電解質，コルチゾール，ACTH（副腎皮質刺激ホルモン）といったホルモン値など
物理的因子	①溶血による影響	• 採血にあたり，細い針を使用したり，強く吸引すると溶血をきたす • 溶血によるヘモグロビンが影響するものとしては，総タンパク，クレアチニン，尿酸がある • 偽上昇をきたすものとして，LDH，アルドラーゼ，血清鉄，酸ホスファターゼなどがある
	②採血時間の延長	• 採血時間が3分以上かかるようなときには，針の刺入部位から組織液が入って血液が固まりやすくなり，血液凝固因子の測定結果に影響を及ぼす

4章

1

②血液（静脈血）の採取

503

目的

● 血液一般検査，生化学検査，免疫・血清学的検査，内分泌検査，凝固検査など

血液（静脈血）の採取の準備（肘正中皮静脈を用いる場合）

物品準備

❶
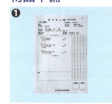

❷
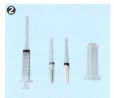

❸

❹
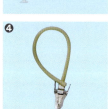

- ☑ ❶指示伝票
- ☑ ❷ディスポーザブル注射器（針は20～22Gまたは翼状針）またはマルチプル針と真空採血用の採血ホルダー
- ☑ ❸患者名，採血日を記入した採血管
- ☑ ❹駆血帯
- ☑ ❺肘枕
- ☑ ❻消毒用アルコール綿
- ☑ ❼医療用廃棄容器
- ☑ ❽膿盆
- ☑ ❾ガーゼ付き絆創膏
- ☑ ❿試験管立て

実施前の準備

① 看護師は手指衛生を行い，ディスポーザブル手袋を着用する．
② 患者氏名，検査項目を確認し，患者に検査の目的，必要性，方法，採血量を説明し，同意を得る．食事制限などの注意事項が守られているかどうか確認する．袖口などの衣類による圧迫を避け，採血直前までは患者の好む楽な姿勢にする．
③ 採血管に患者の氏名が正しく記名されているか，必要な数が用意されているか確認する．

実施前の注意点

- 点滴静脈注射が行われている側の血管は使用しない．通常は肘関節屈側の肘正中皮静脈，尺側皮静脈，橈側皮静脈を用いるが，その他，手背静脈，足背静脈，外頸静脈，大腿静脈などが用いられることもある．

> 根拠　点滴剤の成分が混入することがあるため．

- 入院患者への採血は原則として朝食前に安静な状態で行う．

> 根拠　年齢，性，日内変動，食事，運動，体位の変動などで臨床検査値に影響がみられることがある．

血液（静脈血）の採取の実際（肘正中皮静脈を用いる場合）

 103　 104

① 無菌操作で注射器と注射針を取り出し，注射器に針を正しく（注射器の目盛りと針の切り口を同一側にして）接続する．
- 採血ホルダーを使用する場合は，マルチプル針のゴム側のホルダーをはずし，ホルダーにねじ込む．

② 正しい採血姿勢（坐位）をとってもらい，手掌が上になるように片腕を肘枕の上に置く．
- 患者の緊張感を除くように声をかける．

③ 駆血帯を締め，穿刺する静脈（肘正中皮静脈）を選ぶ．
- 触れてみて血管の走行，弾力性，太さを確認する．

④ 上腕の中間で駆血帯を締める．結び目は腕の側面にくるようにする．
- 母指を中にして手掌を握ってもらう．
- 駆血時間は2～3分以内を目安とする．

⑤ 採血部位の皮膚を消毒する．
- 採血部位の中心から外側に向けて円を描くように，アルコール綿で消毒する．

⑥ 3点固定法（図4-1-2）で穿刺・固定を行う．

図4-1-2　3点固定法

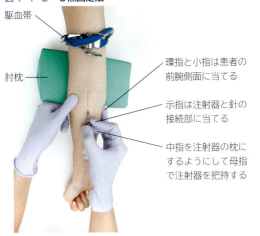

駆血帯
肘枕
環指と小指は患者の前腕側面に当てる
示指は注射器と針の接続部に当てる
中指を注射器の枕にするようにして母指で注射器を把持する

［3点固定法］
- 利き手（多数は右手）の母指と中指で注射器をはさみ，示指は針と注射器の接続部に添えるように注射器を持つ．
- 中指を枕にするようにして注射器を患者の前腕に当て，環指と小指は患者の前腕の側面から背面にはわせるようにしてしっかりつかむ．
- 注射針の根もとに当てた示指を患者の前腕の屈側に接触させる．
- 針の切り口を上に向け，末梢側から約15～30°の角度で穿刺する．
- 血液が逆流してきたら針を寝かせ，3～4mm進めたところで固定する．

⑦ 内筒を静かに引き，必要量を採血する．採血ホルダーを使用する場合もある（図4-1-3）．

図4-1-3　採血ホルダーによる静脈血採血

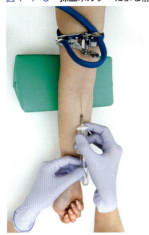

［採血ホルダーを使用する場合］
- 静脈内に針が入ったら針が動かないように固定し，マルチプル針が採血管のキャップを貫くように，まっすぐに押し込む．
- 採血管をはずしたら，試験管立てに立てておく．

⑧ 手掌を開いてもらい，駆血帯をゆるめる．

⑨ 穿刺部位にアルコール綿を軽く当てながら，すばやく抜針し，抜針と同時にアルコール綿で穿刺部位を3分間圧迫止血する．

  • アルコール綿を患者にしっかり押さえてもらう．

⑩ 止血を確認後，ガーゼ付き絆創膏を貼る．

⑪ 血液を採血管へ移す．

  • 採血管が真空の場合には，キャップに直接針を刺し，血液を採血管の壁に沿って，気泡をつくらないように静かに流し込む．

⑫ 採血管への流入が終わったら，針を抜く．

⑬ 抗凝固薬が入っている場合には，静かに採血管を回しながら混和させる．

  • アンモニア測定の場合には氷づけにする．

⑭ 検体と指示伝票をそろえて，所定の場所に置く．

⑮ 使用した針はキャップをせず，医療用廃棄容器にそのまま廃棄する．

  • マルチプル針がねじ込み式の場合は，針先に触れないように針をねじってはずし，医療用廃棄容器に廃棄する．

⑯ ディスポーザブル手袋をはずし，手指衛生を行う．

⑰ 記録を行う．

3 糞便の採取

4章 ▶ 検査時の看護技術／1 ▶ 検体の採取法

水準 ❶　到達度 Ⅱ　到達目標 Ⅰ

Point

▶ 糞便検査には，便潜血反応検査（免疫学的潜血検査），寄生虫ならびに虫卵検査，培養検査がある．
- 便潜血反応：ヒトヘモグロビンの検出により，腸管出血の有無を検査する．
- 寄生虫ならびに虫卵検査：腸管感染症が疑われる場合に行われる．直接塗抹法，浮遊法，沈殿法，セロハンテープ法などがある．
- 培養検査：持続性または重症な下痢の場合，病原性微生物の検査として行われる．

▶ 糞便は，非侵襲的に採取できるが，個々人により採取できる時間が一定しないため，患者自身で採取してもらうことが求められる．

▶ 糞便は不均一（1回の排便でも大腸での貯留部位により性状が異なる）であり，また，時間の経過で性状が変化しやすいので，迅速な検査が必要である．

▶ 糞便取り扱い前後の手洗い，ディスポーザブル製品の使用，正しい廃棄方法などが重要である．

目的

● 消化器系疾患，とくに感染症や消化管出血，大腸がんのスクリーニング検査

糞便の採取の準備

物品準備

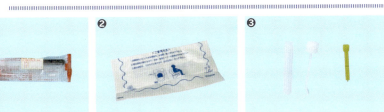

❶ 検体提出用容器（キット）：患者が採取する場合
❷ 採便用シート：数枚の紙を使用してもよい
❸ 検体提出用容器とヘラ：看護師が採取する場合

実施前の準備

① 看護師は手指衛生を行い，ディスポーザブル手袋を着用する．
② 患者に検査の目的，方法，注意事項について説明し，同意を得る．患者自身に採取してもらう場合は，理解できるように手順を説明する．外来患者には，検査当日に採取したものを持参してもらうようにする．検体採取後は，できるだけ冷暗所に保存しておくことも説明する．

> 🔍 **根拠** ヘモグロビン反応の低下などを防ぐため．

③ 提出用容器に患者の氏名が正しく明記されているか確認する．

糞便の採取の実際

① 便が洗浄水に浸らないように，付属のシートまたはトイレットペーパーを便器に敷く.

> **コツ！** 水面に浮かしたシートの上で採便した後，そのまま流すことができる採便専用シート（ナガセール）などを使用すると便利である（図4-1-4）.

図4-1-4　採便専用シートの例

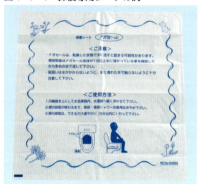

（商品提供：株式会社アトレータ）

参考　糞便の採取のしかた

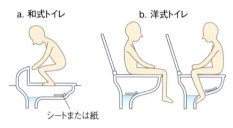

a. 和式トイレ　　b. 洋式トイレ

シートまたは紙

② 排便後，ディスポーザブル手袋を着用し，検体提出用容器のスティックまたはヘラで検査によって必要な量を便の中央の部分から採取し，検体容器に入れる.
  ・便に膿，血液，粘液などが付着していたら，その部分から採取する.
③ 検体はすみやかに検査室へ提出する.
  ・夜間などは，検体に患者の名前と採取日を記載し，提出できるまで検体用の冷蔵庫に保管しておく.
④ 使用した物品は，所定の場所へ廃棄する.
⑤ ディスポーザブル手袋をはずし，手指衛生を行う.

> **根拠** 便中に病原性微生物などを含んでいる場合があるため，周囲への汚染を予防する.

⑥ 記録を行う.

患者が採便する際の注意点

- なるべく新しい便を採取し，提出してもらう.
- 便が，洗浄水や尿に浸らないような工夫をする.
- 便の量は多すぎても少なすぎても正しく検査できないので，適量（検体提出用容器にスティックがある場合は，溝が埋まるくらい）を採取する.
- 身体に直接刺さない.
- 1回だけ入れ，キャップをしっかり閉める.
- 容器内に水を加えたり，中の液体を捨てたりしない.
- 生理中は採便しない（女性の場合）.
- 採便後に提出するまで時間がかかってしまう場合は，容器を冷暗所に保存してもらう.
- ラベルに氏名と採便日時を記入する.

4章 ▶ 検査時の看護技術 / 1 ▶ 検体の採取法

喀痰の採取

Point
▶喀痰には口腔内常在菌が混入しているため,自然喀痰が最も多く用いられるが,必要に応じてエアゾル吸入後や気管支鏡を用いて採取することもある.
▶本項では自然喀痰の採取方法を示す.

目的
● 肺実質や下気道の炎症,腫瘍病変部からの病原性微生物の検出や細胞診

喀痰の採取の準備

物品準備

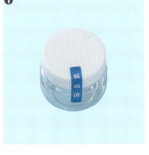

☑ ❶広口の滅菌容器

実施前の準備
① 看護師は手指衛生を行い,ディスポーザブル手袋を着用する.
② 患者に検査の目的,方法,注意事項について説明し,同意を得る.唾液や鼻汁ではなく,痰が採取できるように協力を求める.
③ スクリーンやカーテンを閉めて周囲に配慮する.容器に患者の氏名が正しく明記されているか確認する.

喀痰の採取の実際
① 朝,起床後,痰を喀出しやすくするため,水でうがいをしてもらう.
② 深く息を吸ってもらい,咳嗽をして容器に直接喀出してもらう.
③ 検体は,滅菌容器に蓋をして,すみやかに検査室に提出する.
④ 使用した物品は,所定の場所に廃棄する.
⑤ ディスポーザブル手袋をはずし,手指衛生を行う.
⑥ 記録を行う.

5 胸水の採取（胸腔穿刺）

4章 ▶ 検査時の看護技術／1 ▶ 検体の採取法

水準 ②　到達度 Ⅱ Ⅳ　到達目標 Ⅳ

Point

- 胸腔穿刺とは，肋骨（壁側）胸膜と肺（臓側）胸膜の2枚の胸膜間の胸腔内に穿刺針を刺入して，貯留液（胸水）を吸引する方法である（図4-1-5）．
- 胸膜の炎症，肺炎，胸部の悪性腫瘍などの場合，大量の漿液・膿・血液などが貯留することがあり，これらの診断のために胸腔内貯留液（胸水）の採取が行われる．また，胸水を吸引・排出することで，胸痛や呼吸困難などの圧迫症状を一時的に軽減することができる．

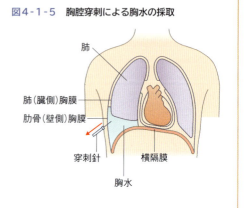

図4-1-5　胸腔穿刺による胸水の採取

胸水の検査でわかること

＜一般検査＞
- タンパク濃度・LDH：漏出性と滲出性の鑑別
- グルコース：がん性胸膜炎，結核性胸膜炎，細菌性肺炎に伴う胸水など
- 腫瘍マーカー：それぞれのがんに特異的な腫瘍マーカーが上昇
- 補体価・LE細胞・リウマチ因子・抗核抗体：自己免疫・アレルギー疾患

＜細胞診検査＞
- がん性胸水では，がん細胞の検出

＜細菌検査＞
- 感染症の起因菌の判定

目的

- 診断のための胸腔内貯留液の採取
  ［胸水の性状］
  - 血性：がん性胸膜炎，外傷性血胸など
  - 膿性：膿胸，肺膿瘍など
  - 白濁：乳び胸（リンパ管・胸管の損傷）
- 胸腔内に貯留した空気・血液・漿液を除去することによって肺の再膨張を促す．
- 治療のための薬液の注入

適応

- 漏出性胸水（非炎症性）：うっ血性心不全，肝硬変，腎炎，ネフローゼ症候群，低アルブミン血症など
- 滲出性胸水（炎症性）：がん性胸膜炎，肺炎，結核性胸膜炎，自己免疫・アレルギー疾患など

注意

<起こりうる合併症>
- 気胸，血胸，皮下気腫，皮下出血，血管迷走神経反射症状（低血圧，徐脈，失神など）
- 肺・膵臓・肝臓の穿刺による組織損傷
- 感染
- 大量排液による栄養低下，急速な排出・脱気による肺水腫または低血圧
- まれに局所麻酔薬によるショック

胸腔穿刺の準備

物品準備

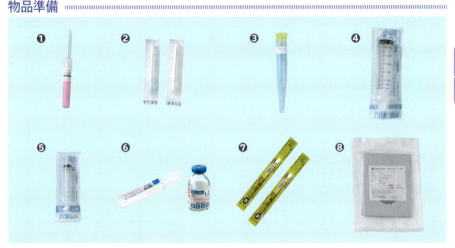

- ☑ ❶穿刺針（サーフロー針，ベニューラ針など）18G長針または短針
- ☑ ❷注射針18G（局所麻酔薬吸い上げ用）1本，23G（局所麻酔薬注射用）1本
- ☑ ❸検体提出用滅菌スピッツ
- ☑ ❹50mL注射器1本（吸引用）
- ☑ ❺10mL注射器1本（局所麻酔用）
- ☑ ❻局所麻酔薬
- ☑ ❼外皮用殺菌消毒剤：ポビドンヨードもしくは0.5％クロルヘキシジンアルコールのスワブスティック2本
- ☑ ❽滅菌穴あきドレープ
- ☑ ❾滅菌手袋，滅菌ガウン，サージカルマスク，サージカルキャップ（医師用）
- ☑ ❿ディスポーザブル手袋，サージカルマスク，プラスチックエプロン（介助看護師用）
- ☑ ⓫滅菌ガーゼ（約4枚）
- ☑ ⓬アルコール綿（バイアル用）
- ☑ ⓭ディスポーザブル処置用シーツ
- ☑ ⓮固定用テープ：伸縮テープが望ましい
- ☑ ⓯はさみ
- ☑ ⓰膿盆
- ☑ ⓱医療用廃棄容器
- ☑ ⓲（緊急時）パルスオキシメータ，血圧計，酸素吸入

実施前の準備

① 患者の状態を把握・確認する.
- 胸部X線検査，CT検査，超音波検査（胸部エコー），打診，聴診などで，胸水の貯留と穿刺部位を医師とともに把握しておく．
- 穿刺部位は，胸水が貯留している部位であり，気胸予防のために胸壁と肺との距離が最も遠くなり，その他の臓器損傷が生じない位置が選ばれる．一般的には，肋間腔を広げた状態で，中腋窩線第5肋間より上（図4-1-6）が選ばれる．
- 血小板数や血液凝固データなどの出血傾向，感染症の有無を確認する．

出血のアセスメントのために，出血傾向を把握する．

- 局所麻酔薬に対するアレルギー反応の既往も確認する．

局所麻酔薬による中毒やアレルギーを避けるため．

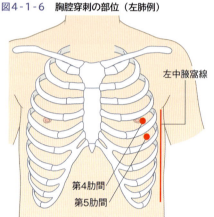
図4-1-6　胸腔穿刺の部位（左肺例）

左中腋窩線
第4肋間
第5肋間

② 患者本人であることを確認し，検査前のオリエンテーションを行う．
- 患者が医師から説明を受け，同意していることを確認後，検査の注意事項を十分に説明し，患者が検査をイメージできるように情報提供を行う．

根拠　患者間違いを防ぐと同時に，検査を安全に行うためには患者の協力が必要であり，不安の軽減にもつながるため．

［オリエンテーション内容］
- 検査を行う場所（処置室，病室など）
- 穿刺部位，方法，所要時間
- 針を刺すときに圧迫感がある．
- 穿刺側の上肢を頭上に挙上する．
- 針を刺すとき，一時，呼吸をとめる．

根拠　胸郭の動きをとめることで，安全に穿刺できるため．

- 検査中は咳をしないように注意し，痛いときも突然動いたりせずに，口頭で合図するように伝える．

根拠　咳嗽や体動によって針が深く入りすぎると，気胸や血胸を生じる危険性があるため．

- 穿刺後，当日の入浴は避ける．

根拠　穿刺部位からの感染を避けるため．

③患者の状態を観察する.

> **根拠** 穿刺中・後の変化に気づくために，穿刺前の状態を把握する.

- 穿刺前の呼吸音，肺雑音，呼吸運動時の胸郭の動き，呼吸数，異常呼吸（肩呼吸，鼻翼呼吸）の有無，SaO_2値，冷汗，四肢冷感，チアノーゼ，血圧，脈拍，気分不快（表情の変化など）
- 酸素吸入をしている患者はそのまま継続する.

④患者に，事前に排尿を済ませておくように伝える.
⑤穿刺針や処置の状況を見ることで恐怖心を感じる場合は，目隠し（ガーゼなど）をするかどうか患者と相談する.
⑥処置をするベッドに患者を案内し，穿刺部位が見えるように広範囲に上半身を露出する．このとき，患者に寒くないかどうか確認し，消毒範囲にかからない部分をバスタオルで覆うなどの保温をする.
⑦患者の体位を整える.

- 体位は，医師に確認し，ファウラー位または起坐位に整える（図4-1-7a，b）.

> **根拠** 胸水貯留の部位を安定させるため.

図4-1-7　胸腔穿刺の体位
a．ファウラー位

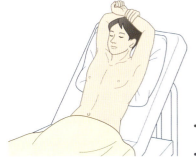

- ベッドをギャッチアップし，頭の上で穿刺側の腕を反対側の手で固定する.
- 患者が自力で上肢を挙上できない場合は介助する.

b．起坐位

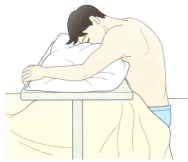

- オーバーテーブルの上に枕を置き，その上に両腕と頭部をのせる.
- 位置が決まったら，オーバーテーブルは必ずストッパーをかけ，動かないようにする.

⑧滅菌物品を置く清潔野をつくるために，処置台（ワゴンなど）を用意する．
⑨スピッツに患者の氏名が正しく明記されているか確認する．
⑩ベッド上の穿刺部位の下に処置用シーツを敷き，スクリーンまたはカーテンを閉める．また，上半身を露出する必要があるため，室温に配慮する．
⑪異常時に対処できるように，パルスオキシメータ，血圧計，酸素吸入をすぐ使えるように準備しておく．

> **根拠** 気胸などの合併症を早期に発見し，対処できるようにするため．

⑫手技はすべて無菌操作で行う．医師はスタンダードプリコーションに基づき，滅菌ガウン，サージカルマスク，サージカルキャップ，滅菌手袋を着用する．介助する看護師も感染予防のため，手指衛生を行い，サージカルマスク，プラスチックエプロン，ディスポーザブル手袋を着用しておいたほうがよい．

> **根拠** 患者の感染予防と，医療従事者自身の感染予防のためである．

⑬患者の体位を看護師が固定する場合，穿刺介助は別の看護師が行う．

胸腔穿刺の実際

①消毒を介助する．
- 医師に，外皮用殺菌消毒剤（ポビドンヨードもしくは0.5％クロルヘキシジンアルコールのスワブスティック）を無菌的に渡す．
- 十分な消毒が行われたら，医師に滅菌手袋を無菌的に渡す．
- 医師が滅菌手袋を着用したら，滅菌穴あきドレープを無菌的に渡す．
- 医師が，穿刺部位を穴の中心にして滅菌穴あきドレープで患者の身体を覆う際，滅菌穴あきドレープが固定しにくい場合は，ドレープの端をテープなどで固定する．
- 患者には清潔野を触らないように伝える．

> **コツ！** ポビドンヨードは速効的ではないので，塗布後は乾燥まで2分以上（エタノール含有では30秒程度）待つ必要がある．また，塗布後すぐにハイポアルコールで脱色すると，ポビドンヨードを化学的に不活化して消毒効果を奪ってしまうので注意が必要である．

②局所麻酔を介助する．
- 局所麻酔薬がバイアルの場合はゴム栓部分をアルコール綿で消毒，アンプルの場合はアンプルカットを行う．
- 医師に10mL注射器と18G注射針を無菌的に渡し，局所麻酔薬を医師が吸引しやすいように介助する（バイアルを逆さにする，アンプルを斜めにするなど）．
- 医師が局所麻酔薬を必要量吸引し終えたら，23G注射針（注射用）を無菌的に渡す．
- 医師は局所麻酔薬を穿刺部位周辺に注射し，数分後に局所麻酔が効いていることを確認する．

③穿刺を介助する．
- 医師に吸引用50mL注射器と穿刺針を無菌的に渡す．
- 穿刺前にもう一度，患者に穿刺時には咳をしたり，身体を急に動かしたりしないように伝え，痛むときには口頭で知らせるように伝える．
- 患者に呼吸を一時的にとめるように知らせ，医師が穿刺する（穿刺によって急に咳が出現した場合は，肺穿刺を疑う）．

④貯留液の吸引を介助する.
- 医師が貯留液を吸引する.
- 滅菌スピッツを近づけ検体を受け取る.
- 貯留液が血性の場合など,患者の心理面に配慮が必要な場合は,目にふれないようにする.
- 検査中の患者の状態を観察し,異常があれば医師の指示(例:検査の中止,酸素吸入,体位変換など)を受けて,すみやかに対処する.

[検査中の患者の観察ポイント]
- 呼吸状態の異常(呼吸数の増加,左右非対称の胸郭運動,呼吸音の減弱,呼吸困難,胸痛,SaO_2値の低下など)の有無・程度
- 咳嗽の増加,脈拍異常,顔色の変化,気分不快,チアノーゼ,痛みの有無・程度

⑤穿刺針の抜去・穿刺部位の圧迫を介助する.
- 医師が穿刺針を抜去する前に,圧迫用の滅菌ガーゼを無菌的に渡しておく.
- 医師は抜針後,すぐに滅菌ガーゼで用手圧迫する.

⑥穿刺部位の消毒,圧迫固定を介助する.
- 滅菌穴あきドレープをはずしたあと,医師に外皮用殺菌消毒剤(ポビドンヨードもしくは0.5%クロルヘキシジンアルコールのスワブスティック)を無菌的に渡し,穿刺部位の消毒を行う.
- 折り滅菌ガーゼを用意し,消毒後に穿刺部位を覆う.
- 固定用テープで圧迫固定する.

根拠　穿刺による出血を予防するため.

- ガーゼ周囲の消毒液を温タオルなどで拭き取り,乾燥させる.

コツ！　ポビドンヨードを脱色したい場合は,ハイポアルコールを浸したガーゼなどで拭き取ってから温タオルで清拭し,乾燥させる.

⑦後片づけと検体の提出を行う.
- ディスポーザブル手袋をはずし,手指衛生を行い,プラスチックエプロン,マスクをはずして再度手指衛生を行う.
- 使用した物品の後片づけを行い,医療廃棄物は所定の場所に廃棄する.
- 患者名・日付・伝票・検体の種類を確認し,検体を検査部へ提出する.

⑧患者を安静にし,状態を観察する.
- 寝衣を整えたあと,楽な体位とし安静にする.
- 穿刺部位,胸水の性状,検査前・中・後の呼吸状態や一般状態などを記録する.
- 検査後24時間は,呼吸状態の変化(呼吸数の増加,左右非対称の胸郭運動,呼吸音の減弱,呼吸困難,胸痛,SaO_2値の低下),血液混入の喀痰の有無,頻脈,血圧変動,痛みの程度,刺入部からの漏出液,出血の有無を観察する.

根拠　合併症の症状は検査直後には出現しない場合があるため,検査後24時間は観察する必要がある.

- 気胸が疑われる場合には,胸部X線検査を行い,医師の指示を受けて酸素吸入,胸腔ドレナージの準備を行う.

⑨翌日,穿刺部位からの出血がなければ,ガーゼを除去し簡易絆創膏を貼る.

胸水の排液を行う場合

- 検体採取以外に，胸痛や呼吸困難などの圧迫症状を軽減するため，胸水を持続的に排液する場合の手順を解説する（吸引装置を用いた持続ドレナージはp.432「持続的吸引（胸腔ドレナージ）」を参照．ドレーン管理についてはp.473「ドレーン管理」を参照）．

① ~③は胸腔穿刺の実際（p.514）に準じる．
④ 医師に無菌操作で三方活栓と排液チューブを手渡し，医師は穿刺針に接続する．
⑤ 穿刺部位にスリットガーゼ（割ガーゼ）と滅菌ガーゼを当て，排液チューブを体表に絆創膏固定する．
⑥ 看護師は排液チューブの末端を，液面に触れないように排液バッグに固定する（図4-1-8）．

> **根拠** 逆行性感染を予防するため．

図4-1-8 胸水の自然滴下による排液

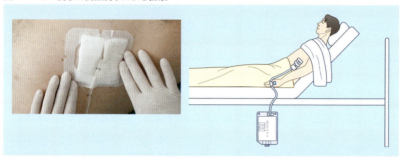

⑦ 医師の指示のもと，排液に要する時間・速度を三方活栓で調節する．

> **コツ！** 逆行を防ぐため，排液チューブ，排液バッグは胸水貯留部位より上にしないよう注意する．一般に，排液バッグは穿刺部位よりも30cm程度は下に設置する．

⑧ 一般的に，胸水の排液量は1,000~1,500mL/回以下にする．

> **根拠** 急速・大量の排液で胸腔内圧が低下し，肺水腫による咳嗽や血圧低下が起こることを予防するため．

⑨ ディスポーザブル手袋をはずし，手指衛生を行い，プラスチックエプロンとマスクをはずして再度手指衛生を行う．
⑩ 使用した物品の後片づけを行い，医療廃棄物は所定の場所へ廃棄する．
⑪ 患者の状態を観察する（血圧を測定する）．
⑫ 排液量・呼吸症状の軽減の程度などを記録する．

4章 ▶ 検査時の看護技術 / 1 ▶ 検体の採取法

腹水の採取（腹腔穿刺）

水準 2　到達度 Ⅱ Ⅳ　到達目標 Ⅳ

Point

- 腹腔穿刺とは，腹腔内に穿刺針を刺入して，貯留液（腹水）を吸引する方法をいう．
- 腹水の性状，成分を調べ，原因となる疾患を診断するために行う．
- 腹水は，腹部膨隆，波動，打診などにより肉眼的（外見的）に観察できる．
  - 腹部膨隆：多量の腹水の場合，立位では下腹部が，仰臥位では両側腹部が膨隆する．
  - 波動の有無：一方の側腹に手掌を当て，他側を軽く指で叩くと，手掌のほうに波動を感じる．
  - 打診：体位が変化すると，打診音の変化点（鼓音から濁音へ変化する位置）が移動する．

腹水の検査からわかること

<一般検査>
- 比重，タンパク量，リバルタ反応（タンパク体の含量をみる検査），LDH：漏出性か滲出性かの鑑別
- 腫瘍マーカー：それぞれのがんに特異的な腫瘍マーカーが上昇
- アミラーゼ：膵炎性腹水の診断

<細胞診検査>
- がん性腹水では，がん細胞の検出

<細菌検査>
- 感染症の起因菌の判定

目的

- 診断のための腹腔内貯留液の採取
  [腹水の性状と原因]
  - 漿液性（水様透明）：肝硬変，うっ血性心不全など
  - 膿性（黄色混濁）：細菌性腹膜炎，結核性腹膜炎など
  - 血性：がん性腹膜炎，結核性腹膜炎，卵巣腫瘍など
  - 白濁：外傷，がん，結核などによるリンパ管の破壊や通過障害
  - 胆汁性：腸管・胆嚢の穿孔などによる腹腔内への胆汁の貯留
  - 便汁状：鼓腸・腸管麻痺による腸管穿孔
- 腹水を排液し，横隔膜への圧迫（呼吸困難など），膀胱への圧迫（頻尿など），腹部膨満感および腹痛などの症状を軽減
- 治療のための薬液の注入

適応

- 漏出性腹水（非炎症性）：うっ血性心不全，肝硬変，腎炎，ネフローゼ症候群，低アルブミン血症など
- 滲出性腹水（炎症性）：がん性腹膜炎，細菌性腹膜炎，結核性腹膜炎，膵炎，自己免疫疾患など

> **注意**
>
> <起こりうる合併症>
> - 急激な排液による低血圧
> - 血管迷走神経反射症状（低血圧，徐脈，失神など）
> - 感染，皮下出血，腹腔内臓器損傷による腹腔内出血
> - まれに局所麻酔薬によるショック

腹腔穿刺の準備

物品準備

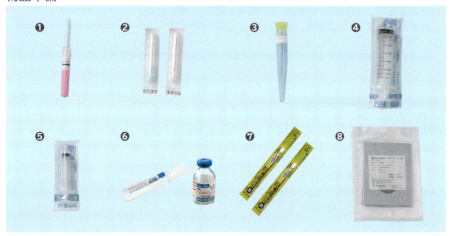

- ❶穿刺針（サーフロー針，ベニューラ針など）18G 長針または短針
- ❷注射針18G（局所麻酔薬吸い上げ用）1本，23G（局所麻酔薬注射用）1本
- ❸検体提出用滅菌スピッツ
- ❹50mL注射器1本（吸引用）
- ❺5mL注射器1本（局所麻酔用）
- ❻局所麻酔薬
- ❼外皮用殺菌消毒剤：ポビドンヨードもしくは0.5%クロルヘキシジンアルコールのスワブスティック2本
- ❽滅菌穴あきドレープ
- ❾滅菌手袋，滅菌ガウン，サージカルマスク，サージカルキャップ（医師用）
- ❿ディスポーザブル手袋，サージカルマスク，プラスチックエプロン（介助看護師用）
- ⑪滅菌ガーゼ（約4枚）
- ⑫アルコール綿（バイアル用）
- ⑬ディスポーザブル処置用シーツ
- ⑭固定用テープ：伸縮テープが望ましい
- ⑮はさみ
- ⑯膿盆
- ⑰医療用廃棄容器
- ⑱（緊急時）パルスオキシメータ，血圧計，酸素吸入

実施前の準備

① 患者の状態（検査データ）を確認する．
- 腹部のCT検査，超音波検査（腹部エコー），打診，聴診などで，腹水が貯留していること，その予測量を医師とともに把握しておく．
- 必要時，臍上腹囲と最大腹囲を測定し，穿刺前後で測定値の差を記録する．
- 血小板数や血液凝固データなどの出血傾向，感染症の有無を確認する．

 出血のアセスメントのため，出血傾向を把握する．

図4-1-9 腹腔穿刺の部位

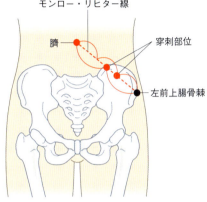

モンロー・リヒター線
臍
穿刺部位
左前上腸骨棘

- 局所麻酔薬に対するアレルギー反応の既往も確認する．

 局所麻酔薬による中毒やアレルギーを避けるため．

② 穿刺部位を確認する．
- 臍窩と左前上腸骨棘を結ぶ直線（モンロー・リヒター線）の中央，または外1/3の部位が穿刺に適している（図4-1-9）．
- 下腹腔動・静脈を避けるため，腹直筋の外縁より外側部を穿刺する．
- 医師は超音波検査（腹部エコー）で，穿刺部位に血管や腸管がないことを確認する．
- 腹水が多く貯留している部位を選ぶこともある．

③ 患者本人であることを確認し，検査前のオリエンテーションを行う．
- 患者が医師から説明を受け，同意していることを確認後，検査の注意事項を十分に説明し，検査をイメージできるように情報提供を行う．

 患者間違いを防ぐと同時に，検査を安全に行うためには患者の協力が必要であり，不安の軽減にもつながる．

［オリエンテーションの内容］
- 検査を行う場所（処置室，病室など）
- 穿刺部位，方法，所要時間
- 針を刺すとき，一時呼吸をとめる．

根拠 呼吸により腹壁が動くと穿刺しにくくなるため．

- 針を刺すとき，腹部が押されるような感じがあるが，突然動いたりせず，痛いときは口頭で合図するように伝える．

根拠 動くことで針が臓器を穿刺する危険性があるため．

- 時間をかけて腹水を排液するときは，ベッド上での安静臥床が必要である．
- 穿刺後，当日の入浴は避ける．

根拠 穿刺部位からの感染を避けるため．

④患者の状態を観察する.

> **根拠** 穿刺中・後の変化に気づくために,穿刺前の状態を把握する.

- 穿刺前の血圧,脈拍,呼吸状態,四肢冷感,チアノーゼ,不安の程度(表情の変化など)を観察する.

⑤患者に,事前に排尿を済ませておくように伝える.
⑥処置をするベッドに患者を案内し,腹部を露出し,それ以外はバスタオルなどで覆う.
⑦患者の体位を整える.

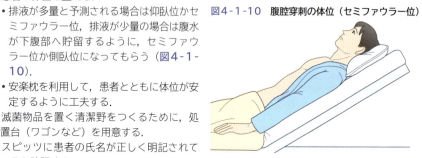

図4-1-10　腹腔穿刺の体位(セミファウラー位)

- 排液が多量と予測される場合は仰臥位かセミファウラー位,排液が少量の場合は腹水が下腹部へ貯留するように,セミファウラー位か側臥位になってもらう(図4-1-10).
- 安楽枕を利用して,患者とともに体位が安定するように工夫する.

⑧滅菌物品を置く清潔野をつくるために,処置台(ワゴンなど)を用意する.
⑨スピッツに患者の氏名が正しく明記されているか確認する.
⑩患者の腰背部に処置用シーツを敷き,スクリーンまたはカーテンを閉める.
⑪異常時に対処できるように,パルスオキシメータ,血圧計,酸素吸入をすぐ使えるように準備しておく.

> **根拠** ショックなどの合併症を早期に発見し,対処できるようにするため.

⑫手技はすべて無菌操作で行う.医師はスタンダードプリコーションに基づき,滅菌ガウン,サージカルマスク,サージカルキャップ,滅菌手袋を着用する.介助する看護師も感染予防のため,手指衛生を行い,サージカルマスク,プラスチックエプロン,ディスポーザブル手袋を着用しておいたほうがよい.

> **根拠** 患者の感染予防と,医療従事者自身の感染予防のためである.

腹腔穿刺の実際

①消毒を介助する.

- 医師に,外皮用殺菌消毒剤(ポビドンヨードもしくは0.5%クロルヘキシジンアルコールのスワブスティック)を無菌的に渡す.
- 十分な消毒が行われたら,医師に滅菌手袋を無菌的に渡す.
- 医師が滅菌手袋を着用したら,滅菌穴あきドレープを無菌的に渡す.
- 医師が,穿刺部位を穴の中心にして滅菌穴あきドレープで患者の身体を覆う際,滅菌穴あきドレープが固定しにくい場合は,ドレープの端をテープなどで固定する.
- 患者には清潔野を触らないように伝える.

> **コツ！** ポビドンヨードは速効的ではないので,塗布後は乾燥まで2分以上(エタノール含有では30秒程度)待つ必要がある.また,塗布後すぐにハイポアルコールで脱色すると,ポビドンヨードを化学的に不活化して消毒効果を奪ってしまうので注意が必要である.

② 局所麻酔を介助する.
- 局所麻酔薬がバイアルの場合はゴム栓部分をアルコール綿で消毒, アンプルの場合はアンプルカットを行う.
- 医師に5mL注射器と18G注射針を無菌的に渡し, 局所麻酔薬を医師が吸引しやすいように介助する (バイアルを逆さにする, アンプルを斜めにするなど).
- 医師が局所麻酔薬を必要量吸引し終えたら, 23G注射針 (注射用) を無菌的に渡す.
- 医師は局所麻酔薬を穿刺部位周辺に注射し, 数分後に局所麻酔薬が効いていることを確認する.
③ 穿刺を介助する.
- 医師に吸引用50mL注射器と穿刺針を無菌的に渡す.
- 穿刺前にもう一度, 患者に身体を急に動かしたりしないように伝え, 痛むときには口頭で知らせるように伝える.
- 穿刺時は, 患者に腹部を大きく膨らませて呼吸を一時的にとめるように知らせ, 医師が穿刺する.
④ 貯留液の吸引を介助する.
- 医師は貯留液を吸引して腹水の流出を確認する.
- 滅菌スピッツを近づけ検体を受け取る.
- 貯留液が血性の場合など, 患者の心理面に配慮が必要な場合は, 目にふれないようにする.
- 検査中の患者の状態 (呼吸数, 脈拍, 血圧, 顔色, 冷汗, 気分不快, チアノーゼ, 痛みの程度など) を観察する.
⑤ 穿刺針の抜去, 穿刺部位の圧迫を介助する.
- 医師が穿刺針を抜針する前に, 圧迫用の滅菌ガーゼを無菌的に渡しておく.
- 医師は抜針後すぐに滅菌ガーゼで用手圧迫する.
⑥ 穿刺部位の消毒, 圧迫固定を介助する.
- 滅菌穴あきドレープをはずしたあと, 医師に外皮用殺菌消毒剤 (ポビドンヨードもしくは0.5%クロルヘキシジンアルコールのスワブスティック) を無菌的に渡し, 穿刺部位の消毒を行う.
- 折り滅菌ガーゼを用意し, 消毒後に穿刺部位を覆う.
- 固定用テープで圧迫固定する.

根拠 腹水の漏出を予防するため.

- ガーゼ周囲の消毒液を温タオルなどで拭き取り, 乾燥させる.

コツ! ポビドンヨードを脱色したい場合は, ハイポアルコールを浸したガーゼなどで拭き取ってから温タオルで清拭し, 乾燥させる.

⑦ 後片づけと検体の提出を行う.
- ディスポーザブル手袋をはずし, 手指衛生を行い, プラスチックエプロン, マスクをはずして再度手指衛生を行う.
- 使用した物品の後片づけを行い, 医療廃棄物は所定の場所に廃棄する.
- 患者名・日付・伝票・検体の種類を確認し, 検体を検査部へ提出する.
⑧ 患者を安静にし, 状態を観察する.
- 寝衣を整えたあと, 楽な体位とし, 安静にする.
- 穿刺部位, 腹水の性状, 検査前・中・後の一般状態などを記録する.

根拠 とくに腹水の性状は病状の診断に役立つため.

- 検査後24時間は，一般状態（呼吸・脈拍・血圧・痛みの程度）を観察する．

> 🔍 **根拠** 合併症の症状は検査直後には出現しない場合があるため，検査後24時間は観察する必要がある．

- ガーゼ汚染に注意し，穿刺部位からの出血・腹水の漏出が続いていないか確認する．
⑨ 翌日，穿刺部位から出血・腹水の漏出がなければ，ガーゼを除去し，簡易絆創膏を貼る．

腹水の排液を行う場合

● 検体採取以外に，腹痛や呼吸困難などの圧迫症状を軽減するため，腹水を持続的に排液する場合の手順を解説する（ドレーン管理についてはp.473「ドレーン管理」参照）．
① ～③は腹腔穿刺の実際（p.520）に準じる．
④ 医師に無菌操作で三方活栓と排液チューブを手渡し，穿刺針にこれらを接続する．
⑤ 穿刺部位にスリットガーゼ（割ガーゼ）と滅菌ガーゼを当て，排液チューブを体表にテープで固定する．
⑥ 排液チューブの末端を，液面に触れないように排液バッグに固定する（図4-1-11）．

> 🔍 **根拠** 逆行性感染を予防するため．

図4-1-11　腹水の自然滴下による排液

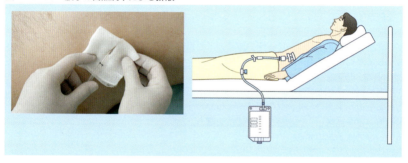

⑦ 医師の指示のもと，排液に要する時間・速度を三方活栓で調節する．

> 💡 **コツ** 逆行を防ぐため，排液チューブ，排液バッグは腹水貯留部位より上にしないよう注意する．

⑧ 一般的に，排出する腹水量は2,000mL/回以下，排出速度は500mL/時程度にする．

> 🔍 **根拠** 急速・大量の排液によりショックが起こることを避けるため．

⑨ ディスポーザブル手袋をはずし，手指衛生を行い，プラスチックエプロンとマスクをはずして再度手指衛生を行う．
⑩ 使用した物品の後片づけを行い，医療廃棄物は所定の場所へ廃棄する．
⑪ 患者の状態を観察する（血圧を測定する）．
⑫ 多量に排液する場合は，滅菌穴あきドレープを取り除き，腹帯を締める場合もある．
- 定期的に腹水の流出状況，ガーゼ汚染の有無・程度を観察する．
⑬ 長時間にわたる場合は，適宜患者の安楽な体位を調整し，身のまわりの世話をする．
⑭ 排液量・圧迫症状の軽減の程度などを記録する．また，臍上腹囲と最大腹囲を測定し，記録する．

> 🔍 **根拠** 腹水貯留の目安とするため．

4章 ▶ 検査時の看護技術 ／ 1 ▶ 検体の採取法

7 髄液の採取（腰椎穿刺）

水準 **2** 到達度 **II IV** 到達目標 **IV**

Point

▶ 髄液検査とは，経皮的に脳脊髄液（髄液）を採取し，中枢神経組織の病変を知るために行われる検査である．

▶ 髄液の採取方法には，腰椎穿刺，後頭下穿刺，脳室穿刺がある．本項では，一般的に行われている腰椎穿刺について解説する．

髄液の検査でわかること

- 髄液タンパクの増加：髄膜炎，脳炎，脊髄腫瘍など
- 髄液タンパクの組成異常：多発性硬化症や中枢性の炎症疾患
- 髄液糖濃度の上昇：頭蓋内圧亢進，尿毒症など
- 髄液糖濃度の低下：細菌性・真菌性・がん性髄膜炎など
  - 糖濃度は急速に減少するので，なるべく早く検査室に届ける．
- 髄液細胞の異常
  - 細胞数の増加：髄膜炎，脳炎
  - 異常細胞の出現：腫瘍細胞の中枢神経浸潤など
- 髄液中ウイルス抗体価測定・髄液培養：髄液中の感染因子の検索

目的

- 髄液圧の測定
  [髄液圧]
  - 基準値：側臥位で70~180mmH$_2$O（初圧）
  - 髄膜炎が起こっている場合は，髄液圧が上昇する．
- 髄液の性状観察
  [髄液の性状]
  - 正常：水様，透明

- 細菌性：混濁，膿性
- 結核性，真菌性：水様，黄色調
- ウイルス性：水様
- クモ膜下出血の場合：血性
- 細胞診のための髄液の採取
- 治療・検査のための薬液の注入

適応

- 髄膜炎，脳炎などの中枢神経系の感染症
- 多発性硬化症などの炎症性脱髄疾患
- アルツハイマー病などの神経変性疾患
- ギラン‐バレー症候群などの末梢神経疾患
- クモ膜下出血（CT検査で陰性の場合）
- 腫瘍細胞の中枢神経浸潤

禁忌

- 頭蓋内圧亢進症状があり，とくに頭蓋内占拠性病変が臨床症状，CTなどの検査所見により明らかな場合
- 穿刺部位に感染巣がある場合（医原性髄膜炎の予防）

注意

<起こりうる合併症>
- 硬膜穿刺後頭痛(髄液の漏出による低髄圧症状)
- 硬膜外血腫,硬膜下血腫,感染
- まれに髄膜炎,脊髄損傷,局所麻酔薬によるショック

硬膜穿刺後頭痛とは
穿刺後24~48時間以内に低髄液圧による強度の頭痛が起こることがある.坐位・立位で症状が強くなるため,臥床が必要になる.発症には穿刺針の太さや穿刺角度,穿刺回数が影響する.

腰椎穿刺の準備

物品準備

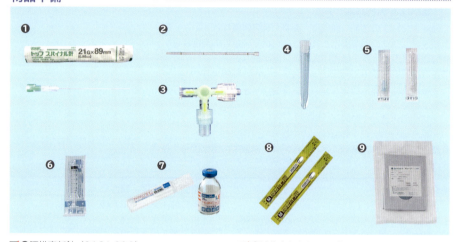

- ❶腰椎穿刺針(21Gか23G)
- ❷マノメータ(圧棒)
- ❸三方活栓(❶❷❸がセットになったディスポーザブルもしくは滅菌済みの「ルンバールセット」を使用することもある)
- ❹検体提出用滅菌スピッツ
- ❺注射針18G(局所麻酔薬吸い上げ用)1本,23G(局所麻酔薬注射用)1本
- ❻注射器(5mL)1本:麻酔注射用
- ❼局所麻酔薬
- ❽外皮用殺菌消毒剤:ポビドンヨードもしくは0.5%クロルヘキシジンアルコールのスワブスティック2本(刺入部の消毒用)
- ❾滅菌穴あきドレープ
- ❿滅菌手袋,滅菌ガウン,サージカルマスク,サージカルキャップ(医師用)
- ⓫ディスポーザブル手袋,サージカルマスク,プラスチックエプロン(介助看護師用)
- ⓬滅菌ガーゼ(約4枚)
- ⓭アルコール綿(バイアル用)
- ⓮ディスポーザブル処置用シーツ
- ⓯固定用テープ:伸縮テープが望ましい
- ⓰はさみ
- ⓱膿盆
- ⓲医療用廃棄容器

実施前の準備

① 患者の状態（検査データ）を確認する．
- 血小板数や血液凝固データなどの出血傾向，感染症の有無を確認する．

> **根拠** 出血のリスクをアセスメントするため，出血傾向を把握する．

- 局所麻酔薬に対するアレルギー反応の既往も確認する．

> **根拠** 局所麻酔薬による中毒やアレルギーを避けるため．

② 患者本人であることを確認し，検査前のオリエンテーションを行う．
- 患者が医師から説明を受け，同意していることを確認後，検査の注意事項を十分に説明し，検査をイメージできるように情報提供を行う．

> **根拠** 患者間違いを防ぐと同時に，検査を安全に行うためには患者の協力が必要であり，不安の軽減にもつながるため．

[オリエンテーションの内容]
- 検査を行う場所（処置室，病室など）
- 穿刺部位，方法，所要時間
- 針を刺入するときに圧迫感がある．
- 検査中は側臥位で膝を腹部に引きつけて両手でかかえ込み，エビのような体位をとる．
- 検査中は，咳をしないように注意し，痛みで突然動いたりしないよう，痛いときは口頭で合図するように伝える．

> **根拠** 思わぬ動きにより神経損傷を起こす危険性を避けるため．

- 検査後は，1時間程度の安静臥床とする．

> **根拠** 一般に，穿刺孔からの髄液の漏出を防ぐため，穿刺後の安静が推奨されるが，臥床時間は硬膜穿刺後頭痛発生率に影響しない．

- 穿刺後，当日の入浴は避ける．

> **根拠** 穿刺部位からの感染を避けるため．

③ 患者の状態を観察する．
- 血圧，脈拍，呼吸数，胸郭運動，気分不快（表情の変化や異常発汗の有無）を観察する．

> **根拠** 穿刺中・後の変化に気づくため，穿刺前の状態を把握する．

④ 患者は，事前に排尿を済ませておくようにする．
⑤ 滅菌物品を置く清潔野をつくるために，処置台（ワゴンなど）を用意する．
- 清潔野に，マノメータ，三方活栓，検体提出用滅菌スピッツを清潔操作で出しておく．
- 穿刺部位を目の高さに安定させるために，医師が座って検査をするための椅子の準備をする．
⑥ スピッツに貼るラベルに患者の氏名が正しく明記されているか確認する．
⑦ 患者の背部から腰部の下が覆えるように，ベッド上に処置用シーツを敷き，スクリーンまたはカーテンを閉める．
⑧ 手技はすべて無菌操作で行う．医師はスタンダードプリコーションに基づき，滅菌ガウン，サージカルマスク，サージカルキャップ，滅菌手袋を着用する．

⑨ 介助する看護師も感染予防のため，サージカルマスク，プラスチックエプロン，ディスポーザブル手袋は着用しておいたほうがよい．
⑩ 患者の体位を看護師が固定する場合，穿刺介助は別の看護師が行う．
⑪ 処置をするベッドに患者を案内し，穿刺部位を中心に広範囲に背部が露出するように，上着を持ち上げ，ズボンと下着は腸骨の下まで下げる．このとき，患者に寒くないかどうか確認し，消毒部位にかからない程度にバスタオルなどで保温する．
⑫ 患者の体位を整える．
- 患者に，医師に背を向ける方向に側臥位をとってもらい，膝を深く折り，胸のほうへ引き寄せるとともに，視線が臍にいくように頭を下げてもらう（エビのような体位をとる）．看護師は患者の正面から患者の肩と膝窩部をかかえ込むように押さえ，患者の肩の線，腰の線がベッドに垂直になるように固定する（図4-1-12）．

図4-1-12　腰椎穿刺の体位

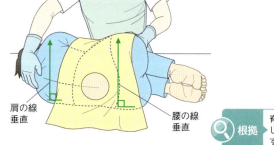

根拠：脊柱がねじれると穿刺が困難になるので，ねじらず棘突起間を開くことで，穿刺しやすくする．

腰椎穿刺の実際

① 穿刺部位を確認する．
- 穿刺針の先端が硬膜を貫通しクモ膜下腔に達する深さで，L4〜5棘突起間（またはL3〜4棘突起間）を穿刺する．これは両側の腸骨稜上縁を結ぶヤコビー線の高さにほぼ一致する（図4-1-13）．

図4-1-13　腰椎穿刺の穿刺部位

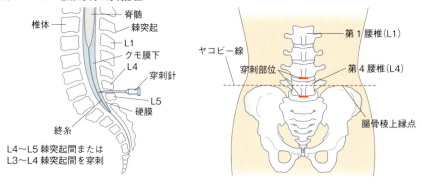

② 穿刺部位の消毒を介助する.
- 医師に，外皮用殺菌消毒剤（ポビドンヨードもしくは0.5％クロルヘキシジンアルコールのスワブスティック）を無菌的に渡す．
- 十分な消毒が行われたら，医師に滅菌手袋を無菌的に渡す．
- 医師が滅菌手袋を着用したら，滅菌穴あきドレープを無菌的に渡す．
- 医師が，穿刺部位を穴の中心にして滅菌穴あきドレープで患者の身体を覆う際，滅菌穴あきドレープが固定しにくい場合は，ドレープの端をテープなどで固定する．

コツ！ ポビドンヨードは速効的ではないので，塗布後は乾燥まで2分以上（エタノール含有では30秒程度）待つ必要がある．また，塗布後すぐにハイポアルコールで脱色すると，ポビドンヨードを化学的に不活化して消毒効果を奪ってしまうので注意が必要である．

③ 局所麻酔を介助する.
- 局所麻酔薬がバイアルの場合はゴム栓部分をアルコール綿で消毒，アンプルの場合はアンプルカットを行う．
- 医師に5mL注射器と18G注射針を無菌的に渡し，局所麻酔薬を医師が吸引しやすいように介助する（バイアルを逆さにする，アンプルを斜めにするなど）．
- 医師が局所麻酔薬を必要量吸引し終えたら，23G注射針（注射用）を無菌的に渡す．
- 医師は局所麻酔薬を穿刺部位周辺に注射し，数分後に局所麻酔薬が効いていることを確認する．

④ 穿刺を介助する.
- 医師に腰椎穿刺針を無菌的に渡す．
- 穿刺前にもう一度，患者に穿刺時には咳嗽をしたり，身体を急に動かしたりしないように伝え，痛むときには口頭で知らせるように伝える．
- 医師が穿刺する．穿刺中，患者の状態を観察し，下肢痛・しびれ感の有無を確認する．

根拠 穿刺針が脊髄神経に接触していないか確認するため．

⑤ 髄液圧の測定と髄液の採取を介助する.
- 医師が穿刺針の内筒針を抜き，髄液の流出を確認後，三方活栓にマノメータを接続する．
- マノメータと穿刺針とが通じるように三方活栓を操作すると，マノメータに髄液が上昇してくる（図4-1-14）．
- 患者に静かに呼吸するように告げ，髄液の値が安定したら，初圧値・髄液の性状を記録する．
- 医師が，三方活栓を操作し，マノメータ内の髄液を検体提出用滅菌スピッツに採取する．

⑥ 検査中の患者の呼吸状態，脈拍，顔色，悪心，チアノーゼ，冷汗，気分不快，意識状態，痛みの程度，表情を観察する．

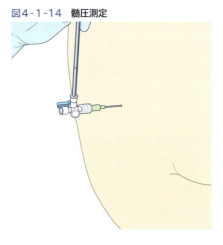

図4-1-14　髄圧測定

⑦ 穿刺針の抜去，穿刺部位の圧迫を介助する．
- 医師がマノメータを取り除き，内筒針を挿入してから穿刺針を抜針する．
- 抜針後，すぐに医師に滅菌ガーゼを無菌的に渡す（あるいはあらかじめ清潔野に出しておく）．
- 医師は穿刺部を用手圧迫する．

⑧ 穿刺部位の消毒，圧迫固定を介助する．
- 止血確認後，滅菌穴あきドレープをはずし，医師に外皮用殺菌消毒剤（ポビドンヨードもしくは0.5％クロルヘキシジンアルコールのスワブスティック）を無菌的に渡し，医師が穿刺部位の消毒を行う．
- 折り滅菌ガーゼを用意し，消毒後に穿刺部位を覆う．
- 固定用テープで圧迫固定する．

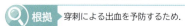 根拠　穿刺による出血を予防するため．

- ガーゼ周囲の消毒液を温タオルなどで拭き取り，乾燥させる．

 コツ！　ポビドンヨードを脱色したい場合は，ハイポアルコールを浸したガーゼなどで拭き取ってから温タオルで清拭し，乾燥させる．

⑨ 後片づけと検体の提出を行う．
- ディスポーザブル手袋をはずし，手指衛生を行い，プラスチックエプロン，マスクをはずして再度手指衛生を行う．
- 使用した物品の後片づけを行い，医療廃棄物は所定の場所に廃棄する．
- 患者の氏名が記載されたラベルを髄液の入った検体提出用滅菌スピッツに貼り，患者名・日付・伝票・検体の種類を確認し，なるべく早く検体を検査部へ提出する．

⑩ 患者を安静にし，状態を観察して記録する．
- 寝衣を整えたら，1時間程度安静にする．
- 検査後24時間は，頭痛，めまい，悪心・嘔吐，背部痛，下肢神経症状の有無，穿刺部位の出血バイタルサインの変化の観察を続ける．頭痛は穿刺後5日以内に出現し数日継続することもある．

根拠　合併症の症状は検査直後には出現しない場合があるため，検査後24時間は観察する必要がある．

⑪ 翌日，穿刺部位から出血がなければ，ポビドンヨードで消毒後，簡易絆創膏を1日貼用する．

4章 ▶ 検査時の看護技術 ／ 1 ▶ 検体の採取法

8 骨髄液の採取（骨髄穿刺）

水準 **2** 到達度 **Ⅱ Ⅳ** 到達目標 **Ⅳ**

Point

▶骨髄検査とは，経皮的に骨髄液を採取し，骨髄の機能・病変を判定する検査である．

▶骨髄液の採取方法には，骨髄穿刺と骨髄生検があり，骨髄生検は，骨髄線維症を疑うとき，骨髄穿刺で骨髄液が吸引できないとき（ドライタップ）などに行われる．

▶本項では，一般的な骨髄穿刺について解説する．

骨髄液の検査でわかること

- 骨髄細胞の密度：骨髄機能の指標として，骨髄細胞の数を測定する．
  - 細胞密度に応じて，過形成，正形成，低形成に分類される．
  - たとえば，再生不良性貧血では細胞成分が著しく減少する．
- 血球の形態の変化：血球が成熟する過程に問題がある場合，血球の形態に変化が生じており，診断の指標となる．
  - たとえば，悪性貧血では巨赤血球がみられるのが特徴であり，骨髄異形成症候群では，骨髄の3系統（白血球，赤血球，血小板）ともに，形態異常がみられる．
- 異常細胞の有無：悪性腫瘍では，異常細胞の有無・数が診断や治療評価の指標となる．
  - たとえば，白血病では白血病細胞が骨髄中に多数みられ，多発性骨髄腫では骨髄腫細胞がみられる．
- 造血器腫瘍では，腫瘍細胞を詳細に検討するために，細胞表面マーカー検査，染色体分析，電子顕微鏡検査，DNA解析，細胞培養などが，骨髄液を用いて行われることがある．

目的

- 造血器疾患の診断・病態の把握
- 治療効果の評価
- 悪性腫瘍の骨髄転移の有無の把握

適応

- 白血病，再生不良性貧血，多発性骨髄腫，悪性リンパ腫などの造血器疾患
- 原因不明の貧血，白血球数減少，血小板数減少，不明熱
- 造血器疾患以外の悪性腫瘍の骨転移

注意

＜起こりうる合併症＞
- 出血，皮下気腫，感染，骨折
- まれに局所麻酔薬によるショック

529

骨髄穿刺の準備

物品準備

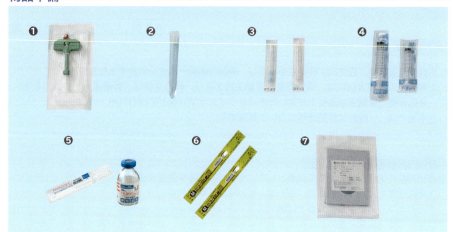

- ☑ ❶骨髄穿刺針
- ☑ ❷検体（骨髄液）提出用滅菌スピッツ
- ☑ ❸注射針18G（局所麻酔薬吸い上げ用）1本，23G（局所麻酔薬注射用）1本
- ☑ ❹注射器：10mL（麻酔注射用）1本，10mL（骨髄液採取用）1本
- ☑ ❺局所麻酔薬
- ☑ ❻外皮用殺菌消毒剤：ポビドンヨードもしくは0.5％クロルヘキシジンアルコールのスワブスティック2本（刺入部の消毒用）
- ☑ ❼滅菌穴あきドレープ
- ☑ ❽滅菌手袋，滅菌ガウン，サージカルマスク，サージカルキャップ（医師用）
- ☑ ❾ディスポーザブル手袋，サージカルマスク，プラスチックエプロン（介助看護師用）
- ☑ ❿滅菌ガーゼ（約4枚）
- ☑ ⓫アルコール綿（バイアル用）
- ☑ ⓬ディスポーザブル処置用シーツ
- ☑ ⓭固定用テープ：伸縮テープが望ましい
- ☑ ⓮はさみ
- ☑ ⓯膿盆
- ☑ ⓰医療用廃棄容器
- ☑ ⓱その他（必要時）：プレパラート，ドライヤー，砂嚢（胸骨の場合），目隠し（ガーゼなど）

実施前の準備

① 患者の状態（血液検査データ）を確認する．
- 血小板数や血液凝固データなどの出血傾向，感染症の有無を確認する．

 出血傾向を確認するのは，骨髄穿刺は骨髄抑制を伴う血液疾患の患者に行われることが多いからである．出血傾向が強い場合は，検査後の止血時間，圧迫時間，経過観察を長めに行う必要があることを念頭におく．

- 局所麻酔薬に対するアレルギー反応の既往を確認する．

 局所麻酔薬による中毒やアレルギーを避けるため．

② 患者本人であることを確認し，検査前のオリエンテーションを行う．
- 患者が医師から説明を受け，同意していることを確認後，検査の注意事項を十分に説明し，検査をイメージできるように情報提供を行う．

 患者間違いを防ぐと同時に，検査を安全に行うためには患者の協力が必要であり，不安の軽減にもつながるため．

[オリエンテーションの内容]
- 検査を行う場所（処置室，病室など）
- 検査部位，方法，所要時間
- 針を刺入するときに強い圧迫感がある．
- 骨髄液を注射器で吸引するとき一瞬痛みを伴う．
- 穿刺後，当日の入浴は避ける．
- 検査前後に食事制限は必要ない．

③ 患者の状態を観察する．
- 血圧，脈拍，呼吸数，不安の程度（表情の変化や異常発汗の有無）を観察する．

④ 患者に，事前に排尿を済ませておくように伝える．

⑤ 患者の体位を整える．
- 処置するベッドに患者を案内し，事前に医師に確認した穿刺部位に応じた体位に整える．穿刺部位が後腸骨稜の場合は腹臥位，前腸骨稜の場合は側臥位，胸骨の場合は枕をはずして水平仰臥位とする．
- 患者の穿刺部位を必要な部分だけ露出し，それ以外はバスタオルなどで覆う．
- 胸骨の場合，患者の目の前で穿刺するため，顔全体をドレープで覆うか，患者の希望に応じて目隠しをする．

⑥ 滅菌物品を置く清潔野をつくるために，処置台（ワゴンなど）を用意する．

⑦ スピッツに患者の氏名が正しく明記されているか確認する．

⑧ 患者の穿刺部位の下に処置用シーツを敷き，スクリーンまたはカーテンを閉める．

⑨ 手技はすべて無菌操作で行う．医師はスタンダードプリコーションに基づき，滅菌ガウン，サージカルマスク，サージカルキャップ，滅菌手袋を着用する．介助する看護師も感染予防のため，サージカルマスク，プラスチックエプロン，ディスポーザブル手袋を着用しておいたほうがよい．

骨髄穿刺の実際

① 穿刺部位（図4-1-15）を確認する．
- 骨髄内容が豊富で安全に穿刺できる後腸骨稜が，穿刺部位として選択されることが多い．

図4-1-15　骨髄穿刺の穿刺部位

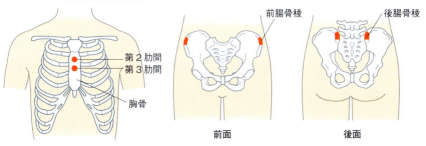

後腸骨稜は骨髄内容が豊富なため選択されることが多い

② 穿刺部位の消毒を介助する．
- 医師に，外皮用殺菌消毒剤（ポビドンヨードもしくは0.5％クロルヘキシジンアルコールのスワブスティック）を無菌的に渡す．

- 十分な消毒が行われたら，医師に滅菌手袋を無菌的に渡す．
- 医師が滅菌手袋を着用したら，滅菌穴あきドレープを無菌的に渡す．
- 医師は，穿刺部位を穴の中心にして滅菌穴あきドレープで患者の身体を覆う（図4-1-16）．その際，滅菌穴あきドレープが固定しにくい場合は，ドレープの端をテープなどで固定する．
- 患者には清潔野を触らないように伝える．

コツ！ ポビドンヨードは速効的ではないので，塗布後は乾燥まで2分以上（エタノール含有では30秒程度）待つ必要がある．また，塗布後すぐにハイポアルコールで脱色すると，ポビドンヨードを化学的に不活化して消毒効果を奪ってしまうので注意が必要である．

図4-1-16　骨髄穿刺（後腸骨稜の場合）

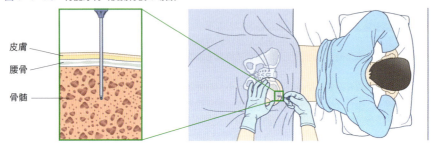

皮膚
腰骨
骨髄

③ 局所麻酔を介助する．
- 局所麻酔薬がバイアルの場合はゴム栓部分をアルコール綿で消毒，アンプルの場合はアンプルカットを行う．
- 医師に10mL注射器と18G注射針を無菌的に渡し，局所麻酔薬を医師が吸引しやすいように介助する（バイアルを逆さにする，アンプルを斜めにするなど）．
- 医師が局所麻酔薬を必要量吸引し終えたら，23G注射針（注射用）を無菌的に渡す．
- 医師は局所麻酔薬を穿刺部周辺に注射し，数分後に局所麻酔薬が効いていることを確認する．

④ 穿刺を介助する．
- 医師に10mL注射器と骨髄穿刺針を無菌的に渡す．
- 穿刺前にもう一度，穿刺部が押されるような感じがすること，痛むときには口頭で知らせるように伝える．不安が強い患者には，看護師が手を握ったり，進行状況を伝えたりすることで安心感をもたらす場合がある．
- 医師が穿刺する．骨髄液を吸引する瞬間に強い痛みがあるが，動かないように患者に伝え，協力を得る．

⑤ 骨髄液の吸引を介助する．
- 医師は，穿刺針が刺入されたら内筒針を抜き，外筒に注射器を接続し，骨髄液を一気に吸引する．

根拠　骨髄液を一気に吸引するのは，穿刺針内で骨髄液が凝固したり，末梢血が混入することを避けるためである．

⑥ 穿刺針の抜去，圧迫止血を介助する．
- 医師が抜針する前に，圧迫用の滅菌ガーゼを無菌的に渡しておく．
- 抜針後すぐに滅菌ガーゼを当て約5分間用手圧迫する（この間，医師は採取した骨髄液の塗抹標本をつくり，ドライヤーで乾かす場合がある）．
- 用手圧迫の時間は，通常，出血時間検査値の2倍程度とする．何度もガーゼをはずすと止血されないため，止血の確認は約5分間圧迫したのちとする．とくに，血小板数が5万/μL以下の場合は止血に十分注意する．
⑦ 穿刺部位の消毒，圧迫固定を介助する．
- 止血確認後，滅菌穴あきドレープをはずし，医師に外皮用殺菌消毒剤（ポビドンヨードもしくは0.5%クロルヘキシジンアルコールのスワブスティック）を無菌的に渡し，穿刺部位の消毒を行う．
- 折り滅菌ガーゼを用意し，消毒後に穿刺部位を覆う．
- 固定用テープで圧迫固定する．

根拠 穿刺による出血を予防するため．

- ガーゼ周囲の消毒液を温タオルなどで拭き取り，乾燥させる．

コツ！ ポビドンヨードを脱色したい場合は，ハイポアルコールを浸したガーゼなどで拭き取ってから温タオルで清拭し，乾燥させる．

⑧ 後片づけと検体の提出を行う．
- ディスポーザブル手袋をはずし，手指衛生を行い，プラスチックエプロン，マスクをはずして再度手指衛生を行う．
- 使用した物品の後片づけを行い，医療廃棄物は所定の場所に廃棄する．
- 患者名・日付・伝票を確認し，検体を検査部へ提出する．
⑨ 患者を安静にし，状態を観察して記録する．
- 寝衣を整えたら，腸骨の場合は穿刺部が下になるように（圧迫が必要なため），仰臥位や側臥位にする．胸骨の場合は，出血傾向によって砂嚢を使用するかを決める．

根拠 胸骨の場合は圧迫しにくいため，砂嚢を使用する．

- 約30分間安静臥床を促し，穿刺部位からの出血，皮下出血，疼痛，呼吸の状態を観察する．
- 検査当日は入浴を避けるように伝え，約24時間は経過観察を続ける．

根拠 合併症の症状は検査直後には出現しない場合があるため，検査後24時間は観察する必要がある．

⑩ 翌日，穿刺部位から出血がなければ，ポビドンヨードで消毒後，簡易絆創膏を1日貼用する．

骨髄生検の場合
- 針は骨髄生検針（Jamshidi生検針）が用いられる．
- 生検部位は後腸骨稜が多い．
- 手技・注意事項は，骨髄穿刺に準じる．

4章
1

⑧骨髄液の採取（骨髄穿刺）

参考文献（4章-1　検体の採取法）

1）永井敏枝監：観察・検査・処置. ビジュアル看護技術2，中央法規出版，2000.
2）橋本信也監：最新臨床検査のABC. 日本医師会，2007.
3）戸倉康之責編：新版 注射マニュアル. エキスパートナースMOOKセレクト，照林社，2004.
4）中村美知子，三浦　規監：検査とケア. 第4版，ケアのこころシリーズ3，インターメディカ，2005.
5）西崎　統監：検査値読み方マニュアル. 第2版，ナース専科BOOKS，エス・エム・エス，2002.
6）氏家幸子ほか：基礎看護技術. 第7版，医学書院，2011.
7）ヨシダ製薬，Y's Square, V各種消毒薬の特性，http://www.yoshida-pharm.com/2012/text05_02_02/#tabs_ex（最終閲覧日2019年6月11日）

参考文献（4章-1-⑤　胸水の採取［胸腔穿刺］）

1）John E Heffner, Paul Mayo: Ultrasound-guided thoracentesis, *UpToDate. Waltham*, MA: UpToDate Inc. https://www.uptodate.com (Accessed on March 18, 2019)

参考文献（4章-1-⑥　腹水の採取［腹腔穿刺］）

1）E. J. Mayeaux, Jr.: Abdominal Paracentesis, *5MinuteConsult*, https://5minuteconsult.com/collectioncontent/30-156350/procedures/abdominal-paracentesis (Accessed on March 18, 2019)
2）Bruce A Runyon: Diagnostic and therapeutic abdominal paracentesis, *UpToDate. Waltham*, MA: UpToDate Inc. https://www.uptodate.com (Accessed on March 18, 2019)
3）José Such, Bruce A Runyon: Ascites in adults with cirrhosis: Diuretic-resistant ascites, *UpToDate. Waltham*, MA: UpToDate Inc. https://www.uptodate.com (Accessed on March 18, 2019)

参考文献（4章-1-⑦　髄液の採取［腰椎穿刺］）

1）Kimberly S Johnson: Daniel J Sexton, Lumbar puncture: Technique, indications, contraindications, and complications in adults, *UpToDate. Waltham*, MA: UpToDate Inc. https://www.uptodate.com (Accessed on March 18, 2019)
2）Brian T Bateman, MScNaida Cole, Christina Sun-Edelstein, FRACPChristine L Lay: Post dural puncture headache, *UpToDate. Waltham*, MA: UpToDate Inc. https://www.uptodate.com (Accessed on March 18, 2019)
3）K C HB, Pahari T.: Effect of Posture on Post Lumbar Puncture Headache after Spinal Anesthesia: A Prospective Randomized Study. *Kathmandu Univ Med J.* 2017 Oct.-Dec.;15（60）:324-328.

参考文献（4章-1-⑧　骨髄液の採取［骨髄穿刺］）

1）James L Zehnder, Bone marrow aspiration and biopsy: Indications and technique, *UpToDate. Waltham*, MA: UpToDate Inc. https://www.uptodate.com (Accessed on March 18, 2019)

4章 ▶ 検査時の看護技術 ／ 2 ▶ 検査法

1 尿検査

水準 ① 到達度 II 到達目標 I

Point

▶ 尿の量や成分は，ネフロンの機能によって，血液組成を一定に保つように調節されている．尿の各種成分には排泄閾値（体内にとどまる限界値）があり，一般に異常成分はこの排泄閾値が低いので，鋭敏に検出できる（陽性反応が出る）．

▶ 尿は自然の排泄物なので，患者から非侵襲的に検体を採取できる利点があり，尿検査は問診と同様に診断に不可欠な基本的検査として位置づけられている．

▶ 尿検査は，腎機能のみでなく腎前・腎後器官・臓器の機能変調・病変を反映し，腎・尿路系疾患の指標となる．また，中毒性の疾患や事故による内臓の損傷など，多くの全身性疾患の発見・診断に有用な情報を含んでいる．

尿の生成と排出のしくみ

腎臓は腎小体（糸球体），近位尿細管，ヘンレ係蹄，遠位尿細管および集合管からなるネフロンの集まりで，尿細管を通過した尿は，腎盂，尿管，膀胱，尿道を経て体外に排泄される（図4-2-1）．

図4-2-1 尿の生成・排出

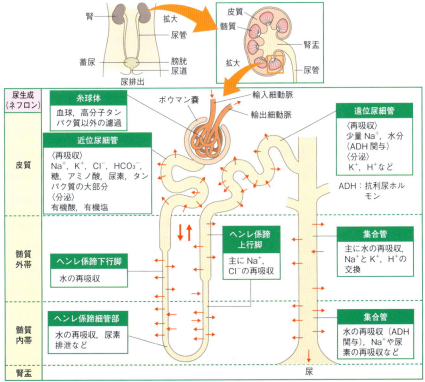

尿検査で調べられること（表4-2-1）

- 本項では，試験紙による定性分析法（スクリーニング）と，尿比重測定法を取り上げる．
  - 試験紙により定性分析される成分（尿タンパク，尿潜血，尿糖，尿ケトン体，尿ビリルビン，尿ウロビリノゲン）および尿比重の基準値と臨床的意義を**表4-2-2**に示す．

表4-2-1 尿検査で調べられること

①尿量	排尿回数，夜間尿量・回数
②比重	表4-2-2参照
③浸透圧	体液恒常性の指標となる．腎機能，全身状態を反映する
④外観	色調，混濁，臭気
⑤定性分析法（スクリーニング）	・試験紙法：タンパク，潜血，糖，ケトン体，ビリルビン，ウロビリノゲン，pH ・沈渣：白血球，赤血球，上皮細胞，円柱，細菌など ・VMA（バニリルマンデル酸）：カテコールアミンの最終代謝産物 ・先天代謝異常のスクリーニングなど
⑥定量分析法	タンパク，糖，含窒素成分（クレアチニン，クレアチン，尿素，尿酸，アンモニア，総窒素など），電解質（ナトリウム，カリウム，クロール，カルシウム，無機リンなど），酵素（アミラーゼ，NAG [N-アセチル-β-D-グルコサミニダーゼ]），低分子量血漿タンパク（β_2-マイクログロブリン，レチノール結合タンパクなど）
⑦その他	細菌，ウイルス

注意！ 尿は生理的変化も大きく，飲食物，薬物，運動，日内の時間，気温，精神的状況などが検査結果に影響する可能性がある．

表4-2-2 試験紙により定性分析される成分および尿比重の基準値と臨床的意義

	分析内容	基準値	臨床的意義
試験紙により定性分析される成分	尿タンパク	陰性〜(±)	・血清中には種々のタンパクが存在するが，尿中にはタンパクはほとんど排泄されない ・健常腎ではアルブミンなどの高分子タンパクは糸球体を通過しない．一方，β_2-マイクログロブリンのような低分子タンパクは通過するが，そのほとんどは尿細管で吸収される ・糸球体腎炎など糸球体に異常がある疾患ではアルブミンが増加し，ファンコニー症候群など尿細管が障害される疾患は，β_2-マイクログロブリンが増加する．したがって，尿タンパクの測定は腎疾患の有無のみならず，障害部位の推測も可能となる ・生理的タンパク尿には，機能性タンパク尿（発熱や運動による）や体位性タンパク尿（立位や前彎による）がみられるが，病的意義はない ・腎前性タンパク尿は腎には異常がないが，血中に増加した低分子タンパクが糸球体を通過し，尿細管での再吸収能を超えてしまった結果，尿中に出るものである ・腎性タンパク尿には糸球体性（ネフローゼ症候群など）と尿細管性（ファンコニー症候群など）がある． ・腎後性タンパク尿は下部尿路の結石，腫瘍，膀胱炎などでみられる

（つづき）

試験紙により定性分析される成分	尿潜血	陰性 感度は赤血球 5 ～10個/μL，ヘモグロビン 15μg/dL 程度である	• ヘモグロビン，ミオグロビンに反応する • 血尿が肉眼的に証明できなくても，尿中に赤血球のヘモグロビンが化学的に証明される場合を尿潜血という • 試験紙法を用いた尿潜血試験は簡便なため，腎・尿路系疾患のスクリーニングや経過観察に用いられている • 血尿の多くは糸球体や腎性非糸球体性疾患のほか，尿路の腫瘍，結石，感染症，外傷など泌尿器科的疾患によるもの，血友病など出血性疾患によるものが多い • 溶血性貧血などでヘモグロビン尿が出現し，横紋筋融解症でミオグロビン尿が出現する．尿潜血反応が陽性となることがある
	尿糖	陰性	• 尿糖は，血糖が腎の糖排泄閾値170～180mg/dL以上になった場合に出現する（血漿中の糖は糸球体で濾過され大部分が尿細管で再吸収され，30～130mg/日の糖が尿中に排泄されるが，定性反応では検出されない） • 通常，糖尿病のスクリーニング検査として用いられる • 尿糖陽性を呈する高血糖疾患には，1型・2型糖尿病のほか，甲状腺機能亢進症，クッシング症候群などの二次性糖尿病，ストレスや頭蓋内圧亢進（脳出血，外傷）などによる一過性糖尿がある • 血糖が正常な場合での尿糖の出現は，腎尿細管の障害が考えられる • 健常者でも，過食後や，ブドウ糖が含まれる輸液後などに一過性に尿糖陽性となる場合がある．また，妊娠後期には生理的な尿糖を呈することがある
	尿ケトン体	陰性	• ケトン体（アセトン体）は，アセト酢酸，アセトン，β-ヒドロキシ酪酸の総称である • ケトン体は，肝臓で脂肪酸の分解によってつくられ，筋肉などのエネルギー源として利用される • 糖質の供給不足や利用障害によりエネルギーの供給が脂質に傾くと，血中にケトン体が増加し尿中にも出現する • ブドウ糖摂取が1日に1体表面積当たり50g以下であれば，尿中ケトン体が陽性になるといわれている • 血中にケトン体があると，代謝性アシドーシスの原因となる．糖尿病性ケトアシドーシスによる昏睡の予知や，重篤なケトーシスを起こしやすい小児の脱水症，周期性嘔吐症の診断に有用である
	尿ビリルビン，尿ウロビリノゲン	尿ビリルビン：（−），尿ウロビリノゲン：（±）～（+）	〈尿ビリルビン〉 • 尿ビリルビンは，血清中の直接ビリルビンが糸球体で濾過されて尿中に排泄されたものである．直接型高ビリルビン血症をきたす肝胆道系疾患があるときに陽性となる 〈尿ウロビリノゲン〉 • 尿ウロビリノゲンは，肝から十二指腸へ排泄された直接ビリルビンが，腸内細菌により脱抱合*を受け，還元されて生成される．このうちの10～15%が腸から吸収されて腸肝循環に入るが，そのうちの一部が肝を通過して大循環に入り，尿中に排泄される • 尿中ウロビリノゲンは肝障害，溶血，腸内容物の停滞などで増加し，肝内外の胆汁うっ滞，腸内細菌叢の減少などで減少する 〈ビリルビン尿とウロビリノゲン尿の関係〉 • 肝内外の胆道閉塞ではビリルビン尿をきたすが，尿ウロビリノゲンは減少・消失する • 肝実質障害ではビリルビン尿をきたし，ウロビリノゲン尿も増加する • 溶血性疾患ではビリルビン尿はみられず，ウロビリノゲン尿がみられる

（つづき）

試験紙により定性分析される成分	pH	4.7〜8.0（平均6.0）	・体内の酸・塩基平衡の異常や，尿路結石の予防・治療の目安として用いられる ・尿が強アルカリのときには尿タンパクが偽陽性となることがある 〈pHの変動をきたす主な疾患〉 ・尿pH低下（pH＜5.5）：呼吸性アシドーシス（肺気腫），代謝性アシドーシス（糖尿病，尿毒症など） ・尿pH上昇（pH＞7.0）：呼吸性アルカローシス（過換気症候群など），代謝性アルカローシス（腸閉塞など），腎不全，尿路感染
その他の定性分析	尿白血球	好中球10個/μL，強拡大（400倍）で毎視野5個以上で陽性	・白血球のもつエステラーゼ活性を利用して，尿中白血球を間接的に測定する ・腎盂炎，膀胱炎，尿道炎などの尿路の炎症性疾患で陽性となる
	尿比重	尿比重は通常，1.015〜1.025のあいだで日内変動する．基準値は随時尿(1.007〜1.025)，水制限時(＞1.025)，水負荷時(＜1.005)により異なる	・比重とは物質の質量を15℃の純水の質量と比較したもので，尿比重は尿にどれくらいの溶質が含まれているかを示す ・正常尿での尿溶質には主に尿素とNaCl，病的尿にはタンパクや糖質が含まれ，尿比重に影響を及ぼす ・比重は浸透圧や屈折率と比較的よく相関する．尿細管での物質の移動は浸透圧やイオン濃度と密接な関係があるので，比重よりも浸透圧の測定のほうが優れている ・尿比重も尿浸透圧も，尿の濃縮と希釈の程度を評価するものである．水分の摂取が腎からの排泄に比べて相対的に少ないときには，腎は尿を濃縮して水分の排泄を少なくしようとする．このときには尿の比重が高くなり，尿浸透圧も上昇する．逆に水分の摂取量が相対的に多いときには，尿比重や尿浸透圧は低下する ・尿比重は尿量と反比例して変動するので，常に尿量と併せて考える必要がある ・尿比重は1回測定したのみで病的状態と判断することは困難である．24時間蓄尿や継続的測定を行い，尿量と併せて考えれば，腎機能や循環機能，内分泌異常，水分や電解質異常を診断するうえで有用である 〈尿比重の異常〉 ・低比重尿（低張尿）：比重1.008以下の尿（尿崩症，浮腫消退時，腎不全など） ・等張尿：比重1.010付近に固定した尿（腎不全など） ・高比重尿（高張尿）：比重1.030以上の尿（高熱，脱水，糖尿病など）

＊有害物質が，無毒化されることをいう

目的

●尿中に含まれる成分の量や質的な変化の把握
●通常は尿中に出現しない物質の存在の把握

試験紙による尿検査

Point
- 試験紙による尿簡易検査法は，操作が簡単で多項目の検査が同時に実施できる．
- 検査結果からは，糖代謝，腎機能，肝機能，酸・塩基平衡，尿路感染症に関する有用な情報が得られる．

試験紙による尿簡易検査法の準備

物品準備

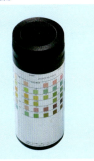

- ❶尿試験紙（エームス尿検査試験紙）
  ※試験紙は，感度が低下しないように，湿気，直射日光，熱を避け，密栓して冷暗所に保存する．

 冷蔵保存では水滴が形成されて試薬が溶出するため，試験紙を冷蔵庫に保管してはならない．

- ❷尿検体（採尿用紙コップ）

実施前の準備
① 看護師は手指衛生を行い，マスク，ディスポーザブル手袋を着用する．
② 患者に検査の目的・方法・注意事項を説明し，同意を得る．
③ 採尿用紙コップに患者の氏名が正しく明記されているか確認する．

試験紙による尿簡易検査法の実際（図4-2-2）

① 乾いた清潔な採尿用紙コップに新鮮な尿検体（中間尿）を採取する．
② 検査を行う前に，尿を十分撹拌する．

 成分が沈殿すると，検査値に影響を及ぼすため．

③ 試験紙を使用直前に容器から取り出し，容器はただちに密栓する．

 容器中の試験紙の感度低下を避けるため．

 新しい容器を開封して使用する際は，既知のコントロール尿を用いて正しく判定されるかチェックする．

④試験紙は，試薬部分を完全に尿中に浸し，ただちに引き上げる（**1**）.

> 🔍 **根拠** ただちに引き上げるのは，試薬の尿中への溶出を避けるためである.

⑤試験紙の端を採尿用紙コップの縁に軽く当てて余分な尿を取り除き，試験紙を水平に保持する（**2**）.
⑥試験紙を試験紙容器に貼付された比色表に近づけ，慎重に判定する（**3**）.

図4-2-2　試験紙による尿簡易検査法の手順

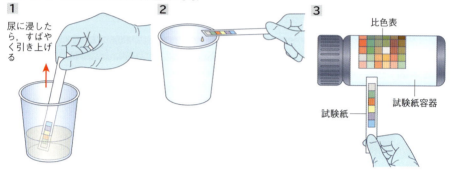

判定時の注意点

- 判定は明るい昼光色蛍光灯下（1,000ルクス前後）で行う.
- まずpH部分の呈色に注意する．呈色が均一でない場合には，ただちに色の濃い部分で判読する．
- 1～2分間で判定するが，タンパク質試験部分の最適な判定時間は60秒である.
- 白血球の判定は2分後に行う．ただし，2分より前に陽性になった場合は，尿中に白血球が存在することを示す.
- ビタミンCの投与などにより，ときに偽陽性・偽陰性の非特異的反応がみられることがある（表4-2-3）.

表4-2-3　尿試験紙検査結果に影響を及ぼす因子

	偽陽性をきたすもの	偽陰性をきたすもの
pH	放置尿（細菌増殖）	着色尿
タンパク	強アルカリ性尿，クロルヘキシジングルコン酸塩	アミトリプチリン塩酸塩（トリプタノール）
糖	酸化薬（過酸化水素など）	ビタミンC，カルベニシリン，L-ドパ
ケトン体	L-ドパ，セフェム系薬物，アセトアミノフェン	L-ドパ
潜血	酸化薬	ビタミンC，L-ドパ
ウロビリノゲン	カルバゾクロムスルホン酸ナトリウム（アドナ），パラアミノサリチル酸カルシウム（PAS）	抗生物質
亜硝酸塩	尿の腐敗	抗生物質，アスピリン

⑦ディスポーザブル手袋をはずし，手指衛生を行い，マスクをはずして再度手指衛生を行う.
⑧記録を行う.

尿比重測定

> **Point**
> ▶尿比重は，屈折計，試験紙（電解質の反応）で測定される．
> ▶屈折計は，尿比重が尿の屈折率によく比例することを応用したものである．
> ▶本項では，屈折計による測定方法を説明する．

屈折計による尿比重測定の準備

物品準備

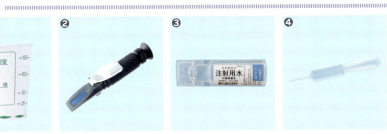

- ☑ ❶尿検体
- ☑ ❷屈折計
- ☑ ❸蒸留水
- ☑ ❹スポイト2本（蒸留水と尿用）：ディスポーザブルタイプ
- ☑ ❺布または紙：蒸留水を拭き取る
- ☑ ❻アルコール綿

実施前の準備

① 看護師は手指衛生を行い，マスク，ディスポーザブル手袋を着用する．
② 尿検体容器に患者の氏名が正しく明記されているか確認する．

屈折計による尿比重測定の実際

① 屈折計のプリズム面の蓋を開け，プリズム面にスポイトを用いて蒸留水1滴を滴下する（**1**）．

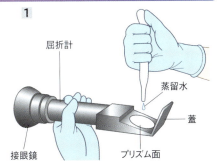

1

② 蓋を閉じ，目盛り調節つまみを用いて接眼鏡の暗視野境界を1.000に合わせる（**2**）．

③ プリズム面の蒸留水を紙または布で拭き取って，そこへスポイトを用いて尿を1滴入れる（**3**）．
- 尿検体は乾いた清潔な採尿用紙コップに新しい中間尿を採取し，スポイトで吸う前に十分攪拌する．

④ 蓋を閉じ，明るい方向へ向かって接眼鏡をのぞき，視野の明暗境界部分の目盛りを読む（**4**）．
［判定時の注意点］
- 尿中にタンパク質やブドウ糖が多量に含まれる場合には補正が必要となる．得られた値からタンパク質1g/dLについて0.003を，ブドウ糖1g/dLについて0.004をそれぞれ差し引く．

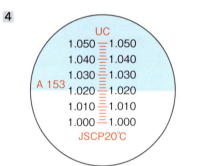

⑤ 計測後は屈折計のプリズム面を洗浄し，全体をアルコール綿で拭く．
⑥ ディスポーザブル手袋をはずし，手指衛生を行い，マスクをはずして再度手指衛生を行う．
⑦ 記録を行う．

4章 ▶ 検査時の看護技術 / 2 ▶ 検査法

2 血糖検査

水準 2　到達度 II　到達目標 I

Point

- 一般に血糖（blood sugar）とは，血漿中のD-グルコース濃度のことをさす．そのほかにもフルクトース，ガラクトース，マンノース，ラクトース，スクロースなどの糖質があるが，いずれも微量である．
- 生体での血糖は，腸管からの糖の吸収，肝臓での糖新生とグリコーゲン合成，さらには末梢組織（骨格筋，脂肪組織）での糖利用などによって決まる．
- 少量の血液で簡易に血糖（グルコース）を測定できる簡易血糖測定器には，患者が日々の血糖値を把握し，コントロールすることを目的として使用する簡易血糖自己測定器（SMBG）と，院内で医療従事者が使用する院内専用グルコース分析装置（POCT：血液中のブドウ糖濃度を20～1,000mg/dLまで測定可能）がある．
- 本項では，簡易血糖検査について説明する．また，糖尿病の診断時に行われる75gグルコース負荷試験（75gOGTT）を取り上げる．

血糖調節

- 血糖調節は，自律神経や各種のホルモンが関係し，拮抗および協調作用によって行われている．
  - 血糖降下作用を有する血糖調節因子：インスリンだけである．
  - 血糖上昇作用を有する血糖調節因子：グルカゴン，甲状腺ホルモン，エピネフリン，成長ホルモン，コルチゾールなど多くある．
- 血糖を一定に保つことは，たいへん重要な生体の恒常性（ホメオスターシス）の1つで，その濃度は狭い範囲に保たれており，血糖検査は糖の代謝状態を最もよく反映する指標となる．
  - 血糖値の異常をきたす病態・疾患を表4-2-4に示す．
- 血糖値は，赤血球での解糖作用や採血部位，測定法など，種々の因子の影響により変動する（表4-2-5）．
  - 静脈採血の場合，赤血球の解糖作用を防ぐためには，フッ化ナトリウム，EDTAナトリウムなどの解糖阻害薬を封入した採血用試験管で採血する．
  - 検体をすぐに測定できないときは冷却保存する．

 根拠　低温のほうが血糖値の低下速度がゆっくりになるため．

目的

- 血液中のグルコース量の測定

適応

- 糖尿病の診断や治療法を決定するための指標とする場合
- 糖尿病患者の血糖コントロール状態を把握する場合
- 低血糖症状を呈する患者の簡易診断をする場合
  - 低血糖症状：発汗，振戦，痙攣，倦怠感，混乱，めまい，心悸亢進，悪心・嘔吐，頭痛，昏迷，不安感，悪寒，失調，昏睡など

543

表4-2-4 血糖値の異常をきたす病態・疾患

高血糖	・糖尿病 ・膵疾患：急性膵炎，慢性膵炎，膵結石，膵がん，膵臓切除後など ・内分泌異常：クッシング症候群，グルカゴノーマ，褐色細胞腫，甲状腺機能亢進症など ・薬物投与：サイアザイド系利尿薬，副腎皮質ステロイド薬，カテコールアミン，経口避妊薬など ・遺伝性疾患：脂肪萎縮性糖尿病，筋緊張性ジストロフィー，プラダー-ウィリー症候群など
低血糖	・糖尿病（インスリン療法，経口血糖降下薬使用時） ・器質性低血糖：膵疾患（膵β細胞腫，膵島細胞症など），内分泌異常（下垂体機能低下症，副腎機能低下症，グルカゴン欠乏症など），膵臓以外の腫瘍，肝疾患 ・機能性低血糖：反応性低血糖（胃切除後，ロイシン低血糖），絶飲食，授乳，インスリン自己免疫症候群 ・先天性代謝異常：糖原病，ガラクトース血症，遺伝性果糖不耐症 ・薬物の影響：インスリン，サリチル酸など

表4-2-5 血糖値の変動因子

放置の影響	・全血をそのまま放置すると赤血球の解糖作用により血糖値が低下する
検体の種類の相違	・全血の測定値は血清または血漿より低値である（全血＜血漿）
採血部位の相違	・静脈血の測定値は毛細血管より低値である（静脈血＜毛細血管） ・動脈血の血糖値は静脈血よりも高い（静脈血＜動脈血） ・十分に温めて血流をよくしてから採取した毛細血管血は，動脈血とみなしてよい
測定法の相違	・測定法には還元法，縮合法，酵素法などがあり，それぞれに誤差因子がある
生理的変動	・血糖値は，食事や運動さらには精神状態など，日常生活のなかのさまざまな因子の影響を受けやすい ・絶飲食でも血糖値は一定に保たれるわけではなく，午前3〜4時ごろに最低値を示すことがある ・激しい筋肉運動では血糖値は低下する
薬物の影響	・インスリンや経口血糖降下薬を使用している場合，その影響は大きい

簡易血糖検査

Point

▶簡易血糖測定器は，さまざまなものがある．測定範囲は大半の機種が血糖値20〜600mg/dLである．一般的には，10%以内の誤差は許容範囲とみなす．

🔍 **根拠** 簡易血糖測定器で測定した血糖と，オートアナライザーで測定した血糖との結果差異は，測定手技を正しく行えば大きな誤差は生じないといわれている．

▶簡易血糖測定器は患者の視力やADL，理解度，生活環境などに合わせて選択する．

血糖コントロール目標
- 血糖コントロール目標を表4-2-6に示す.

表4-2-6 血糖コントロール目標（65歳以上の高齢者については「高齢者糖尿病の血糖コントロール目標」を参照）

目標	血糖正常化を目指す際の目標 [注1]	合併症予防のための目標 [注2]	治療強化が困難な際の目標 [注3]
HbA1c（％）	6.0未満	7.0未満	8.0未満

コントロール目標値 [注4]

治療目標は年齢，罹病期間，臓器障害，低血糖の危険性，サポート体制などを考慮して個別に設定する
注1）適切な食事方法や運動療法だけで達成可能な場合，または薬物療法中でも低血糖などの副作用なく達成可能な場合の目標とする
注2）合併症予防の観点からHbA1cの目標値を7％未満とする．対応する血糖値としては，空腹時血糖値130mg/dL未満，食後2時間血糖値180mg/dL未満をおおよその目安とする
注3）低血糖などの副作用，その他の理由で治療の強化が難しい場合の目標とする
注4）いずれも成人に対しての目標値であり，また妊娠例は除くものとする
（日本糖尿病学会編・著：糖尿病治療ガイド2018-2019. p.29, 文光堂, 2018）

簡易血糖検査測定時の注意点
- **血液量の確保**
  - 測定部位は指先が第一選択である．

> **根拠** 看護師が患者の血糖測定をする際に，耳朶を貫通し針刺し事故になった事例が報告されているため．点滴やシャント側からの採血を避けるためなど必要な場合以外は指先とする．

- **検査のタイミング**
  - 食前（3食），食後2時間，就寝前，午前3時前後，低血糖症状出現時など
- **穿刺部位の乾燥**
  - 採血時の消毒の際に，消毒液が完全に乾燥したことを確認する．乾燥が不完全の場合は測定値が低くなることがある．
- **直前に果物に触れた場合**
  - 果物などの糖分を含む食品に触れたあとで，手を洗わずにそのまま指先から採血すると，測定値が高くなることがあるので，注意する．水洗いに比べて，アルコール綿の消毒だけでは偽高値になるとの報告がある．果物に触れた場合は，必ず水で手を十分に洗う．
- **偽高値になる場合**
  - プラリドキシムヨウ化メチル，マルトースを含む輸液，イコデキストリンを含む透析液を投与中の患者などでは，測定値が高くなる場合があるので，注意する．また，点滴をしている側の指先からは測定しない．
- **偽低値になる場合**
  - 末梢血流が減少した患者（脱水状態，ショック状態，末梢循環障害）の指先から採血した場合は，血糖値が偽低値を示すことがある．

簡易血糖自己測定器による血糖検査の指導の準備

物品準備

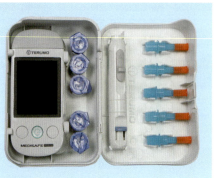

☑ ❶簡易血糖測定器セット
☑ ❷医療用廃棄容器

実施前の準備

① 看護師は手指衛生を行う．
② 患者に検査の目的，方法，注意事項について説明し，同意を得る．測定部位は指先が第一選択である．耳朶（耳たぶ）は針が貫通し，看護師が針刺ししたことが報告されているので極力控える．
③ 微温湯で手洗いしてもらう．

> 🔍 根拠　微温湯で手洗いすると，血管が収縮せず微量な採血量を得やすいため．

④ 落ち着いて採血できる場所で行う．器具は清潔に扱う．

簡易血糖自己測定器による血糖検査の指導の実際

＊メディセーフフィットスマイル®操作手順書（テルモ株式会社）を参考に作成
● 温度変化によって測定値に影響が出ることもあるため，たとえば冬場など，寒い部屋に保管したチップと血糖計を，暖かい部屋へ持っていって測定するような場合は，チップと血糖計を測定場所に20分ほど置いて，温度になじませてから測定する．

① あらかじめ流水で手を洗い，清潔な状態にしておく．
② 血糖計のキャップを外すと電源が入り，「チップをつける」と表示される（**1**）．

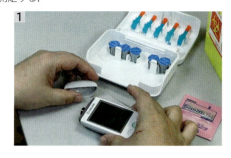

③ 測定用チップのフィルムシートをはがし，血糖計の先に押し込んで，チップのケースを引き抜く（**2**）．
④ ピピッと鳴って，血糖計に「血液をつける」と表示される．

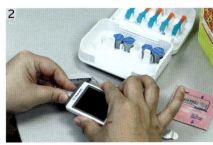

⑤ 穿刺具に針をまっすぐ隙間なく押し込み，針のキャップをねじって外す（**3**）．

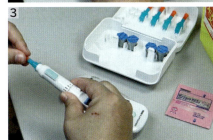

⑥ 測定する指（穿刺する指）をアルコール綿などで消毒する（**4**）．

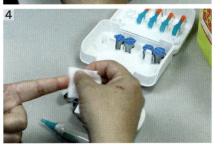

⑦ 針を指先に当てて，プッシュボタンを押す（**5**）．
⑧ 指先を軽く押して血液を出す．

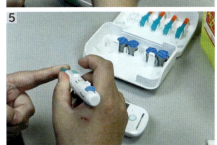

⑨ 血糖計に「血液をつける」と表示されているのを確認したら，測定用チップの先端を指先の血液に軽くつける（**6**）．ピーと鳴るまでつけておく．

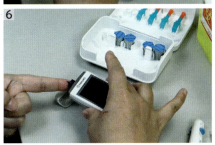

⑩ 音が鳴ったらすみやかにはなし，血糖計に表示された測定値を確認する．
  • 血糖基準値（静脈血漿をグルコースオキシダーゼ法で測定した場合）を表4-2-7に示す．

表4-2-7　血糖基準値（静脈血漿をグルコースオキシダーゼ法で測定）

	空腹時（mg/dL）	摂食後2時間（mg/dL）
成人	80〜110	80〜140
妊婦	70〜100	120未満
小児	60〜100	60〜160
新生児	30〜80	60〜160

⑪ 空のチップケースをチップにかぶせ，血糖計のイジェクターを前に押し出してチップを外す．血糖計のキャップをかぶせると自動的に電源が切れる．
⑫ 穿刺具の針には必ずキャップをかぶせてから，穿刺具のイジェクターを押し出して針を外す．
⑬ チップと針は，医療用廃棄容器に廃棄する．

自己血糖測定の指導のポイント

● 簡易血糖測定は，糖尿病患者が自宅でも自分で行うことができる．その際，穿刺針の適切な捨て方を指導することが重要である．
● 指導にあたっては，患者が簡易血糖測定法を身につけることと，血糖コントロールがうまくできていることとは同義ではないこと，自己血糖測定は血糖コントロールの指導の一部であることを念頭におく．

持続血糖測定器（CGM）による血糖検査

● 持続血糖測定とは，皮下の組織間質中の血糖濃度を，一定の間隔で24時間連続的に測定する検査で，持続血糖測定器を装着（図4-2-3）しているあいだは，患者に生活行動や食生活を記録してもらう．
● 日常生活の記録と持続血糖測定器で得られた血糖値を比較することにより，食事量や運動が実際どのように血糖値に影響するのかを把握することができる．とくに夜間睡眠中の血糖変動をみることができることは重要で，よりよい血糖コントロールが期待できる．

図4-2-3　持続血糖測定器の装着

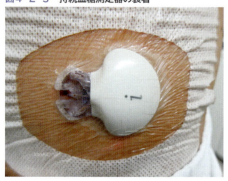

グルコース負荷試験

Point
- 一般的に糖尿病の診断に用いられる検査である.
- 糖尿病患者に対して，ブドウ糖を負荷したときに血糖値の上昇が大きく長時間持続することを利用し，耐糖能を把握する.
- 生体で血糖降下に作用するインスリン作用をみるうえで有用である.
- 上部消化管造影検査後や胃内視鏡検査後には行わない.

75gグルコース負荷試験（75gOGTT）の準備

物品準備

❶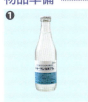
❷
❸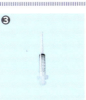
❹
❺

- ☑ ❶75gグルコース溶液
- ☑ ❷解糖阻害薬入りスピッツ
- ☑ ❸注射器と注射針（20〜22G）：静脈血採取用
- ☑ ❹肘枕
- ☑ ❺駆血帯
- ☑ ❻消毒用アルコール綿
- ☑ ❼医療用廃棄容器

実施前の準備

① 看護師は手指衛生を行い，採血時にはディスポーザブル手袋を着用する.
② 患者に検査の目的，方法，注意事項について説明し，同意を得る.

> **コツ！** 検査には時間がかかり，採血時の痛みを伴うなど，患者に負担をかけることが多い点を理解してもらう必要がある.

③ 検査の数日前から当日までに必要な注意事項を説明する.

> **根拠** 数日前からの準備が必要なのは，血糖値にはさまざまな変動因子があるため，極力その変動を少なくする必要があるからである．注意事項が守れなかった場合は，検査が中止になることも含めて説明する．

［検査前の注意事項］
- 検査前10時間以上の絶飲食
- 検査前の3日間は，少なくとも糖質を150gは摂取する（これは，普通の食事がとれていれば問題はない量である）．
- 前日のアルコール摂取は禁止
- 検査の直前の過激な運動は禁止
- 検査当日は内服薬は服用しない（心疾患などの薬物に関しては主治医の指示を受ける）．

④ 検査中は安静にすることが原則なので，ベッドがある落ち着ける場所を準備する．検査中トイレ程度の移動は許可されるが，トイレはなるべく近くにあることが望ましい．

75gグルコース負荷試験（75gOGTT）の実際

① 患者に検査方法の説明，検査前の注意事項（上述）の確認を行う．
② 検査中の注意事項を説明する．

[検査中の注意事項]

- 検査中は水分以外は絶食である．
- 禁煙する．
- 検査中は安静に過ごす．

③ 75gグルコース溶液服用前の，静脈採血を行う．
④ 75gグルコース溶液を服用してもらう．

- 検査に用いる75gのブドウ糖は，300kcalである．
- グルコース溶液の服用後に悪心・嘔吐，腹痛，下痢などの胃腸症状が出現したら，その時点で検査を中止する場合がある．

> 根拠 これらの症状は検査結果に影響するため．

⑤ 記録を行う．
⑥ 服用後30分，60分，120分にそれぞれ静脈採血を行う．

- 75gグルコース負荷試験による判定区分と判定基準を**表4-2-8**に示す．

表4-2-8　糖代謝異常の判定区分と判定基準

①早朝空腹時血糖値126mg/dL以上	①〜④いずれかが確認された場合は「糖尿病型」と判定する
②75g OGTTで2時間値200mg/dL以上	
③随時血糖値*200mg/dL以上	
④HbA1cが6.5%以上	
⑤早朝空腹時血糖値110mg/dL未満	⑤および⑥の血糖値が確認された場合には「正常型」と判定する
⑥75g OGTTで2時間値140mg/dL未満	
●上記の「糖尿病型」「正常型」いずれにも属さない場合は「境界型」と判定する	

＊随時血糖値：食事と採血時間との時間関係を問わないで測定した血糖値．糖負荷後の血糖値は除く
（日本糖尿病学会編・著：糖尿病治療ガイド2018-2019．p.21，文光堂，2018）

3 皮内テスト

4章 ▶ 検査時の看護技術 ／ 2 ▶ 検査法

水準 ❷ 到達度 Ⅲ Ⅳ 到達目標 Ⅳ

Point

▶皮内テストは，アレルギーの原因となる薬物を検索するための皮膚反応の１つとして行われ，アレルゲンエキスを皮内注射して，その反応をみる．
- 皮内テストは，その薬物（アレルゲン）に感作されているかどうかをみる検査であって，アレルギー体質であるかどうかを調べる検査ではない．
- 皮膚反応として，皮内注射のほかに皮膚掻破試験（スクラッチテスト），貼付試験（パッチテスト）などがある．

▶アレルギーは，一般に免疫反応の型としてⅠ・Ⅱ・Ⅲ・Ⅳ型に分けられる．皮内テストでは，このうちⅠ型の反応（即時型：15分），Ⅲ型の反応（遅発型：５時間），Ⅳ型の反応（遅延型：24〜48時間）をみることができる．
- Ⅰ型（即時型）：蕁麻疹型薬疹（発赤，膨疹），アナフィラキシーショックなど
- Ⅲ型（遅発型）：アルサス型反応（発赤，浮腫）
- Ⅳ型（遅延型）：湿疹型薬疹（発赤，硬結），ツベルクリン型反応（発赤，硬結，二重発赤）など

目的

● アレルゲンの確認
● 減感作療法の治療開始濃度の決定

適応

● 薬物によるアレルギー（薬物過敏症）を起こす危険性のある患者
［主な薬物過敏症状］
- Ⅰ型：蕁麻疹，アレルギー性気管支喘息，アナフィラキシーショックなど
- Ⅲ型：過敏性血管炎，溶血性貧血，白血球減少症，血小板減少症など
- Ⅳ型：接触性皮膚炎（うるしかぶれなど），過敏性肝障害，間質性腎炎など

皮内テストの準備

物品準備

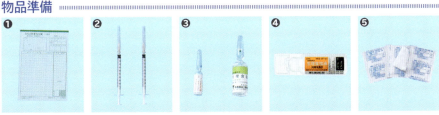
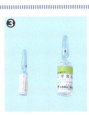

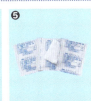

❶ 指示伝票
❷ 1mLの注射器２本（26Gまたは27Gの注射針２本）
❸ 皮内テスト用アレルゲンエキス（例）
❹ 生理食塩液
❺ 消毒用アルコール綿
❻ タイマー
❼ 油性ペンまたは皮膚用色鉛筆（または薬名表示シール）
❽ 医療用廃棄容器
❾ トレイ
❿ 救急セット（セットされている救急カート）：緊急用薬物（エピネフリン，抗ヒスタミン薬，β作動薬，ステロイドなど），注射器，注射針，バッグバルブマスクなど

551

実施前の注意点

●皮内テストは，医師自身で行うか，または医師の監督下でその指示に基づいて行う．医師以外の者が単独で行ってはならない．

> **根拠** 皮内テストは重症喘息発作やショックを誘発する可能性があるため．

- アナフィラキシーショックや激烈な反応などに対しては，救急処置をとれる準備が必要である．場合によっては，あらかじめ血管確保をしてから行う．
- 軽度のアナフィラキシー症状として，くしゃみ，喘鳴，口内異常感，蕁麻疹，血管浮腫，不快感，耳鳴などがある．

●皮内反応は，日ごろ服用している薬物により影響を受けるので注意する．

- Ⅰ型では，抗ヒスタミン薬や抗アレルギー薬が偽陰性の原因となる．副腎皮質ステロイド薬は影響しない．
- Ⅳ型では，副腎皮質ステロイド薬によって抑制を受け，抗ヒスタミン薬には影響されない．

●皮内テストは，皮内注射（p.376参照）と同様の手順をふむ．

実施前の準備

① 患者や家族に検査の目的，方法，注意事項について説明し，検査の同意を得る．患者から過去にアレルギー症状が出現した食物や薬物，また，そのときに出現した症状などの情報を得る．

② 検査の2～4日前から，抗ヒスタミン薬や抗アレルギー薬の内服が中止される．副腎皮質ステロイド薬は，検査の目的によって内服の有無が変わるので指示を確認する．

③ 注射部位に必要な部分を露出でき，結果判定までその部位がこすれたりしないように体位を調整する．皮内注射の適切な注射部位は前腕内側が最も一般的である（p.377 **図3-2-35**参照）．前腕内側の皮膚に炎症，創傷，瘢痕などがあるときは，前上胸部や背部などでもよい．多数の診断薬を同時に使うときは背部で行うことが多い．いずれにせよ，発疹や色素沈着のある部位は避ける．

④ 必要物品をトレイに入れて準備する．

⑤ 手指衛生を行い，ディスポーザブル手袋を着用する．

⑥ 指示伝票と，注射薬の確認を行う．

⑦ 1本の注射器には生理食塩液（基準値測定用）を，もう1本の注射器には薬液を入れる．薬液量は，ツベルクリン反応では0.1mL，アレルゲンテストでは0.02mLである．薬液を注射器に吸い上げる（p.364「皮下注射の準備」参照）．

⑧ ディスポーザブル手袋をはずして手指衛生を行い，新しいディスポーザブル手袋を着用する．

皮内テストの実際（前腕内側を注射部位とする場合）

① 注射部位をアルコール綿で消毒する．
② 注射部位の皮膚を注射器を持たないほうの手で引っ張るようにして伸ばす（図4-2-4）．

図4-2-4　注射器の持ち方と刺入角度

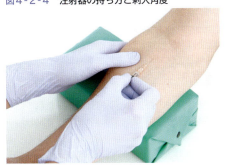

③ もう一方の手で注射器を持ち，注射筒の目盛りと針の切り口が上に向くようにして，皮膚と平行に近い角度で針を刺入する．
④ 生理食塩液と，すこし離れた位置に薬液（指示量）をゆっくり注入する．
　• 皮内に正しく薬液が入ると，膨疹（p.377 図3-2-37参照）ができる．
⑤ 針を抜いたら，注射部位にペンでどちらが薬液かわかるように記入するか，薬名表示シールを貼付する．
⑥ 患者に終了したことを伝える．結果判定まで注射部位をマッサージしたり，掻いたりしないように説明する．

> **根拠**　注射部位をマッサージしたり掻いたりすると，薬液の吸収部分が広がるため，反応を確認しにくくなる．

⑦ 後片づけを行い，使用物品は医療用廃棄容器に廃棄する．
⑧ ディスポーザブル手袋をはずし，手指衛生を行う．
⑨ 判定時間になったら，医師に判定してもらう．
　• 判定時間は検査の目的によってそれぞれ異なる．

［反応のピーク］
　• 即時型（Ⅰ型）：15分
　• 遅発型（Ⅲ型）：5時間
　• 遅延型（Ⅳ型）：24～48時間

［判定基準］
　• 発赤と膨疹の直径を測定する．
　• 発赤20mm以上，膨疹9mm以上のいずれか一方を満たせば陽性である．
　• ただし，膨疹9mm以上であっても，発赤を全く伴わない場合は陰性とする．

⑩ 記録を行う．

4 動脈血ガス分析

4章 ▶ 検査時の看護技術 / 2 ▶ 検査法

水準 **2** 到達度 **Ⅱ Ⅳ** 到達目標 **Ⅰ**

Point

▶生体では，呼吸運動による胸郭の拡大と縮小によって肺胞ガスの換気がなされ，静脈血を動脈血に変化させる（ガス交換する）．呼吸は，延髄の中枢化学受容器などで動脈血中のガス量をモニタリングし，延髄にある呼吸中枢に神経信号を送り，呼吸中枢は受容器からの信号を受けて，呼吸リズムを含めた神経信号を呼吸筋（収縮して呼吸運動を行う）に送ることで調節されている．

▶動脈血ガス分析とは，肺におけるガス交換機能（動脈血中のガス量が正常範囲に保たれているかどうか）をみるために，動脈血酸素分圧（PaO_2），動脈血二酸化炭素分圧（$PaCO_2$），動脈血pHなどを測定することである．

動脈血ガスの基準値

●PaO_2，$PaCO_2$，動脈血pHは直接測定し，動脈血酸素飽和度（SaO_2），重炭酸イオン（HCO_3^-），塩基過剰（BE：base excess）は計算により算出される（それぞれの基準値と臨床的意義を表4-2-9に示す）．

表4-2-9　動脈血ガスの基準値と臨床的意義

	基準値	臨床的意義
動脈血酸素分圧（PaO_2）	80mmHg	・PaO_2は肺の血液酸素化能力の指標であり，心肺系の呼吸・循環機能の状態をさす ・基準値は加齢とともに低下する ・高齢者の基準値はPaO_2(mmHg)＝100.0−0.4×年齢（安静臥床）で表されることも多い ・体動により値が変動するため，20〜30分の安静後，脈拍数・呼吸数が安定したら測定する 〈PaO_2の上昇〉 ・換気量の増加（過換気症候群），吸気中の酸素分圧の上昇（高濃度酸素吸入など）による 〈PaO_2の低下〉 ・呼吸不全を意味する．呼吸不全は，同時に測定した$PaCO_2$と組み合わせてみることにより，ある程度原因を鑑別することができる（例外：循環系に問題がある右→左シャントの患者） ・肺胞低換気（慢性閉塞性肺疾患，喘息重積発作，術後低換気など）によるPaO_2の低下は，$PaCO_2$の上昇を伴う ・肺胞でのガス交換の障害によるPaO_2の低下では，$PaCO_2$は正常または低下する．これは，さらに拡散障害（間質性肺炎，肺うっ血など），換気/血流の不均等（気管支喘息，慢性閉塞性肺疾患など）の2つに分類される（例外：右→左シャントも考えられる）

（つづき）

動脈血二酸化炭素分圧（PaCO₂）	35〜45mmHg	・PaCO₂とは動脈において血液と平衡状態にある二酸化炭素（炭酸ガス）の気圧をいい，肺における換気能力を知ることができる ・PaCO₂は体内の酸・塩基平衡を反映し，呼吸性の因子として血液pHを規定する．肺からの呼出低下（PaCO₂上昇）があると呼吸性アシドーシスとなり，肺からの呼出増加（PaCO₂低下）があると呼吸性アルカローシスとなる．逆に生体が非呼吸性の因子により酸・塩基平衡異常をきたしているときには，肺からの炭酸ガスの呼出を調節することにより酸・塩基平衡を正常化しようとする（代償性変化） ・基準値は年齢により変化し，加齢に伴い増加する（健常男性20歳代で33.8〜46.1mmHgだが，80歳代では38.2〜50.4mmHgと増える） ・ガス交換を反映しているので検査時の患者の状態により，値が大きく変化する．たとえば，緊張のために過換気状態になれば低値を示す．逆に痛みのために息をこらえていたりすれば，換気不良になり高値を示すことになる 〈PaCO₂の上昇〉 ・肺換気量の低下（気管支喘息，気胸，うっ血性心不全など），呼吸中枢の抑制（睡眠薬などの薬物性，脳血管障害など），呼吸筋障害（筋ジストロフィーなど）を意味する 〈PaCO₂の低下〉 ・過換気を意味し，中枢性疾患（髄膜炎など），過換気症候群，低酸素血症，あるいはサルチル酸といった薬物性などが考えられる
動脈血pH	7.35〜7.45	・動脈血pHは，ヘンダーソン─ハッセルバルク（Henderson-Hasselbalch）の平衡式（$pH=6.1+\log HCO_3^- \div 0.03 \times PaCO_2$）で表され，重炭酸緩衝系の代謝性変化と呼吸性変化の両方から影響を受ける．つまり，動脈血pHを測定することにより，これらの調節系の異常の存在を推測し，体内の酸・塩基平衡の最終的状態を知ることができる ・pH測定は通常は動脈血を用いて検査するが，静脈血を用いる場合もある．静脈血を用いる場合は，うっ血させずに採血する（駆血によりうっ血させると組織の虚血が進行しpHが低下する） ・静脈血と動脈血でのpHの差は，0.01〜0.03である． ・動脈血pHを規定する因子は，体液と細胞間の緩衝系，呼吸性の調整（PaCO₂），腎臓での調整（HCO₃⁻）がある ・血液のpHが7.35以下を酸血症（アシデミア），7.45以上をアルカリ血症（アルカレミア）と定義することが多い ・アシドーシスとは血液pHを下げる異常な病態が存在している状態，アルカローシスとは血液pHを上げる異常な病態が存在している状態である 〈pH7.35以下〉 ・代謝性アシドーシス：糖尿病，急性膵炎，肝性昏睡，下痢，脱水など ・呼吸性アシドーシス：換気不全症候群，肺炎，肺気腫，慢性気管支炎，喘息，脳炎など 〈pH7.45以上〉 ・代謝性アルカローシス：嘔吐，胃液吸引，クッシング症候群，低カリウム血症など ・呼吸性アルカローシス：過換気症候群，発熱，肺塞栓症，肝硬変，敗血症など
動脈血酸素飽和度（SaO₂）	97%〜	・血液中の酸素含量の概略を知ることができる ・ヘモグロビンの酸素親和性は酸素濃度（酸素含量）によって影響される．したがって，SaO₂異常は，主としてPaO₂異常と考えられる

4章
2

④動脈血ガス分析

（つづき）

血漿重炭酸イオン濃度（HCO_3^-）	21〜27mmol/L	・HCO_3^-は主に腎臓において調節され，CO_2は肺で調節されるので，ヘンダーソン—ハッセルバルクの平衡式（$pH=6.1+\log HCO_3^-\div 0.03\times PaCO_2$）にあてはめてみると，この式は「$pH=6.1+\log 腎\div 肺$」のように書き換えられる．つまり，$HCO_3^-$と$CO_2$は体液の酸・塩基平衡を調節する重要な因子となる 〈酸・塩基平衡障害〉 ・代謝性アシドーシス：pH↓，$PaCO_2$→，HCO_3^-↓ ・呼吸性アシドーシス：pH↓，$PaCO_2$↑，HCO_3^-→ ・代謝性アルカローシス：pH↑，$PaCO_2$→，HCO_3^-↑ ・呼吸性アルカローシス：pH↑，$PaCO_2$↓，HCO_3^-→
Base Excess（BE）	0±2mEq/L	・BEは，代謝性異常により生体内に生じた酸または塩基の量を示す ・塩基過剰は（＋）の値となり，酸過剰は（－）の値となる
アニオンギャップ（AG）	12±4mEq/L	・AG値の算出＝$Na^+-(Cl^-+HCO_3^-)$ ・AGとは一般検査で測定されない陰イオンの血清濃度の総和をいう．便宜上，代表的な陽・陰イオンを計算式に代入することによって求める ・代謝性アシドーシスの成因の指標となる ・代謝性アシドーシスはAG増加型（糖尿病性ケトアシドーシス，アルコール性ケトアシドーシスなど），AG正常型（下痢，腎尿細管性アシドーシスなど）に分けられる

目的
● 酸・塩基平衡を調節する諸臓器の活動状況を総合的に判断

適応
● 血液の酸・塩基平衡に変化を与える種々の疾患
● 肺でのガス交換機能異常を示す場合
● 重症患者の病態診断
● 全身麻酔下の手術中の患者の状態判断
● 出血傾向が強い患者など

動脈血ガス分析の準備

物品準備

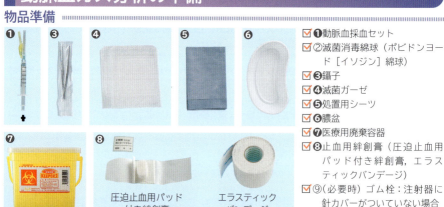

❶動脈血採血セット
❷滅菌消毒綿球（ポビドンヨード［イソジン］綿球）
❸鑷子
❹滅菌ガーゼ
❺処置用シーツ
❻膿盆
❼医療用廃棄容器
❽止血用絆創膏（圧迫止血用パッド付き絆創膏，エラスティックバンデージ）
❾（必要時）ゴム栓：注射器に針カバーがついていない場合

実施前の準備

① 看護師は手指衛生を行い，マスク，ディスポーザブル手袋を着用する．
② 患者に検査の目的，方法，注意事項について説明し，同意を得る．動脈へ針を刺すことや痛みを伴うことなどから患者の不安が増大する可能性を考え，不安軽減に努める．

動脈血ガス分析の実際

① ベッドサイドに必要物品を運ぶ．
② 採血部位を医師に確認し，患者をしっかり固定できる体位にする．
③ 採血部位を露出し，処置用シーツを敷く．
   - 穿刺部位は，橈骨動脈が表在性で皮膚に近いため最もよく選ばれる．拍動が弱いか不明瞭な場合には，上腕動脈，大腿動脈，足背動脈からも採取できる．
④ 医師が穿刺部位を消毒する．
   - 看護師は，医師に鑷子でポビドンヨード綿球を無菌的に渡す．
⑤ 医師が採血（動脈穿刺）をする（図4-2-5）．
   - 看護師は注射器を無菌的に渡し，介助する．
⑥ 採血後は，圧迫止血用パッド付き絆創膏またはエラスティックバンデージで圧迫止血する．
   - 圧迫は5分以上行い，止血を確実にする．
⑦ 医師から注射器を受け取った場合は，注射筒内の気泡を抜いて空気混入を避け，注射針を針カバーまたはゴム栓で密栓し，ヘパリンを混ぜるため，手掌で転がすように回転させる（図4-2-6）．
⑧ 使用した物品は，医療用廃棄容器へ廃棄する．
⑨ 検体は，採取したらすみやかに検査室へ届け，血液ガス分析器で測定する．
   - 血液ガス分析器には，pHガラス電極，CO_2ガラス電極，O_2電極などが組み込まれ，pH，PaO_2，$PaCO_2$，HCO_3^-，Na，K，Cl，Ca，ケトン体，ヘモグロビン濃度などを同時に分析できる．
   - ただちに測定できないときには，氷の入った容器にゴム栓を下にして血液が完全に氷に浸るように立てておく．
   - 針カバー付き注射器の針カバーは完全には密栓できないので，水分混入防止のため，ゴム栓をする．

図4-2-5　動脈穿刺（医師が行う）

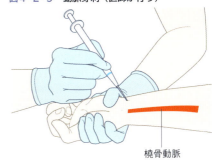

橈骨動脈

図4-2-6　採取した動脈血の凝固防止

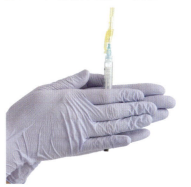

根拠　転がすように回転させるのは凝血を防ぐためである．

根拠　測定までの時間が長く経過すると，白血球からCO_2が血液中に排泄されて$PaCO_2$が高値となるため，冷却することにより反応を遅らせる．

⑩ ディスポーザブル手袋をはずし，手指衛生を行う．
⑪ 記録を行う．

5 中心静脈圧（CVP）測定

4章 ▶ 検査時の看護技術／2 ▶ 検査法

水準 2　到達度 Ⅲ Ⅳ　到達目標 Ⅳ

Point

▶ 中心静脈圧（CVP：central venous pressure）は，胸腔内大静脈の圧で，心臓のポンプ機能，循環血液量，静脈緊張によって変化する．基準値は5〜10cmH$_2$O/4〜8mmHgである．
  - 人工呼吸器使用中や吸引直後は，胸腔内圧が高くなるので中心静脈圧の値は上昇する．
▶ 中心静脈圧測定は，心臓手術後の循環動態の管理や，ショック状態の病態管理には必要不可欠な循環器系の検査で，中心静脈カテーテルが挿入されている患者に行われる．
  - 中心静脈カテーテルの挿入部位は，鎖骨下静脈，内頸静脈，大腿静脈，大伏在静脈などである（p.393 図3-2-49参照）．
▶ 中心静脈圧の測定値は，1回の測定値だけで判断せず，経時的変化をみる必要がある．
▶ 中心静脈圧の異常の場合は，尿量，血圧などのバイタルサインと関連させて考える．
  [中心静脈圧の異常]
  - 上昇：右心不全，心タンポナーデ，過剰な輸液，気胸，胸水貯留，三尖弁狭窄・閉鎖不全など
  - 下降：脱水症，大出血，輸液不足などによる循環血液量の不足
▶ 本項では，圧トランスデューサーによる中心静脈圧の測定について解説する．

目的
- 右心機能の評価の指標
- 右心不全がない場合：循環血液量の過不足を推定する指標

適応
- 心臓手術後，心筋梗塞時の心原性ショック
- 大出血，熱傷時の低体液量ショックなど

圧トランスデューサーによる中心静脈圧測定の準備

物品準備

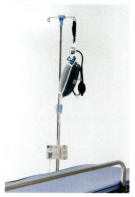

① 圧トランスデューサー
② 三方活栓（圧トランスデューサーとセットになっている場合もあり）
③ 加圧バッグ
④ 抗凝固薬を入れた生理食塩液
⑤ （必要時）延長チューブ

圧トランスデューサーによる中心静脈圧測定の実際（図4-2-7）

① 抗凝固薬を入れた生理食塩液の空気を抜いて加圧バッグにセットし，加圧する．
② 必要に応じ，延長チューブを用いてラインを適当な長さとし，ラインのエアを抜く．
③ ラインを，患者に穿刺した留置針に接続する．
④ 圧トランスデューサーをモニタ本体にケーブルで接続する．
⑤ 患者に目的，手順などを説明して同意を得て，水平位をとる．
⑥ ラインの三方活栓を大気開放してモニタ本体のゼロ点（0点：基準点）を設定（校正）する．
  - 0点は，患者の第4肋間中腋窩線または前腋窩線の位置（おおよそ胸壁厚の上1/3の位置）に設定する．
  - 0点は，測定するごとに設定（校正）を行う．
⑦ 0点がとれたら，患者へのラインを開くように三方活栓を回し，測定する．モニタ上に正しい圧波形が表示されていることを確認する（圧波形が正しくない場合は，正しく計測されていない）．

図4-2-7　測定の実際

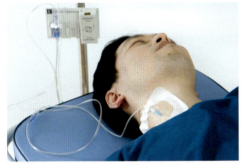

⑧ 三方活栓，ライン類をもとに戻す．
⑨ 記録を行う．

引用・参考文献（4章-2　検査法）

1）猪狩　淳, 中原一彦編：標準臨床検査医学. 第4版, 医学書院, 2013.
2）橋本信也監：最新 臨床検査のABC. 日本医師会生涯教育シリーズ, 日本医師会, 2007.
3）永井敏枝監：観察・検査・処置. ビジュアル看護技術2, 中央法規出版, 2000.
4）西崎　統監：検査値読み方マニュアル改訂版. 第2版, ナース専科BOOKS, エス・エム・エス, 2002.
5）金井正光編：臨床検査法提要. 改訂第34版, 金原出版, 2015.
6）戸倉康之責編：新版 注射マニュアル. エキスパートナースMOOKセレクト, 照林社, 2004.
7）日本糖尿病療養指導士認定機構編・著：糖尿病療養指導士受験ガイドブック2015──糖尿病療養指導士の学習目標と課題. メディカルレビュー社, 2015.
8）日本糖尿病学会編・著：糖尿病治療ガイド2018-2019. 文光堂, 2018.
9）福井トシ子編著：糖尿病妊婦の周産期ケア──女性のライフサイクルを通じた支援. メディカ出版, 2005.
10）日本小児内分泌学会糖尿病委員会編著：こどもの1型糖尿病ガイドブック──患児とその家族のために. 文光堂, 2007.

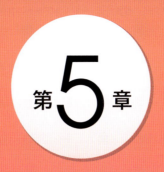

第5章

ME機器使用時の看護技術

1 ME機器の基礎知識

① ME機器に関する基礎知識

2 ME機器使用上の安全管理

① 人工呼吸器
② 心電計
③ 除細動器
④ 超音波ネブライザ
⑤ 輸液ポンプ・シリンジポンプ
⑥ パルスオキシメータ
⑦ 自動血圧計

1 ME機器に関する基礎知識

5章 ▶ ME機器使用時の看護技術 ／ 1 ▶ ME機器の基礎知識

Point

▶ME（Medical Engineering：医療工学）機器とは，医療に用いられている工学機器すべてを指し，その数は膨大なものになる.

▶ME機器の管理・操作は臨床工学技士が主となって行うが，通常の操作や簡単な管理は看護師自身が担うことも多い.

▶本項ではME機器の安全管理を中心に，基本的知識について説明する.

ME機器の電気的安全

電気的安全の基礎

- ME機器には必ず電気が使用されており，電源部からのわずかな「漏れ電流」が人体に流れ込み，感電する可能性がある.
- 電気的安全の中心は，この「漏れ電流」による感電から，患者と医療従事者を守ることである.

ミクロショックとマクロショック

- マクロショック（macro-shock：大きな電流による感電）：電流が皮膚表面から流れ込んで起こる感電をマクロショックとよぶ. 100mA以上の電流が体表に流れると，心室細動が起こるとされている.
- ミクロショック（micro-shock：小さな電流による感電）：心臓に挿入されたカテーテルや電極を通して機器の「漏れ電流」が流れると，ごくわずかの電流でも心臓をピンポイントで直撃することになる. このような感電をミクロショックとよぶ. この場合，わずか0.1mA（100μA）の電流でも心室細動が起こるとされている.
- それぞれのショックの発生例を図5-1-1に，発生する電流値を表5-1-1に示す.

表5-1-1 マクロショック・ミクロショックに対する人体の反応

電流の種類	電流	人体の反応
マクロショック	1mA	ビリビリ感じ始める（最小感知電流）
	10〜20mA	手が離せなくなる（離脱限界電流）
	100mA	体表面に通流すると心室細動を起こす
ミクロショック	100μA	直接心臓に通流すると心室細動を起こす

図5-1-1 マクロショックとミクロショックの違い

a. ミクロショック
（体外式ペースメーカ使用の場合の一例）

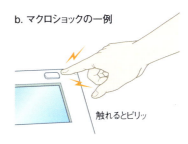

b. マクロショックの一例

（小野哲章，渡辺　敏監［加納　隆］：ナースのためのME機器マニュアル．p.3，医学書院，2011を改変）

アース接続（保護接地）

- 医療機器にはアース接続（保護接地）が義務づけられている．これは医療機器の漏れ電流を地面に流す目的で設置されており，正しく使用することで患者や医療従事者を感電から守ってくれる．
- アース接続部の種類を図5-1-2に示す．

図5-1-2 アース接続部の種類

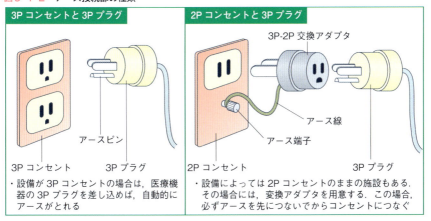

3Pコンセントと3Pプラグ
- 設備が3Pコンセントの場合は，医療機器の3Pプラグを差し込めば，自動的にアースがとれる

2Pコンセントと3Pプラグ
- 設備によっては2Pコンセントのままの施設もある．その場合には，変換アダプタを用意する．この場合，必ずアースを先につないでからコンセントにつなぐ

非常電源

- 生命に直結するようなME機器は一時の停止も許されない．地震や火災などによる電力供給のトラブルで病院全体に電力が供給されなくなったときに，病院内の電力供給を確保するのが非常電源である．
- JIS規格では，立ち上がり時間と連続運転時間により，一般・特別・瞬時特別の3種類に分けて定められている（表5-1-2，p.569 図5-2-3参照）．
- 非常電源には，人工呼吸器などの生命維持に必要なME機器のみ接続する．

表5-1-2　非常電源の種類と内容

非常電源の種類	電圧確立時間 （立ち上がり時間）	連続運転時間 （最小）	コンセントの色
一般	40秒以内	10時間以上	赤
特別	10秒以内	10時間以上	赤
瞬時特別	0.5秒以内	10分以上	赤または緑（緑が多い）

（日本医療福祉設備協会：病院関係者のための電気設備ガイドブック．p.13，2012を参考に作成）

電磁波の問題

- 植え込み型心臓ペースメーカや植え込み型除細動器に代表される医療機器に影響を及ぼす可能性のある電磁波利用製品は，院内でも院外でも多数存在している（携帯電話，スマートフォン，無線LAN，ワイヤレスカードシステムなど）．
- とくに，植え込み型医療機器に対する携帯電話の影響については大きな話題となったが，植え込み型医療機器から22cm以上離れていれば，まず問題はないとされている[1]．
- 院内での携帯電話の使用については，近年，使用区域を指定して院内での使用を認める病院が増えている．ただし，病院が使用を認めた区域においても，付近でME機器が使用されている場合には携帯電話の電源を切る必要がある．表5-1-3にその参考例を示す．

表5-1-3　参考事例：エリアごとの携帯電話端末使用ルール設定

場所	通話等	メール・Web等	エリアごとの留意事項
(1) 食堂・待合室・廊下・エレベーターホール等	○	○	・医用電気機器からは設定された離隔距離以上離すこと ・使用が制限されるエリアに隣接する場合は，必要に応じ，使用が制限される ・歩きながらの使用は危険であり，控えること
(2) 病室等	△※	○	・医用電気機器からは設定された離隔距離以上離すこと ・多人数病室では，通話等を制限するなどのマナーの観点からの配慮が必要
(3) 診察室	×	△ （電源を切る必要はない）	・電源を切る必要はない（ただし，医用電気機器からは設定された離隔距離以上離すこと） ・診察の妨げ，他の患者の迷惑にならないよう，使用を控えるなどの配慮が必要
(4) 手術室，集中治療室（ICU等），検査室，治療室等	×	×	・使用しないだけでなく，電源を切る（または電波を発射しないモードとする）こと
(5) 携帯電話使用コーナー等	○	○	

※マナーの観点から配慮すべき事項は，一律に決められるべきものではないため，上記はあくまでも参考事例として，具体的には各医療機関で判断されることが重要である。

電波環境協議会：医療機関における携帯電話等の使用に関する指針─医療機関でのより安心・安全な無線通信機器の活用のために─，平成26年8月19日.

(https://www.emcc-info.net/medical_emc/pubcom2/2608_1.pdf)

引用・参考文献（5章-1 ME機器の基礎知識）

1）総務省：各種電波利用機器の電波が植込み型医療機器へ及ぼす影響を防止するための指針. 2016.

2）小野哲章，渡辺　敏監：ナースのためのME機器マニュアル. p.2〜11，医学書院，2011.

3）日本医療福祉設備協会：病院関係者のための電気設備ガイドブック. 2012.

4）電波環境協議会：医療機関における携帯電話等の使用に関する指針. 2014.
　　https://www.emcc-info.net/medical_emc/pubcom2/2608_1.pdf

1 人工呼吸器

5章 ▶ ME機器使用時の看護技術 / 2 ▶ ME機器使用上の安全管理

水準 ②③　到達度 Ⅳ　到達目標 Ⅳ

Point

- 呼吸とは，生体が生命の維持に必要な酸素を外界から取り入れ，体内の代謝産物である二酸化炭素を外界に排出する働きをいう．
- 自発呼吸では，呼吸中枢からの刺激により横隔膜と外肋間筋（呼吸筋）が収縮し，肺が伸展する．胸郭の容積が拡大することによって胸腔内に陰圧が生じ，空気が吸い込まれる．その後，横隔膜がゆるむと同時に内肋間筋が収縮し陰圧は小さくなり，肺は弾性のため収縮して空気が吐き出される．この過程に障害をきたすと，人工呼吸器を使用して人為的に呼吸補助を行う必要が生じる場合がある．
- 人工呼吸は，自発呼吸と異なり，気道に陽圧を加えて肺容量を増加させることにより胸腔内圧を陽圧へと転じる非生理的な呼吸方法である．

自然呼吸と人工呼吸との違い（図5-2-1）

- 自然呼吸と人工呼吸の大きな違いは，吸気時の気道内圧と胸腔内圧である．
- 自然呼吸は，呼吸筋を収縮させることで胸郭を拡大させ，気道内圧と胸腔内圧を陰圧にして空気を吸い込む．
- 人工呼吸は，外部から気道に圧をかけてガスを強制的に肺へ送り込むため気道内圧は陽圧になる．

図5-2-1　自然呼吸と人工呼吸との違い

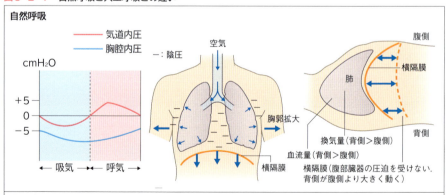

横隔膜の動き：仰臥位の自発呼吸では，背側が腹側より横隔膜の動きが大きいため，背側肺の換気量が腹側より多い．
肺血流量：重力の影響を受けるため背側で多くなる．換気の多い背側に血流が多く流れるために換気血流比は保たれる．
循環器系：胸腔内が陰圧となるため，静脈血は心臓に戻りやすくなる．

(つづき)

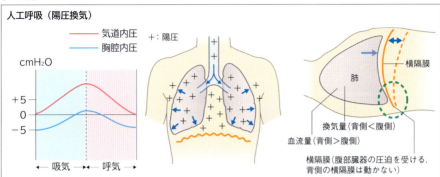

横隔膜の動き：横隔膜の緊張が低下し腹腔内臓器による圧迫を受け背側の横隔膜は動きが制限され，背側肺の換気量は腹側より少なくなる．
肺血流量：重力の影響を受けるため背側で多くなる．背側肺の換気量が少ないにもかかわらず血流が多く流れるため，酸素化が低下する（換気血流比不均衡）．
循環器系：胸腔内が陽圧のため静脈血は心臓に戻りにくくなる．その結果，心臓への静脈還流は減少して心拍出量が低下し，腎血流量の低下を引き起こす．

目的

● 適切な換気量の維持，酸素化の改善，呼吸仕事量の軽減

適応

● 人工呼吸（artificial respiration）療法が適応となるのは，重症肺炎や慢性閉塞性肺疾患（COPD）の急性増悪，急性呼吸促迫症候群（ARDS）などの重篤な低酸素血症や呼吸仕事量増大に伴う呼吸筋疲労，睡眠薬過量服用による呼吸中枢抑制，ギラン-バレー症候群などの神経・筋疾患による肺胞低換気である．
● 人工呼吸の開始基準を表5-2-1に示す．施設により異なるため，必ず確認を行う．

表5-2-1　人工呼吸の開始基準の目安

酸素化能	換気能
・PaO_2（マスクによる酸素投与下）＜60mmHg ・SaO_2（マスクによる酸素投与下）＜90% ・$A-aDO_2$（FiO_2＝1.0）＞350mmHg ・シャント率（FiO_2＝1.0）＞20%	・呼吸パターン　努力性呼吸 ・呼吸数　＜5回/分，または＞35回/分 ・1回換気量　＜3mL/kg ・肺活量　＜10mL/kg ・$PaCO_2$　＜60mmHg ・pH　＜7.2 ・死腔換気率*　＞0.6

*死腔換気率とは，肺胞のなかで血流がない部分の換気量のこと．ガス交換にはかかわっていない．
（「氏家良人：人工呼吸の適応と人工呼吸器の設定，よくわかる人工呼吸管理テキスト（並木昭義，氏家良人編），p.67，1998，南江堂」より許諾を得て改変し転載．）

人工呼吸器使用の準備

物品準備

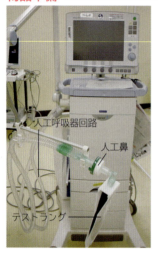

☑ ❶ 人工呼吸器本体
- 人工呼吸器の本体外部には，駆動源となる電源と，酸素・圧縮空気を取り入れるホースアセンブリが接続されている．一方，本体内部には，ガスの流速や回路内圧を制御する制御装置と，患者に必要なガスを調整する駆動装置，そして人工呼吸中の気道内圧・流速・換気量を測定して表示するモニタリング装置や，警報を発生させるアラーム装置がある．

☑ ❷ 人工呼吸器の回路
- 人工呼吸器本体と患者を蛇管でつなぐ装置である．呼吸器回路は，呼気回路，Yピース，吸気回路，患者ごとにパーツを交換する加温加湿装置と，ウォータートラップ（または人工鼻），温度プローブなどで構成されている．

 注意！ 加温加湿器と人工鼻は同時に使用してはいけない．人工鼻の過度の吸湿による流量抵抗の増加や，人工鼻の閉塞のおそれがある．人工鼻は，呼気の熱と水分をトラップし吸気に還元するもので，加温加湿器の役割をする．人工鼻がなければ乾燥したガスが流れ，気道の粘膜線毛運動が鈍化し，損傷や感染をまねく危険性がある．

実施前の準備

① 看護師は手指衛生を行い，ディスポーザブル手袋を着用する．
② 人工呼吸器に関して重要な決定をするときは，患者・家族の意思を確認し，同意を得る．患者1人で，最終決定をしないように注意する．
③ 呼吸回路は，使用説明書に従って組み立てる（図5-2-2）．人工呼吸器を患者に装着する前に，テストラング（テスト肺）を用いて作動状況を確認する．気管挿管や気管切開を行っている場合は，気管チューブの挿入の長さ，狭窄や閉塞の有無，固定の状態，カフ空気量を確認する．

図5-2-2　人工呼吸器の構造

a. 加温加湿器を使用した回路の略図

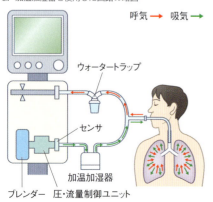

b. 人工鼻を使用した回路の略図

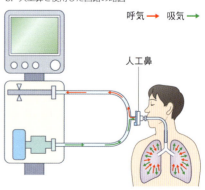

人工呼吸器使用の実際

① 人工呼吸器本体に呼吸器回路一式を接続する．
② 電源プラグを非常電源（赤色または緑色コンセント）に必ず接続する（図5-2-3）．

図5-2-3　コンセントの色

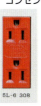

緑色
瞬時特別非常電源コンセント
（医用無停電装置，瞬時に立ち上がる）
赤色
非常用電源コンセント
（一般，特別非常用，10〜40秒で立ち上がる）
白色
一般用電源コンセント

③ 中央配管設備のアウトレット（配管端末器）に確実に接続し，接続部からのリークがないことを確認する（図5-2-4）．

図5-2-4　アウトレット

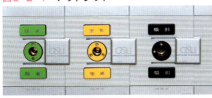

④ 電源スイッチをONにする．

知っておこう！　初めて人工呼吸器装着患者にかかわるときのポイント

- 人工呼吸器を装着している患者は，多くの場合，鎮静薬などで眠っているように見えたり，意識レベルが低下していたりする．だが，たとえそう見えたとしても，入室時には「失礼します」とあいさつをし，「今から〇〇をしますね」などの声かけを忘れずに行う．患者の意識の有無にかかわらず，ほかの看護技術と同様の大前提として"一人の人間に対してケアを行う"という心がけが重要である．
- 人工呼吸器は，「専門用語が多い」「メーカーごとに細部が異なる」「患者の生命活動にダイレクトに影響する」などの要因から，初めて扱う際には不安を抱きがちな機器といえる．指導者や先輩看護師のケアをよく観察することで注意点を学んでいくとともに，慣れないうちは「自分が何をすればいいか」を声に出して確認し，くれぐれも「なんとなく」でケアを実施しないことが非常に大切である．

⑤ 操作パネル（図5-2-5）で患者の換気条件（モード）を設定し，設定どおり作動しているかを確認する．

図5-2-5　人工呼吸器操作パネルの一例

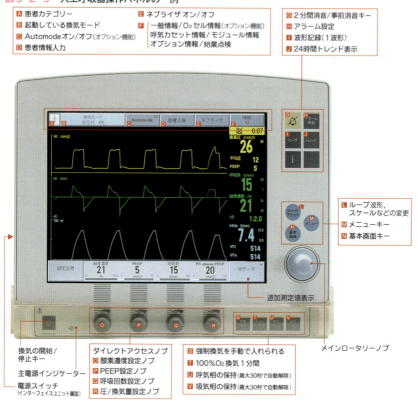

（資料提供：フクダ電子株式会社）

⑥ 警報アラーム（上限，下限）が設定どおり作動するか確認する．
⑦ テストラングをはずし，患者に装着する．
⑧ 患者の呼吸状態をしばらく観察する（安全管理についてはp.575参照）．
⑨ ディスポーザブル手袋をはずし，手指衛生を行う．
⑩ 記録を行う．

人工呼吸器の換気モードと設定

①調節換気（CMV）
- 設定された1回換気量と呼吸回数で強制換気を行う．自発呼吸がないとき，筋弛緩薬の投与など呼吸不全管理の初期に用いられる．
- 自発呼吸がない状態では，呼吸数，吸気・呼気開始のタイミングをすべて機械側で管理する．換気様式には，量規定換気（VCV）と圧規定換気（PCV）がある

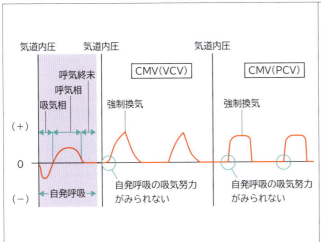

量規定換気（VCV）：1回の換気量を決めて，その量を一定の時間で送り出す．圧規定よりも確実に換気できることが特徴．気道内圧が高くなりすぎる危険性がある．

圧規定換気（PCV）：吸気圧を決めて，一定の圧でガスを一定時間送り込む．肺胞内は，加えた吸気圧以上にならないので，過膨張や圧外傷を起こしにくくなる．肺が硬くなったときや気道抵抗が増したときは換気量が減少するため，低換気となる危険性がある．

②補助換気（AMV）
- 自発呼吸の吸気努力による陰圧を感知（トリガー※）し，すべての自発呼吸に対して換気の同期を行う換気モードである．

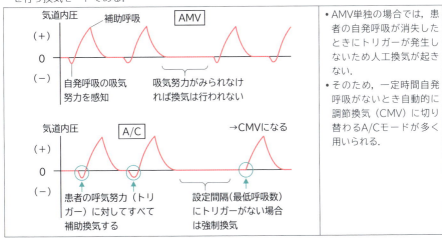

- AMV単独の場合では，患者の自発呼吸が消失したときにトリガーが発生しないため人工換気が起きない．
- そのため，一定時間自発呼吸がないとき自動的に調節換気（CMV）に切り替わるA/Cモードが多く用いられる．

※トリガー：あらかじめ指定していた状態になったとき，自動的に起動する機能のことである．自発呼吸と同調して吸気を送る場合，患者の吸気を感知する機能が必要となる．この患者の自発呼吸を感知するようにトリガーで設定する．圧トリガーは，患者の吸気を呼吸器回路内の圧力低下で感知する．フロートリガーは，回路内の流量変化で感知する．

③同期型間欠的強制換気（SIMV）
- 強制換気と自発換気を組み合わせたモードで，強制換気は自発呼吸の吸気陰圧を感知し同期して行われる．

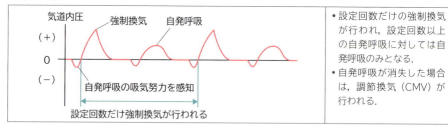

④圧支持換気（PSV）
- 自発呼吸の吸気開始と終了を感知し，吸気時期にわたり気道内圧を設定して陽圧に保ち，換気の補助を行う．

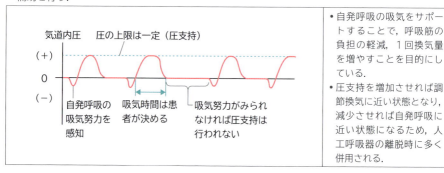

⑤持続気道内圧陽圧（CPAP）
- 気道内圧を常に一定の陽圧に保つ，呼気の終末に陽圧をかけた（呼気終末陽圧：PEEP）モードである．

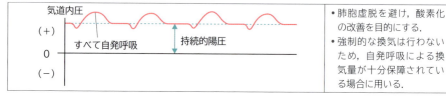

人工呼吸器の設定

- 人工呼吸の設定項目には，吸入気酸素濃度，換気モード，1回換気量，吸気圧，呼吸回数，サポート圧，呼気終末陽圧（PEEP：positive end-expiratory pressure），警報などがある。表5-2-2に項目を示す。
- PEEPとは，呼気時に陽圧を維持するために一定の圧をかける換気法である（図5-2-6）。

表5-2-2　人工呼吸器の設定項目

設定項目	一般的な設定	注意事項
吸入気酸素濃度	21～100%	長時間の高濃度酸素では肺障害（酸素中毒）を起こすため，酸素化を評価しながら調節する。
換気モード選択	• 自発呼吸がなければCMV（VCV*またはPCV*） • 自発呼吸があればSIMV*，PSV*，CPAP* *：p.571～572参照	患者の状態によって，圧規定換気か量規定換気かを選択する。また，自発呼吸があるか，圧サポートが必要かによって，PS（プレッシャーサポート）の付加を考慮する。
呼吸回数	12～16回/分	血液ガスや呼吸パターンを考慮して調節する。肺コンプライアンスが低い肺では，長い呼気時間が必要となる。
1回換気量（VCVの場合）	7～10mL/kg（成人）	量規定換気を行う場合は，呼吸回数と1回換気量の積である分時換気量の調節によって，$PaCO_2$を至適な範囲に調節する。肺の障害による気道内圧の上昇に注意が必要となる。
吸気圧（PCVの場合）	1回換気量をみながら設定	圧規定換気を行う場合は，1回換気量や胸郭の動きをみながら吸気圧の設定を行う。肺コンプライアンスの低い肺では十分な換気量が得られないため，換気量や呼気終末に酸化炭素濃度などのモニタリングが必要である。
吸気時間	1.0秒前後（成人）	肺コンプライアンスが低く膨らみにくい肺では，吸気時間を延長することが考慮される。
サポート圧	5～15cmH₂O	サポート圧は，患者の呼吸筋の状態やウィーニングの時期によって変更される。
トリガー感度	圧トリガー：-1～-2cmH₂O フロートリガー：2～3LPM	呼吸器回路にリークがある場合は，トリガーエラーを起こす場合がある（LPM=liter per minute）。
PEEP（図5-2-6）	3～5cmH₂O	PEEP自体が換気モードを意味するわけではない。呼気終末期に気道内圧が低下することで生じる肺胞の虚脱を予防することや，酸素化を改善するために陽圧をかける。

（道又元裕ほか監［中田　諭］：やってはいけない人工呼吸管理50——集中ケア認定看護師に聞く。第2版，p.10，日本看護協会出版会，2008より引用，一部改変）

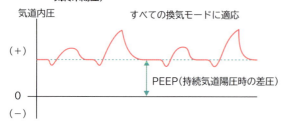
図5-2-6 PEEP (positive end-expiratory pressure：呼気終末陽圧)

人工呼吸療法中に発生する可能性のある合併症

● 人工呼吸器装着中は以下に示すような，さまざまな合併症のリスクがある．

- 圧損傷：気道内圧が上昇することによる気胸，縦隔気腫，皮下気腫など
- 容量損傷：1回換気量の増加に伴う肺の炎症
- 酸素中毒：高濃度酸素投与による無気肺，肺障害など
- 人工呼吸器関連肺炎：口腔内や消化管に付着した細菌が気管チューブを伝わって侵入することによる肺炎や，長期臥床による分泌物の背部への沈下による肺炎などがある．
- その他：消化管出血や精神症状の出現，人工呼吸器との不同調，呼吸筋筋力低下および人工呼吸器依存，加温加湿過多・過少や気道熱傷など

● 人工呼吸器装着中の患者の看護では，呼吸状態だけでなく全身状態の観察が大切である．

人工呼吸器装着中のトラブルと対処法

● 人工呼吸器装着中のトラブルと対処方法について以下に示す．

①漏れ（リーク）
- 呼吸回路の漏れ（リーク）が起こると，最低気道内圧アラームや低換気アラームが作動する．
  ➡ 回路の接続部に漏れやはずれはないか．回路に破損はないか．気道内圧モニタチューブの漏れはないか．回路の吸気・呼気のつけ間違いはないか．

②誤作動
- 人工呼吸器装着中に吸気ガスの加湿，加温を行うが，回路内に結露がたまり，結露が増えると回路内圧や流量が揺れ，誤作動を起こすことがある．
  ➡ 回路内やウォータートラップに水分貯留があれば，随時取り除く．

③加湿加温器の不備
- 電源の入れ忘れ，滅菌水の入れ忘れ，補充し忘れ
  ➡ チェックリストを用いて確認し，定期的に実施する．

④警報アラーム
- 換気条件が変更されたが，警報アラームの設定変更を忘れ，異常時にアラームが作動しなかった．
  ➡ チェックリストを用いて確認する．
- 警報アラームが鳴ったが，原因を探索せずに消音キーを押した．
  ➡ 警報アラームが鳴った場合，人工呼吸器の作動状態および患者の全身状態を観察し，必ず原因を探索し，適切に対処する．

人工呼吸器の安全管理

- 人工呼吸器を使用する際のトラブルを未然に防ぐために，日頃からチェックリストに従って的確な保守点検をすることが重要である．
- 開始前のチェック項目を図5-2-7に，施行中のチェック項目を図5-2-8に示す．

図5-2-7 使用開始前のチェック項目

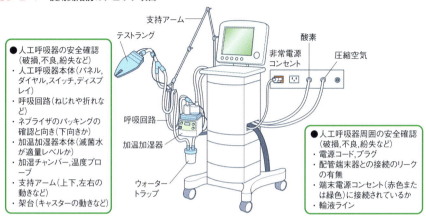

● 人工呼吸器の安全確認（破損，不良，紛失など）
・ 人工呼吸器本体（パネル，ダイヤル，スイッチ，ディスプレイ）
・ 呼吸回路（ねじれや折れなど）
・ ネブライザのパッキングの確認と向き（下向きか）
・ 加温加湿器本体（滅菌水が適量レベルか）
・ 加湿チャンバー，温度プローブ
・ 支持アーム（上下，左右の動きなど）
・ 架台（キャスターの動きなど）

● 人工呼吸器周囲の安全確認（破損，不良，紛失など）
・ 電源コード，プラグ
・ 配管端末器との接続のリークの有無
・ 端末電源コンセント（赤色または緑色）に接続されているか
・ 輸液ライン

図5-2-8 施行中のチェック項目

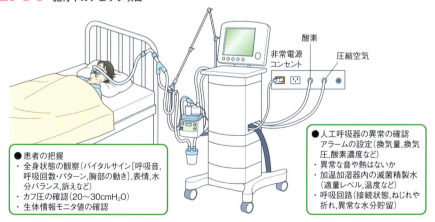

● 患者の把握
・ 全身状態の観察（バイタルサイン［呼吸音，呼吸回数・パターン，胸部の動き］，表情，水分バランス，訴えなど）
・ カフ圧の確認（20〜30cmH$_2$O）
・ 生体情報モニタ値の確認

● 人工呼吸器の異常の確認
アラームの設定（換気量，換気圧，酸素濃度など）
・ 異常な音や熱はないか
・ 加温加湿器内の滅菌精製水（適量レベル，温度など）
・ 呼吸回路（接続状態，ねじれや折れ，異常な水分貯留）

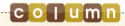

人工呼吸器の保守点検

人工呼吸器の保守点検については，2001年3月27日厚生労働省医薬局長より使用前・中・後の点検項目と内容が示されている．

『厚生労働省医薬局長：生命維持装置である人工呼吸器に関する医療事故防止対策について．医薬発第248号．平成13年3月27日』

http://www.piis.pref.mie.lg.jp/dat/pdf/10000098_002.pdf

2 心電計

5章 ▶ ME機器使用時の看護技術 ／ 2 ▶ ME機器使用上の安全管理

水準 ① ②　到達度 Ⅱ　到達目標 Ⅰ

Point

- 心臓は2種類の心筋，固有心筋と特殊心筋からできている．固有心筋は心臓の大部分を構成し，心臓に収縮をもたらす．特殊心筋は洞結節からプルキンエ線維とつながる刺激伝導系を構成し，全心筋に活動電位を伝達する．
- 特殊心筋により心臓内を活動電位が伝播すると電流が生じ，身体表面で検知することができる．この電流の時間的変化をグラフ化したものが心電図であり，これを検知し，記録する機器が心電計である．

心電図の基本知識

- 心電図の波形は，刺激伝導系および心筋の興奮と回復過程を反映している（図5-2-9）．

図5-2-9　心臓刺激伝導系の興奮と心電図波形の関係

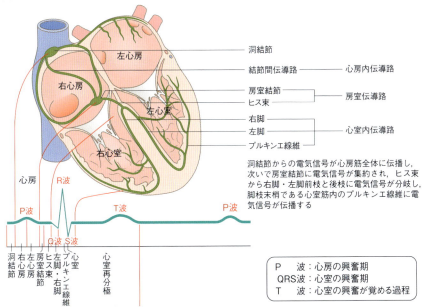

- 心電図は心臓を多角的にとらえるため，標準12誘導心電図を計測することが一般的である．とくに循環器疾患が疑われる場合には最初に行われる必須の検査である．
- 標準12誘導心電図には肢誘導（標準［双極］肢誘導Ⅰ，Ⅱ，Ⅲ，単極肢誘導 aV_R，aV_L，aV_F）と，単極胸部誘導（V_1，V_2，V_3，V_4，V_5，V_6）がある．標準12誘導心電図の誘導部位と電位が

誘導される心臓の部位を，図5-2-10と表5-2-3に示す．

図5-2-10　標準肢誘導の原理

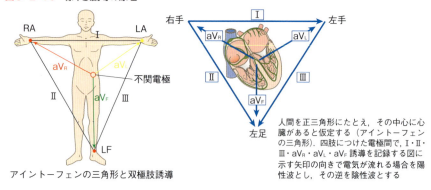

アイントーフェンの三角形と双極肢誘導

人間を正三角形にたとえ，その中心に心臓があると仮定する（アイントーフェンの三角形）．四肢につけた電極間で，Ⅰ・Ⅱ・Ⅲ・aV_R・aV_L・aV_F誘導を記録する図に示す矢印の向きで電気が流れる場合を陽性波とし，その逆を陰性波とする

表5-2-3　標準12誘導と誘導される心臓の位置

誘導		誘導部位	誘導される心臓の部位
肢誘導	標準（双極）肢誘導	Ⅰ　左手と右手の電位差 Ⅱ　左足と右手の電位差 Ⅲ　左足と左手の電位差	左心室前側壁　左心室高位側壁 心室下壁 心室下壁
	単極肢誘導	aV_R　右手の不関電極に対する電位 aV_L　左手の不関電極に対する電位 aV_F　左足の不関電極に対する電位	心室内腔 左心室前側壁　左心室高位側壁 心室下壁
単極胸部誘導		V_1　第4肋間胸骨右縁 V_2　第4肋間胸骨左縁 V_3　V_2とV_4を直線で結んだ中間点 V_4　第5肋間と左鎖骨中線の交点 V_5　V_4と同じ高さで左前腋窩線との交点 V_6　V_4と同じ高さで左中腋窩線との交点	右心室　心室中隔 右心室　心室中隔 左心室前壁　心尖部 左心室前壁　心尖部 左心室側壁 左心室側壁

● 肢誘導は心臓の前額面の誘導であり，単極胸部誘導（図5-2-11）は心臓の水平面における誘導である．

図5-2-11　単極胸部誘導

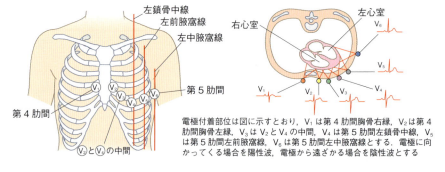

電極付着部位は図に示すとおり，V_1は第4肋間胸骨右縁，V_2は第4肋間胸骨左縁，V_3はV_2とV_4の中間，V_4は第5肋間左鎖骨中線，V_5は第5肋間左前腋窩線，V_6は第5肋間左中腋窩線とする．電極に向かってくる場合を陽性波，電極から遠ざかる場合を陰性波とする

目的
- 循環器疾患の診断
- 心疾患（虚血性心疾患，心筋疾患，心膜疾患など）の判定と診断の補助
- 不整脈の診断
- 電解質異常の診断
- 薬物の作用・副作用の判定と評価
- 疾患の予後についての評価
- 自律神経系の緊張異常の判定
- 心臓の位置，電気軸の変化の判定

心電計による波形の計測の準備

物品準備

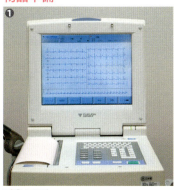
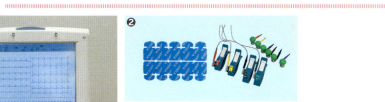

- ☑ ❶心電計
- ☑ ❷電極シール10枚または吸盤
- ☑ ❸記録用紙：最小目盛りが1mm四方，5mmごとに太線が引かれている方眼紙
- ☑ ❹（必要時）ECGクリーム（皮膚と電極の接触電極シールを使用する場合は不要）

実施前の準備

① 看護師は手指衛生を行う．
② 患者に検査の概要（胸と手足に器械を接続すること，しばらく動かずにいることなど）を説明し，同意を得る．仰臥位で検査用ベッドに横になってもらう．
③ 全身に力を入れずリラックスすること，深呼吸は控えることを伝える．

 根拠 ノイズ（心電図を記録するうえで障害となる電気信号のすべて）の混入を避けるためである．ノイズには交流障害（ハム），筋電図の混入，基線の動揺（ドリフト）などがある（p.582「column」参照）．電気毛布，電動ベッドなどからの電気や筋肉の収縮に伴う電気の混入，呼吸や汗により，電極がずれたりはがれたりすると計測が困難となる．

④ 一般に腕時計の電気信号は心電計に影響を与えないため，計測時にはずす必要はない．
⑤ 室温を調整（22〜23℃）する．電子機器の電源を切る．カーテンを閉めるなど，プライバシーに配慮する．記録用紙がセットされている場合，波形が十分記録できる分量が残っているか確認する．

心電計による波形の計測の実際

① 心電計の電源コードを入れる．
② 患者の身体に電極シールを貼付する（図5-2-12）．

図5-2-12 肋骨・肋間の位置，電極の貼付部位
肋骨・肋間の位置

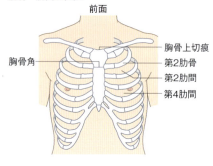

 コツ！ 第4肋間がわかりにくい場合，胸骨柄と胸骨体の癒合部である胸骨角（ルイ角）を触知する．胸骨角は胸骨上切痕より5cm程度下に胸骨が盛り上がったところのことである．その横に触れる肋骨が第2肋骨である．そこを起点に第4肋間へと下がっていく．

電極の色と貼付部位

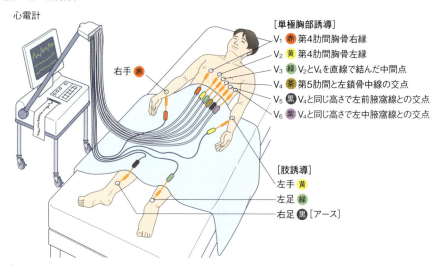

[単極胸部誘導]
V₁ 赤 第4肋間胸骨右縁
V₂ 黄 第4肋間胸骨左縁
V₃ 緑 V₂とV₄を直線で結んだ中間点
V₄ 茶 第5肋間と左鎖骨中線の交点
V₅ 黒 V₄と同じ高さで左前腋窩線との交点
V₆ 紫 V₄と同じ高さで左中腋窩線との交点

[肢誘導]
左手 黄
左足 緑
右足 黒 [アース]

コツ！ 肢誘導の色と順は「あき（よし）くみ（こ）」と覚える．単極胸部誘導の色と順は「あきみちゃ（ん）こくし」と覚える．

③ 心電計の電極と電極シールを接続する．
　［電極シールを用いない場合］
　・電極シールではなく，胸部用電極（吸盤型のもの）や四肢電極（大型の洗濯バサミのようなもの）を使用して計測する場合，患者に装着する前に心電図用ペースト（計測用クリーム）を電極につける．その後，所定の位置に装着し計測する．計測後は電極を患者からはずしたのち，皮膚に残っている心電図用ペーストを拭き取る．
④ 心電計の電源をONにする．
⑤ 較正波（感度を示す波形）が10mm＝1mVの標準感度になっていることを確認する．
⑥ 患者にいまから計測を開始することを伝え，動かないようにしてもらう．
⑦ 心電計のスタートボタンを押す．
⑧ マニュアルモード（計測時間や計測部位の切り替えを検査者が行う）で記録する場合，心電図記録の最後の心拍において，T波とP波のあいだに較正波を記録する．
⑨ 計測が終了したら，心電計をOFFにして，電極シールを患者からはずす．
⑩ 患者の着衣を直し，ねぎらいの言葉をかけ，移動してもらう．
⑪ 電極シールは捨て，心電計の電極を絡まないようにまとめる．
⑫ 電源コードを抜き，片づける．
⑬ 手指衛生を行う．
⑭ 記録を行う．

計測時の注意点

① 基線が乱れた場合，ハムフィルタをONにすると，きれいな心電図が計測できる
● 基線とは，第1波形のP波始点から第2波形以降のP波始点を結んだ直線（図5-2-13の青線）のことをいう．標準12誘導心電図では，多くの人で最も大きい波形が記録できることから，Ⅱ誘導を基本波形とすることが多い．正常洞調律の場合，以下の条件を満たす．

図5-2-13　心電図の基本波形における基線の例

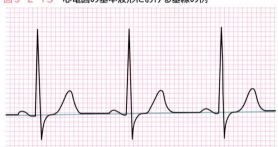

・心拍数 60～100回/分
・P波はⅠ・Ⅱ・aV$_F$で上向き
・PQ時間（間隔）0.12～0.20秒（3～5mm）
・PとQRSは1対1の関係を維持
・PP間隔（RR間隔）がほぼ一定

● ハムとは，電子機器などから電気の一部が混入した電気的障害のことをいう．
● ハムフィルタとは，基線が乱れないように，ハムの周波数の信号をカットするもので，心電図に影響を与えずにハムを除去できる．しかし実際には，心電図に含まれるべき同じ周波数の信号もカットされるため，計測に影響が出る．
　・具体的には，QRS波が小さく記録されたり，ペースメーカの信号が消えたりする．
　・まずはノイズの原因を特定し，取り除く努力をする．それでも解消されない場合に使用する．

② 記録用紙からはみ出る場合
● 心電図波形の振幅が大きく，記録用紙からはみ出るときは，通常の感度で計測したのち，感度を 1/2（5mm＝1mV）となるよう切り替えて計測する（図5-2-14参照）.

図5-2-14　心電図波形の見方（通常例）

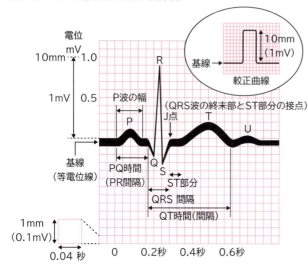

	正常範囲（秒）
PQ時間（間隔）	0.12〜0.20
QRS間隔	0.06〜0.10
QT時間（間隔）	0.30〜0.45
PP（RR）間隔	0.60〜1.00

紙送り速度　25mm/秒
心電図上の1mmは0.04秒

column

心電図にノイズが混入した例と対策

電子機器からのノイズ侵入	交流電源（ハム） 電子機器などから電気の一部が混入したもの 基線が小刻みに揺れる． ➡電子機器の電源を切ることで対応
筋電図	筋肉が収縮する際に発生する電気 基線に不規則な波形が出る． ➡患者をリラックスさせ，安静にしてもらう．
ドリフト	基線の動揺（ドリフト） 呼吸や発汗などにより電極が動くことで基線が動揺することをいう． ➡患者に静かに呼吸してもらう，汗をかいている場合はタオルで拭くなどして対応

3 5章 ▶ ME機器使用時の看護技術 / 2 ▶ ME機器使用上の安全管理

除細動器

水準 **3**　到達度 **III**　到達目標 **II**

Point

▶心室細動，無脈性心室頻拍などの致死性不整脈や，心房細動，心房粗動，発作性上室性頻拍，心室頻拍などの頻拍性不整脈に対して，これらを洞調律へ復帰させる目的で直流電流刺激を与えることを電気的除細動という．

▶経皮的に行う方法と，心臓に直接電極を当てて行う方法がある．これらの役割を果たすのが除細動器である．

▶除細動器には機械により単相性と二相性波形がある．単相性は電極間を1方向に電流が流れるように通電するが，二相性は電極間を電流が往復するように通電する．単相性波形よりも二相性波形のほうが除細動成功率が高く，少ない電力量で除細動ができるという特徴があり，除細動後の心筋へのダメージが少ないといわれている．

電気ショックの種類

●除細動器による電気ショック（カウンターショック）で，QRS波に同期せずに通電するものを電気的除細動（defibrillation）といい，R波を検知し，QRS波に同期して通電するものをカルディオバージョン（cardioversion）という．不整脈の種類により，いずれかの方法を選択し実施する（表5-2-4）．

●また，不整脈の種類によって，通電する電力量（J：ジュール）が異なる．

表5-2-4　除細動器を用いた電気ショックの種類

電気ショックの種類	通電方法	適応	初回ショックの電力量	
除細動	非同期で通電	• 心室細動（VF） • 心室粗動（Vf） • 無脈性心室頻拍（VT）など	単相性	360J
			二相性	120～200J
カルディオバージョン	心拍と同期し，R on Tとならないように通電	• 心房細動（AF）	単相性	200J
			二相性	120～200J
		• 心房粗動（AFL） • 発作性上室性頻拍（PSVT）	単相性 二相性	50～100J

＊初回で不成功だった場合，電力量を上げて，繰り返し通電する

目的

●心筋に直流電流を通電して，洞調律に復帰させる．

適応

●心室頻拍（VT），心室粗動（Vf），心室細動（VF）が出現した場合
●心房細動（AF），心房粗動（AFL），発作性上室性頻拍（PSVT）が出現した場合（図5-2-15）

583

図5-2-15 除細動の適応となる代表的な不整脈

心房細動（AF） ・心房の興奮が一定の秩序を失った状態で，不規則なリズムを示す ・心電図では基線の揺れ（f波：細動波），P波の欠如，RR間隔不整が特徴	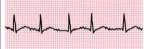	
心房粗動（AFL） ・心房で電気的興奮が規則的に旋回することで発症 ・P波の代わりに250〜350回/分の鋸歯状波（F波：粗動波）がみられる	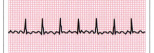	
心室頻拍（VT） ・心室に発生したエントリーや自動能更新により発生する頻拍発作 ・P波の欠如，幅の広いQRS波が連続して出現する	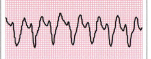	
心室細動（VF） ・心室筋の興奮性が異常に高まり，心室内のあらゆるところから電気的興奮が起こっている状態 ・QRS波，T波の識別不能	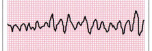	

除細動器使用の準備

物品準備

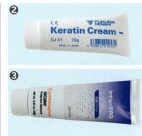
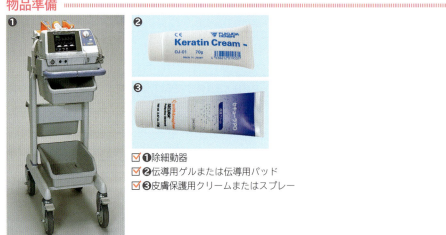

☑ ❶除細動器
☑ ❷伝導用ゲルまたは伝導用パッド
☑ ❸皮膚保護用クリームまたはスプレー

実施前の準備

① 看護師は手指衛生を行い，ディスポーザブル手袋を着用する．出血や嘔吐などがある場合や状況に応じてマスク，ゴーグル，プラスチックエプロンも着用する．
② 機器の作動を確認する（作動テストの実施）．
③ 伝導用ゲルまたは伝導用パッドを準備する（必要な数量があるか確認）．
④ 記録用紙の残量の確認と予備を準備する．
⑤ 心電図用電極を準備する（必要な数量があるか確認）．
⑥ 皮膚保護用クリームなどを用意する．
※心房細動や心房粗動などのカルディオバージョンの実施時には，上述の確認をしてから実施するが，緊急時にいつでも使えるように，普段から準備しておくことが前提である（p.587「除細動器の点検」参照）．

除細動器使用の実際（手順）

① 除細動を行う前に，以下の内容を確認し，実施する．
- 患者の義歯，めがね，時計，ネックレスなどの金属類を除去する．

> **根拠** 導電性のある金属類があると，適切な量の電気エネルギーが心臓に伝わらないためである．義歯は呼吸管理に備えて除去しておく．

- パドルを当てる部位に薬剤パッチ（湿布，心電図の電極など）が貼付されてある場合は取り除く．

> **根拠** パドルからのエネルギーが心臓に伝わるのを妨げ，皮膚に軽い熱傷を起こす可能性があるためである．

- 胸毛の多い患者は，除毛を行う．

> **根拠** 胸毛は電極パドルからのエネルギーが心臓に伝わるのを妨げる．また，胸毛に着火して熱傷を起こす可能性があるためである．ただし，電気ショックの遅れは蘇生率にも影響を与えるため，時間のロスが最小限となるように注意する．

- 体表面が濡れているときは，拭き取る．

> **根拠** 胸部が濡れていると，ショックを与えるための電気が水を伝わって胸部の皮膚全体に逃げてしまい，適切なレベルの電気エネルギー量を心臓に与えることができないためである．

② 除細動器の電源コードを入れ，除細動器の電源を入れる（電源が確保できないときはバッテリーによる使用も可能）．
③ 除細動器の電極パドルの金属面すべてに均一になるように，伝導用ゲルを塗布する（図5-2-16）．

図5-2-16　通電パドルへの伝導用ゲルの塗布

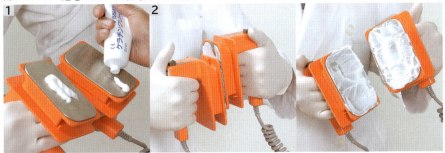

1 金属面に伝導用ゲルを十分に塗る
2 通電パドルを互いにこすり合わせ，伝導用ゲルを均一に伸ばす

④ 通電する電力量を設定し，充電ボタンを押す．
⑤ 患者の右鎖骨直下（第2あるいは第3肋間胸骨右縁）と左第5肋間左前腋窩線（心電図V$_5$の位置）に除細動器のパドルを患者に押し当てる（図5-2-17）．
  ・植え込み式ペースメーカなどがある場合，直上は避けて押し当てる．

> 🔍 **根拠** 除細動器の電気的エネルギーにより，植え込み式ペースメーカなどを破損することが危惧されるため．

図5-2-17 **電極パドルを当てる位置**

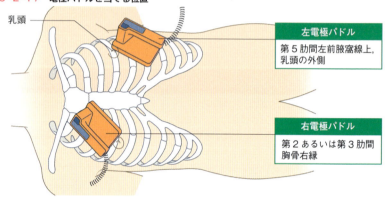

⑥ 施行する医師，介助する看護師は患者に触れないように離れる（このとき，施行者は声掛けをし，患者に触れないように注意喚起をする）．
⑦ 充電ができたら，患者に触れている人がいないことを確認し，電極パドルのスイッチを押し放電する．
⑧ 不整脈の改善がなければ，通電する電力量を上げ，手順④〜⑦を再度実施する．
⑨ 除細動終了後，電極パドルを押し当てていた皮膚とその周辺の皮膚に保護用クリームを塗る．

> 🔍 **根拠** 皮膚に熱傷を起こす可能性があるため，クーリングの実施も含め，皮膚の消炎に努める．

⑩ ディスポーザブル手袋をはずし，手指衛生を行う．
⑪ 記録を行う．

カルディオバージョン使用の実際

① 「除細動器使用の実際（手順）①」を実施する．
② 除細動器の電源コードを入れ，除細動器の電源を入れる．
③ 除細動器の心電図電極を貼る．
④ R波同期装置をONにする．

> 🔍 **根拠** R波同期装置をONにしていないと，心電図のQRS波を検知せず電気ショックがなされ，R on T（心室外収縮のQRS波が先行収縮のT波に重なること）を人工的に引き起こす可能性がある．R on Tから心室頻拍に移行した場合，生命の危機をもたらす．

⑤ 通電する電力量を設定する．
⑥ 心電図の誘導をⅡ誘導に切り替え，同期ができるかどうかを確認する．
⑦ 除細動器の電極パドルの金属面すべてに均一になるように，伝導用ゲルを塗布する．
⑧ 充電ボタンを押す．

⑨ 患者の右鎖骨直下（第2あるいは第3肋間胸骨右縁）と左第5肋間左前腋窩線（心電図V_5の位置）に除細動器のパドルを押し当てる（図5-2-17）．
⑩ 充電ができたら，施行者は患者に触れている人がいないことを確認し，介助者に電極パドルのスイッチを押してもらい放電する（同期するまで少し時間がかかるため放電するまでボタンを押し続ける）．
⑪ 不整脈の改善がなければ，通電する電力量を上げ，手順④～⑩を再度実施する．

> ⚠️ **注意！** R波同期は通常1度スイッチを入れれば入ったままになるはずだが，念のため入っていることを確認する．

⑫ 除細動終了後，電極パドルを押し当てていた皮膚とその周辺の皮膚に保護用クリームを塗る．
⑬ ディスポーザブル手袋をはずし，手指衛生を行う．
⑭ 記録を行う．

除細動器の点検

- 除細動器は「いつ」「どこで」「だれに」使用するかわからない機器である．使いたいときに動かないということがないように，ルールを決めて点検することが大切である．
- 点検には，「定期点検」と「日常点検」がある．定期点検は臨床工学技士や外部委託業者が実施する．日常点検は看護師や医師が「充電されているか」「伝導用ゲルや記録用紙は十分か」「電極パドルが汚れていないか」「作動テストに問題はないか」などについて実施する．
- 点検後は，点検を実施した旨を記録しておくことが重要である．

---

column

除細動器の種類

自動体外式除細動器（AED，図1）
- AEDは，電源を入れると音声で操作が指示され，救助者がそれにしたがって除細動を行うことができる．
- AEDは心電図を自動解析し，電気ショックが必要なときのみ，電気ショックを行う仕組みになっている．
- 2004年に一般市民によるAED使用が認められ，公共施設，駅，学校などに配置されている．

植え込み型除細動器（ICD，図2）
- ICDは除細動器を体内に植え込み，リードを介して直接心臓に電気ショックを与えることができる．
- 心室細動や心室頻拍を検知した場合，本体からの電気刺激を心臓に伝えることにより除細動を行う．
- ペースメーカとしての機能も有しており，徐脈にも対応できる．

両室ペーシング付き植え込み型除細動器（CRT-D）
- CRT-Dは両室ペーシングを行うことで，心筋収縮を同期させ，左室駆出率の増大をはかる．
- 両室ペーシング中に心室細動や心室頻拍を検知した場合，本体から電気刺激を心臓に伝えることにより除細動を行う．

図1 自動体外式除細動器

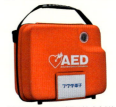

（資料提供：フクダ電子株式会社）

図2 植え込み型除細動器

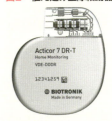

（資料提供：バイオトロニックジャパン株式会社）

5章 ▶ ME機器使用時の看護技術 ／ 2 ▶ ME機器使用上の安全管理

4 超音波ネブライザ

水準 ① 到達度 Ⅱ 到達目標 Ⅰ

Point

- 一般に，ネブライザとは，噴霧器または吸入器のことである．
- ネブライザによってつくられるエアゾルは，液体や固体の小粒子を気体中に浮遊させたもので，粒子の大きさによって気管，肺まで到達する．
- エアゾル療法の主要な作用部位は気道で，その目的は大半が気道病変の改善である．
  - 肺胞病変の治療は，主として血管を介する薬物療法に委ねられている．
- 本項では超音波ネブライザについて述べる（ネブライザのしくみについては，p.436「気管内加湿法」参照）．

目的
- 気道の清浄化
- 気道の加湿
- 気道への薬物投与

適応
〈加湿療法〉
- 鼻閉で口呼吸している場合
- 上気道の炎症がある場合
- 痰喀出困難な場合（痰の粘稠度上昇）
- 酸素，麻酔ガスなど乾燥ガス吸入時
- 上気道バイパス（気管内挿管，気管切開など）

〈エアゾル療法（ネブライザ療法）〉
- 気管切開患者の気道の加湿から末梢気道病変（びまん性汎細気管支炎）をもつ患者まで，適応の幅は広い．

超音波ネブライザの使用の準備

物品準備

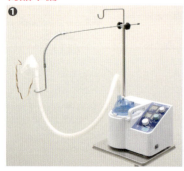

☑ ❶超音波ネブライザ
☑ ❷薬液
☑ ❸吸い飲み
☑ ❹ガーグルベースン
☑ ❺バスタオル（または処置用シーツ）
☑ ❻ティッシュペーパー
☑ ❼膿盆
☑ ❽（必要時）滅菌水

実施前の準備

① 看護師は手指衛生を行い,マスク,ディスポーザブル手袋を着用する.
② 患者に対して,超音波ネブライザの必要性と予測される効果,使用薬物の考えられる副作用,吸入時間について十分に説明し,同意を得る.使用薬物については,p.436「気管内加湿法」参照.
③ 超音波ネブライザの使用は,食事の直前・直後は避ける.

> **根拠** 薬液には苦味があるため,食欲不振や味覚の変化,悪心をまねく可能性がある.

④ 患者の体位は坐位または端坐位にする.坐位が無理なら側臥位をとってもらう.

> **根拠** 坐位や端坐位にすると,呼吸筋を自由に動かせて胸部を十分に拡張することができ,気道の奥へ薬液が吸収されやすくなるため.

⑤ 気分をリラックスするように言葉をかける.

> **根拠** 緊張すると肩に余分な力が入ってしまい,胸郭が広がりにくくなり,不十分な吸入となり疲労感を与えるため.

⑥ 寝衣,寝具が濡れるのを防ぐため,バスタオルまたは処置用シーツで胸を覆う.
⑦ コードやプラグ,本体に破損などがないかどうか確認する.電気的安全を守り,3Pコンセントにつなぐ.2Pコンセントしかない場合は,3P-2P変換アダプタを用いてアースをとる.
⑧ 作用水槽に水を必ず表示の水位まで入れる(図5-2-18).作用水槽に入れる水の種類(水道水,滅菌水など)は機器の取扱説明書や各施設の使用手順に沿って決定する.

図5-2-18 超音波ネブライザの準備

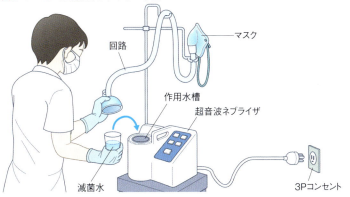

> **根拠** 表示の水位まで入れるのは,振動子により発せられた超音波は作用水槽の中を通って噴霧槽に伝わるため,水が不足すると噴霧されないからである.

⑨ 薬物槽に薬液を適量入れる.実際に稼働するかどうか確認する.

超音波ネブライザの使用の実際

① マウスピースまたはマスクを装着する.
- マスクを使用する場合：マスクは鼻と口を覆い，顔面によく密着するものがよい.
- マウスピースを使用する場合：マウスピースを軽くくわえ，外気と一緒に薬液を吸い込むようにする.

> **根拠** 外気も一緒に吸い込むのは，空気の流量が少ないと，エアゾル粒子が細気管支に到達しないからである．マウスピースの周囲の空気と一緒にエアゾル粒子を吸い込むようにして薬効を促す．

② 超音波ネブライザ使用中の呼吸法（図5-2-19）を説明する．

図5-2-19　超音波ネブライザ使用中の呼吸法

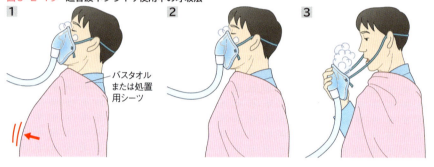

① できるだけ深くゆっくりと息を吸う．　　② 吸気のあと，2～3秒間息をこらえる．　　③ マウスピースまたはマスクから顔を離して息をゆっくりと吐く．

> **根拠** 吸気を深くゆっくり行うのは，深く吸うと気道の直径が増し，通常の呼吸では使用しない深い部位まで薬液を到達させることができるからである．ゆっくり吸うのは，急激に吸うと分泌物が貯留して狭窄しているところで乱流が生じ，その部位より先への吸入ができなくなってしまうからである．また，2～3秒間息をこらえるのは，薬液の組織への沈着が増すからである．

③ 超音波ネブライザのスイッチを入れ，煙のような霧状の薬液が出るようになったら，呼吸法を行うように伝える．
④ 超音波ネブライザのタイマーを指示通りの時間にセットする．
- ダイヤル式の場合，5分以内の場合は，一度ダイヤルを設定時間以上に回し，ダイヤルを戻しながら設定時間に合わせる．

> **根拠** 5分以内の設定の場合，一方向，1回のみの時間設定では，ダイヤルの誤差が大きいため．

⑤ 超音波ネブライザ使用中・後を通じ，呼吸状態，咳嗽，喀痰の状態，薬物の作用・副作用の観察を行う．
- 痰の喀出が容易になるので十分喀出するように説明する．薬物が出てしまっても必要量は粘膜から収集されるので問題ない．

⑥ 超音波ネブライザ終了後，口腔粘膜からの余分な薬液の吸収を防ぎ，口腔内の不快感を取り除くために含嗽をする．
- 口腔内にたまった唾液や薬液が消化管へ影響を与えることもあるため，嚥下せずに膿盆へ出す．

⑦ 使用後の後片づけをする．
⑧ ディスポーザブル手袋をはずし，手指衛生を行い，マスクをはずして再度手指衛生を行う．
⑨ 記録を行う．

超音波ネブライザ使用後の管理

- 超音波ネブライザは洗浄および高水準消毒が推奨されているが，臨床現場での高水準消毒は生体毒性の問題が懸念され，応需能力を超えており，中央一括化処理が推奨されている[4]．
- ここでは臨床現場での使用後の消毒方法の一例について述べる．
  ① 作用水を排水管（ホース）から排水する．
  ② 作用水槽内をスポンジやブラシで機械的に洗浄する．
  ③ 作用水槽内をエタノールで清拭（消毒）し，十分に乾燥させる．

 根拠 作用水槽内の作用水は，超音波を薬液槽に効果的に伝達するために入れられており，直接的な吸入経路ではない．しかし，薬液槽のカップに目に見えない穴が開いていたために作用水槽の汚染が薬液槽に伝播することがある[1]ので，作用水槽内も清潔に保つ必要がある．

  ④ 本体を分解，洗浄後，消毒液に浸漬する．
   ・噴霧槽，作用水槽カバー，薬液槽とその蓋・枠，固定リングなどは，オートクレーブ（高圧蒸気滅菌器）での滅菌も可能である．
  ⑤ 吸入経路である送気チューブ，マウスピースまたはマスクなども本体同様，消毒液に浸漬する．
   ・EOG（エチレンオキサイドガス）滅菌も可能である．
  ⑥ 浸漬した部品やチューブ類などは，よく洗い流し，乾燥させる．
  ※消毒薬については，p.85「医療機材の取り扱い」を参照

管理のポイント

- 作用水槽内は使用直前に消毒する（水位までではなく，全槽にわたり行う）．
- 作用水槽の水は，細菌の繁殖を防ぐためにも1回/日は取り替え，排水後，作用水槽をエタノールで清拭し，乾燥させる．
- ネブライザを連続使用する場合（同じ患者で）は，少なくとも3日に1回は分解可能な回路すべての消毒を行う．

column

ネブライザの微生物汚染

- 超音波ネブライザは構造が複雑で，本体内部すべてを洗浄できない機種が多くみられる．内部に汚染水が残ったまま使用すると細菌が繁殖する危険性があり[5]，薬液槽のカップに目に見えない穴が開いていたために微生物感染した例や，蛇管から患者の唾液が垂れこみ微生物汚染した例など，病棟で管理していたネブライザの微生物汚染に関する報告が多数あげられている[1,2,3]．
- 持木らの報告[4]では，使用後に作用水槽を消毒液で浸したのち，水洗いのみで管理をしていたところ，薬液カップの内側からバイオフィルムを形成するブドウ糖非発酵グラム陰性桿菌が検出されたとある．この報告では，対策としてスポンジやブラシを用いた機械的除去（洗浄）が有効だったと示されている．

5章 ▶ ME機器使用時の看護技術 ／ 2 ▶ ME機器使用上の安全管理

5
輸液ポンプ・
シリンジポンプ

水準 **2** 到達度 **Ⅲ** 到達目標 **Ⅰ**

Point

▶輸液ポンプ・シリンジポンプは，輸液セットのクレンメ（Klemme＝流量調節鉗子）を手で調整して輸液流量をコントロールする代わりに，機械的なポンプの力を利用して，より正確に輸液（輸血）を行うものである．

目的

● 患者の静脈あるいは動脈に薬液や輸液を投与する際，正確な量や速度で投与する．
● 自然落下注入方法では困難であった微量投与や長時間の安定した持続投与

適応

● 厳密な流量管理やIn-Outのバランス管理が必要な患者（心不全，小児，高齢者の患者など）
● 循環・代謝に作用する薬物，血中濃度を安定させる必要がある薬物，高エネルギー輸液などの投与時など

輸液ポンプ使用のメリット・デメリット

自然落下注入方法と比較した，輸液ポンプ使用のメリットとデメリットを以下に示す（シリンジポンプも同様）．

【メリット】

● ポンプによって生み出される高い注入圧力を維持しながら，一定流量で輸液できる．注入圧力により，患者の体動や薬液ボトルの高さ，薬液の粘性，動・静脈圧，血管抵抗，細くて長い経皮的中心静脈カテーテル（PIカテーテルなど）の抵抗，といった影響を受けずに正確な輸液が実施できる．
● 注入圧力は閉塞警報で制限されているが，閉塞警報作動圧を最大にすると，10mの高さから点滴しているのと同等以上の圧力を維持することができる．
● 輸液切れ，点滴ルート内の気泡・閉塞検出などの警報機能を備えているため，患者に対する安全性が確保される．

【デメリット】

● 機械的に薬液を押し込むため，点滴留置針が血管外に漏れた場合に，薬液を血管外へ押し込むリスクが自然落下注入の点滴よりも高い．
● ポンプによる輸液では，血管外注入の際に閉塞警報は作動しない．輸液開始後および定期的にカテーテルの刺入部を確認することが重要である．
● 点滴スタンドに重量のある機材を取りつけるため，患者が点滴スタンドを押しながら歩行する際などに点滴スタンドが倒れるリスクが高まる．

輸液ポンプ

輸液ポンプのメカニズム

- 輸液ポンプは，輸液ラインをポンプで上から下にしごく（押し出す）ことで，設定された流量で持続的に輸液や薬物の投与を行うことができる装置である（図5-2-20，21）．

図5-2-20　輸液ポンプの本体と内部構造

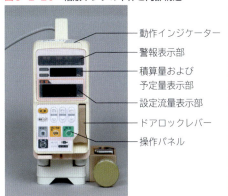
輸液本体

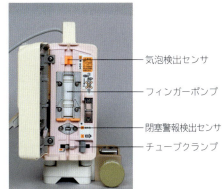
輸液ポンプ内部

図5-2-21　ポンプ方式別分類

フィンガー式	
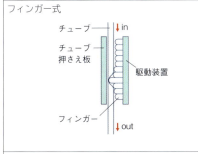	・多数のフィンガー（押圧子）で押圧して送液方向に圧迫移動し，一定量の薬液を吐出させる ・現在最も多く使われているタイプ ・ローラー方式と違いチューブが送液方向に引っ張られないため，使用できる輸液セットの幅が広い

ローラー式	
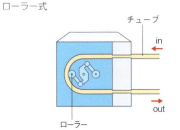	・チューブをローラーで押圧して送液方向に圧迫移動し，一定量の薬液を吐出させる ・専用の輸液セットが必要である ・しくみはシンプルにもかかわらず，輸液セットの装着がやや困難である ・高い注入圧が保たれるので，安定した注入ができる ・在宅中心静脈栄養に用いられることが多い

●輸液ポンプには，流量制御方式と滴数制御方式がある（図5-2-22）．

図5-2-22 方式別分類

流量制御方式	
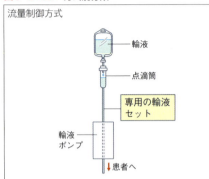	・各社の専用輸液セットを用いて，時間当たりの輸液量を制御する方式 ・定常性に優れた正確な輸液量の持続投与ができる．専用輸液セットは輸液ラインの内径が一定であるため，何cmしごけば何mL輸液されるという計算が可能である．よって，設定輸液量とフィンガーポンプのスピードは一定関係にあり，輸液する薬物や血液製剤の粘稠度の影響を受けない． ・長時間の使用により輸液ラインはつぶれ，流量のマイナス誤差の方向に進むが，24時間以内であればその誤差は±10%以内である．
滴数制御方式	
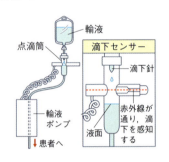	・滴下筒（ドリップチャンバー）の滴下数をカウントし，流量を制御する方式．専用の輸液ラインを使用しなくてもよいため，安価な輸液ラインも使用できる．しかし，薬液の粘稠度や注入速度，滴下筒の傾きによって1滴の大きさが異なるため，流量精度が低い． ・異なる太さの輸液ラインが使用できるが，太いラインほど長時間の使用による輸液ラインのつぶれが大きくなり，流量の誤差も大きくなる．

輸液ポンプ使用の準備

物品準備

- ☑①輸液ポンプ：本体やフィンガーポンプ部に汚れや破損，亀裂などがないこと，十分に充電されていることを確認する
- ☑②輸液セット：流量制御方式では，必ずメーカーが指定する専用輸液セットを使用する
- ☑③注射指示書（書面または電子カルテ上）
- ☑④薬物（例）：注射指示と照合し，医師に指示されたものを準備する
- ☑⑤点滴スタンド：安定性の高いものを使用することが望ましい
- ☑⑥アルコール綿
- ☑⑦トレイ：物品を清潔かつ安全にまとめるために用いる

実施前の準備

① 看護師は手指衛生を行い，ディスポーザブル手袋を着用する．
② 輸液ポンプを使用して輸液する旨を患者に説明して同意を得る．自力で移動可能な患者に対しては，充電の必要性について説明する．
③ 輸液ポンプに破損や汚れがないことを確認する．

輸液ポンプ使用の実際

① 輸液と輸液セットを準備し，輸液セットに薬液を満たす．クレンメは閉じておく（p.382「輸液法」参照）．
② 点滴スタンドに輸液ポンプを確実に固定し，電源を入れる．
- 伸縮式の点滴スタンドを用いる場合，スタンド上部の細い部分ではなく，下部の太い部分に取りつける．
- 輸液ポンプが点滴スタンドに確実に固定されていることを確認する．
- 輸液ラインのセッティング前に電源を入れることで，輸液ポンプの自己診断機能が働く（詳細は各機種の取扱説明書を参照）．
③ 患者確認を行う．
④ 輸液ポンプに輸液ラインをセットする．
- クレンメはポンプの直下に設置する．

> **根拠** 閉塞圧アラームはチューブの膨らみ具合を感知するため，もしポンプの上にクレンメがあると，クレンメが閉鎖している際に閉塞圧アラームが作動しない場合がある．

⑤ 滴下センサーがある場合は，滴下筒に滴下センサーをセットする．
⑥ 流量・予定量を設定する．
⑦ クレンメを開放する．
⑧ 開始ボタンを押す．
⑨ ディスポーザブル手袋をはずし，手指衛生を行う．
⑩ 記録を行う．

輸液ポンプ終了時

① 手指衛生を行う（終了後も）．
② 輸液ラインのクレンメを閉鎖する．
③ 輸液ポンプのドアを開放し，輸液ポンプから輸液ラインをはずす．

> **根拠** クレンメを開放したままドアを開放すると，フリーフロー（後述）が起こり，危険であるため．

④ 記録を行う．

輸液ポンプ使用時の安全管理

① 滴下センサーを使用する場合は，正しくセットする（図5-2-23）．

図5-2-23　滴下センサーの正しいセット

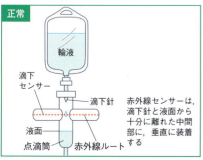

- 滴下センサーがアラームの原因となる部分を図5-2-24に示す．

図5-2-24　アラームの原因となる場合

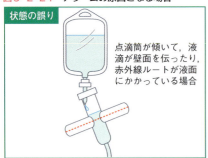

状態の誤り：点滴筒が傾いて，液滴が壁面を伝ったり，赤外線ルートが液面にかかっている場合

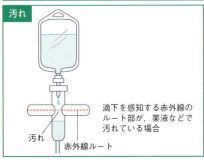

汚れ：滴下を感知する赤外線のルート部が，薬液などで汚れている場合

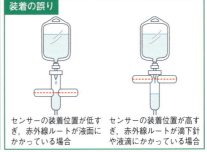

装着の誤り：センサーの装着位置が低すぎ，赤外線ルートが液面にかかっている場合／センサーの装着位置が高すぎ，赤外線ルートが滴下針や液滴にかかっている場合

② 長時間使用する場合は，チューブの状態（変形など）に注意する
- 輸液ポンプはチューブをしごきながら輸液するため，同一チューブを長時間使用すると，チューブの疲労や劣化により，輸液量が変化する可能性がある．取扱説明書に記載されている使用期間を超えない範囲で使用する．

③ 輸液する前に自然落下を確認する
- 輸液ポンプは血管外注入になった場合の警報機能は有していない．そのため，輸液ポンプで輸液を開始する前には，自然落下が得られるか（正しく静脈に入っているか）を確認することが重要である．

④ スタートスイッチの入力を忘れない
- 薬液交換後や早送り機能の作動後にスタートスイッチを押し忘れることが多い．

⚠ 注意！　ベッドサイドを離れる際には，必ずポンプの作動を確認する．

⑤ フリーフローに注意する
- フリーフローとは，輸液ポンプの制御に関係なく輸液が落差により急速投与されてしまうことを指し，きわめて危険である．主にクレンメを閉めずに輸液ポンプのドアを開けたり，輸液セットを一時的に輸液ポンプから取りはずしたりすることで起こる．

⚠ 注意！　輸液ポンプのドアを開ける前，輸液ラインを取りはずす前には必ずクレンメを閉鎖する．

⑥ 薬液の逆流への対応
- 自然落下注入の点滴と同じルートからポンプの注入を行っている場合には，ポンプの流量が多すぎたり，静脈路に閉塞があったりすると，自然落下注入の点滴側へポンプの薬液が逆流することがある．

注意！ 輸液ライン・刺入部に閉塞がないか確認する．刺入部や輸液ラインに問題がない場合，輸液流量を変更できるのであれば変更するが，変更できない場合は新しく別に点滴ルートをとる（別の点滴ルートを刺入する）．

⑦ 不必要な警報を鳴らさない
- アラームは「閉塞」「気泡」「予定量の投与完了」などを通知する重要な機能だが，患者にとっては不安要素となる．輸液終了時刻を考慮して輸液を交換するなどの工夫によって，アラームが鳴ることを減らすことができる．

⑧ ボーラス注入（急速注入）に注意する
- 三方活栓やクレンメの閉鎖により閉塞アラームが発生した際，閉鎖部位をあわてて開放すると，ルート内の陽圧により使用中の薬液が患者へ急速注入され，危険である．

注意！ 閉塞部分の開放前に，ルート内の余剰な薬液を除去し，ルート内の圧を逃がす．

シリンジポンプ

シリンジポンプのメカニズム

- シリンジポンプはその名のとおり，シリンジを用いて薬液を持続的に投与するための装置である（図5-2-25）．
- シリンジを設定した速度で押すことにより輸液する．
- 準備する薬物が少ない場合や，微量投与を行う場合に適している．

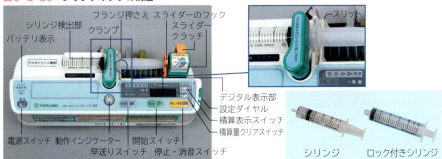

図5-2-25　シリンジポンプの構造

シリンジポンプ使用の準備

物品準備

☑①シリンジポンプ：汚れや破損，亀裂などがないこと，十分に充電されている，またはコンセントにつないであることを確認する

☑②点滴スタンド：安定性の高いものを使用することが望ましい

☑③シリンジ：シリンジポンプメーカーの指定するシリンジを使用する（指定外のシリンジだと，正しくセットできないことがある）

☑④延長チューブ

☑⑤注射指示（書面または電子カルテ上）

☑⑥薬物（例）：注射指示と照合し，医師に指示されたものを準備する

☑⑦アルコール綿

☑⑧トレイ：物品を清潔かつ安全にまとめるために用いる

実施前の準備

① 看護師は手指衛生を行い，ディスポーザブル手袋を着用する．

② シリンジポンプを使用して薬物を投与する旨を患者に説明して同意を得る．自力で移動可能な患者に対しては，充電の必要性について説明する．

③ シリンジポンプに破損や汚れがないことを確認する．シリンジポンプのシリンジメーカー設定と，使用するシリンジとが同じであることを確認する．輸液ラインの閉塞や漏れはないか確認する．

シリンジポンプ使用の実際

① 薬液入りのシリンジと延長チューブを準備し，延長チューブに薬液を満たす（シリンジへの吸い込み方はp.364「皮下注射の準備」参照）．

② 点滴スタンドにシリンジポンプを，患者と同じ高さとなるように設置する．

🔍 **根拠** 位置が高すぎるとサイフォニング現象（後述），逆に低すぎると逆流が起こる危険性があるため．

③ 電源スイッチを押して正常に起動することを確認する．

🔍 **根拠** シリンジのセッティング前に電源を入れることで，自己診断機能が働くため．

④ 患者確認を行う．

⑤ シリンジのフランジ（外筒のツバ部）をスリットに，押し子（内筒）をスライダーのフックに確実に固定する．

⑥ 流量を設定する．

⑦ 患者につながっている輸液ラインに，接続する．

⑧ 開始ボタンを押し，投与を開始する．

⑨ ディスポーザブル手袋をはずし，手指衛生を行う．

⑩ 記録を行う．

シリンジポンプ使用時の安全管理

① サイフォニング現象（図5-2-26）の防止
- シリンジポンプの位置が患者よりも高い位置にあり，シリンジの押し子が何らかの原因でスライダーに固定されていないとき（シリンジポンプからシリンジをはずすときも起こりうる），落差で薬液が大量注入されることがある．
- シリンジポンプを用いて投与される薬物は微量でも大きな影響を与えるものが多いので，きわめて危険である．

図5-2-26 サイフォニング現象

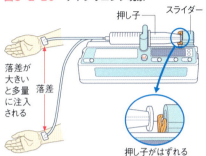

② シリンジポンプは流量の安定が遅い
- シリンジポンプは，押し子やフランジを密着させていても隙間が生じることが原因で，開始直後は安定注入になるまでに時間を要する（図5-2-27）．患者に接続する前から作動させておく方法もあるが，完全に安定注入を続けることはできない．

図5-2-27 シリンジポンプ設置時の隙間の生じる部位

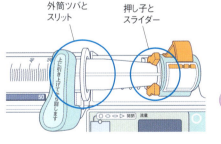

コツ！　設定流量まで安定するには，若干時間がかかる．また，設定流量に達しても開始初期は変動がみられる．

③ シリンジ交換時の注意点
- シリンジポンプ使用中のシリンジ交換は，上記の「サイフォニング現象」「流量の不安定」が極めて起こりやすい．とくに微量投与の薬剤を使用する際には，シリンジ交換の方法やタイミングをスタッフ間で十分に話し合っておく．

④ 輸液する前に自然落下を確認する
- p.595「輸液ポンプ使用時の安全管理」参照

⑤ スタートスイッチの入力を忘れない
- p.595「輸液ポンプ使用時の安全管理」参照
- シリンジポンプで麻薬などを輸液している患者の場合，痛みが増強した際に「ショット」として，一時的に輸液量を手動で増やすことがある．
- 作業手順としては，①停止スイッチを押す，②早送りスイッチを必要量になるまで押し続ける，③開始スイッチを押す，であるが，開始スイッチを押さなければ，定量輸液再開にならないため，注意が必要である．

⑥ 薬液の逆流への対応
- p.595「輸液ポンプ使用時の安全管理」参照

⑦ 不必要な警報を鳴らさない
- p.595「輸液ポンプ使用時の安全管理」参照

⑧ ボーラス注入（急速注入）に注意する
- p.595「輸液ポンプ使用時の安全管理」参照
- シリンジポンプを用いて投与する薬剤は，微量でも人体への影響が大きいものが多い．そのため，ボーラス注入にはとくに注意する．

輸液ポンプとシリンジポンプの使い分け

- シリンジポンプ使用のメリットとデメリットは，p.592「輸液ポンプ使用のメリット・デメリット」を参照．
- 輸液ポンプとシリンジポンプは，一般的にはその総投与量と流量精度によって選択される．

総投与量
- 輸液ポンプのほうが一度に大量の輸液をセットできる．一般的にシリンジポンプは一度に最大50mL（最大のシリンジのサイズ）までしか投与できないが，輸液ポンプはそれ以上の投与が可能である．

流量精度
- シリンジポンプのほうが，流量精度が高い．輸液ポンプの流量精度は±10％以内，シリンジポンプの流量精度は±3％以内としているメーカーもある．しかし，近年ではシリンジポンプと同じ精度を持つ高性能輸液ポンプもあり，この場合は流量精度に差がないため，単純に時間当たりの総投与量によって選択することができる．

5章 ▶ ME機器使用時の看護技術 ／ 2 ▶ ME機器使用上の安全管理

パルスオキシメータ

水準 ❶　到達度 Ⅱ　到達目標 Ⅰ

Point

- パルスオキシメータは，指などの体表面にセンサーを取りつけるだけで，経皮的動脈血酸素飽和度（SpO_2）を非侵襲的に測定でき，患者の呼吸管理を行ううえで重要なモニタとなっている．
- パルスオキシメータで測定するのは「経皮的動脈血酸素飽和度」である．動脈に含まれる酸素（O_2）の飽和度（Saturation）をパルスオキシメータ（pulse oximeter）を使って測定しているので，その測定値をSpO_2（エスピーオーツー）とよぶ．採血などの方法によって動脈血の酸素飽和度を測定したものは，O_2と区別するためSaO_2（エスエーオーツー）とよぶ．両者は，$SpO_2 ≒ SaO_2$の関係にある．

パルスオキシメータのメカニズム

- パルスオキシメータには設置型や携帯型がある（図5-2-28）．

図5-2-28　パルスオキシメータ

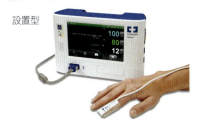
設置型

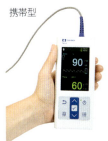
携帯型

（資料提供：コヴィディエンジャパン株式会社）

図5-2-29　パルスオキシメータのメカニズム

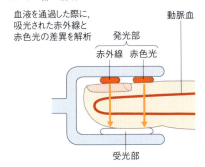
センサー部の構成

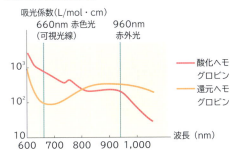
酸化ヘモグロビンと還元ヘモグロビンの赤色光と近赤外光吸収特性の差

601

- 還元ヘモグロビンに強く吸収される赤色光（波長660nm）と酸化ヘモグロビンに吸収されやすい赤外光（波長940nm）の2波長の光を末梢組織（指先や耳朶）に当て，両者の吸光度の差を解析し，動脈血酸素飽和度を測定する（図5-2-29）．
- センサーにはLEDによる発光部と受光部があり，発光部から出た光が血液や組織により吸光され，弱くなって受光部に透過していく．
- パルスオキシメータは，酸化ヘモグロビンは赤外光を吸収しやすく，還元ヘモグロビンは赤色光を吸収しやすいといった特性を利用して，SpO_2を測定する．

〈参考〉センサー（プローブ）の種類

①リユーザブルタイプ（繰り返し使用可能） 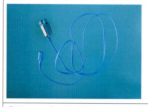	簡便に着脱できるが，体動の影響を受けやすく，圧迫がやや強い．スポット測定や短時間での使用に向いている．
②ディスポーザブルタイプ 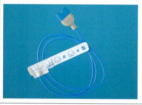	圧迫が少なく体動の影響を受けにくいため，長時間の連続モニタリングをする場合や体動がある場合に向いている．また，手足が小さくてクリップ式を装着できない小児に対して使用されることも多い．発光部と受光部が正対するように装着する．粘着テープ式と非粘着テープ式がある．
③一体型センサー 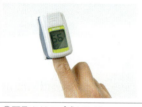	主に指用のタイプだが，センサーに表示部とマイクロコンピュータが内蔵されており，電池で作動する．アラーム機能がないものや表示部が小さいものがほとんどであり，長期間の連続モニタリングには適さない．
④耳朶クリップ式センサー 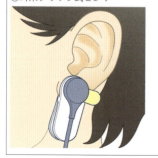	耳で検出される脈波は，手足の指で検出される脈波の1/10程度の大きさでしかないため，通常の測定は手足の指で行うほうがよい．しかし，事故や病態により指へのプローブ装着が困難な場合，末梢血管が収縮している場合や，低灌流状態の患者で四肢での脈波が得にくい場合は，耳での測定が有利な場合がある．また，手足が自由になるため，QOLの向上も望める．

目的
- 動脈血酸素飽和度を非侵襲的に測定
- 小型のものは,搬送中や在宅医療,病棟でのバイタルサインの1つとして測定するために用いることもある.

適応
- 酸素投与患者や人工呼吸器患者の呼吸管理
- 鎮静薬使用時の検査中のモニタリング
- 術後の重症患者のモニタリング

禁忌
- 以下の患者は正しく計測できない場合がある.
  - ショック状態など,末梢循環障害を呈している患者(末梢の脈が減弱しているため)
  - 脈拍モニタで脈波がほとんどみられない患者
- 色素沈着のある患者
- 低体温,血管収縮,低心拍出量などを呈している患者
- 測定部位が冷えている患者

パルスオキシメータ使用の準備

物品準備

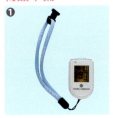

☑❶パルスオキシメータ

実施前の準備
① 看護師は手指衛生を行う.
② 患者確認を行い,動脈血酸素飽和濃度を測定する必要性と計測器で指先を挟むことを説明し,同意を得る.マニキュア,爪の汚れは除去したほうが望ましい.

> **根拠** マニキュアや爪の汚れなどはSpO$_2$の値に影響するため.マニキュアの色とSpO$_2$の測定誤差を検証した実験[7]では,黒・青・緑・茶色がとくに低い値を示した.

パルスオキシメータ使用の実際

① パルスオキシメータ本体とセンサーが同一メーカーかどうか確認する.

> **根拠** 異種間で接続した際,センサー内部のLEDが高熱となり熱傷を起こした例が報告されているため.

② センサー部の汚れ(テープ類,血液など)がないかどうか確認し,あれば清拭して汚れを取り除く.
③ 本体とセンサーを接続する.
④ 患者にセンサーをセットする.ディスポーザブルタイプのセンサーの場合は発光部と受光部が向かい合うように装着する.

> **根拠** 発光部と受光部が向かい合わないと,正確に測定できないため.

⑤ 表示を確認し，必要時，アラームをセットする.
⑥ 手指衛生を行う.
⑦ 記録を行う.

パルスオキシメータ使用時の安全管理

① センサー装着による潰瘍（褥瘡），低温熱傷に注意する
- センサー部の圧迫により，潰瘍を生じた例[1] が報告されている．また，センサー発光部のLEDが発する熱によって低温熱傷を起こした例[1] が報告されている.
- 潰瘍，低温熱傷とともに，センサー部の固定のために強くテープ固定してある場合はさらにリスクが高まる.

⚠️注意！ テープ固定の際は，強い圧がかからないように巻きつける．そして，定期的（少なくとも8時間ごと）に装着部位の皮膚状態を確認のうえ，装着部位を変える.

② 末梢血管が収縮していると機器が脈波を感知しにくい
- 場合によっては患者の別の部位にセンサーを移動させる.

③ センサー部に強い光を当てない
- 通常の使用では光の影響はほとんど受けないが，とくに強い光（手術灯，太陽光など）の当たる場所で使用する場合は，受光部の測定誤差を避けるため，毛布などで光を遮るようにする.

④ トラブルが発生した場合
- 使用中のトラブル対応を表5-2-5に示す.

表5-2-5　パルスオキシメータ測定時のトラブルの原因と対策

	原因	対策
測定値の異常または測定されない	• プローブに赤色光が点灯していない.	プローブを交換する.
	• プローブの発光部と受光部が正対していない. • 発光部と受光部の距離が離れすぎている.	プローブの装着を確認する.
	• 爪にマニキュアが塗られている. • 付け爪がついている.	マニキュア，付け爪を取り，装着部をきれいにする.
	• 外来光の影響を受けている.	布団や衣服などでプローブを覆う.
	• ショック状態や末梢循環不全になっている.	装着部を加温する.
熱傷がある	• プローブの温度上昇	定期的（1日3回以上）な装着部位の変更

（小野哲章，渡辺　敏監［東條圭一］：ナースのためのME機器マニュアル．p.42，医学書院，2011より作成）

パルスオキシメータ使用後の管理

- 機器本体：汚れや破損がないかを点検する．汚れがある場合は，各機種の取扱説明書に準じて清掃する.
- リユーザブルタイプセンサー：汚れや破損がないかを点検し，各機種の取扱説明書に準じて清拭消毒する．ただし，外観で劣化・破損している，汚れがひどい，ケーブルが断線している，明らかな異常値を示す，などの場合は新しいセンサーと交換する.
- ディスポーザブルタイプセンサー：基本的に単回使用だが，同一患者には貼り直して使用できる．破損や汚れがひどい場合には新しいセンサーと交換する.

7 自動血圧計

5章 ▶ ME機器使用時の看護技術 ／ 2 ▶ ME機器使用上の安全管理

水準 ① 到達度 Ⅱ 到達目標 Ⅰ

Point

- 自動血圧計は，観血式と非観血式に大別される．観血式の場合は，血管内に針を留置し動脈圧を直接測定する方式となるが，一般的に自動血圧計というと非観血式自動血圧計を指すことが多い．本項では非観血式自動血圧計（以後，自動血圧計と記載）について述べる．
- 自動血圧計は，非観血的かつ持続的に血圧を測定できるため，患者の循環動態を早急かつ簡単に知る方法として優れた機器であるが，1回の測定に1分程度必要であるため，観血式自動血圧計のように時々刻々と変化する血圧をフォローすることはできない．
- 新生児から高齢者まで測定が可能で，スローモードにより低血圧の患者の血圧を測定できるものもある．
- 自動血圧計は年々小型化し安価な携帯型が多くある（図5-2-30）．また，いわゆる据置型の自動血圧計には血圧測定のみをする装置は少なく，総合的な生体モニタとして心電図モニタや酸素飽和度など複数の生体情報を測定表示するなかで，生体情報の1つとして血圧測定機能を有していることが多い．

図5-2-30 自動血圧計の種類

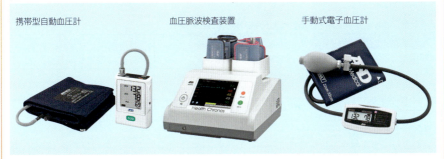

携帯型自動血圧計　　血圧脈波検査装置　　手動式電子血圧計

自動血圧計のメカニズム

- 自動血圧計では，水銀血圧計やアネロイド血圧計と同様の方法でコロトコフ音を聴診するリバロッチ・コロトコフ式（聴診法による第1音と最終音をとらえる方法）と，オシロメトリック式が用いられる．
- 現在市販されている自動血圧計のほとんどはオシロメトリック式であるため，ここではオシロメトリック式自動血圧計について説明する．
- オシロメトリック式はコロトコフ音でなく，脈波をもとに血圧を測定する方法である．マンシェットで圧迫して動脈を閉塞するのは聴診法と同じだが，そのあとマンシェットを減圧する過程で血管壁に生じる振動（脈波）を用いて血圧を測定する．
- マンシェットを減圧していくと，ある時点で脈波が急激に大きくなる．脈波はその後，急激に小さくなり，ある時点からあまり変化しなくなる．
- 脈波が急激に大きくなったときのマンシェットの圧力を収縮期血圧，変化がなくなるときの圧力を拡張期血圧とする．オシロメトリック式では，マンシェット自体が圧力センサとして脈波の変化を検知する．

目的
- 高血圧症や低血圧症の診断指標
- その他の循環器疾患に罹患している場合の経過観察
- 血圧の変動要因や血圧に影響する生理的因子の分析
- 降圧薬や昇圧薬など薬物療法の効果の指標
- 血圧の左右差，上下肢差から弁膜疾患や動脈瘤，大動脈縮窄症などの診断指標

適応
- 長時間にわたって頻繁に血圧測定が必要な患者
  - 手術中の血行動態モニタリング，降圧薬の経時的効果の観察　など

自動血圧計の使用の準備

物品準備

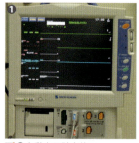 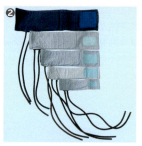

- ☑ ❶自動血圧計本体
- ☑ ❷マンシェット（対象に適したサイズ）
- ☑ ③（必要時）ストッキネット：皮下出血予防のため

実施前の準備
① 看護師は手指衛生を行う．
② 自動血圧計を使用する旨を患者に説明して同意を得る．血圧測定時の患者の準備（姿勢，測定部位，衣服など）は，p.49 血圧測定に準じる．
③ 自動血圧計が正常に作動することを確認する．マンシェットの幅は患者に適しているか確認する（p.51 図1-4-22参照）．マンシェット，ゴム管に空気漏れがないことを確認する．

自動血圧計の使用の実際

① 自動血圧計の電源を入れる（加圧と同時に電源が入る機種もある）．
② 自動血圧計に，対象に適したサイズのマンシェットを接続する．
③ マンシェットを患者に装着する．
④ 測定スイッチを押す（手動加圧方式の機種は手動で加圧する）．
⑤ 自動血圧計が計測を行い，測定結果が表示されるので読み取る．
⑥ 定期的測定を行う場合は，測定間隔の設定を行う（設定可能な機種のみ）．
⑦ 定期的測定を行わない場合には，マンシェットをはずす．
⑧ 手指衛生を行う．
⑨ 記録を行う．

自動血圧計使用時の注意点

① 測定値に誤差を与える因子を把握して対処する
- マンシェット・チューブに亀裂・破損はないか.
- チューブに屈曲や閉塞はないか.
- 患者の体動などでマンシェットに余分な振動が加わっていないか.
- 患者の上腕に合ったマンシェットのサイズを選択する（p.51 図1-4-22参照, 表5-2-6）.

② 測定間隔の調整
- 患者によっては凝固能の低下により出血傾向があることも考えられるため，使用する際は測定間隔の設定をよく検討する.
- オシロメトリック式では，測定間隔を1分より長くしなければならない[4].

表5-2-6 **マンシェットの幅と巻き方による血圧値への影響**

マンシェット		収縮期血圧値	拡張期血圧値
幅	広い	下がる	下がる
	狭い	上がる	上がる
巻き方	ゆるい	上がる	上がる
	きつい	あまり変化はない	下がる

引用・参考文献（5章-2-① 人工呼吸器）

1）並木昭義ほか編：よくわかる人工呼吸管理テキスト．改訂第6版，南江堂，2014．
2）道又元裕ほか編著：動画でわかる人工呼吸器の管理とケア．動画でわかるシリーズ，中山書店，2008．
3）厚生労働省医薬局長：生命維持装置である人工呼吸器に関する医療事故防止対策について．医薬発第248号，平成13年3月27日
4）岡元和文，柳下芳寛編：パーフェクトガイド呼吸管理とケア──病態生理から学ぶ臨床のすべて．ナーシングケアQ&A41，総合医学社，2012．
5）磨田　裕編：早わかり人工呼吸器換気モード超入門──たとえとイラストでかんたんマスター．Smart nurse Books，メディカ出版，2012．
6）岡元和文編：人工呼吸器とケアQ&A──基本用語からトラブル対策まで．第2版，総合医学社，2010．
7）日本呼吸療法医学会セミナー委員会編：ナースのための人工呼吸Q&A200──一問一答だからどこからでも読める！わかる！．メディカ出版，2010．
8）渡辺　敏，中村恵子監：NEW人工呼吸器ケアマニュアル．学研メディカル秀潤社，2000．
9）道又元裕ほか編：人工呼吸管理実践ガイド．エキスパートナース・ガイド，照林社，2009．
10）道又元裕ほか監：やってはいけない人工呼吸管理50──集中ケア認定看護師に聞く．第2版，日本看護協会出版会，2008．
11）道又元裕監，露木菜緒編：はじめてでも使いこなせる・すぐ動ける　人工呼吸器デビュー．学研メディカル秀潤社，2014．

引用・参考文献（5章-2-② 心電計）

1）Tortora, G J（桑木共之訳）：トートラ人体の構造と機能．第4版，丸善出版，2012．
2）五島雄一郎，大林完二監：心電図のABC．改訂2版，日本医師会生涯教育シリーズ，日本医師会，1999．
3）萩原誠久監：循環器．第3版，病気がみえる vol.2，メディックメディア，2010．
4）国立循環器病センター看護部編：標準循環器疾患ケアマニュアル．改訂版，日総研出版，2005．
5）心臓病看護教育研究会：ハート先生の心電図教室．2019-6-11（http://www.cardiac.jp/view.php?target=conduction_system.xml）
6）日本光電：きれいな心電図を記録するポイント─標準12誘導心電図編．2019-6-11，（http://www.nihonkohden.co.jp/iryo/point/12lead/index.html）

引用・参考文献（5章-2-③　除細動器）

1）平出 敦，小林正直監：写真と動画でわかる一次救命処置．改訂第3版，学研メディカル秀潤社，2017．
2）平出 敦，小林正直監：写真と動画でわかる二次救命処置．改訂第3版，学研メディカル秀潤社，2017．
3）日本救急医療財団心肺蘇生法委員会編：救急蘇生法の指針2015［医療従事者用］．へるす出版，2017．
4）日本蘇生協議会・日本救急医療財団監：JRC蘇生ガイドライン2015．へるす出版，2016．
5）五島雄一郎，大林完二監：心電図のABC．改訂2版，日本医師会生涯教育シリーズ，日本医師会，1999．
6）萩原誠久監：循環器．第4版，病気がみえる vol.2，メディックメディア，2017．
7）早川弘一ほか編：ICU・CCU看護．医学書院，2013．
8）Marino, P L（稲田 英一監訳）：The ICU Book．第3版，メディカル・サイエンス・インターナショナル，2012．

引用・参考文献（5章-2-④　超音波ネブライザ）

1）勝井則明ほか：病棟で使用中の超音波式ネブライザーの微生物汚染対策．日本環境感染学会誌，24（1）：15〜20，2009．
2）黒須一見ほか：超音波ネブライザー管理基準の変更による汚染度の改善．医療関連感染，2（1）：25〜28，2009．
3）河合悦子ほか：病院で使用中のネブライザーの細菌汚染の実態．山梨大学看護学会誌，9（1）：15〜20，2010．
4）持木茂樹ほか：超音波ネブライザーにおける薬液汚染の検討．耳鼻咽喉科展望，51（補冊1）：22〜28，2008．
5）黒須一見：使用後の器材やリネン類の取り扱い─超音波ネブライザーは患者ごとに使い分ける必要がありますか？．看護技術，59（14）：1520〜1521，2013．
6）小野哲章，渡辺 敏監：ナースのためのME機器マニュアル．p.112〜113，医学書院，2011．
7）篠崎恵美子：からだのしくみと考える看護技術─吸入．看護技術，56（2）：94〜96，2010．

引用・参考文献（5章-2-⑤　輸液ポンプ・シリンジポンプ）

1）松井 晃：輸液療法の実際を理解しよう！5──輸液ポンプの原理は？　使用におけるメリットと注意点は？．Neonatal care，春季増刊：161〜165，2013．
2）医療情報科学研究所：臨床看護技術．看護技術がみえるvol.2，p.132〜155，メディックメディア，2013．
3）小野哲章，渡辺 敏監：ナースのためのME機器マニュアル．p.70〜73，医学書院，2011．
4）又吉 徹：ナースのためのICU・CCUで使うME機器パーフェクトブック．ハートナーシング，春季増刊：43〜52，2008．
5）梶音良介著，阿南英明編：ビジュアルでわかる 救急・ICU患者のME機器からみた呼吸・循環管理，輸液ポンプ．Emergency Care，2018年新春増刊：p.101〜114，2018．

引用・参考文献（5章-2-⑥　パルスオキシメータ）

1）一ノ宮愛：パルスオキシメータにより低温熱傷と褥瘡をきたした1例．皮膚科の臨床，55（2）：193〜195，2013．
2）清水 孝宏：パルスオキシメータによる潰瘍に注意！ センサー選択のアルゴリズム．エキスパートナース，26（11）：27〜30，2010．
3）小野哲章，渡辺 敏監：ナースのためのME機器マニュアル．p.38〜42，医学書院，2011．
4）古垣達也：ME専門家に教わるICU・CCUのME機器．HEART NURSING，15（2）：9〜17，2002．
5）鵜川貞二：続・パルスオキシメータのすべて──パルスオキシメータの現状および問題点．医科器械学，77（2）：52〜59，2007．
6）米田真理ほか：症例報告──パルスオキシメータによる小児の低温熱傷の3例．臨床皮膚科，63（12）：892〜895，2009．
7）岡島正樹ほか著，阿南英明編：ビジュアルでわかる 救急・ICU患者のME機器からみた呼吸・循環管理，パルスオキシメーター．Emergency Care，2018年新春増刊：p.16〜21，2018．

引用・参考文献（5章-2-⑦　自動血圧計）

1）小野哲章，渡辺 敏監：ナースのためのME機器マニュアル．p.32〜33，医学書院，2011．
2）田代嗣晴：モニタリング機器5──自動血圧計．臨床透析，29（7）：1058〜1060，2013．
3）日本循環器学会，日本高血圧学会，日本心臓病学会：24時間血圧計の使用（ABPM）基準に関するガイドライン（2010年改訂版）．（http://www.j-circ.or.jp/guideline/pdf/JCS2010_shimada_h.pdf）

memo

巻末資料

資料1	臨地実習において看護学生が行う基本的な看護技術の水準
資料2	臨地実習における患者の同意等
資料3	看護師教育の技術項目と卒業時の到達度
資料4	新人看護職員研修ガイドライン[改訂版] 看護職員として必要な基本姿勢と態度についての到達目標
資料5	新人看護職員研修ガイドライン[改訂版] 技術的側面：看護技術についての到達目標

資料1　臨地実習において看護学生が行う基本的な看護技術の水準

項目 〈水準〉	1 教員や看護師の助言・指導により学生が単独で実施できるもの	
環境調整技術	療養生活環境調整（温・湿度，換気，採光，臭気，騒音，病室整備），ベッドメーキング，リネン交換	
食事援助技術	食事介助，栄養状態・体液・電解質バランスの査定，食生活支援	
排泄援助技術	自然排尿・排便援助，便器・尿器の使い方，オムツ交換，失禁ケア，排尿困難時の援助 膀胱内留置カテーテル法（管理）	
活動・休息援助技術	体位変換，移送（車いす），歩行・移動の介助，廃用性症候群予防，体位変換，入眠・睡眠の援助，安静	
清潔・衣生活援助技術	入浴介助，部分浴・陰部ケア，清拭，洗髪，口腔ケア，整容 寝衣交換など衣生活援助（臥床患者）	
呼吸・循環を整える技術	酸素吸入療法，気道内加湿法，体温調整，吸引（口腔，鼻腔）	
創傷管理技術	褥創の予防ケア	
与薬の技術	経口・経皮・外用薬の与薬方法	
救命救急処置技術	意識レベル把握	
症状・生体機能管理技術	バイタルサイン（体温，脈拍，呼吸，血圧）の観察，身体計測，症状・病態の観察，検体の採取と扱い方（採尿，尿検査），検査時の援助（心電図モニター，パルスオキシメータの使用，スパイロメータの使用）	
感染予防の技術	スタンダードプリコーション 感染性廃棄物の取り扱い	
安全管理の技術	療養生活の安全確保，転倒・転落・外傷予防，医療事故予防，リスクマネジメント	
安楽確保の技術	体位保持，罨法等身体安楽促進ケア，リラクセーション	

※「看護学教育の在り方に関する検討会報告（平成14年3月26日）」に一部項目を追加した.

2 教員や看護師の指導・監視のもとで学生が実施できるもの	3 学生は原則として看護師・医師の実施を見学する
経管栄養法（経鼻胃チューブの挿入） 経管栄養法（流動食の注入）	
浣腸，導尿，摘便， ストーマ造設者のケア， 膀胱内留置カテーテル法（カテーテル挿入）	
移送（ストレッチャー）， 関節可動域訓練	
沐浴 寝衣交換など衣生活援助（輸液ライン等が入っている患者）	
吸引（気管内），体位ドレナージ，酸素ボンベの操作， 低圧胸腔内持続吸引中の患者のケア 人工呼吸器装着中の患者のケア	人工呼吸器の操作 低圧胸腔内持続吸引器の操作
包帯法，創傷処置	
直腸内与薬方法，点滴静脈内注射・中心静脈栄養の管理 皮内・皮下・筋肉内・静脈内注射の方法 輸液ポンプの操作	輸血の管理
	救急法，気道確保，気管挿管， 人工呼吸，閉鎖式心マッサージ，除細動，止血
検体の採取と扱い方（採血，血糖測定） 検査時の援助（胃カメラ，気管支鏡，腰椎穿刺，12誘導心電図など）	
無菌操作	

出典：厚生労働省「看護基礎教育における技術教育のあり方に関する検討会報告書」（平成15年3月17日）

資料2 臨地実習における患者の同意等

学生の臨地実習に係る保健師助産師看護師法の適用の考え方

● 看護師等の資格を有しない学生の看護行為も，その目的・手段・方法が，社会通念から見て相当であり，看護師等が行う看護行為と同程度の安全性が確保される範囲内であれば，違法性はないと解することができる．
　すなわち，（1）患者・家族の同意のもとに実施されること，（2）看護教育としての正当な目的を有するものであること，（3）相当な手段，方法をもって行われることを条件にするならば，その違法性が阻却されると考えられる．
　ただし，（4）法益侵害性が当該目的から見て相対的に小さいこと（法益の権衡），（5）当該目的から見て，そのような行為の必要性が高いこと（必要性）が認められなければならないが，正当な看護教育目的でなされたものであり，また，手段の相当性が確保されていれば，これらの要件は満たされるものと考えられる．

● 国民の権利意識及び医療安全への関心が高まっている今日，患者の権利を保障し，安全性の確保を最優先に実習を進めることは最も重要なことであり，臨地実習の開始に当たっては，患者の同意を得ることは必須の事項である．従って，学生の実習に際しては，患者・家族に対して，事前に十分かつ分かりやすい説明を行い，患者が納得した上で，協力の同意を得る必要がある．

● 患者・家族の同意は，教員及び看護師等が実習の必要性や実習内容等について十分説明を行った上で，看護師学校養成所及び実習施設双方が連名で患者・家族と文書で取り交わすことが望ましい．また，口頭で同意を得た場合であっても，その旨を記録として残すことが必要である．

● 説明，同意に関する文書には，患者・家族は同意を拒否できること，また，既に同意した内容についてもいつでも拒否できること，また，拒否したことを理由に看護及び診療上の不利益な扱いを受けないことを明記することが必要である．

● 学生は，臨地実習を通して知り得た患者・家族に関する情報については，これを他者に漏らすことがないようにプライバシーの保護に十分留意すべきである．

● 臨地実習説明書及び臨地実習同意書の例を**資料2**に示した．

資料2

臨地実習説明書の例

　　○○看護学校○年生の○○実習にあたり，平成○年○月○日より平成○年○月○日までの間，受け持ちとして日常生活の援助及び診療の補助等の看護援助をさせていただきたく存じます．

　　なお，学生の臨地実習は，以下の基本的な考え方で臨むことにしております．看護教育の必要性にご理解いただき，ご協力をお願いいたします．

1：学生が看護援助を行う場合，事前に十分かつ分かりやすい説明を行い，患者・家族の同意を得て行う．

2：学生が看護援助を行う場合，安全性の確保を最優先とし，事前に教員や看護師の助言・指導を受け，実践可能なレベルにまで技術を修得させてから臨ませる．

3：患者・家族は，学生の実習に関する意見や質問があれば，いつでも教員や看護師に直接たずねることができる．

4：患者・家族は，学生の受け持ちに同意した後も，学生が行う看護援助に対して無条件に拒否できること．拒否したことを理由に看護及び診療上の不利益な扱いを受けない．

5：学生は，臨地実習を通して知り得た患者・家族に関する情報については，これを他者に漏らすことがないようにプライバシーの保護に留意する．

　　　　　　　　　　日付：平成　　　年　　　月　　　日

　　　　説明者：実習施設＿＿＿＿＿＿＿＿＿＿　氏名＿＿＿＿＿＿＿＿＿

　　　　　　　　学校養成所＿＿＿＿＿＿＿＿＿　氏名＿＿＿＿＿＿＿＿＿

資料2

臨地実習同意書の例

　　私（患者）は，○○看護学校○年生（　学生氏名　）が，○○病院○○病棟における臨地実習において私（患者）の受け持ちとなり，看護援助を行うことについて別紙のとおり説明を受け，納得したので同意します．

　　　　　　　　日付：平成　　　年　　　月　　　日

　　　患者氏名：＿＿＿＿＿＿＿＿＿＿＿＿＿

　代理同意人氏名：＿＿＿＿＿＿＿＿＿＿＿＿＿

資料3　看護師教育の技術項目と卒業時の到達度

卒業時の到達度レベル

Ⅰ：単独で実施できる
Ⅱ：指導のもとで実施できる
Ⅲ：学内演習で実施できる
Ⅳ：知識としてわかる

項目	技術の種類	卒業時の到達度
1 環境調整技術	患者にとって快適な病床環境を作ることができる	Ⅰ
	基本的なベッドメーキングができる	Ⅰ
	看護師・教員の指導のもとで，臥床患者のリネン交換ができる	Ⅱ
2 食事の援助技術	患者の状態に合わせて食事介助ができる（嚥下障害のある患者を除く）	Ⅰ
	患者の食事摂取状況（食行動，摂取方法，摂取量）をアセスメントできる	Ⅰ
	経管栄養法を受けている患者の観察ができる	Ⅰ
	看護師・教員の指導のもとで，患者の栄養状態をアセスメントできる	Ⅱ
	看護師・教員の指導のもとで，患者の疾患に応じた食事内容が指導できる	Ⅱ
	看護師・教員の指導のもとで，患者の個別性を反映した食生活の改善を計画できる	Ⅱ
	看護師・教員の指導のもとで，患者に対して，経鼻胃カテーテルからの流動食の注入ができる	Ⅱ
	モデル人形での経鼻胃チューブの挿入・確認ができる	Ⅲ
	電解質データの基準値からの逸脱がわかる	Ⅳ
	患者の食生活上の改善点がわかる	Ⅳ
3 排泄援助技術	自然な排便を促すための援助ができる	Ⅰ
	自然な排尿を促すための援助ができる	Ⅰ
	患者に合わせた便器・尿器を選択し，排泄援助ができる	Ⅰ
	膀胱留置カテーテルを挿入している患者の観察ができる	Ⅰ
	看護師・教員の指導のもとで，ポータブルトイレでの患者の排泄援助ができる	Ⅱ
	看護師・教員の指導のもとで，患者のおむつ交換ができる	Ⅱ
	看護師・教員の指導のもとで，失禁をしている患者のケアができる	Ⅱ
	看護師・教員の指導のもとで，膀胱留置カテーテルを挿入している患者のカテーテル固定，ルート確認，感染予防の管理ができる	Ⅱ
	モデル人形に導尿または膀胱留置カテーテルの挿入ができる	Ⅲ
	モデル人形にグリセリン浣腸ができる	Ⅲ
	失禁をしている患者の皮膚粘膜の保護がわかる	Ⅳ
	基本的な摘便の方法，実施上の留意点がわかる	Ⅳ
	ストーマを造設した患者の一般的な生活上の留意点がわかる	Ⅳ
4 活動・休息援助技術	患者を車椅子で移送できる	Ⅰ
	患者の歩行・移動介助ができる	Ⅰ
	廃用性症候群のリスクをアセスメントできる	Ⅰ
	入眠・睡眠を意識した日中の活動の援助ができる	Ⅰ

項目	技術の種類	卒業時の到達度
	患者の睡眠状況をアセスメントし，基本的な入眠を促す援助を計画できる	I
	看護師・教員の指導のもとで，臥床患者の体位変換ができる	II
	看護師・教員の指導のもとで，患者の機能に合わせてベッドから車椅子への移乗ができる	II
	看護師・教員の指導のもとで，廃用性症候群予防のための自動・他動運動ができる	II
	看護師・教員の指導のもとで，目的に応じた安静保持の援助ができる	II
	看護師・教員の指導のもとで，体動制限による苦痛を緩和できる	II
	看護師・教員の指導のもとで，患者をベッドからストレッチャーへ移乗できる	II
	看護師・教員の指導のもとで，患者のストレッチャー移送ができる	II
	看護師・教員の指導のもとで，関節可動域訓練ができる	II
	廃用性症候群予防のための呼吸機能を高める援助がわかる	IV
5 清潔・衣生活援助技術	入浴が生体に及ぼす影響を理解し，入浴前・中・後の観察ができる	I
	患者の状態に合わせた足浴・手浴ができる	I
	清拭援助を通して，患者の観察ができる	I
	洗髪援助を通して，患者の観察ができる	I
	口腔ケアを通して，患者の観察ができる	I
	患者が身だしなみを整えるための援助ができる	I
	輸液ライン等が入っていない臥床患者の寝衣交換ができる	I
	看護師・教員の指導のもとで，入浴の介助ができる	II
	看護師・教員の指導のもとで，陰部の清潔保持の援助ができる	II
	看護師・教員の指導のもとで，臥床患者の清拭ができる	II
	看護師・教員の指導のもとで，臥床患者の洗髪ができる	II
	看護師・教員の指導のもとで，意識障害のない患者の口腔ケアができる	II
	看護師・教員の指導のもとで，患者の病態・機能に合わせた口腔ケアを計画できる	II
	看護師・教員の指導のもとで，輸液ライン等が入っている患者の寝衣交換ができる	II
	看護師・教員の指導のもとで，沐浴が実施できる	II
6 呼吸循環を整える技術	酸素吸入療法を受けている患者の観察ができる	I
	患者の状態に合わせた温罨法・冷罨法が実施できる	I
	患者の自覚症状に配慮しながら体温調節の援助ができる	I
	末梢循環を促進するための部分浴・罨法・マッサージができる	I
	看護師・教員の指導のもとで，酸素吸入療法が実施できる	II
	看護師・教員の指導のもとで，気管内加湿ができる	II
	モデル人形で，口腔内・鼻腔内吸引が実施できる	III
	モデル人形で気管内吸引ができる	III
	モデル人形あるいは学生間で体位ドレナージを実施できる	III
	学内演習で酸素ボンベの操作ができる	III
	気管内吸引時の観察点がわかる	IV
	人工呼吸器装着中の患者の観察点がわかる	IV
	低圧胸腔内持続吸引中の患者の観察点がわかる	IV
	循環機能のアセスメントの視点がわかる	IV

項目	技術の種類	卒業時の到達度
7 褥瘡管理技術	患者の褥瘡発生の危険をアセスメントできる	I
	看護師・教員の指導のもとで，褥瘡予防のためのケアが計画できる	II
	看護師・教員の指導のもとで，褥瘡予防のためのケアが実施できる	II
	看護師・教員の指導のもとで，患者の創傷の観察ができる	II
	学生間で基本的な包帯法が実施できる	III
	学内演習で創傷処置のための無菌操作ができる（ドレーン類の挿入部の処置も含む）	III
	創傷処置に用いられる代表的な消毒薬の特徴がわかる	IV
8 与薬の技術	看護師・教員の指導のもとで，経口薬（バッカル錠・内服薬・舌下錠）の服薬後の観察ができる	II
	看護師・教員の指導のもとで，経皮・外用薬の投与前後の観察ができる	II
	看護師・教員の指導のもとで，直腸内与薬の投与前後の観察ができる	II
	看護師・教員の指導のもとで，点滴静脈内注射を受けている患者の観察点がわかる	II
	モデル人形に直腸内与薬が実施できる	III
	学内演習で点滴静脈内注射の輸液管理ができる	III
	モデル人形または学生間で皮下注射が実施できる	III
	モデル人形または学生間で筋肉内注射が実施できる	III
	モデル人形に点滴静脈内注射ができる	III
	学内演習で輸液ポンプの基本的な操作ができる	III
	経口薬の種類と服用方法がわかる	IV
	経皮・外用薬の与薬方法がわかる	IV
	中心静脈内栄養を受けている患者の観察点がわかる	IV
	皮内注射後の観察点がわかる	IV
	皮下注射後の観察点がわかる	IV
	筋肉内注射後の観察点がわかる	IV
	静脈注射の実施方法がわかる	IV
	薬理作用をふまえて静脈内注射の危険性がわかる	IV
	静脈内注射実施中の異常な状態がわかる	IV
	抗生物質を投与されている患者の観察点がわかる	IV
	インシュリン製剤の種類に応じた投与方法がわかる	IV
	インシュリン製剤を投与されている患者の観察点がわかる	IV
	麻薬を投与されている患者の観察点がわかる	IV
	薬剤等の管理（毒薬・劇薬・麻薬・血液製剤を含む）方法がわかる	IV
	輸血が生体に及ぼす影響をふまえ，輸血前・中・後の観察点がわかる	IV
9 救命救急処置技術	緊急なことが生じた場合にはチームメンバーへの応援要請ができる	I
	看護師・教員の指導のもとで，患者の意識状態を観察できる	II
	モデル人形で気管確保が正しくできる	III
	モデル人形で人工呼吸が正しく実施できる	III
	モデル人形で閉鎖式心マッサージが正しく実施できる	III
	除細動の原理がわかりモデル人形にAEDを用いて正しく実施できる	III
	意識レベルの把握方法がわかる	IV

項目	技術の種類	卒業時の到達度
	止血法の原理がわかる	IV
10症状・生体機能管理技術	バイタルサインが正確に測定できる	I
	正確に身体計測ができる	I
	患者の一般状態の変化に気付くことができる	I
	看護師・教員の指導のもとで，系統的な症状の観察ができる	II
	看護師・教員の指導のもとで，バイタルサイン・身体測定データ・症状などから患者の状態をアセスメントできる	II
	看護師・教員の指導のもとで，目的に合わせた採尿の方法を理解し，尿検体の正しい取り扱いができる	II
	看護師・教員の指導のもとで，簡易血糖測定ができる	II
	看護師・教員の指導のもとで，正確な検査が行えるための患者の準備ができる	II
	看護師・教員の指導のもとで，検査の介助ができる	II
	看護師・教員の指導のもとで，検査後の安静保持の援助ができる	II
	看護師・教員の指導のもとで，検査前，中，後の観察ができる	II
	モデル人形または学生間で静脈血採血が実施できる	III
	血液検査の目的を理解し，目的に合わせた血液検体の取り扱い方がわかる	IV
	身体侵襲を伴う検査の目的・方法，検査が生体に及ぼす影響がわかる	IV
11感染予防の技術	スタンダード・プリコーション（標準予防策）に基づく手洗いが実施できる	I
	看護師・教員の指導のもとで，必要な防護用具（手袋・ゴーグル・ガウン等）の装着ができる	II
	看護師・教員の指導のもとで，使用した器具の感染防止の取り扱いができる	II
	看護師・教員の指導のもとで，感染性廃棄物の取り扱いができる	II
	看護師・教員の指導のもとで，無菌操作が確実にできる	II
	看護師・教員の指導のもとで，針刺し事故防止の対策が実施できる	II
	針刺し事故後の感染防止の方法がわかる	IV
12安全管理の技術	インシデント・アクシデントが発生した場合には，速やかに報告できる	I
	災害が発生した場合には，指示に従って行動がとれる	I
	患者を誤認しないための防止策を実施できる	I
	看護師・教員の指導のもとで，患者の機能や行動特性に合わせて療養環境を安全に整えることができる	II
	看護師・教員の指導のもとで，患者の機能や行動特性に合わせて転倒・転落・外傷予防ができる	II
	看護師・教員の指導のもとで，放射線暴露の防止のための行動がとれる	II
	学内演習で誤薬防止の手順に沿った与薬ができる	III
	人体へのリスクの大きい薬剤の暴露の危険性および予防策がわかる	IV
13安楽確保の技術	看護師・教員の指導のもとで，患者の状態に合わせて安楽に体位を保持することができる	II
	看護師・教員の指導のもとで，患者の安楽を促進するためのケアができる	II
	看護師・教員の指導のもとで，患者の精神的安寧を保つための工夫を計画できる	II

出典：厚生労働省「助産師，看護師教育の技術項目の卒業時の到達度について」（平成20年2月8日）

資料4　新人看護職員研修ガイドライン［改訂版］
看護職員として必要な基本姿勢と態度についての到達目標

　看護職員として必要な基本姿勢と態度については，新人の時期のみならず，成長していく過程でも常に臨床実践能力の中核となる部分である．

到達の目安

★：1年以内に到達を目指す項目
Ⅱ：指導の下でできる　Ⅰ：できる

項目	基本姿勢	★	到達の目安		
看護職員としての自覚と責任ある行動	①医療倫理・看護倫理に基づき，人間の生命・尊厳を尊重し患者の人権を擁護する	★			Ⅰ
	②看護行為によって患者の生命を脅かす危険性もあることを認識し行動する	★			Ⅰ
	③職業人としての自覚を持ち，倫理に基づいて行動する	★			Ⅰ
患者の理解と患者・家族との良好な人間関係の確立	①患者のニーズを身体・心理・社会的側面から把握する	★			Ⅰ
	②患者を一個人として尊重し，受容的・共感的態度で接する	★			Ⅰ
	③患者・家族にわかりやすい説明を行い，同意を得る	★			Ⅰ
	④家族の意向を把握し，家族にしか担えない役割を判断し支援する	★		Ⅱ	
	⑤守秘義務を厳守し，プライバシーに配慮する	★			Ⅰ
	⑥看護は患者中心のサービスであることを認識し，患者・家族に接する	★			Ⅰ
組織における役割・心構えの理解と適切な行動	①病院及び看護部の理念を理解し行動する	★			Ⅰ
	②病院及び看護部の組織と機能について理解する	★		Ⅱ	
	③チーム医療の構成員としての役割を理解し協働する	★		Ⅱ	
	④同僚や他の医療従事者と適切なコミュニケーションをとる	★			Ⅰ
生涯にわたる主体的な自己学習の継続	①自己評価及び他者評価を踏まえた自己の学習課題をみつける	★			Ⅰ
	②課題の解決に向けて必要な情報を収集し解決に向けて行動する	★		Ⅱ	
	③学習の成果を自らの看護実践に活用する	★		Ⅱ	

出典：厚生労働省「新人看護職員研修ガイドライン[改訂版]p.12表3看護職員として必要な基本姿勢と態度についての到達目標」（平成26年2月）

資料5	新人看護職員研修ガイドライン［改訂版］

技術的側面：看護技術についての到達目標

到達の目安

★：1年以内に到達を目指す項目
IV：知識としてわかる　III：演習でできる　II：指導の下でできる　I：できる

※患者への看護技術の実施においては，高度な又は複雑な看護を必要とする場合は除き，比較的状態の安定した患者の看護を想定している．なお，重症患者等への特定の看護技術の実施を到達目標とすることが必要な施設，部署においては，想定される患者の状況等を適宜調整することとする．

項目	技術の種類	★	IV	III	II	I
環境調整技術	①温度，湿度，換気，採光，臭気，騒音，病室整備の療養生活環境調整 (例:臥床患者，手術後の患者等の療養生活環境調整)	★				I
	②ベッドメーキング　（例：臥床患者のベッドメーキング）	★				I
食事援助技術	①食生活支援				II	
	②食事介助　（例：臥床患者，嚥下障害のある患者の食事介助）	★				I
	③経管栄養法	★				I
排泄援助技術	①自然排尿・排便援助（尿器・便器介助，可能な限りおむつを用いない援助を含む.)	★				I
	②導尿					I
	③膀胱内留置カテーテルの挿入と管理					I
	④浣腸					I
	⑤摘便				II	
活動・休息援助技術	①歩行介助・移動の介助・移送	★				I
	②体位変換（例：①及び②について，手術後，麻痺等で活動に制限のある患者等への実施）	★				I
	③廃用症候群予防・関節可動域訓練				II	
	④入眠・睡眠への援助	★			II	
	⑤体動，移動に注意が必要な患者への援助（例：不穏，不動，情緒不安定，意識レベル低下，鎮静中，乳幼児，高齢者等への援助）	★			II	
清潔・衣生活援助技術 (例：①から⑥について，全介助を要する患者，ドレーン挿入，点滴を行っている患者等への実施)	①清拭	★				I
	②洗髪					I
	③口腔ケア	★				I
	④入浴介助					I
	⑤部分浴・陰部ケア・おむつ交換	★				I
	⑥寝衣交換等の衣生活支援，整容	★				I
呼吸・循環を整える技術	①酸素吸入療法	★				I
	②吸引（口腔内，鼻腔内，気管内）	★				I
	③ネブライザーの実施	★				I
	④体温調整	★				I
	⑤体位ドレナージ				II	
	⑥人工呼吸器の管理		IV			

項目	技術の種類	★	到達の目安		
創傷管理技術	①創傷処置			Ⅱ	
	②褥瘡の予防	★			Ⅰ
	③包帯法			Ⅱ	
与薬の技術	①経口薬の与薬，外用薬の与薬，直腸内与薬	★			Ⅰ
	②皮下注射，筋肉内注射，皮内注射				Ⅰ
	③静脈内注射，点滴静脈内注射				Ⅰ
	④中心静脈内注射の準備・介助・管理			Ⅱ	
	⑤輸液ポンプ・シリンジポンプの準備と管理				Ⅰ
	⑥輸血の準備，輸血中と輸血後の観察			Ⅱ	
	⑦抗菌薬，抗ウイルス薬等の用法の理解と副作用の観察	★		Ⅱ	
	⑧インシュリン製剤の種類・用法の理解と副作用の観察			Ⅱ	
	⑨麻薬の種類・用法の理解と主作用・副作用の観察			Ⅱ	
	⑩薬剤等の管理（毒薬・劇薬・麻薬，血液製剤を含む）			Ⅱ	
救命救急処置技術	①意識レベルの把握	★			Ⅰ
	②気道確保	★		Ⅱ	
	③人工呼吸	★		Ⅱ	
	④閉鎖式心臓マッサージ	★		Ⅱ	
	⑤気管挿管の準備と介助	★		Ⅱ	
	⑥外傷性の止血	★		Ⅱ	
	⑦チームメンバーへの応援要請	★			Ⅰ
症状・生体機能管理技術	①バイタルサイン（呼吸・脈拍・体温・血圧）の観察と解釈	★			
	②身体計測	★			
	③静脈血採血と検体の取扱い	★			
	④動脈血採血の準備と検体の取り扱い				Ⅰ
	⑤採尿・尿検査の方法と検体の取り扱い				Ⅰ
	⑥血糖値測定と検体の取扱い	★			Ⅰ
	⑦心電図モニター・12誘導心電図の装着，管理				Ⅰ
	⑧パルスオキシメーターによる測定	★			Ⅰ
苦痛の緩和・安楽確保の技術	①安楽な体位の保持	★		Ⅱ	
	②罨法等身体安楽促進ケア			Ⅱ	
	③リラクゼーション技法（例：呼吸法・自律訓練法等）			Ⅱ	
	④精神的安寧を保つための看護ケア（例：患者の嗜好や習慣等を取り入れたケアを行う等）			Ⅱ	
感染予防技術	①スタンダードプリコーション（標準予防策）の実施	★			Ⅰ
	②必要な防護用具（手袋，ゴーグル，ガウン等）の選択	★			Ⅰ
	③無菌操作の実施	★			Ⅰ
	④医療廃棄物規定に沿った適切な取扱い	★			Ⅰ
	⑤針刺し切創，粘膜暴露等による職業感染防止対策と事故後の対応	★			Ⅰ
	⑥洗浄・消毒・滅菌の適切な選択				Ⅰ
安全確保の技術	①誤薬防止の手順に沿った与薬	★			Ⅰ
	②患者誤認防止策の実施	★			Ⅰ
	③転倒転落防止策の実施	★			Ⅰ
	④薬剤・放射線暴露防止策の実施			Ⅱ	
死亡時のケアに関する技術	①死後のケア		Ⅲ		

出典：厚生労働省「新人看護職員研修ガイドライン［改訂版］p.13表4技術的側面：看護技術についての到達目標」（平成26年2月）

索引

数字・欧文

0.2%塩化ベンザルコニウム含有の
50%エタノール ···················· 100
0.2%塩化ベンザルコニウム含有の
消毒用エタノール ·················· 100
0.2%クロルヘキシジン含有の
消毒用エタノール ··················· 99
0.5%クロルヘキシジン含有の
消毒用エタノール ··················· 99
0.5%ポビドンヨード含有の
消毒用エタノール ·················· 100
12%エタノール含有の0.1%
塩化ベンザルコニウム ············· 103
1回換気量 ························· 573
24時間蓄尿 ··················· 498,502
2動作歩行 ························· 266
3.7%イソプロパノール添加の
消毒用エタノール ··················· 98
30°側臥位 ························· 489
3点固定法 ························· 505
3動作歩行 ························· 266
6R ··························· 22,333
70%イソプロパノール ··············· 98
75gOGTT ······················ 549
75gグルコース負荷試験 ············· 549
75gグルコース溶液 ················· 549
8%エタノール含有の0.1%
塩化ベンザルコニウム ············· 103
90°ルール ························· 490
AC ······························ 116
AED ························· 312,587
AF ······························ 584
AFL ····························· 584
ALS ····························· 315
AMC ····························· 117
AMR ······························ 84
AMV ····························· 571
ASチーム ·························· 84
bevel ···························· 362
BLS ····························· 302
BMI ························· 60,116

CGM ····························· 548
CHI ······························ 117
CMV ····························· 571
CPAP ···························· 572
CPR ····························· 308
CPR1人法 ························· 309
CPR2人法 ························· 309
CRT-D ···························· 587
CVP ····························· 558
CVポート ························· 395
DESIGN-R ························· 484
DPI ························· 347,437
DTI ····························· 484
EC法 ····························· 317
GCS ····························· 304
GVHD ···························· 405
HCO_3^- ····················· 44,554
HIV感染 ·························· 405
Ht ······························ 122
Hugh-Jonesの分類 ················· 44
IAD ····························· 188
ICD ····························· 587
IVH ····························· 391
JCS ····························· 304
Kスプーン ························ 151
MDI ························· 347,437
ME ······························ 562
ME機器の基礎知識 ················· 562
MNA ····························· 115
MWST ···························· 142
N95マスク ························· 83
N95マスクフィットテスト ··········· 83
NPUAP分類 ························ 484
NST ····························· 152
ODA ····························· 116
OD錠 ····························· 334
$PaCO_2$ ······················ 44,554
PaO_2 ······················· 44,554
PCV ····························· 571
PEEP ···························· 573
PEG ····························· 165

623

PPE	76
PSV	572
P波	577
QRS波	577
RB	362
ROM	281
ROSC	312
RSST	142
SaO₂	44,554
SB	362
SGA	115
SI	56
SIMV	572
SpO₂	601
TIBC	117
TLC	117
TSF	116
TTS	351
T字型杖	265
T波	577
VCV	571
VF	142,584
VT	584

あ行

アース接続	563
アイントーフェンの三角形	578
アウトレット	569
あえぎ呼吸	44
アクリノール	104
アシドーシス	123
圧規定換気	571
圧支持換気	572
圧損傷	574
圧トランスデューサー	558
アドヒアランス	336
アナフィラキシーショック	551
アネロイド型血圧計	49
アネロイド型血圧計による血圧測定	55
アルカローシス	123
アルキルジアミノエチルグリシン塩酸塩	103
アルサス型反応	551
アレルギー	551
アレルゲン	551
安全	20

安全カミソリ	251
安全な医療を提供するための10の要点	21
安全な経口摂取への援助	139
安全を阻害する要因	20
アンビューバッグ	316
アンプル	365
イージースライド	278
胃液分泌亢進薬	335
意識の確認	304
異常呼吸	43
移植片対宿主病	405
痛み刺激	305
一次救命処置	302
一時的吸引	423
一次的止血法	324
一般検査用新鮮尿の採取	499
一般用電源コンセント	569
一本杖	265
溢流性尿失禁	182
移動と移送の援助	262
移動補助具	278
異物除去	153
イブニングケア	298
イリゲーター	159
医療安全の全体構成	21
医療過誤	23
医療関係者のワクチン接種	67
医療関連感染	64
医療関連感染サーベイランス	64
医療器材	85
医療事故	23
医療事故防止	20,23
医療廃棄物管理	107
医療用BLSアルゴリズム	303
胃瘻	155,165
インジケータ	88
インシデント	24
インシデントレポート	24
咽頭喘鳴	152
咽頭の運動障害	140
院内感染	64
陰部洗浄	236
陰部の清拭	229
植え込み型医療機器	564
植え込み型除細動器	587

ウォッシャー・ステリライザー・・・・・・・・・・・・86
ウォッシャー・ディスインフェクター・・・・・86
右脚・・・・・・・・・・・・・・・・・・・・・・・・・・・・・・・・・577
エア針・・・・・・・・・・・・・・・・・・・・・・・・・・・・・・・385
エアゾル・・・・・・・・・・・・・・・・・・・・・・436,588
エアロゾル・・・・・・・・・・・・・・・・・・・・・・・・・・346
永久的止血法・・・・・・・・・・・・・・・・・・・・・・・324
栄養サポートチーム・・・・・・・・・・・・・・・・・152
栄養状態のアセスメント・・・・・・・・・・・・・114
栄養瘻・・・・・・・・・・・・・・・・・・・・・・・・・・・・・155
腋窩温・・・・・・・・・・・・・・・・・・・・・・・・・・・・・451
腋窩温測定・・・・・・・・・・・・・・・・・・・・・・・・・・34
エスマルヒ駆血帯・・・・・・・・・・・・・・・・・・・328
エタンペルオキソ酸・・・・・・・・・・・・・・・・・・95
遠位尿細管・・・・・・・・・・・・・・・・・・・・・・・・・535
塩化ベンザルコニウム・・・・・・・・・・・・・・・102
塩化ベンゼトニウム・・・・・・・・・・・・・・・・・103
嚥下運動・・・・・・・・・・・・・・・・・・・・・・・・・・139
嚥下しやすい食形態・・・・・・・・・・・・・・・・150
嚥下体操・・・・・・・・・・・・・・・・・・・・・・・・・143
嚥下内視鏡検査・・・・・・・・・・・・・・・・・・・142
嚥下の5期モデル・・・・・・・・・・・・・・・・・・・139
嚥下パターン訓練・・・・・・・・・・・・・・・・・・147
オープン法・・・・・・・・・・・・・・・・・・・・・・・・・・92
オープンマウス法・・・・・・・・・・・・・・・・・・・349
オキシドール・・・・・・・・・・・・・・・・・・・・・・・104
押子・・・・・・・・・・・・・・・・・・・・・・・・・・・・・・361
オシロメトリック式・・・・・・・・・・・・・・・・・・605
悪心・嘔吐・・・・・・・・・・・・・・・・・・・・・・・・122
おむつ・・・・・・・・・・・・・・・・・・・・・・・・・・・・184
おむつ交換・・・・・・・・・・・・・・・・・・・・・・・・181
おむつ皮膚炎・・・・・・・・・・・・・・・・・・・・・188
オルソクラッチ・・・・・・・・・・・・・・・・・・・・・265
オルトフタルアルデヒド・・・・・・・・・・・・・・・95

か行

加圧噴霧式定量吸入器・・・・・・・・・・・・・437
カーラーの救命曲線・・・・・・・・・・・・・・・・302
回外・・・・・・・・・・・・・・・・・・・・・・・・・・・・・・282
外径・・・・・・・・・・・・・・・・・・・・・・・・・・・・・・362
外頸動脈・・・・・・・・・・・・・・・・・・・・・・・・・・41
外呼吸・・・・・・・・・・・・・・・・・・・・・・・・・・・・43
概日リズム・・・・・・・・・・・・・・・・・・・・・・・・・11
外出血・・・・・・・・・・・・・・・・・・・・・・・・・・・324
外旋・・・・・・・・・・・・・・・・・・・・・・・・・・・・・282

咳嗽訓練・・・・・・・・・・・・・・・・・・・・・・・・・146
回腸導管・・・・・・・・・・・・・・・・・・・・・・・・・203
改訂水飲みテスト・・・・・・・・・・・・・・・・・・142
快適な療育環境の条件・・・・・・・・・・・・・・10
外転・・・・・・・・・・・・・・・・・・・・・・・・・・・・・282
外筒・・・・・・・・・・・・・・・・・・・・・・・・・・・・・361
解糖阻害薬入りスピッツ・・・・・・・・・・・・・549
回内・・・・・・・・・・・・・・・・・・・・・・・・・・・・・282
外皮用殺菌消毒剤・・・・・・・・・・・・・・・・511
開放式ドレナージ・・・・・・・・・・・・・・・・・・473
開放性損傷・・・・・・・・・・・・・・・・・・・・・・・466
カウンターショック・・・・・・・・・・・・・・・・・・583
顔・頸部の清拭・・・・・・・・・・・・・・・・・・・227
下顎挙上法・・・・・・・・・・・・・・・・・・・・・・・307
化学的インジケータ・・・・・・・・・・・・・・・・・88
喀痰の採取・・・・・・・・・・・・・・・・・・・・・・・509
拡張期血圧・・・・・・・・・・・・・・・・・49,605
隔離予防策・・・・・・・・・・・・・・・・・・・・・・・74
過呼吸・・・・・・・・・・・・・・・・・・・・・・・・・・・43
過酢酸・・・・・・・・・・・・・・・・・・・・・・・・・・・95
過酸化水素・・・・・・・・・・・・・・・・・・・・・・104
過失・・・・・・・・・・・・・・・・・・・・・・・・・・・・・23
加湿器・・・・・・・・・・・・・・・・・・・・・・・・・・413
過失のある医療事故・・・・・・・・・・・・・・・・23
過失のない医療事故・・・・・・・・・・・・・・・・23
下肢の清拭・・・・・・・・・・・・・・・・・・・・・・・228
臥床でのリネン交換・・・・・・・・・・・・・・・・・16
ガスケット・・・・・・・・・・・・・・・・・・・・・・・・・361
ガス交換・・・・・・・・・・・・・・・・・・・・43,554
割創・・・・・・・・・・・・・・・・・・・・・・・・・・・・・467
活動・休息の看護技術・・・・・・・・・・・・・262
活動電位・・・・・・・・・・・・・・・・・・・・・・・・・577
家庭血圧・・・・・・・・・・・・・・・・・・・・・・・・・・49
カフ圧測定器・・・・・・・・・・・・・・・・・・・・・428
カプセル剤・・・・・・・・・・・・・・・・・・・・・・・334
カフ用シリンジ・・・・・・・・・・・・・・・・・・・・・320
紙おむつ・・・・・・・・・・・・・・・・・・・・・・・・・184
下葉・・・・・・・・・・・・・・・・・・・・・・・・・・・・・443
ガラス棒・・・・・・・・・・・・・・・・・・・・・・・・・357
カリパス・・・・・・・・・・・・・・・・・・・・・・・・・・115
顆粒剤・・・・・・・・・・・・・・・・・・・・・・・・・・335
カルディオバージョン・・・・・・・・・・・・・・・・583
簡易栄養状態評価表・・・・・・・・・・・・・・115
簡易血糖検査・・・・・・・・・・・・・・・・・・・・544
簡易血糖測定器セット・・・・・・・・・・・・・・546

625

簡易懸濁法	169	奇脈	39
換気条件	570	キャスター付き歩行器	268
換気モード	571	客観的注意義務違反	23
環境調整の看護技術	10	客観的評価	116
観血的血圧測定	49	吸引	423
間欠的導尿	190	吸引圧制御ボトル	432
間欠熱	450	吸引器	424
緩下薬	335	吸引用カテーテル	424
環行帯	459	吸気圧	573
看護師	23	吸気時間	573
看護事故	23	救急蘇生法	302
看護事故に伴う法的責任	25	吸入器	347,588
看護におけるコミュニケーション	4	吸入気酸素濃度	573
丸剤	334	吸入法	346
巻軸帯	456	吸入薬液	438
間接圧迫止血法	326	救命救急処置	302
関節可動域訓練	281	胸囲計測	61
間接訓練	142	仰臥位	17
感染経路別予防策	82	胸郭	445
感染症の発生	64	胸腔穿刺	510
感染性廃棄物	107	胸腔ドレナージ	432
完全分離式	202	胸腔内圧	566
感染防護用具	312	胸骨圧迫	310
感染予防	64	胸式呼吸	45
感染予防の看護技術	64	胸水の採取	510
汗中排泄	331	行政上の責任	25
浣腸	198	胸帯	456
眼軟膏	359	胸部・腹部の清拭	228
奇異呼吸	307	胸膜摩擦音	43
機械的損傷	466	希ヨードチンキ	98
気管	443	近位尿細管	535
気管挿管の介助	320	筋肉内注射	372
気管内加湿法	436	筋肉内注射部位の選定	374
気管内吸引	428	緊縛法	327
気管内チューブ	320	空気感染	82
義歯がある患者の口腔ケア	244	空気止血帯	328
寄生虫ならびに虫卵検査	507	空気清浄度	106
基線	581	空気予防策	82
基礎訓練	142	空腹時尿	498
亀甲帯	460	駆血帯	504
気道確保	306	クスマウル大呼吸	43
気道内圧	566	口対口人工呼吸	312
気道閉塞の原因	306	屈曲	282
機能性尿失禁	182	屈折計	541
機能的気道閉塞	306	クラークの点	374

グラスゴー・コーマ・スケール……… 304	血液・体液汚染事故発生時の応急処置……81
クリーム剤……………………… 351	結果回避義務…………………………23
グリセリン浣腸…………………… 198	結果予見義務…………………………23
グルコースオキシダーゼ法………… 548	血漿製剤……………………………404
グルコース負荷試験……………… 549	血小板製剤…………………………404
グルタラール……………………… 95	血清アルブミン……………… 117,124
グルタルアルデヒド……………… 95	血清グルコース…………………… 117
車椅子…………………………… 269	血清クレアチニン………………… 124
クレアチニン身長指数…………… 117	血清脂肪…………………………… 117
クレンメ…………………… 385,592	血清中性脂肪……………………… 117
クローズド法……………………… 89	血清トランスフェリン…………… 117
クローズドマウス法……………… 349	血中コレステロール……………… 117
クロルヘキシジン………………… 101	血中尿素窒素……………………… 122
群発性呼吸………………………… 44	血中薬物濃度の時間推移………… 332
ケア・バンドル…………………… 64	血糖………………………………… 543
経管栄養法………………………… 155	血糖基準値………………………… 548
経口エアウェイ…………………… 318	血糖検査…………………………… 543
経口摂取…………………………… 139	血糖コントロール目標…………… 545
経口的気管挿管…………………… 321	血糖上昇抑制薬…………………… 335
経口的与薬法……………………… 334	血糖値……………………………… 543
刑事上の責任……………………… 25	血糖調節…………………………… 543
頸静脈怒張………………………… 122	解熱薬……………………………… 335
携帯型自動血圧計………………… 605	ケリーパッド……………………… 217
傾聴………………………………… 3	減呼吸……………………………… 43
経腸栄養剤………………………… 159	言語的コミュニケーション……………… 2
経腸栄養ライン…………………… 159	検査法……………………………… 535
係蹄式……………………………… 202	検体提出用滅菌スピッツ………… 499
軽度低体温………………………… 451	検体の採取法……………………… 498
経鼻エアウェイ…………………… 318	懸濁剤……………………………… 335
経鼻栄養チューブ………………… 156	肩峰………………………………… 369
経鼻栄養チューブの固定………… 163	コアリング………………………… 366
経皮吸収型製剤…………………… 351	高圧浣腸…………………………… 198
経皮吸収型製剤の貼付…………… 353	口渇………………………………… 122
経鼻経管栄養法…………………… 155	効果的なコミュニケーションの方法……… 4
経鼻的気管挿管…………………… 323	高カリウム血症…………………… 124
経皮的動脈血酸素飽和度………… 601	高カルシウム血症………………… 124
経皮的与薬法……………………… 351	抗菌薬……………………………… 84
頸部聴診…………………………… 152	抗菌薬適正使用支援チーム……… 84
稽留熱……………………………… 450	口腔………………………………… 240
経瘻管法…………………………… 165	口腔温……………………………… 451
血圧………………………………… 49	口腔温測定………………………… 35
血圧計……………………………… 605	口腔ケア…………………………… 240
血圧測定…………………………… 49	口腔周囲筋群の自動運動訓練…… 145
血圧脈波検査装置………………… 605	口腔周囲筋群の他動運動訓練…… 145
血液（静脈血）の採取…………… 503	口腔内・鼻腔内吸引……………… 424

627

口腔内崩壊錠	334
口腔内与薬法	339
口腔保湿剤	241
口腔用綿棒	241
高クロール血症	124
後脛骨動脈	42
高血糖	544
交互型歩行器	268
交互脈	39
交差感染	65
交差試験適合表	406
拘縮	282
恒常性	119,543
甲状軟骨	443
甲状軟骨の動きの触知	134
高水準消毒薬	95
咬創	467
高体温	449
高炭酸ガス症状	422
喉頭蓋の運動不全	140
後頭下穿刺	523
喉頭鏡	320
喉頭挙上訓練	146
喉頭挙上不全	140
高度低体温	451
高ナトリウム血症	124
高熱	450
高頻度接触表面	84
抗不整脈薬	335
硬膜外カテーテル挿入時の体位	398
硬膜外麻酔セット	397
高マグネシウム血症	124
絞扼創	467
高流量酸素療法	416
高リン血症	124
誤嚥	139
誤嚥時の対処	153
ゴーグル	76
呼気胸郭圧迫法	445
呼気終末陽圧	573
呼気中排泄	331
呼吸	43,566
呼吸・循環を整える看護技術	411
呼吸音の聴診	45
呼吸音の分類	46

呼吸訓練	146
呼吸困難	44
呼吸性アシドーシス	123
呼吸性アルカローシス	123
呼吸測定	43
呼吸の確認	306
固形剤	334
個人防護具	76
骨髄液の採取	529
骨髄生検	529
骨髄穿刺	529
骨髄穿刺針	530
骨盤高位	17
コホーティング	83
鼓膜温	451
鼓膜温測定	38
コミュニケーション	2
コミュニケーションの看護技術	2
コミュニケーションの構成要素	2
コミュニケーションの実際	4
ゴム管	385
ゴム製便器	176
コロトコフ音	52
コンドーム型男性用収尿器	173

さ行

サーカディアン・リズム	11,296
サージカルキャップ	76
サージカルマスク	76
サーフロー針	511
坐位	17
細菌検査用新鮮尿の採取	500
剤形の種類	334
催下浣腸	198
採血ホルダー	505
採血用試験管	503
最高血圧	49
最小感知電流	562
截（砕）石位	17
最低血圧	49
採尿時間	498
採尿方法	498
採尿用紙コップ	499
サイフォニング現象	599
採便用シート	507

左脚	577
錯乱	122
挫傷	467
挫創	467
擦過創	467
擦式手指消毒	65,68
サポート圧	573
坐薬	342
サルコペニア	118
酸・塩基平衡障害	119
三角巾	456,461
三脚杖	265
散剤	335
酸素吸入方法	416
酸素吸入療法	411
酸素供給方式	412
酸素中毒	574
酸素調節器	413
酸素テント	420
酸素濃度計	421
酸素分圧	422
酸素飽和度	44,422
酸素ボンベ	412
三方活栓	384,524
三方活栓の向き	386
次亜塩素酸ナトリウム	96
シーソー呼吸	307
シールチェック	83
ジェットネブライザ	436
四角巾	456
視覚障害のある患者とのコミュニケーション	
	8
時間尿	498
歯間ブラシ	241
時間薬	335
ジギタリス製剤	335
糸球体	535
ジクロルイソシアヌール酸ナトリウム	96
刺激伝導系	577
止血帯法	327
止血法	324
自己血輸血	404
自己他動運動	281
事故防止	23
支持基底面	263

視床下部	449
自助具	135
自然喀痰	509
死戦期呼吸	306
自然呼吸	566
刺創	467
持続気道内圧陽圧	572
持続血糖測定器	548
持続硬膜外麻酔	396
持続性吸息呼吸	44
持続的吸引	432
持続的導尿	193
持続皮下注入法	401
舌運動障害	140
舌クリーナー	241
舌ブラシ	241
自着性伸縮包帯	456
弛張熱	450
膝窩動脈	42
膝胸位	17
失禁関連皮膚障害	188
湿疹・皮膚炎群	188
湿疹型薬疹	551
実測式電子体温計	32
失調性呼吸	44
自動運動	281
自動介助運動	281
自動血圧計	605
自発呼吸	566
シムス位	17
シャキア訓練	146
ジャクソンリース	316
尺骨動脈	41
ジャパン・コーマ・スケール	304
シャワーボトル	217
シャワー浴	214
シャンプー	209
シューカバー	76
集合管	535
集合亀甲帯	460
収縮期血圧	49,605
収縮性心膜炎	39
就寝儀式	298
就寝時薬	335
重心線	263

629

重炭酸イオン	44,554
肢誘導	577
主観的包括的評価	115
手指衛生	65
手指衛生の5つのタイミング	66
手指の汚染除去	65
手術時手指消毒	65,73
手術創	469
出血	324
出血性ショック	324
手動式電子血圧計	605
受尿蓄尿部セパレート型収尿器	173
循環血液量	49
瞬時特別非常電源コンセント	569
消化管ストーマ	202
消化性潰瘍治療薬	335
掌屈	282
少呼吸	43
錠剤	334
上肢の清拭	228
床上排尿	173
床上排便	176
消毒	85
消毒薬	86,95
消毒用エタノール	98
情報ドレーン	473
静脈血	554
静脈性出血	324
静脈内注射	378
静脈内注射に使用される血管	380
静脈留置針	384
上葉	443
上腕三頭筋部皮下脂肪厚	116
上腕周囲長	116
上腕中央筋肉部周囲長	117
上腕動脈	41
初回通過効果	332
職業感染	64
食後尿	498
食後薬	335
食事・栄養の看護技術	114
食事の意義	131
食事の援助	131
食事の全介助	132
食事の部分介助	135

食事分析	118
食習慣	118
食事用具	132
触診法	52
食生活の支援	125
食膳	132
食前薬	335
褥瘡	480
褥瘡予防ケア	480
食直前	335
食道入口部の弛緩不全	140
食欲	125
食欲増進薬	335
食欲中枢	125
食欲不振	122,125
徐呼吸	43
除細動器	583
女性用尿器	173
食間薬	335
処方箋	336
徐脈	39
シリンジポンプ	592
シロップ剤	335
寝衣交換	253
腎盂	535
針管	362
針基	362
シングルタフトブラシ	241
シングルルーメン	391
人工肛門	202
人工呼吸	312,566
人工呼吸器	566
人工呼吸器関連肺炎	574
人工膀胱	202
深在性皮下損傷	466
診察室血圧	49
心室細動	562,584
心室性期外収縮	39
心室性頻拍	39
心室頻拍	584
伸縮糸チューブ包帯	456,464
伸縮ネット包帯	456
腎小体	535
新鮮尿	498
心臓	577

腎臓	535	スワン-ガンツカテーテル	391
身体計測	56	生化学的検査	117
身体所見	121	清潔・衣生活の看護技術	208
身体不動性	287	清拭	223
心タンポナーデ	39	清拭剤	221
身長計	57	正常呼吸	43
身長計測	57	正常呼吸数の基準値	44
伸展	282	清浄度クラス	106
心電計	577	生食ロック	389
心電図	577	静水圧	213
心肺蘇生	308	清掃管理	106
心拍再開	312	制吐薬	335
心拍出量	49	生物学的インジケータ	88
心拍数	39	成分輸血	404
深部組織損傷	484	生命徴候	32,121
心房細動	584	声門閉鎖訓練	147
心房性期外収縮	39	整容	250
心房性頻拍	39	咳エチケット	75
心房粗動	39,584	舌下錠	340
蕁麻疹型薬疹	551	赤血球製剤	404
診療の補助	23	舌根沈下	306
髄圧測定	527	摂食訓練	148
随意的排尿	189	摂食中枢	125
髄液の採取	523	接触予防策	84
水銀レス血圧計	49	切創	467
水銀レス血圧計による血圧測定	51	折転帯	459
随時尿	498	切迫性尿失禁	182
水封室	432	背抜き	491
水分出納	120	セミファウラー位	17
睡眠	296	セレウス菌血流感染症	105
睡眠薬	335	全血製剤	404
スキンケア	492	全血輸血	404
スクイージング	445	浅（速）呼吸	44
スクラッチテスト	551	仙骨座り	490
スクラビング法	243	穿刺針	511
スクリーニング	536	洗浄	85
スタイレット	320	洗浄剤	492
スタンダードプリコーション	75	全身清拭	223
ストーマケア	202	浅側頭動脈	41
ストーマ装具	205	洗髪	216
ストーマ袋	204	洗髪車	217
ストレッチャー	276	創傷管理の看護技術	455
スプリンギング	448	創傷処置	466
スポンジブラシ	241	早朝尿	498
スライドシート	491	総鉄結合能	117

631

ゾーニング	106
側臥位	17
足背動脈	42
足浴	231
足浴バケツ	234
速乾性手指消毒薬	99

た行

ターニケット	328
体圧分散ケア	488
体位	17
体位ドレナージ	441
体位変換	290
体位保持	17
体液・電解質バランスのアセスメント	119
体温	32
体温曲線	449
体温計	32
体温測定	32
体温調整	449
体温調節中枢	449
体外式自動除細動器	587
タイガン	475
代謝性アシドーシス	123
代謝性アルカローシス	123
体重計	59
体重計測	59
帯身	458
耐性菌	84
大腿動脈	42
帯頭	458
帯尾	458
ダイリュータ	417
多脚杖	265
蛇行帯	459
多呼吸	43
たたみ三角巾	462
他動運動	281
ダブルチェック	333
ダブルルーメン	391
単極胸部誘導	577
単極肢誘導	577
単孔式	202
単純塗擦法	352
男性用尿器	173

断続性副雑音	43
単品系ストーマ装具	204
弾力性チューブ包帯	456
弾力性包帯	456
チェーン-ストークス呼吸	43
チェストドレーンバッグ	433
遅延型溶血反応	405
蓄尿	181,498
蓄尿用ビニール袋	502
チュアブル錠	334
注意義務	23
中央配管設備	412
中間尿	499
注射器	361
注射針	361
注射法	361
中心静脈圧	558
中心静脈圧測定	391,558
中心静脈栄養法	391
中心静脈カテーテル法	391
中心静脈カテーテル法に使用される血管	393
中心静脈注射用カテーテルフルキット	392
中水準消毒薬	96
中枢神経性過換気	44
中等度低体温	451
中等熱	450
チューブ型PEGカテーテルの管理	169
中葉	443
超音波ネブライザ	437,588
聴覚障害のある患者とのコミュニケーション	8
腸管空置術	202
聴診器	45
聴診法	53
調節換気	571
超低体温	451
貼付剤	351
貼付試験	551
腸瘻	155
直接圧迫止血法	325
直接訓練	148
直腸温	451
直腸温測定	36
直腸切断術	202
直腸内与薬法	342

治療的体位ドレナージ	441
治療的ドレーン	473
鎮静薬	335
鎮痛薬	335
筒先	361
つばもと	361
ツベルクリン型反応	551
爪切り	247
爪ヤスリ	247
吊り包帯法	461
手洗い	65
手洗い消毒	65,70
低圧持続吸引器	433
低カリウム血症	124
低カルシウム血症	124
底屈	282
低クロール血症	124
低血糖	544
低酸素血症	411
低酸素症状	422
低水準消毒薬	101
ディスポーザブルガウン	76
ディスポーザブルグリセリン浣腸液	199
ディスポーザブル式加湿器	413
ディスポーザブル注射器	504
ディスポーザブル手袋	76
定性分析法	536
低体温	453
低ナトリウム血症	124
低マグネシウム血症	124
低流量酸素療法	416
定量噴霧式吸入器	347
定量輸液セット	385
低リン血症	124
ティルト式車椅子	490
テープ剤	351
滴下センサー	595
摘便	196
デジタル身長・体重計	57
電解質	123
点眼液	358
点眼法	357
電気ショック	583
電気的除細動	583
電極シール	579

電子体温計	32
電磁波	564
点滴静脈内注射	383
点滴スタンド	384
点滴筒	385
転倒	26
転倒・転落事故防止	26
転倒後症候群	29
転倒による障害	29
同期型間欠的強制換気	572
洞結節	577
橈骨動脈	41
同種血輸血	404
導尿	499
糖尿病	549
頭皮・頭髪の清拭	221
頭部後屈・顎先挙上法	307
動脈血	554
動脈血pH	554
動脈血ガス	43,123
動脈血ガス分析	554
動脈血採血セット	556
動脈血酸素分圧	44,554
動脈血酸素飽和度	554
動脈血二酸化炭素分圧	44,554
動脈血pH	44
動脈触診	40
動脈性出血	324
透明フィルムドレッシング	384
投与経路	331
トーマスチューブホルダー	320
塗布剤	351
ドライシャンプー剤	221
ドライタップ	529
ドライパウダー式吸入器	347,437
トリガー	571
トリガー感度	573
トリプルルーメン	391
トルクの原理	292
ドレーン・チューブ類の偶発的な抜去	280
ドレーン管理	473
ドレーンキーパー	475
ドレッシング材	469
ドレナージ	473
トレンデレンブルグ体位	17

633

トローチ ……………………………… 340
とろみ調整食品 ……………………… 133

な行

内因性損傷 …………………………… 466
内呼吸 ………………………………… 43
内出血 ………………………………… 324
内旋 …………………………………… 282
内転 …………………………………… 282
内筒 …………………………………… 361
内筒頭 ………………………………… 361
軟口蓋挙上不全 ……………………… 140
軟膏剤 ………………………………… 351
二次救命処置 ………………………… 315
二段脈 ………………………………… 39
二品系ストーマ装具 ………………… 204
乳剤 …………………………………… 335
入眠・睡眠の援助 …………………… 296
入浴 …………………………………… 209
入浴・シャワー浴 …………………… 208
入浴道具 ……………………………… 209
入浴用椅子 …………………………… 209
尿ウロビリノゲン …………………… 536
尿管 …………………………………… 535
尿簡易検査法 ………………………… 539
尿管皮膚瘻 …………………………… 203
尿器 …………………………………… 173
尿禁制 ………………………………… 181
尿ケトン体 …………………………… 536
尿検査 ………………………………… 535
尿採取 ………………………………… 498
尿試験紙 ……………………………… 539
尿失禁 ………………………………… 181
尿潜血 ………………………………… 536
尿タンパク …………………………… 536
尿中尿素窒素量 ……………………… 117
尿中排泄 ……………………………… 331
尿糖 …………………………………… 536
尿道 …………………………………… 535
尿取りパッド ………………………… 184
尿ナトリウム ………………………… 122
尿の生成と排出のしくみ …………… 535
尿比重 …………………………… 122,536
尿比重測定 …………………………… 541
尿ビリルビン ………………………… 536

尿閉 …………………………………… 189
尿路ストーマ ………………………… 202
二連銃式 ……………………………… 202
布おむつ ……………………………… 184
熱射病 ………………………………… 449
ネブライザ …………………………… 588
ネフロン ……………………………… 535
粘着テープ付きローラー …………… 14
脳室穿刺 ……………………………… 523

は行

バイアル ……………………………… 365
排液管理 ……………………………… 477
排液ボトル …………………………… 432
バイオハザードマーク ……………… 108
配管端末器 …………………………… 569
背屈 …………………………………… 282
排泄の援助 …………………………… 172
排泄の看護技術 ……………………… 172
バイタルサイン ………………… 32,121
バイトブロック ……………………… 320
排尿困難 ……………………………… 189
排尿困難時の援助 …………………… 189
排尿の援助 …………………………… 172
排尿のメカニズム …………………… 181
背部・殿部の清拭 …………………… 229
背部叩打法 …………………………… 153
バイブレーション …………………… 448
排便の援助 …………………………… 175
排便のメカニズム …………………… 183
肺胞ガス ……………………………… 554
ハイムリッヒ法 ……………………… 153
肺葉 ……………………………… 443,445
培養検査 ……………………………… 507
廃用症候群 ……………………… 29,287
麦穂帯 ………………………………… 460
剥皮（離）創 ………………………… 467
バス法 ………………………………… 243
バッカル錠 …………………………… 340
バッグバルブマスク人工呼吸法 …… 316
発声訓練 ……………………………… 146
パッチテスト ………………………… 551
発熱 …………………………………… 449
パップ剤 ……………………………… 351
鼻カニューレ ………………………… 418

ハフィング	448	皮膚掻破試験	551
歯ブラシ	241	皮膚表在性真菌症	188
歯ブラシ，スポンジブラシによる口腔ケア		飛沫感染	82
	241	飛沫予防策	83
歯みがき剤	241	肥満度	60,116
ハム	581	ヒヤリ・ハット	24
ハムフィルタ	581	ヒヤリ・ハット報告書	24
刃面長	362	病院感染	64
針先	362	病院内清掃	106
パルスオキシメータ	601	病原巣	64
ハルトマン術	202	表在性皮下損傷	466
バルンカテーテル	193	病室の環境条件	10
半固形化栄養剤	170	病室の環境整備	14
半坐位	17	病室の空間	13
反射性尿失禁	182	標準（双極）肢誘導	577
絆創膏	469	標準12誘導心電図	577
絆創膏包帯	456	標準予防策	75
バンドル	64	病歴	120
反覆帯	460	頻呼吸	43
反復唾液嚥下テスト	142	頻脈	39
ビオー呼吸	43	ファウラー位	17
非開放性損傷	466	フィジカルアセスメントの看護技術	32
皮下埋め込み型ポート	395	フールプルーフ	413
皮下脂肪計	115	フェイスシールド	76,312
皮下注射	363	フェイスマスク	419
皮下注射部位の選定（三角筋）	369	フォーリーカテーテル	193
皮下注射部位の選定（上腕）	369	フォーンズ法	243
皮下剥離	467	不穏	122
非観血的血圧測定	49	拭き掃除用クロス	14
非観血的自動血圧計	605	腹圧性尿失禁	182
非機械的損傷	466	腹囲計測	62
ひげ剃りの援助	252	腹臥位	17
非言語的コミュニケーション	2	腹腔穿刺	517
非常電源	564,569	副雑音	43
非常用電源コンセント	569	腹式呼吸	45
ヒス束	577	腹水の採取	517
左前	255	腹帯	456
ビデオ嚥下造影検査	142	腹部突き上げ法	153
ヒト免疫不全ウイルス感染	405	服薬補助物品	336
皮内注射	376	服用時間の分類	334
皮内注射部位の選定	377	浮腫	121
皮内テスト	551	不整脈	122
ビニールキャップ	221	蓋付き滅菌コップ	500
微熱	450	フタラール	95
ヒビテンアルコール	99	物理化学的皮膚障害	188

635

布帛包帯 …………………………… 456
部分清拭 …………………………… 223
浮遊粒子 …………………………… 436
プラスチックエプロン ……………… 76
ブラッシング ……………………… 243
フラッシング・ディスインフェクター ……86
フランジ …………………………… 361
フリーフロー ……………………… 596
プルキンエ線維 …………………… 577
ブレーデンスケール ……………… 480
分割尿 ……………………………… 499
粉砕投与法 ………………………… 164
糞便の採取 ………………………… 507
粉末剤 ……………………………… 335
噴霧器 ……………………………… 588
分利 ………………………………… 449
ヘアブラシ ………………………… 251
平均血圧 ……………………………… 49
閉鎖式蓄尿バッグ ………………… 193
閉鎖式導尿セット ………………… 193
閉鎖式ドレナージ ………………… 473
閉鎖式マッサージ ………………… 310
閉鎖式輸液ライン ………………… 385
平熱 ………………………………… 450
ペットパン・ウォッシャー ………… 86
ベッドメーキングの注意点 ………… 15
ベニューラ針 ……………………… 511
ヘパリン加生理食塩液 …………… 390
ヘパリンロック …………………… 389
ベビースケール …………………… 59
ヘマトクリット …………… 117,122
ヘモグロビン ……………………… 117
ベルヌーイの定理 ………………… 436
ベル面 ……………………………… 45
便意 ………………………………… 183
便器 ………………………………… 173
便禁制 ……………………………… 202
便失禁 ……………………………… 181
便潜血反応検査 …………………… 507
便中排泄 …………………………… 331
ベンチュリーマスク ……………… 417
便づまり …………………………… 183
ヘンレ係蹄 ………………………… 535
ペンローズドレーン ……………… 475
膀胱 ………………………………… 535

膀胱穿刺尿 ………………………… 499
膀胱留置カテーテルの挿入 ……… 193
房室結節 …………………………… 577
包帯 ………………………………… 455
包帯法 ……………………………… 455
ボウマン嚢 ………………………… 535
ポータブルトイレ ………………… 178
ポータブルトイレによる排便 …… 178
ボーラス注入 ……………………… 597
ポケットマスク …………………… 312
保健師助産師看護師法 …………… 23
歩行 ………………………………… 262
歩行介助 …………………………… 263
歩行器 ……………………………… 268
歩行補助具 ………………………… 265
保護剤 ……………………………… 492
保護接地 …………………………… 563
ポジショニンググローブ ………… 491
保湿剤 ……………………………… 492
補助換気 …………………………… 571
ホッホシュテッターの部位 ……… 374
ボディソープ ……………………… 209
ボトル針 …………………………… 385
ポビドンヨード …………………… 96
ホメオスターシス ………… 119,543
ポロクサマーヨード ……………… 98

ま行

マイルズ術 ………………………… 202
マギール鉗子 ……………………… 320
巻き包帯法 ………………………… 462
膜面 ………………………………… 45
マクロショック …………………… 562
松葉杖 ……………………………… 265
マノメータ ………………………… 524
丸首パジャマの交換 ……………… 257
マンシェット ……………………… 51
満腹中枢 …………………………… 125
右前 ………………………………… 255
ミクロショック …………………… 562
身だしなみ ………………………… 250
耳式体温計 ………………………… 32
脈圧 ………………………………… 49
脈拍 ………………………………… 39
脈拍欠損 …………………………… 39

脈拍測定 …………………………………… 39
ミルキング ……………………………… 435,476
民事上の責任 ……………………………… 25
無菌操作 …………………………………… 85
メジャー …………………………………… 61
滅菌 ………………………………………… 85
滅菌穴あきドレープ ……………………… 511
滅菌カテーテル …………………………… 190
滅菌機材 …………………………………… 87
滅菌物 ……………………………………… 87
綿・ガーゼ包帯 …………………………… 456
免疫学的潜血検査 ………………………… 507
面板 ………………………………………… 204
毛細血管性出血 …………………………… 324
モルヒネ持続皮下注入時の薬物血中濃度 401
漏れ電流 …………………………………… 562

や行

薬液浣腸 …………………………………… 198
薬剤耐性 …………………………………… 84
薬物の体内動態過程 ……………………… 331
ユーカリ油添加の消毒用エタノール ……… 98
輸液セット ……………………………… 384,392
輸液フィルタ ……………………………… 392
輸液法 ……………………………………… 382
輸液ポンプ ………………………………… 592
輸液ルート ………………………………… 382
輸血後移植片対宿主病 …………………… 404
輸血後肝炎 ………………………………… 405
輸血セット ………………………………… 406
輸血法 ……………………………………… 404
輸血用血液バッグ ………………………… 406
指差し呼称 ………………………………… 333
湯を使う洗髪 ……………………………… 217
溶血反応 …………………………………… 405
洋式便器 …………………………………… 176
腰椎穿刺 …………………………………… 523
腰椎穿刺針 ………………………………… 524
容量損傷 …………………………………… 574
ヨードチンキ ……………………………… 98
翼状針 ……………………………………… 384
杙創 ………………………………………… 467
予測式電子体温計 ………………………… 32
予防的体位ドレナージ …………………… 441
予防的ドレーン …………………………… 473

与薬 ………………………………………… 331
与薬の看護技術 …………………………… 331
四脚杖 ……………………………………… 265

ら行

らせん帯 …………………………………… 459
ラテックスアレルギー …………………… 76
ラテックスフリー製品 …………………… 76
リードスプーン …………………………… 151
離開亀甲帯 ………………………………… 460
リキャップ ………………………………… 75
リザーバー ………………………………… 64
離脱限界電流 ……………………………… 562
立位 ………………………………………… 17
リネン管理 ………………………………… 105
リネン交換 ………………………………… 16
リバノール ………………………………… 104
リバロッチ・コロトコフ式 ……………… 605
粒子径 ……………………………………… 346
量規定換気 ………………………………… 571
両室ペーシング付き植え込み型除細動器 587
療養上の世話 ……………………………… 23
療養生活における快適な環境条件 ……… 10
療養生活の安全確保 ……………………… 20
臨床血液検査値 …………………………… 503
臨床工学技士 ……………………………… 562
リンパ球数 ………………………………… 117
裂創 ………………………………………… 467
連続性副雑音 ……………………………… 43
ローション剤 ……………………………… 351
ローリング法 ……………………………… 243
ロフストランドクラッチ ………………… 265

わ行

和式寝衣交換 ……………………………… 254
和式便器 …………………………………… 176

637

memo

memo

看護技術プラクティス　[第4版 動画付き]

2003年 9 月 30 日 初 版 第 1 刷発行
2009年 1 月 10 日 初 版 第 12 刷発行
2009年 10 月 15 日 第 2 版 第 1 刷発行
2014年 1 月 20 日 第 2 版 第 6 刷発行
2014年 10 月 1 日 第 3 版 第 1 刷発行
2015年 9 月 30 日 第 3 版 動画付き 第 1 刷発行
2019年 1 月 15 日 第 3 版 動画付き 第 4 刷発行
2019年 10 月 10 日 第 4 版 動画付き 第 1 刷発行
2022年 1 月 14 日 第 4 版 動画付き 第 3 刷発行

監　修　竹尾　惠子
発行人　小袋　朋子
編集人　増田　和也

発行所　株式会社 学研メディカル秀潤社
　　　　〒141-8414 東京都品川区西五反田2-11-8
発売元　株式会社 学研プラス
　　　　〒141-8415 東京都品川区西五反田2-11-8
印刷所　株式会社リーブルテック
製本所　株式会社難波製本

この本に関する内容，在庫，不良品（落丁，乱丁）についてのお問い合わせ
【電話の場合】
●編集内容については Tel 03-6431-1237 （編集部）
●在庫については Tel 03-6431-1234 （営業部）
●不良品（落丁，乱丁）については Tel 0570-000577
　学研業務センター
　〒354-0045 埼玉県入間郡三芳町上富 279-1
●上記以外のお問い合わせは 学研グループ総合案内 0570-056-710 （ナビダイヤル）
【文書の場合】
●〒141-8418 東京都品川区西五反田2-11-8
　　学研お客様センター『看護技術プラクティス　第4版 動画付き』係

動画の配信期間は，最終刷の年月日から起算して4年間をめどとします．
なお，動画に関するサポートは行っておりません．ご了承ください．

©K.Takeo, 2019. Printed in Japan
●ショメイ：カンゴギジュツプラクティスダイ4ハンドウガツキ
本書の無断転載，複製，頒布，公衆送信，翻訳，翻案等を禁じます．
本書に掲載する著作物の複製権・翻訳権・上映権・譲渡権・公衆送信権（送信可能化権を含む）は株式会社学研メディカル秀潤社が管理します．

JCOPY 〈出版者著作権管理機構 委託出版物〉
本書の無断複製は著作権法上での例外を除き禁じられています．複製される場合は，そのつど事前に，出版者著作権管理機構（電話03-5244-5088，FAX03-5244-5089，e-mail：info@jcopy.or.jp）の許諾を得てください．

本書に記載されている内容は，出版時の最新情報に基づくとともに，臨床例をもとに正確かつ普遍化すべく，著者，編者，監修者，編集委員ならびに出版社それぞれが最善の努力をしております．しかし，本書の記載内容によりトラブルや損害，不測の事故等が生じた場合，著者，編者，監修者，編集委員ならびに出版社は，その責を負いかねます．
また，本書に記載されている医薬品や機器等の使用にあたっては，常に最新の各々の添付文書や取り扱い説明書を参照のうえ，適応や使用方法等をご確認ください．
株式会社 学研メディカル秀潤社